एक्यूप्रेशर चिकित्सा

स्वास्थ्य संबंधी कुछ प्रमुख पुस्तकें

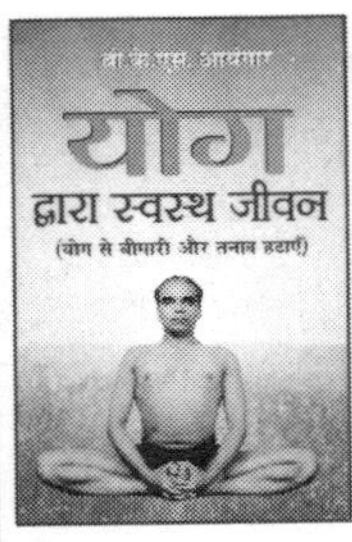

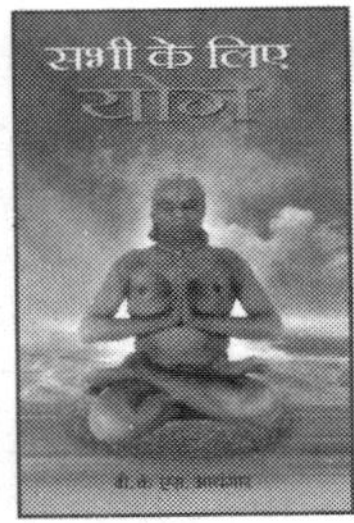

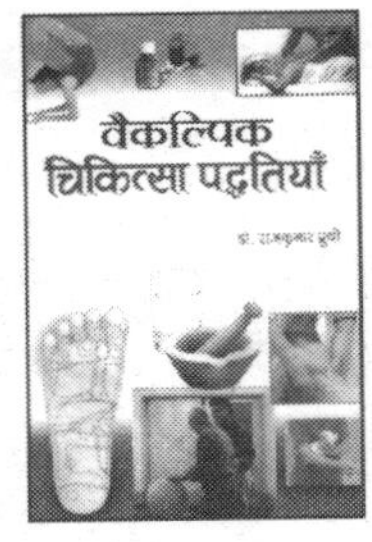

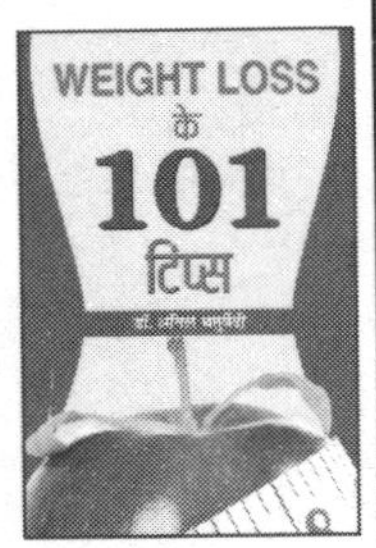

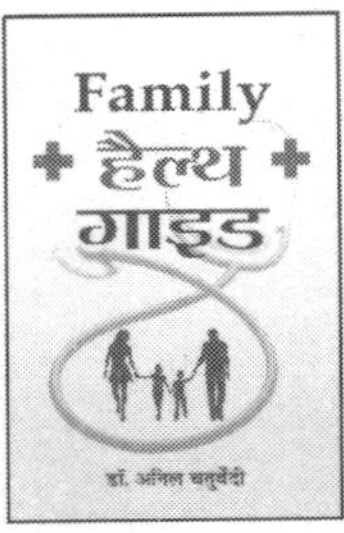

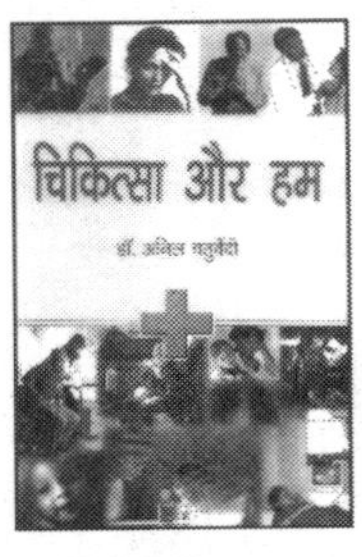

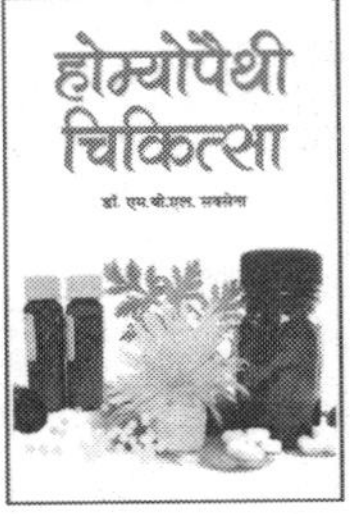

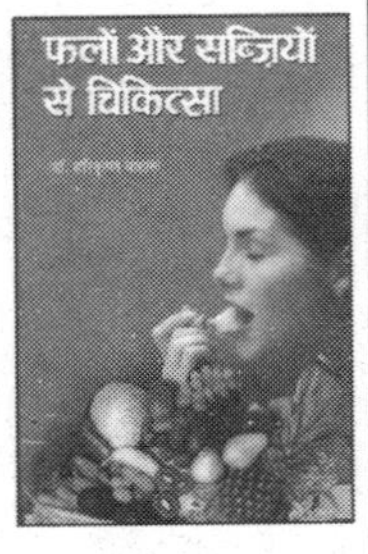

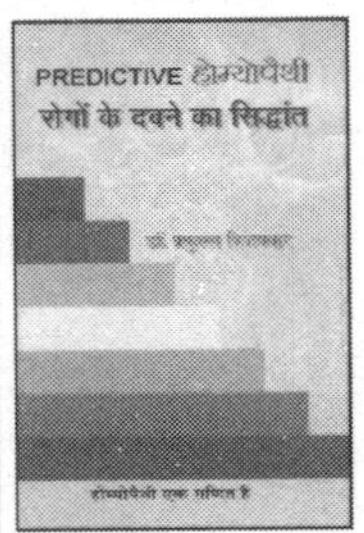

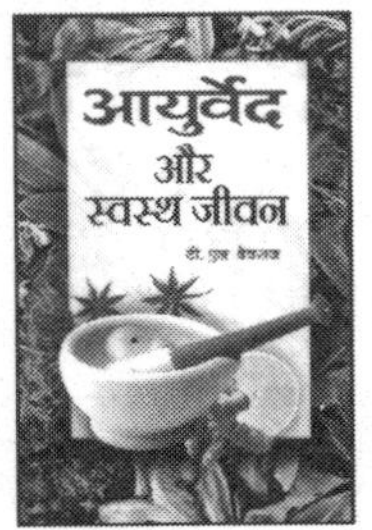

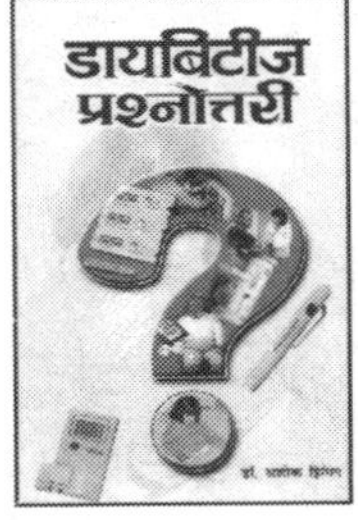

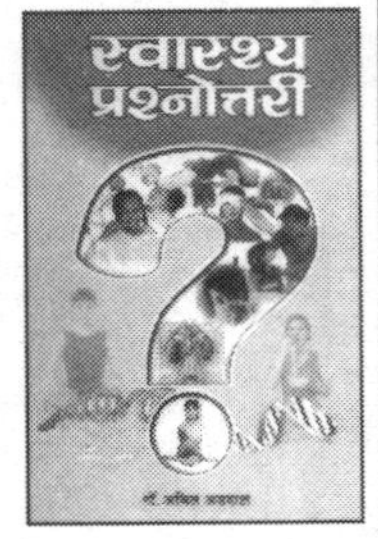

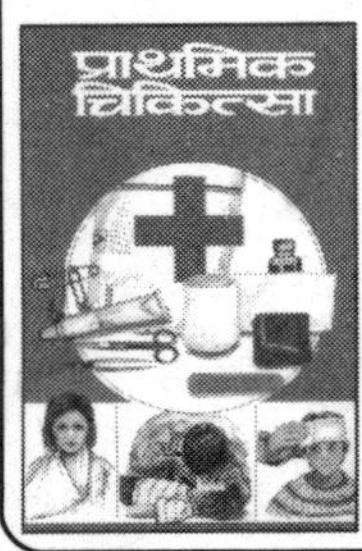

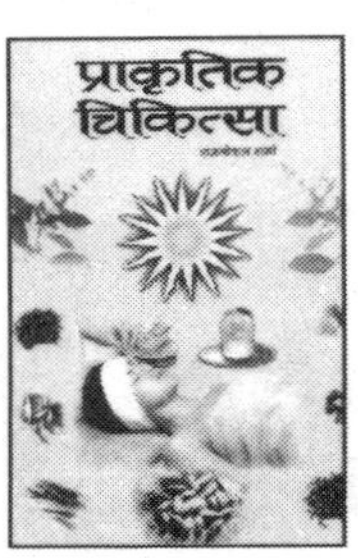

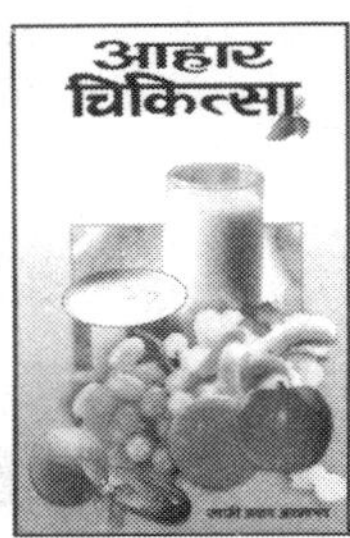

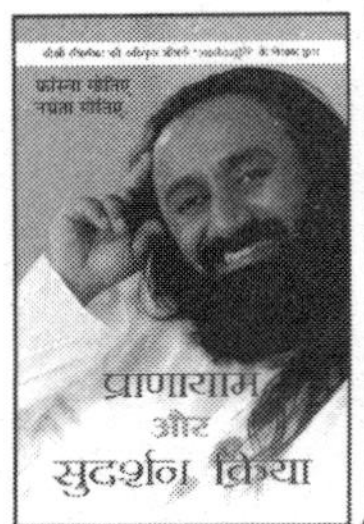

एक्यूप्रेशर चिकित्सा

(Acupressure Therapy)

डॉ. ए.के. सक्सेना
डॉ. प्रीति पई

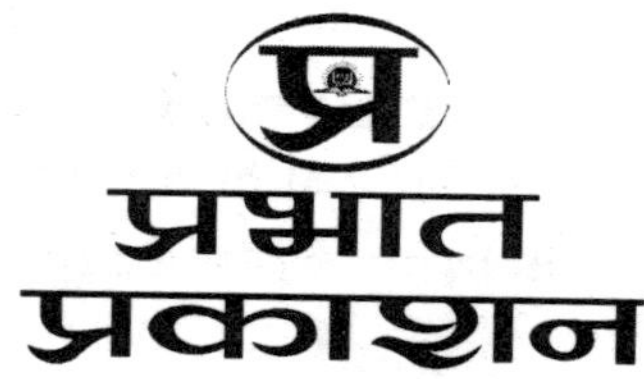

प्रकाशक

प्रभात प्रकाशन प्रा. लि.

4/19 आसफ अली रोड, नई दिल्ली-110002

फोन : 011-23289777 • हेल्पलाइन नं. : 7827007777

इ-मेल : prabhatbooks@gmail.com ❖ वेब ठिकाना : www.prabhatbooks.com

संस्करण

2026

पेपरबैक मूल्य

पाँच सौ रुपए

मुद्रक

नरुला प्रिंटर्स, दिल्ली

———— ★ ————

ACUPRESSURE CHIKITSA
by Dr. A.K. Saxena / Dr. Preeti Pai

Published by **PRABHAT PRAKASHAN PVT. LTD.**
4/19 Asaf Ali Road, New Delhi-110002

ISBN 978-93-5186-443-1

₹ 500.00 (PB)

समर्पण

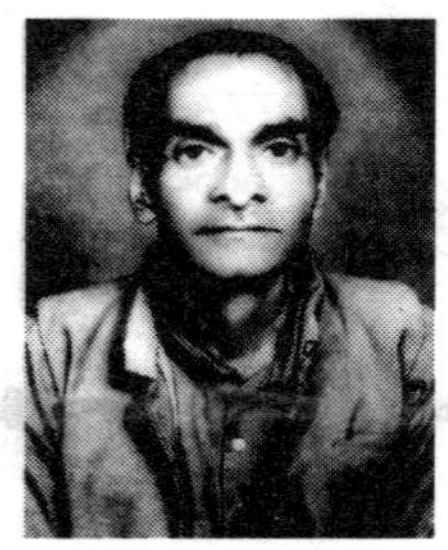

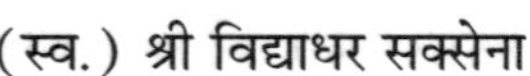

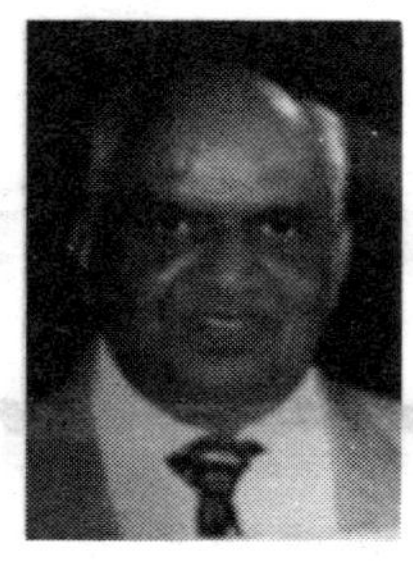

(स्व.) श्री विद्याधर सक्सेना

पदमश्री (स्व.) डॉ. एल.सी. गुप्ता

यह पुस्तक मेरे आदरणीय पिताजी (स्वर्गीय) श्री विद्याधर सक्सेना को समर्पित है, जिन्होंने एक संत की तरह जीवन जिया था। उन्होंने मुझे हमेशा दूसरों के लिए जीने और नि:स्वार्थ भाव से कर्म करने के लिए प्रेरित किया। 13 जनवरी, 1968 को जब उनका स्वर्गवास हुआ, मैं लगभग 19 वर्ष का था। मुझे कुछ ऐसा करने की प्रेरणा देते हुए उनकी महान् आत्मा हमेशा मेरे साथ रही है, जो आनेवाले समय में लोगों के कुछ काम आ सके।

मैं यह पुस्तक अपने 'मित्र दार्शनिक एवं मार्गदर्शक' पूर्व पुलिस महानिरीक्षक तथा निदेशक (मेडिकल) सीमा सुरक्षा बल और इससे पूर्व लिखी गई पुस्तकों 'मिरैक्युलस इफेक्ट्स ऑफ एक्यूप्रेशर' तथा 'एक्यूप्रेशर और स्वस्थ जीवन' के सह-लेखक पद्मश्री (स्वर्गीय) डॉ. एल.सी. गुप्ता को भी समर्पित करता हूँ। चिकित्सा विज्ञान पर 112 पुस्तकें लिखकर उन्होंने विश्व में कीर्तिमान स्थापित किया था। वे 'अपने-आप में एक संस्था' थे। वे उदार मन, ज्ञानी और विनोदप्रिय थे। चाहे वह एक पुस्तक लिखनी हो या एक कार्यशाला चलानी हो, उनकी उपस्थिति मात्र ही मेरे लिए प्रेरणा का प्रमुख स्रोत बन जाती थी। इस पुस्तक को पाठकों के सामने लाने का विचार भी उन्हीं का था और उन्होंने ऐसे संभावित प्रश्न कागज पर उतारने में मेरी बहुत मदद की, जो इस 'कला और विज्ञान' के बारे में लोगों को परेशान करते रहे हैं। इस पुस्तक को पाठकों के सामने लाने का अवसर देने और इस तरह पद्मश्री (स्वर्गीय) डॉ. एल.सी. गुप्ता के अधूरे छूट गए कार्य को पूरा करने के लिए मैं ईश्वर का आभारी हूँ।

—ए.के. सक्सेना

एक्यूप्रेशर प्रशिक्षण एवं चिकित्सा केंद्र

एक्यूप्रेशर केवल रोगनाशक ही नहीं है, काफी हद तक वह रोग निवारक और निदानात्मक भी है। वह रोग को जड़ से ही नष्ट कर देता है। यह ऐसी विधि है, जिसका प्रतिकूल प्रभाव नहीं पड़ता है तथा न ही इससे किसी प्रकार की कोई बाधा आती है। इसके अतिरिक्त उसे सीखना एवं व्यवहार में लाना आसान है और उसके कोई अनचाहे प्रभाव भी नहीं पड़ते।

कोई भी व्यक्ति इस तकनीक का उपयोग करके इलाज करना सीख सकता है। उसमें शैक्षणिक योग्यता की कोई बाधा नहीं है और किसी भी ऐसे व्यक्ति को स्वयं अपनी सहायता करने के लिए प्रशिक्षित किया जा सकता है, जिसे बोलचाल के लायक अंग्रेजी या हिंदी भाषा का ज्ञान हो, जो समर्पित भाव से कड़ी मेहनत करने के लिए तैयार हो। यहाँ तक कि गृहिणियाँ भी इस तकनीक का इस्तेमाल करके इलाज करना सीख सकती हैं। यदि आप इस अवसर का लाभ उठाना चाहते हैं, तो कृपया इस पते पर संपर्क करें—

निदेशक एक्यूप्रेशर प्रशिक्षण एवं चिकित्सा केंद्र,
बी-702, श्रमदीप अपार्टमेंट्स, प्लॉट बी-9/1-बी,
सेक्टर 62, नोएडा -201301 (उत्तर प्रदेश), भारत
फोन : 09810484242/09810430343
वैब : acupressureguide.org

विशेषताएँ :

- प्रशिक्षण स्वयं डॉ. ए.के. सक्सेना द्वारा दिया जाता है।
- तीन महीने का/(एक महीने का) क्रैश कोर्स* उपलब्ध है।
- शुल्क (रु. 5000) मात्र*
- व्यावहारिक प्रशिक्षण अनिवार्य है।

---

* भारतीयों के लिए

संदेश-1

06-11-2008

मैं डॉ. ए.के. सक्सेना को व्यक्तिगत रूप से तब से जानता हूँ, जब हमने 2006 में एक गंभीर रूप से अस्वस्थ रोगी की चिकित्सा में उनकी सहायता ली थी। हृदय धमनी के रोग से ग्रस्त 45 वर्षीय सज्जन को एंजियोग्राफी के बाद दिल का दौरा पड़ा था और उन्हें सीपीआर जारी रखते हुए आपातकालीन बायपास सर्जरी के लिए अस्पताल में दाखिल किया गया था। सर्जरी के बाद रोगी में गंभीर हायपॉक्सिक एनकेफलोपैथी और क्रिटिकल इलनेस मायोन्यूरोपैथी के लक्षण प्रकट होने लगे। वे कोमा में चले गए थे और अब वे अपना कोई भी अंग हिला नहीं सकते थे। एमआरआई स्कैन से पता चला कि पूर्वानुमान ठीक से नहीं लगाया गया था। पारंपरिक चिकित्सा के साथ-साथ डॉ. ए.के. सक्सेना ने रोगी का नियमित रूप से एक्यूप्रेशर चिकित्सा पद्धति से भी इलाज किया। डॉ. सक्सेना के उपचार के बाद रोगी की तंत्रिका स्थिति (न्यूरोलॉजिकल स्टेटस) में आश्चर्यजनक रूप से सुधार दिखाई दिया और धीरे-धीरे रोगी पूरी तरह ठीक हो गया। उन्हें अस्पताल से छुट्टी दे दी गई, वे नियमित रूप से अपने काम पर जाने लगे और बाद में जाँच किए जाने पर उनमें निरंतर सुधार दिखाई देता रहा। हमारे अस्पताल में इसी वर्ष इसी प्रकार का एक और रोगी था, जिसे दिल के दौरे के बाद हायपॉक्सिक एनकेफलोपैथी और क्रिटिकल इलनेस मायोन्यूरोपैथी की शिकायत थी। उसने भी डॉ. ए.के.सक्सेना की एक्यूप्रेशर चिकित्सा पद्धति से उपचार कराया और इसके अच्छे परिणाम सामने आए। मैं गंभीर रोगों से ग्रस्त मरीजों के साझे उपचार में डॉ. ए.के. सक्सेना की हमेशा उत्सुकता से प्रतीक्षा करता रहता हूँ।

मैं उनके सभी प्रयासों में सफलता की कामना करता हूँ।

डॉ. प्रदीप जैन

एम.डी. मेडिसिन (पीजीआई)

डी.एम.कार्डियोलॉजी (एम्स)

फेलो, इंडियन कॉलेज ऑफ कार्डियोलॉजी

फेलो, कार्डियोलॉजिकल सोसाइटी ऑफ इंडिया

सीनियर कंसल्टेंट इंटरवेंशनल कार्डियोलॉजी

इंद्रप्रस्थ अपोलो हॉस्पिटल्स

दिल्ली

संदेश–2

29.11.2011

जनवरी 2008 में मेरी डिस्क में एल$_5$ एस$_1$ स्तर पर तेज दर्द होने लगा, इस दर्द से निजात पाने के लिए एलोपैथी, होम्योपैथी और फिजियोथेरेपी सहित सारे इलाज नाकाम हो चुके थे। जुलाई 2008 में मैंने डॉ. सक्सेना की एक्यूप्रेशर चिकित्सा पद्धति का पहला कोर्स लिया और उसके बाद 3 महीने तक (लगातार नहीं) यह चिकित्सा चलती रही। उससे बिना कोई दवाई खाए, मुझे दर्द से पूरी तरह छुटकारा मिल गया। वे अपनी चिकित्सा के प्रति बहुत आश्वस्त थे और इस इलाज के मेरे लिए सचमुच चौंकाने वाले परिणाम सामने आए। मैं उनकी बहुत आभारी हूँ। जून 2011 तक मुझे कोई दर्द नहीं हुआ, परंतु धीरे–धीरे बढ़ती तीव्रता के साथ, विशेष रूप से मेरे बाएँ पैर में, फिर से दर्द होने लगा। अक्तूबर तक वह असहनीय हो गया, यहाँ तक कि मैं रात में सो भी नहीं पाती थी। मैंने डॉ. सक्सेना से फिर बात की और व्यस्त कार्यक्रम के बावजूद डॉ. सक्सेना और उनकी टीम ने मुझे तुरंत ही समय दे दिया।

मैंने 10 बैठकों का अपना कोर्स पूरा कर लिया है। जैसी आशा थी, किसी भी दर्दनाशक दवाई का सेवन किए बिना दर्द में लगभग 70 प्रतिशत तक की कमी आई है। और मैं काफी बेहतर स्थिति में हूँ। दर्द के कारण रात को मेरी नींद में खलल नहीं पड़ती तथा मुझमें अपने ठीक होने का सुखद एहसास लौट आ रहा है। वे मेरे लिए हफ्ते में एक बैठक करने का विचार कर रहे हैं। मुझे विश्वास है कि बहुत जल्द ही मुझे दर्द से पूरी तरह छुटकारा मिल जाएगा। मैं समझती हूँ कि न केवल यह उपचार पद्धति उत्कृष्ट है, बल्कि डॉ. सक्सेना का समर्पण–भाव और ज्ञान भी असाधारण है। अपने स्वास्थ्य के प्रति उनकी चिंता और उनके प्रयासों के लिए मैं उन्हें हार्दिक धन्यवाद देती हूँ।

(डॉ. (श्रीमती) जॉली रोहतगी)

एम.एस. (ऑफ्थलमलॉजी)

प्रोफेसर ऑफ ऑफ्थलमलॉजी

नेत्र रोग विभाग

यूसीएमएस एवं जीटीबी हॉस्पिटल

दिल्ली–95

संदेश-3

26-05-2011

मैं डॉ. सक्सेना, के प्रति हार्दिक आभार व्यक्त करता हूँ, जिनमें एक्यूप्रेशर तकनीकों के द्वारा इलाज के लिए आनेवाले सभी मरीजों के लिए सप्रयास समर्पण भाव है और सहयोग की भावना है। मेरी 'साइटिका' और 'पीठदर्द' ठीक करने में डॉ. सक्सेना ने निरंतर सहायता की। मैं उनकी हृदय से प्रशंसा करता हूँ। वे न केवल एक सफल चिकित्सक हैं, बल्कि इनसानियत की भावना के साथ लोगों का इलाज करते हैं। मैं उनका आदर करता हूँ तथा उनके दीर्घ और सुखी जीवन के लिए ईश्वर से प्रार्थना करता हूँ।

इस प्राचीन चिकित्सा पद्धति पर उनके विचारों और इस पद्धति से इलाज करनेवाले व्यक्तियों के लाभार्थ लिखी गई रचनाएँ 'मिरैक्युलस इफेक्ट्स ऑफ एक्यूप्रेशर' नामक पुस्तक में संगृहीत हैं और इस चिकित्सा पद्धति की तकनीकों की समझ पैदाकर रोगियों के उपचार में मदद मिल सकती है। इस संपूर्ण उपचार पद्धति के संवर्धन और उसकी बारीकियों को समझने की दृष्टि से इस पुस्तक का अन्य भाषाओं में अनुवाद सचमुच एक आनंद का विषय होगा।

लाखों रोगग्रस्त लोगों के लिए डॉ. सक्सेना एक बहुमूल्य संपदा हैं।

(डॉ. आर.एल. त्रिपाठी)
पी-एचडी (एफ एम एस)
एसोसिएट प्रोफेसर ऐंड कोऑर्डिनेटर
हॉस्पिटल लैब सर्विसेज डिपार्टमेंट ऑफ बायोकेमिस्ट्री
यूनिवर्सिटी कॉलेज ऑफ मेडिकल साइंसेज
(दिल्ली यूनिवर्सिटी)
एवं गुरु तेगबहादुर हॉस्पिटल दिल्ली-110095

आमुख

अपने आदरणीय गुरु डॉ. अत्तर सिंह के आग्रह पर मैंने एक्यूप्रेशर पर पहली पुस्तक 'मिरैक्युलस इफेक्ट्स ऑफ एक्यूप्रेशर', पद्मश्री डॉ. एल.सी. गुप्ता के साथ अंग्रेजी भाषा में लिखी थी। इस पुस्तक के प्रकाशन के बाद से मुझे बहुत से पत्र मिल रहे थे तथा फोन कॉल्स आ रहे थे, जिनमें बहुत ज्यादा तकनीकी शब्दों का इस्तेमाल किए बिना बहुत सरल भाषा में पुस्तक लिखने के लिए मुझे बधाई दी गई थी। असल में, जिस चीज ने मुझे ऐसा करने के लिए प्रेरित किया था, वह थी, समाज के निचले स्तरों पर रह रहे विभिन्न रोगों से ग्रस्त लोगों तक पहुँचने की इच्छा। मैंने लोगों को कई तरह के ब्लड टेस्ट, एक्स-रे, अल्ट्रासॉनिक और अन्य परीक्षणों पर अच्छा-खासा पैसा और समय खर्च करते हुए तथा उसके बाद कुछ कारणों से इलाज बीच में ही छोड़ देते देखा है, इस प्रवृत्ति के पीछे निम्नलिखित कारण थे (1) महँगा इलाज (2) प्रस्तावित शल्य चिकित्सा पर आने वाले खर्च। मेरी मान्यता थी कि अगर प्राकृतिक चिकित्सा के अंतर्गत उपलब्ध विभिन्न चिकित्सा पद्धतियों, उदाहरण के लिए 'एक्यूप्रेशर' पद्धति का उपयोग किया जाता है, तो उनमें से बहुत से मामलों में दवाई या शल्य चिकित्सा के बिना रोग से छुटकारा पाया जा सकता है। साथ ही, अंतहीन ब्लड टेस्ट, एक्सरेज अल्ट्रासॉनिक परीक्षणों, यहाँ तक कि एमआरआई आदि से गुजरने के झंझट से भी छुटकारा, इन जाँचों को आजकल रुटीन तौर पर तजबीज किया जा रहा है, बेशक, एक लंबे समय तक किसी रोग से ग्रस्त रहने के बाद ये परीक्षण आवश्यक हो जाते हैं। परंतु मेरी नजर में सर्वाइकल स्पॉन्डिलाइटिस, घुटने के दर्द, माइग्रेन, साइनसाइटिस या साइटिका आदि से पीड़ित रोगियों के जीवन को कोई खतरा नहीं होता है, उन्हें एमआरआई के लिए भेजने का कोई तुक नहीं है, क्योंकि एक्यूप्रेशर तकनीक का उपयोग करके इन रोगों का आसानी से इलाज किया जा सकता है।

मेरे पाठक और मेरे विद्यार्थी भी लगातार यह माँग करते आ रहे हैं कि उन्हें एक्यूपंक्चर से इलाज करने वालों द्वारा उपयोग किए जा रहे ट्रिगर प्वॉइंट्स की जानकारी दी जाए। एक और वर्ग द्वारा प्रश्नोत्तर रूप में पुस्तक लिखने की माँग की जा रही थी, जिसमें उन सवालों के जवाब हों, जो इस चिकित्सा पद्धति की प्रभावोत्पादकता और

उपयोगिता के बारे में विद्यार्थियों/पाठकों के मन में आमतौर पर उठते रहते हैं। बहुत समय से चली आ रही इस माँग को पूरा करने के लिए मेरी यह तीसरी पुस्तक 'एक्यूप्रेशर और रिफ्लेक्सोलॉजी पर 101 प्रश्नोत्तरी' पाठकों के सामने लाई जा रही है। जिसका विचार मेरे वरिष्ठ सहकर्मी पद्मश्री (स्वर्गीय) डॉ. एल.सी. गुप्ता के मन में आया था, जैसा कि पुस्तक के शीर्षक से जाहिर है, इसमें पाठकों के मन में उठनेवाले संभावित प्रश्नों का उत्तर देने का प्रयास किया गया है। जितनी अधिक स्पष्टता से संभव था, चित्रों में दिखाए गए ट्रिगर प्वॉइंट्स की ठीक-ठीक स्थिति समझाने के सभी संभव प्रयास किए गए हैं। इस प्रयास में डॉ. प्रीति पइ, ने मेरी भरपूर सहायता की है। जो 10 साल से भी अधिक समय से एक्यूपंक्चर और एक्यूप्रेशर की प्रैक्टिस करती आ रही हैं।

पुस्तक में रह गई किसी कमी के लिए क्षमायाचना करने से पहले, पुस्तक में और अधिक सुधार के उद्देश्य से पाठकों की सकारात्मक सलाह और आलोचना का स्वागत है। और यह आशा करता हूँ कि आनेवाले समय में मानव-जाति के कल्याण के लिए हमारी इस कृति का उपयोग किया जाएगा। इस प्रसिद्ध उद्धरण के साथ, मैं आमुख का समापन करता हूँ कि किसी भी दौड़ में सही दिशा में किया गया आगाज, दौड़ के अंत में अत्यधिक लाभदायक साबित होता है।

—ए.के. सक्सेना

लेखकीय

एक्यूप्रेशर शरीर की सतह पर स्थित विभिन्न बिंदुओं को उद्दीप्त (स्टिम्युलेट) करने की तकनीक पर आधारित शायद दुनिया की सबसे पुरानी चिकित्सा विधियों में से एक है, जिसमें दर्द या कष्ट से छुटकारा पाने के मुख्य उद्देश्य से एक्यूप्वॉइंट्स/ट्रिगर प्वॉइंट्स (जिन्हें रिफ्लेक्स प्वॉइंट्स भी कहा जाता है) को दबाया जाता है। यह माना जाता है कि मानव-शरीर में अपनी व्याधियों को ठीक करने की अत्यधिक क्षमता है। जब भी शरीर के भीतरी अंगों से संबंधित रिफ्लेक्स प्वॉइंट्स को दबाया जाता है तो उन्हें उद्दीपन मिलता है तथा दर्द और कष्ट दूर हो जाते हैं, जिन्हें ऊर्जा के असंतुलन का सूचक माना जाता है, और मरीज राहत महसूस करता है। यह सब कैसे हासिल किया जाता है? सरल भाषा में यह कहा जा सकता है कि जब चुनिंदा रिफ्लेक्स प्वॉइंट्स पर दबाव डाला जाता है, तो मांसपेशियाँ तनाव मुक्त होती हैं और रक्त का प्रवाह बनता है, जो शरीर की प्राण-शक्ति को उद्दीप्त करके रोग-मुक्ति में सहायक होता है।

इसमें किसी दवाई/सर्जरी की जरूरत न होने से शरीर पर प्रतिकूल प्रभाव नहीं पड़ता है। यह लीक से हटकर है, दुष्प्रभाव नहीं है, न ही इससे कोई बाधा उत्पन्न होती है। इस कारण से एक्यूप्रेशर को बहुत महत्त्व मिलने लगा है। इसके अतिरिक्त, विभिन्न रोगियों के साथ 25 वर्षों से अधिक का मेरा अनुभव दरशाता है कि यह चिकित्सा पद्धति, अगर मैं कुछ नाम गिनाऊँ, तो सर्वाइकल/लंबर स्पॉन्डिलाइटिस, साइनसाइटिस, पीठदर्द, घुटनों का दर्द, तलवों का दर्द, साइटिका, प्रोलेप्स्ड डिस्क, कब्ज, आइबीएस, पीएमएस, अनिद्रा, अवसाद, टेनिस एल्बो, दमा, उच्च रक्तचाप, माइग्रेन, न्यूरो से संबंधित समस्याओं आदि से पीड़ित रोगियों की मदद करने में बहुत कारगर है।

सीखने और व्यवहार में लाने में आसान इस चिकित्सा पद्धति की प्रभावोत्पादकता को देखकर पारंपरिक चिकित्सा पद्धतियों के प्रैक्टिशनर्स भी इसे अपनाने लगे हैं। विभिन्न प्रतिष्ठित अस्पतालों, जहाँ आइसीयू में भरती गंभीर रोगों से ग्रस्त लोगों का इलाज करने के लिए बुलाए जाने पर मैं उपचार करता हूँ, लगभग सात वर्षों से अधिक की अवधि में यह असंदिग्ध रूप से सिद्ध हो चुका है कि जिन मामलों में किसी भी पारंपरिक चिकित्सा प्रणाली के साथ-साथ एक्यूप्रेशर पद्धति से इलाज किया गया (अर्थात् रोगियों का सह-उपचार), वहाँ तीव्र, प्रभावी परिणाम हैं। आसानी से विश्वास ही नहीं होता, किंतु इसका एक और लाभ यह है कि किसी प्रकार के साइड इफेक्ट्स से डरे बिना, इस सरल और

सस्ती चिकित्सा प्रणाली का उपयोग घरेलू उपचार के तौर पर करने के लिए किसी को भी प्रशिक्षित किया जा सकता है। अपने वर्तमान स्वरूप में एक्यूप्रेशर और एक्यूपंक्चर का आरंभ चीन से माना जाता है, जहाँ इन पद्धतियों को अधिक प्रभावी और लोकप्रिय बनाने के लिए गहन शोध और उल्लेखनीय कार्य किए गए हैं। 1972 में अपनी ऐतिहासिक चीन यात्रा के दौरान अमरीकी राष्ट्रपति रिचर्ड एम. निक्सन और उनकी पत्नी पैट ने एक्यूप्रेशर में गहरी रुचि प्रकट की और इससे अमरीका तथा कुछ अन्य देशों में इस पद्धति की ओर लोगों का ध्यान व्यापक रूप से आकर्षित हुआ। आज श्रीलंका, कोरिया, जापान, इंडोनेशिया, मलेशिया, भारत आदि देशों में बड़े पैमाने पर इसका उपयोग किया जा रहा है।

वास्तव में बीसवीं सदी के आरंभिक वर्षों में एक्यूप्रेशर या रिफ्लेक्सोलॉजी या जोनथेरेपी को वैज्ञानिक आधार मिला, जब अमरीका प्रतिष्ठित मेडिकल फिजिशियन एवं सर्जन डॉ. विलियम एच. फिटजेराल्ड, एम्डी. (1872-1942) ने आधुनिक जोन थेरेपी विकसित की। ये हार्टफोर्ड, कनेक्टिकट स्थित सेंट फ्रांसिस हॉस्पिटल के नाक और गला विभाग के प्रमुख थे।

डॉ. एडविन एफ. बॉवर्स, एम.डी. और डॉ. जॉर्ज स्टर व्हाइट इसी समय के दो अन्य चिकित्सक हैं, जिन्होंने चिकित्सा के इस अनोखे सिद्धांत को सविस्तार प्रतिपादित करने में महत्त्वपूर्ण कार्य किया। डॉ. जो शेल्बी रिले और उनकी पत्नी एलिजाबेथ एन रिले दो अन्य अध्यवसायी डॉक्टर थे, जिन्होंने अपने बहुत से मरीजों पर इस पद्धति को आजमाया और उसके विकास में अतुल्य योगदान दिया। डॉ. रिले ने जोन थेरेपी पर बारह पुस्तकें लिखीं, जिनमें से पहली का कॉपीराइट 1917 में और आखिरी का 1942 में लिया गया था। लगभग एक दशक की हालिया अवधि में कई तरह की वैकल्पिक चिकित्सा प्रणालियाँ उभरकर आई हैं, जैसे सुई रहित (एक्यूप्रेशर को दिया गया एक नया नाम, प्रेशर प्वॉइंट थेरेपी) जोन थेरेपी, रिफ्लेक्सोलॉजी, शियात्सु, मसाज, मेग्नेटो थेरेपी, हाइड्रोथेरेपी इत्यादि। परंतु बेहतर यह होगा कि उन्हें पूरक चिकित्सा पद्धतियों के नाम से पुकारा जाए क्योंकि 'वैकल्पिक चिकित्सा पद्धति' शब्दों का उपयोग यह गलत संदेश दे सकता है कि पारंपरिक और वैकल्पिक उपचार पद्धतियों से इलाज करनेवाले चिकित्सकों के बीच कोई आपसी टकराव है, जबकि सोच यह है कि रोगियों के लाभार्थ ये पद्धतियाँ एक-दूसरे की पूरक बनें, न कि एक दूसरे का विकल्प। शब्द पूरक सही अभिप्राय भी प्रकट करता है, क्योंकि उसमें स्वीकृति का भाव निहित है कि पारंपरिक चिकित्सा पद्धति और पूरक चिकित्सा पद्धति दोनों का उद्देश्य एक ही है तथा इसलिए दोनों को अपनी-अपनी भूमिका सहजता से अदा करने की छूट दी जानी चाहिए। रोगी और डॉक्टर दोनों का एक ही लक्ष्य होना चाहिए कि जितनी जल्दी संभव हो, रोग से छुटकारा पाना।

शायद यही उपयुक्त समय है, जब अपने मरीजों के स्वास्थ्य लाभ के लिए पारंपरिक और पूरक चिकित्सा पद्धतियों के चिकित्सक मिल-जुलकर काम करें। बढ़ती हुई संख्या में डॉक्टरों द्वारा पूरक चिकित्सा पद्धतियों में डिग्रियाँ हासिल करने से इस दृष्टिकोण के

प्रसार में गति मिल रही है। पारंपरिक चिकित्सा प्रणाली की प्रैक्टिस करनेवाले बहुत कम डॉक्टर शरीर, मन और आत्मा पर बल दिए जाने से असहमत होंगे, स्वास्थ्य और शक्ति के लिए भोजन, जनसाधारण के मन में व्यायाम के प्रति बढ़ती जागरूकता, शारीरिक भावनात्मक मानसिक एवं आध्यात्मिक स्वास्थ्य में सुधार के लिए स्वावलंबी लाभ हैं, उपाय अपनाना। पूरक चिकित्सा पद्धतियों के दो अधिकांश डॉक्टरों की तुलना में पूरक चिकित्सा पद्धति से इलाज करनेवाले चिकित्सक के पास आपकी समस्याओं के बारे में सुनने के लिए ज्यादा समय होता है। दूसरे, इन दिनों पूरक चिकित्सा पद्धतियों की माँग काफी ज्यादा है और इसके पीछे कारण शायद दवाइयों के दुष्प्रभाव (साइड इफेक्ट्स) के प्रति जनसाधारण के बीच बढ़ती जागरूकता और डॉक्टर द्वारा लिखी गई कुछ दवाइयों की भारी लागत है, जिसे वहन करना आम आदमी के बूते से बाहर है। पूरक चिकित्सा पद्धतियों की माँग बढ़ने का एक और कारण यह है कि अब बीमारी की बजाय स्वास्थ्य पर और रोगों के इलाज की बजाय उनकी रोकथाम पर ज्यादा जोर दिया जा रहा है। उनके आकर्षण का एक और कारण है तंदरुस्त रहने की क्षमता से युक्त प्राण शक्तियों, पर बल दिया जाना जिन्हें न्यूनतम प्रयासों से संतुलित और पुनः व्यवस्थित किया जा सकता है, इसके अतिरिक्त किसी साइड इफेक्ट से डरे बिना (क्योंकि दवाइयों की जरूरत नहीं है) उसे सीखना और व्यवहार में लाना आसान है। ये पद्धतियाँ किसी भी प्रकार का नुकसान नहीं पहुँचाती हैं। इनमें महँगे और विज्ञान यंत्रों की जरूरत नहों होती, जिससे इन पर कोई लागत भी नहीं आती है। एक और बड़ा लाभ यह है कि यह पद्धति रोग के इलाज की बजाय उसकी रोकथाम पर केंद्रित है। '(रोग के) इलाज से बेहतर है उसकी रोकथाम', यह सामान्य सिद्धांत इसका सार है। इसका अन्य लाभ है कि यह चिकित्सा पद्धति आंशिक रूप से नैदानिक (डायग्नोस्टिक) भी है। एक अच्छा और अनुभवी एक्यूप्रेशर चिकित्सक विरले ही आपको एक्स-रे या एम.आर.आई. कराने के लिए कहेगा।

अगर एक व्यक्ति नियमित रूप से निर्धारित कार्यक्रम के अनुसार अपने शरीर पर स्थित केवल बारह बिंदुओं को दबाने की क्रिया करता रहे, तो वह स्वयं को दुरुस्त तथा रोगों और दवाइयों से दूर रख सकता है। चूँकि इन बिंदुओं को दबाने से आप अपने रोग प्रतिरोधक तंत्र और अन्य महत्त्वपूर्ण सिस्टम को उद्दीप्त करते हैं, यह क्रिया आपको प्राकृतिक रूप से चुस्त-दुरुस्त रखने में मदद करती है।

प्राचीन चिकित्सकों ने इस प्राण-शक्ति चेतना को समझ लिया था। जो प्रत्येक प्राणी को जीवित रखती है। उन्होंने समझ लिया था कि वह प्राण ऊर्जा इस भौतिक जगत् के सभी तत्वों में होती है। प्राचीन चिकित्सकों ने यह अवलोकन किया था कि यह प्राण ऊर्जा कई विशिष्ट मार्गों से शरीर में प्रवाहित होती है, जिन्हें 'मेरिडियंस' कहा जाता है। वे बिंदु (जिन्हें एक्यू-प्वॉइंट्स या ट्रिगर पॉइंट्स के नाम से भी जाना जाता है) हैं, जहाँ से प्राण-शक्ति के प्रवाह को सबसे ज्यादा कारगर तरीके से प्रभावित किया जा सकता है।

किसी भी समय बिंदु पर शरीर के 'मेरिडियंस' के जरिए; ऊर्जा का प्रवाह हमारे

स्वास्थ्य की दशा तय करता है। जब यह प्रवाह सहज, संतुलित और निर्बाध होता है, हम स्वस्थ होते हैं। जब प्राण-शक्ति के प्रवाह में रुकावट उत्पन्न होती है, तब दर्द और रोग प्रकट हो सकते हैं। प्रमुख दबाव बिंदुओं पर अपने अँगूठे या उँगलियों के सिरों से हल्का सा दबाव देना सीखकर इन असंतुलनों को ठीक करके दोबारा नीरोग हुआ जा सकता है या दर्द से छुटकारा पाया जा सकता है।

एक्यूप्रेशर चिकित्सा पद्धति 'ची' या प्राण-शक्ति के प्रवाह को संतुलित और सहज बनाए रखने के सिद्धांत पर आधारित है। व्यायाम की कमी या गलत खानपान भी हमारे सिस्टम को बिगाड़ सकता है। पेट की गड़बड़ी, जुकाम, एलर्जी, अत्यधिक थकान आदि कुछ व्याधियाँ हैं, जो हमें इस बात से आगाह कर देती हैं कि प्राण-ऊर्जा के प्रवाह में कोई समस्या है अर्थात् वह अवरुद्ध है। अगर इन छोटे-मोटे असंतुलनों को समय रहते ठीक न किया जाए, तो ज्यादा गंभीर समस्याएँ पैदा हो सकती हैं।

यह दरशाने के लिए अब पर्याप्त सबूत हैं कि एक्यूप्रेशर तंत्रिका तंत्र (नर्वस सिस्टम) और रक्तप्रवाह को नियमित करने में सक्षम है। रक्त प्रवाह में तेजी लाने से शरीर में मौजूद विषैले तत्त्वों को बाहर निकालने तथा पोषक तत्त्वों और ऑक्सीजन को हमारी सभी कोशिकाओं तक पहुँचाने में मदद मिलती है। वह दिमाग को एंडोर्फिन रसायन, रिलीज करने के लिए भी प्रेरित करता है। जो दर्द कम करने और मरीज में एक सुखद एहसास जगाने के लिए जाना जाता है।

प्राचीन चिकित्सक यह महसूस करते थे कि जब तक हमारे शरीर के विभिन्न अंगों में समन्वय और सहयोग बना रहता है, हम स्वस्थ बने रहते हैं। जब किसी कारण से शरीर में यह प्राकृतिक संतुलन भंग हो जाता है तब असंतुलन या विक्षोभ की प्रकृति और इसकी तीव्रता के अनुपात में तीव्रता के अनुसार एक या अधिक व्याधियाँ प्रकट होने लगती हैं। एक्यूप्रेशर को शरीर की कार्यप्रणाली को प्राकृतिक तरीके से पुनः सामान्य बनाने का सर्वोत्तम तरीका पाया गया है। एक्यूप्रेशर उन विषैले पदार्थों और अशुद्धता को शरीर से निकाल देता है, जो नसों के सिरों पर जमा होकर कई रोगों को जन्म देती हैं। ये विषैले तत्त्व विभिन्न अंगों तक जानेवाले ऊर्जा के सामान्य प्रवाह को अवरुद्ध करते हैं। जिससे पूरे शरीर का संतुलन बिगड़ जाता है। विभिन्न अंगों के रिफ्लेक्स केंद्रों पर दबाव देने से हथेलियों और तलवों की नसों के सिरों में बारीक कणों के रूप में जमा विषैले तत्त्व, कैल्शियम, यूरिया को विभिन्न प्रमाणित रास्तों से शरीर से बाहर निकाल दिया जाता है।

अंत में यह कहा जा सकता है कि यह प्रमाणित तथ्य है कि मानव-शरीर में किसी भी रोग को स्वयं ठीक कर लेने की भरपूर प्राकृतिक शक्ति होती है। प्राण-ऊर्जा को पुनः जाग्रत् करने के लिए केवल प्राकृतिक शक्ति का उपयोग करने की जरूरत है। एक्यूप्रेशर उन चंद प्राकृतिक विधियों में से उभरा है, जो सभी तरह के रोगों को ठीक करने के लिए शरीर के भीतर छिपी शक्ति को पुनः जाग्रत् करने में सक्षम है।

भूमिका

एक्यूप्रेशर 5000 से अधिक वर्ष पहले एशिया में विकसित एक प्राचीन चिकित्सा कौशल कला है, जिसमें स्वयं को ठीक कर लेने की शरीर की प्राकृतिक क्षमताओं को उद्दीप्त करने के लिए त्वचा पर स्थित मुख्य स्थलों (ऊर्जा केंद्रों, जिन्हें एक्यू-प्वॉइंट्स भी कहा जाता है) या अँगूठे, या उँगलियों से दबाव डाला जाता है। ये ऊर्जा केंद्र या एक्यू-प्वॉइंट्स मेरिडियंस नामक ऊर्जा मार्गों (जिन पर ऊर्जा 'ची' का आवागमन होता है) पर पाए जाते हैं। एक्यूप्रेशर शरीर को ऊर्जा के एक तंत्र (सिस्टम) के रूप में लेता है तथा शरीर के भीतर 'अवरुद्ध' या 'जमा' ऊर्जा केंद्रों की पहचान करके रोग लक्षणों को दूर करता है।

आमतौर पर उँगलियों या अँगूठे, और कभी-कभी किसी बोथरी डंडीनुमा वस्तु से एक्यू प्वॉइंट्स को हल्के से दबाया जाता है, जिससे एक्यूप्रेशर करानेवाले व्यक्ति को आराम मिलता है। अब यह चिकित्सा पद्धति बिना सुइयोंवाले एक्यूपंक्चर (एक्यूप्रेशर को दिया गया एक नया नाम-प्रेशर प्वॉइंटथेरेपी), रिफ्लेक्सोलॉजी, जोन थेरेपी, शियात्सु, मसाज, मेग्नेटो थेरेपी, हाइड्रो थेरेपी जैसी प्राचीन एशियाई वैकिल्पक चिकित्सा पद्धतियों में से एक पद्धति के रूप में वैश्विक स्तर पर बेहद लोकप्रिय हो रही है।

इन दिनों इन वैकल्पिक/पूरक चिकित्सा पद्धतियों की भारी माँग है, संभवत: इसलिए कि जनसाधारण के बीच एलोपैथिक चिकित्सा पद्धति के प्रतिकूल प्रभाव और भारी खर्च को लेकर जागरूकता बढ़ गई है। आज उसका खर्च उठाना आम आदमी के बूते से बाहर हो गया है। इन पूरक चिकित्सा पद्धतियों की बढ़ती माँग का एक और कारण यह है कि इनमें समग्र चिकित्सा एक भाग के रूप में बीमारी की बजाय स्वास्थ्य पर और रोगों के इलाज की बजाय उनकी रोकथाम पर ज्यादा जोर दिया जाता है। एक बढ़ती हुई संख्या में डॉक्टरों द्वारा इन वैकल्पिक/पूरक चिकित्सा पद्धतियों में डिग्रियाँ हासिल करने के साथ-साथ समाज में यह दृष्टिकोण जोर पकड़ रहा है। पारंपरिक चिकित्सा पद्धतियों के बहुत कम चिकित्सक इस तरह तन, मन, और आत्मा तीनों पर जोर दिए जाने, स्वास्थ्यप्रद भोजन, जनसाधारण में व्यायाम योग के प्रति बढ़ती जागरूकता,

शारीरिक, भावनात्मक, मानसिक एवं आत्मिक स्वास्थ्य और सुखमय जीवन की ओर ले जानेवाले स्वावलंबी उपायों की उपयोगिता से असहमत होंगे।

दोनों लेखक बहुत वर्षों से विभिन्न प्रतिष्ठित अस्पतालों में रोगियों का उपचार करते रहे हैं, जिनमें गंभीर रोगों से ग्रस्त मरीज भी शामिल हैं। अब तक यह भली भाँति प्रमाणित तरह से स्थापित हो चुका है कि पारंपरिक चिकित्सा की किसी भी शाखा के साथ-साथ एक्यूप्रेशर के द्वारा भी उपचार किया जाए, तो परिणाम अधिक त्वरित और प्रभावी होंगे।

इस विषय पर मौलिक लेखन की शुरुआत करते हुए ए.के. सक्सेना इस एक्यूप्रेशर चिकित्सा विधि पर पहले ही दो पुस्तकें लिख चुके हैं: एक है अंग्रेजी में 'मिरैक्युलस इफेक्ट्स ऑफ एक्यूप्रेशर' (इसके गुजराती और मराठी संस्करण भी उपलब्ध हैं) और दूसरी है हिंदी में 'एक्यूप्रेशर और स्वस्थ जीवन', जिसके पाठकों की संख्या बहुत अधिक है। असमी भाषा में पुस्तक प्रकाशनाधीन है।

प्रश्नोत्तर स्वरूप में यह पुस्तक 'एक्यूप्रेशर और रिफ्लेक्सोलॉजी पर 101 प्रश्नोत्तरी' एक्यूप्रेशर और रिफ्लेक्सोलॉजी विज्ञान तथा कला सीखने के इच्छुक विद्यार्थियों के लिए बहुमूल्य होगी, क्योंकि इसका उद्देश्य वैकल्पिक/पूरक चिकित्सा पद्धतियों की उपयोगिता के बारे में लोगों के मन में उठ रहे सवालों का जवाब देना है।

डॉ. ए.के. सक्सेना और डॉ. प्रीति पइ ने इस चिकित्सा पद्धति को सीखनेवाले व्यक्तियों के मन-मस्तिष्क को उद्वेलित करनेवाले सभी संभावित प्रश्नों का उत्तर देने का बीड़ा उठाया है और उनका प्रयास सराहनीय है।

मुझे आशा है कि यह पुस्तक अपने उस उद्देश्य में सफल होगी, जिसने इन अनुभवी, सुविज्ञ और प्रतिबद्ध लेखकों को यह कार्य अपने हाथों में लेने के लिए प्रेरित किया है।

मैं उनकी पूर्ण सफलता की कामना करता हूँ।

—बृज के. तैम्नी
आई.ए. एस. (सेवानिवृत्त)

विषय सूची

एक्यूप्रेशर और रिफ्लेक्सोलॉजी पर 101 प्रश्नोत्तरी

प्रश्न 1 : एक्यूप्रेशर के बारे में आप क्या जानते हैं ? इससे होने वाले लाभ पर कुछ प्रकाश डालिए।

उत्तर : एक्यूप्रेशर शरीर की सतह पर स्थित विभिन्न प्रमुख बिंदुओं को उद्दीप्त (स्टिम्युलेट) करने की तकनीक पर आधारित शायद दुनिया की सबसे पुरानी चिकित्सा-विधियों में से एक है, जिसमें दर्द या कष्ट से छुटकारा पाने के मुख्य उद्देश्य से उपरोक्त एक्यू प्वॉइंट्स/ट्रिगर प्वॉइंट्स को दबाया जाता है। यह माना जाता है कि मानव-शरीर में स्वत: व्याधियों को ठीक करने की अत्यधिक क्षमता है। जब भी शरीर के भीतरी अंगों से संबंधित 'रिफ्लेक्स प्वॉइंट्स' को दबाया जाता है, वे उद्दीप्त हो जाते हैं तथा दर्द और कष्ट दूर हो जाते हैं, जिन्हें ऊर्जा असंतुलन का सूचक माना जाता है, तथा मरीज राहत महसूस करता है। यह सब कैसे हासिल किया जाता है? सरल भाषा में यह कहा जा सकता है कि जब चुनिंदा 'रिफ्लेक्स प्वॉइंट्स' पर दबाव डाला जाता है, तो मांसपेशीय तनाव उत्पन्न होता है और इससे रक्त का प्रवाह बनता है। इस तरह शरीर की प्राण-शक्ति को यह विधि उद्दीप्त करके रोग-मुक्ति में सहायक होती है।

'एक्यूप्रेशर' एक लैटिन भाषा का शब्द है जिसमें 'एक्यू' का अर्थ है—अँगूठा, जबकि प्रेशर का अर्थ है दबाव। यह स्वत: स्पष्ट है। इस तकनीक से इलाज करने में अँगूठे या उँगलियों का उपयोग करते हुए विभिन्न चुनिंदा रिफ्लेक्स प्वॉइंट्स पर दबाव दिया जाना जरूरी है। परंतु यदि कम समय में बहुत से मरीजों का इलाज करना हो, तो चिकित्सक की ऊर्जा बचाए रखने के लिए इस उद्देश्य से बनाए गए उपकरणों के जरिए भी दबाव दिया जा सकता है। 5000 से भी अधिक वर्षों के दौरान की गई शोध/अवलोकनों के आधार पर शरीर के विभिन्न अंगों से संबंधित 'रिफ्लेक्स प्वॉइंट्स' की पहचान मुख्य रूप से हथेलियों और तलवों पर की गई है। आमतौर पर ये एक्यूप्वॉइंट्स जोड़ों में आते हैं। लेकिन हृदय और यकृत (लीवर) अपवाद है। हृदय से संबंधित

रिफ्लेक्स प्वॉइंट्स बाएँ तलवे और बाईं हथेली पर तथा यकृत के मामले में वे दाईं हथेली और दाएँ तलवे में पाए जाते हैं।

समय बीतने के साथ-साथ ठीक इस कारण से कि इसमें किसी दवाई/सर्जरी की जरूरत न होने से यह उनके दुष्प्रभावों से पूरी तरह मुक्त है, एक्यूप्रेशर को बहुत महत्त्व मिलने लगा है। वह पूरी तरह से परंपरागत चिकित्सा विधि से भिन्न, दुष्प्रभाव रहित अन-अतिक्रमणकारी और अहस्तक्षेपी है। इसके अतिरिक्त, विभिन्न रोगियों के साथ 25 वर्षों से अधिक का मेरा अनुभव दरशाता है कि यह चिकित्सा पद्धति, अगर मैं कुछ नाम गिनाऊँ तो सर्वाइकल/लंबर स्पॉन्डिलाइटिस, साइनसाइटिस, पीठदर्द, घुटनों का दर्द, तलवों का दर्द, साइटिका, प्रोलेप्स्ड डिस्क, कब्ज, आईबीएस, पीएमएस, अनिद्रा, अवसाद, टेनिस एल्बो, दमा, उच्च रक्तचाप, माइग्रेन, न्यूरो से संबंधित समस्याओं आदि से पीड़ित रोगियों की मदद करने में बहुत कारगर है। सीखने और व्यवहार में लाने में आसान इस चिकित्सा पद्धति की प्रभावोत्पादकता को देखकर पारंपरिक चिकित्सा पद्धतियों के प्रैक्टिशनर्स भी इसके प्रति खुलने लगे हैं। विभिन्न प्रतिष्ठित अस्पतालों से करीब छह वर्षों से मेरे जुड़े होने से यह असंदिग्ध रूप से सिद्ध हो चुका है कि जिन मामलों में किसी भी पारंपरिक चिकित्सा प्रणाली के साथ-साथ एक्यूप्रेशर पद्धति से इलाज किया गया, वहाँ परिणाम तीव्रतर और कभी-कभी तो अविश्वसनीय रहे हैं। इसका एक और लाभ यह है कि किसी प्रकार के दुष्प्रभाव से डरे बिना इस सस्ती चिकित्सा प्रणाली का उपयोग एक घरेलू उपचार के तौर पर करने के लिए औसत बुद्धि के व्यक्ति को भी प्रशिक्षित किया जा सकता है।

प्रश्न 2 : एक्यूप्रेशर की ऐतिहासिक पृष्ठभूमि क्या है ?

उत्तर : चिकित्सा की इस प्राचीन कला, जो सुई रहित एक्यूपंक्चर, जोन थेरेपी, रिफ्लेक्सोलॉजी, शियात्सु, प्रेशर-प्वॉइंट थेरेपी आदि नामों से भी जानी जाती है; इसके उद्‌गम के बारे में कई दावे और प्रति-दावे किए गए हैं। परंतु इस सच्चाई से इनकार नहीं किया जा सकता कि मसाज या दबाव की तकनीक पर आधारित यह शायद दुनिया की सबसे पुरानी प्राकृतिक चिकित्सा विधियों में से एक है। पहले लोगों द्वारा यह मान लिया जाता था कि शायद इस चिकित्सा पद्धति की उत्पत्ति चीन में हुई थी। परंतु एक और विचारधारा के माननेवालों का मत था कि इस अवधारणा की परिकल्पना का श्रेय प्राचीन भारतीय चिंतकों को जाता है तथा विद्वान, तीर्थयात्री आदि यहीं से इस कला और विज्ञान को दुनिया के अन्य भागों में ले गए। शोध के जरिए रूसवासियों ने भी इसी मत का समर्थन किया है कि इस कला और विज्ञान का जन्मस्थान भारत है। 1957 में स्टेट पब्लिशिंग हाउस ऑफ मेडिकल लिटरेचर, लेनिनग्राड डिपार्टमेंट द्वारा एन.ए.बोगोयावलेंस्की लिखित इसी आशय का एक लेख 'इंडियन मेडिसिंस इन एंशेंट रशियन ट्रीटमेंट ऑफ डिसीसेज' में प्रकाशित किया गया था।

अगर हम गहने पहनने की भारतीय परंपरा को ध्यान से देखें तो यह स्पष्ट हो जाता है कि शायद हमारे पूर्वज प्रेशर तकनीक का महत्त्व जानते थे और इसी कारण अँगूठियों के रूप में उँगलियों में तथा कलाइयों और टखनों में चाँदी या सोने की पतली और मोटी चूड़ियों तथा पायल के रूप में भारी गहने पहनने की भारतीय परंपरा है, क्योंकि यहीं पर लसीका तंत्रों (लिंफेटिक सिस्टम्स) के साथ-साथ गुप्तांगों के प्रेशर प्वॉइंट्स भी स्थित हैं। ये प्वॉइंट्स गहनों के भार से उद्दीप्त हो जाते हैं। इसी प्रकार, कानों और नाक छेदने की परंपरा में भी स्त्रियों का सौंदर्य बढ़ाने से कुछ और ज्यादा भी निहित है।

8वीं सदी के एक और प्रमुख चीनी विद्वान् ह्वेन सांग ने भारत के नालंदा विश्वविद्यालय में कई साल बिताए थे। अपने देश वापस लौटने पर उन्होंने एक पुस्तक लिखी, जिसमें इसका विस्तृत वर्णन किया गया है कि नालंदा विश्वविद्यालय में चिकित्सा शास्त्र विषय में क्या-क्या पढ़ाया जाता था। चीन के ही एक और प्रमुख विद्वान् इया जिन, ने सन् 673 में भारत की यात्रा की थी और कई वर्षों तक नालंदा विश्वविद्यालय में अध्ययन भी किया था; उन्होंने अपनी रचनाओं में इसका वर्णन किया है कि सुइयाँ चुभोकर इलाज करने की कला और विज्ञान के बारे में भारतीय किस तरह से शिक्षा देते थे, जिसे अब एक्यूपंक्चर के नाम से जाना जाता है। उसने चिकित्सा शास्त्र की विभिन्न शाखाओं का भी उल्लेख किया है, जो उस समय भारत में फल-फूल रही थीं। दर्शन-शास्त्र, खगोलशास्त्र, गणित और चिकित्सा शास्त्र पर कई भारतीय पांडुलिपियों के चीनी अनुवाद चीन के कई पुस्तकालयों में आज भी उपलब्ध हैं। चिकित्सा शास्त्र पर भारतीय ज्ञान चीन से होकर तिब्बत और कई अन्य देशों तक पहुँचा।

बोगोयावलेंस्की की पुस्तक में एक दिलचस्प और साथ (प्रभावी) चित्र भी दिया गया है। इसमें रोगहर प्रदाहन (कॉटराइजेशन) और एक्यूपंक्चर के उद्देश्य से मानव शरीर के विभिन्न बिंदु और क्षेत्र दरशाए गए हैं। यह चित्र रचना ईसा पश्चात् पहली शताब्दी में बनाया गया था और यह पूर्वी भारत से मिला था। इन रचनाओं ने निःसंदेह एक्यूप्रेशर और एक्यूपंक्चर के क्षेत्र में भारत की पथ प्रदर्शक भूमिका सिद्ध की है। रिफ्लेक्सोलॉजी की इतिहासकार क्रिस्टिन इजेल ने उल्लेख किया है कि कुछ पारंपरिक चित्रों में हिंदुओं के देवता विष्णु के पैरों पर ठीक उन्हीं स्थलों पर प्रतीक चिह्न बने हुए हैं, जहाँ 'रिफ्लेक्स' प्वॉइंट्स होते हैं, जिससे इस बात की पुष्टि होती है कि प्राचीन काल में भारत में व्यापक रूप से एक्यूप्रेशर का चलन था। अपनी पुस्तक 'हीलिंग फॉर दि एज ऑफ एनलाइटनमेंट' में स्टेनले बरोज ने यह प्रमाणित करने का प्रयास किया है कि इस प्रकार की चिकित्सा विधि प्राचीन भारत के कई भागों में ज्ञात और प्रचलन में थी। कुछ मकबरों पर की गई चित्रकारी में एक विशेष स्थिति में रखे पैरों पर मालिश करते दिखाया गया है; इस आधार

पर यह माना जा सकता है कि प्राचीन काल में मिस्रवासी भी एक्यूप्रेशर जैसी किसी चिकित्सा विधि का उपयेाग करते रहे होंगे। कुछ नई चिकित्सा विधियों के आगमन के साथ एक्यूप्रेशर और एक्यूपंक्चर को कुछ धक्का लगा, परंतु एक लंबे समय तक इन पद्धतियों की अनदेखी न की जा सकी। उनके चिरस्थायी गुणों ने चिकित्सा व्यवसाय से जुड़े तथा अन्य लोगों का भी ध्यान आकर्षित किया। वर्ष 1582 में यूरोप के दो प्रतिष्ठित चिकित्सकों डॉ. एडेमस और डॉ. ए.टेटिस ने जोन थेरेपी पर एक पुस्तक लिखी जिसने चिकित्सा की इस प्रारंभिक प्राचीनता विधि को प्रतिष्ठा दिलाई।

वास्तव में, एक्यूप्रेशर या रिफ्लेक्सोलॉजी या जोन थेरेपी को वैज्ञानिक स्वरूप बीसवीं सदी के आरंभिक वर्षों में मिला, जब अमरीका के प्रतिष्ठित चिकित्सक और सर्जन डॉ. विलियम एच. फिट्जेराल्ड एम.डी. (1872-1942) ने आधुनिक जोन थेरेपी विकसित की। ये हार्टफोर्ड, कनेक्टिकॅट के सेंट फ्रांसिस हॉस्पिटल में नाक एवं गला विभाग के प्रमुख थे, डॉ. एडविन एफ. बॉवर्स, एम.डी.और डॉ. जॉर्ज स्टर व्हाइट इसी अवधि के दो अन्य महान् चिकित्सक थे, जिन्होंने चिकित्सा के इस अनोखे सिद्धांत के विस्तृत प्रतिपादन में महत्त्वपूर्ण कार्य किया। डॉ. जो शेल्बी रिले और उनकी पत्नी एलिजाबेथ एन रिले दो अन्य अध्यवसायी डॉक्टर थे, जिन्होंने अपने बहुत से मरीजों पर इस पद्धति को आजमाया और इसके विकास में अतुलनीय योगदान दिया। डॉ. रिले ने जोन थेरेपी पर बारह पुस्तकें लिखीं, जिनमें से पहली का कॉपीराइट 1917 में और आखिरी का 1942 में लिया गया था।

अपने बहुत से मरीजों को लाभ पहुँचाकर तथा रिफ्लेक्सोलॉजी पर 'स्टोरीज द फीट कैन टेल' और 'द स्टोरीज द फीट हैव टोल्ड' सहित कुछ अच्छी पुस्तकें लिखकर न्यूयॉर्क स्टेट सोसाइटी ऑफ मेडिकल मैसर्स की एक सदस्य यूनिस डी ईघम ने भी प्रशंसनीय कार्य किया। इस पद्धति को चिकित्सा विज्ञान की एक परिपूर्ण शाखा बनाने के लिए 1930 के दशक के आरंभिक वर्षों से लेकर 1974 में उनकी मृत्यु तक यूनिस ने पूरे उत्साह से कार्य किया।

अपने वर्तमान स्वरूप में एक्यूप्रेशर और एक्यूपंक्चर की उत्पत्ति चीन से मानी जाती है, जहाँ इन पद्धतियों को अधिक प्रभावी और लोकप्रिय बनाने के लिए गहन शोध और उल्लेखनीय कार्य किए गए हैं। 1972 में अपनी ऐतिहासिक चीन यात्रा के दौरान अमरीकी राष्ट्रपति रिचर्ड एम. निक्सन और उनकी पत्नी पैट ने एक्यूप्रेशर में गहरी रुचि प्रकट की तथा इससे अमरीका तथा कुछ अन्य देशों में इस पद्धति की ओर लोगों का ध्यान आकर्षित हुआ। डेनमार्क में भी, सभी पूरक चिकित्सा पद्धतियों में रिफ्लेक्सोलॉजी सबसे ज्यादा लोकप्रिय है।

जापान ने 'शियात्सु' नामक एक विशिष्ट चिकित्सा पद्धति, जो एक्यूप्रेशर के

सिद्धांतों पर ही आधारित है, विकसित करने और लोकप्रिय बनाने में अग्रणी भूमिका निभाई है। जापानी भाषा में 'शि' का अर्थ है उँगलियाँ और 'अत्सु' का अर्थ दबाव है। जन्म से दक्षिण कोरियाई प्रो. सर पार्क जे वू, ने 1986 में दुनिया को चिकित्सा की सु जॉक प्रणाली दी, जिसकी जड़ें एक्यूप्रेशर में हैं। जिन्होंने अपनी अकादमी मास्को में स्थापित की है।

हाल के वर्षों में इस पद्धति के जन्म स्थान भारत सहित यूरोप, अमरीका, कनाडा, जर्मनी तथा कई अन्य देशों में उच्च शिक्षा प्राप्त स्वास्थ्य पेशे से जुड़े प्रोफेशनल ने रिफ्लेक्सोलॉजी में अत्यधिक रुचि प्रकट की है। अपनी पुस्तक 'द रिफ्लेक्सोलॉजी वर्कआउट' में स्टेफनी रिक ने बताया है कि इन दिनों यूरोप में लगभग छह हजार चिकित्सा कर्मियों ने चिकित्सा प्रक्रिया एक भाग के रूप में रिफ्लेक्सोलॉजी शामिल की है। ऐसे चिकित्सकों की संख्या बढ़ती जा रही है। इसकी प्रभावोत्पादकता को देखते हुए ज्यादा-से-ज्यादा लोग इस पद्धति में गहरी रुचि ले रहे हैं। इस प्रकार, यह निष्कर्ष निकालना सही होगा कि पूरे विश्व के कई देशों में इस समय में एक्यूप्रेशर प्राकृतिक चिकित्सा की सर्वाधिक लोकप्रिय पद्धतियों में से एक तो चुका है।

प्रश्न 3 : वैकल्पिक/पूरक चिकित्सा पद्धति के बारे में आप क्या जानते हैं? यह चिकित्सा पद्धति इतनी लोकप्रिय क्यों हो रही है?

उत्तर : लगभग एक दशक की हालिया अवधि में कई तरह की वैकल्पिक चिकित्सा प्रणालियाँ, उदाहरण के लिए सुई रहित एक्यूप्रेशर (एक्यूप्रेशर को दिया गया एक नया नाम, प्रेशर प्वॉइंट थेरेपी) जोन थेरेपी, रिफ्लेक्सोलॉजी, शियात्सु मसाज, मेग्नेटो थेरेपी, हाइड्रो थेरेपी इत्यादि उभरकर आई हैं। परंतु हम उन्हें पूरक चिकित्सा पद्धतियाँ कहना पसंद करेंगे, क्योंकि 'वैकल्पिक चिकित्सा पद्धति' का उपयोग यह गलत संदेश दे सकता है कि पारंपरिक और वैकल्पिक उपचार पद्धतियों से इलाज करनेवाले चिकित्सकों के बीच कोई आपसी टकराव है, जबकि सोच यह है कि रोगियों के लाभ के लिए ये पद्धतियाँ एक-दूसरे की पूरक बनें, न कि एक-दूसरे का विकल्प। शब्द 'पूरक' सही अभिप्राय भी प्रकट करता है, क्योंकि उसमें यह भाव निहित है कि पारंपरिक चिकित्सा पद्धति और पूरक चिकित्सा पद्धति, दोनों का उद्देश्य एक ही है तथा इसलिए दोनों को अपनी-अपनी भूमिका सहजता से अदा करने की छूट दी जानी चाहिए, क्योंकि रोगी का तो एक ही उद्देश्य है—जितनी जल्दी संभव हो, रोग से छुटकारा पाना। कैसे और किस माध्यम से, इससे उसे कोई मतलब नहीं है।

शायद यही उपयुक्त समय है, जब अपने मरीजों के लाभ के लिए पारंपरिक और पूरक चिकित्सा पद्धतियों के चिकित्सक मिल-जुलकर काम करें। बढ़ती हुई संख्या में डॉक्टरों द्वारा पूरक चिकित्सा पद्धतियों में डिग्रियाँ हासिल करने से इस दृष्टिकोण के

प्रसार को गति मिल रही है। पारंपरिक चिकित्सा प्रणाली की प्रैक्टिस करने वाले बहुत कम डॉक्टर ऐसे होंगे, जो शरीर, मन और आत्मा पर समान बल देते हुए समग्र उपचार विधियों के सकारात्मक प्रभाव, स्वास्थ्य एवं प्राण ऊर्जा के लिए भोजन ग्रहण करने, व्यायाम के प्रति आम जनता में बढ़ती जागरूकता, शारीरिक भावनात्मक, मानसिक और अध्यात्मिक स्वास्थ्य के उन्नय तथा कल्याण को बढ़ावा देने वाले स्वावलंबी उपायों के महत्त्व से असहमत हो, इसे नकारते हों।

पूरक चिकित्सा पद्धतियों के दो निर्विवाद लाभ में से एक है, अधिकांश डॉक्टरों की तुलना में पूरक चिकित्सा पद्धति से इलाज करनेवाले चिकित्सक के पास आपकी समस्याओं के बारे में सुनने के लिए ज्यादा समय होता है। दूसरे, इन दिनों पूरक चिकित्सा पद्धतियों की माँग काफी ज्यादा है और इसके पीछे कारण शायद ये हैं कि दवाइयों के दुष्प्रभावों (साइड इफेक्ट्स) के प्रति जनसाधारण के बीच बढ़ती जागरूकता और उन पर आने वाले खर्च में बढ़ोतरी, जिसे वहन करना आम आदमी के बूते से बाहर है। पूरक चिकित्सा पद्धतियों की माँग बढ़ने का एक और कारण यह है कि इसमें रोग की बजाय स्वास्थ्य पर ज्यादा जोर दिया जाता है। उनके आकर्षण का एक और कारण है, स्वयं को ठीक कर लेने की क्षमता से युक्त प्राण शक्तियों पर बल दिया जाना। जिन्हें न्यूनतम प्रयासों से संतुलित किया करके पुनः (व्यवस्थित किया) जा सकता है, पर बल दिया जाता है। इसके अतिरिक्त, किसी साइड इफेक्ट से डरे बिना (क्योंकि दवाइयों की जरूरत नहीं है) इसे सीखना और व्यवहार में लाना आसान है। यह पूरी तरह से सुरक्षित विधि है। इसमें बड़े और महँगे यंत्रों की जरूरत नहीं होती। जिससे इसकी लागत लगभग शून्य हो जाती है। एक और बड़ा लाभ यह है कि यह पद्धति रोग के इलाज की बजाय उसकी रोकथाम पर केंद्रित है। इलाज से बेहतर है उसकी रोकथाम' यह सामान्य सिद्धांत उसका आदर्श वाक्य है। इसका एक और लाभ यह चिकित्सा पद्धति आंशिक रूप से नैदानिक (डायग्नोस्टिक) भी है। एक अच्छा और अनुभवी एक्यूप्रेशर चिकित्सक विरले ही आपको एक्स-रे कराने के लिए कहेगा। इसका कारण यह है कि शरीर के किसी खास अंग से संबंधित रिफ्लेक्स प्वॉइंट छू कर वह आपको उस अंग की आंतरिक स्थिति के बारे में बता सकता है। अगर कोई व्यक्ति ग्रीवा के दर्द (सर्वाइकल पेन) से पीड़ित हो, तो चिकित्सक द्वारा पैर के अँगूठे पर कुछ प्रेशर प्वॉइंट्स दबाकर रोगग्रस्त क्षेत्र की ठीक-ठीक स्थिति, यानी कशेरुका (वर्टेब्रा) की ठीक-ठीक संख्या अर्थात् सी-1 से सी-7 तक कोई भी, को देखते हुए इलाज किया जाता है। जो एक एक्स-रे भी दरशाता है, परंतु वह खर्चीला तो है ही, हमारे स्वास्थ्य के लिए भी ठीक नहीं है। इसी प्रकार कलाई पर स्थित कुछ बिंदुओं को स्पर्श करके एक अनुभवी चिकित्सक डिंबग्रंथी, (ओवहरीज) गर्भाशय जैसे आंतरिक अंगों की स्थिति बता सकता है। हार्ट मेरिडियन

पर स्थित प्रेशर प्वॉइंट्स को स्पर्श करके यह बताया जा सकता है कि वह व्यक्ति रक्तचाप से पीड़ित है या नहीं।

अगर कोई व्यक्ति इस पुस्तक में वर्णित दैनिक कार्यक्रमों पर अमल करता है, जिसमें शरीर के केवल 12 बिंदुओं को दबाना होता है तो वह स्वयं को रोगों और दवाइयों से मुक्त रख सकता है। चूँकि इन बिंदुओं से आप अपने रोग प्रतिरोधक तंत्र (इम्यून सिस्टम) तथा शरीर के अन्य महत्त्वपूर्ण तंत्रों को उद्दीप्त करते हैं, इसलिए यह क्रिया आपको बिलकुल प्राकृतिक तरीके से फिट बनाए रखने में मदद करती है।

प्रश्न 4 : एक्यूप्रेशर किस तरह से काम करता है?

उत्तर : चीनवासियों ने एक प्राण ऊर्जा, एक प्राण शक्ति की पहचान की थी, जो सभी प्राणियों में प्रवाहित होकर उन्हें जीवंत बनाए रखती है। प्राचीन चिकित्सकों ने समझ लिया था कि प्राण ऊर्जा भौतिक जगत् के सभी तत्त्वों में व्याप्त होती है। इस प्राण ऊर्जा को चीनी भाषा में 'ची' जापानी में 'की' और भारतीय योग में 'प्राण' कहा जाता है। ये सभी शब्द एक ही तत्त्व के कई नाम हैं, जिन्हें पश्चिम में 'लाइफ इनर्जी' या 'लाइफ फोर्स' के नाम से जाना जाता है। प्राचीन चिकित्सक यह मानते थे कि यह प्राण ऊर्जा कई विशिष्ट मार्गों, से शरीर में प्रवाहित होती है जिन्हें मेरिडियंस कहा जाता है। इनमें से प्रत्येक मार्ग में जगह-जगह बिंदु स्थित हैं जिनकी संख्या बहुत अधिक है। ये ही वे बिंदु (जिन्हें एक्यू-प्वॉइंट्स या ट्रिगर प्वॉइंट्स के नामों से भी जाना जाता है) हैं, जहाँ से प्राण-शक्ति के प्रवाह को सबसे ज्यादा कारगर तरीके से प्रभावित किया जा सकता है।

किसी भी समय इन बिंदुओं पर शरीर के मेरिडियंस के जरिए हो रहा ऊर्जा का प्रवाह हमारे स्वास्थ्य की दशा तय करता है। जब यह प्रवाह सहज, संतुलित और निर्बाध होता है, हम स्वस्थ होते हैं। जब प्राण-शक्ति के प्रवाह में विक्षोभ उत्पन्न होता है, तब दर्द और रोग प्रकट हो सकते हैं। प्रमुख दबाव बिंदुओं पर अपने अँगूठे या उँगलियों के सिरों से हल्का सा दबाव डालना सीख कर इन असंतुलनों को ठीक करके दोबारा रोग या दर्द से छुटकारा पाया जा सकता है। एक्यूप्रेशर चिकित्सा पद्धति 'ची' या प्राण-शक्ति के प्रवाह को संतुलित और सहज बनाए रखने के सिद्धांत पर आधारित है। व्यायाम का अभाव या गलत खानपान भी हमारे सिस्टम को बिगाड़ सकता है। पेट की गड़बड़ी जुकाम, एलर्जी, अत्यधिक थकान आदि कुछ ऐसी व्याधियाँ हैं, जो हमें इस बात से आगाह कर देती हैं कि प्राण-ऊर्जा के प्रवाह में कोई समस्या है, अर्थात् वह विक्षुब्ध या अवरुद्ध है। अगर इन छोटे-मोटे असंतुलनों को समय रहते ठीक न किया जाए, तो ज्यादा गंभीर समस्याएँ पैदा हो सकती हैं।

यह दरशाने के लिए अब पर्याप्त सबूत हैं कि एक्यूप्रेशर विधि तंत्रिका तंत्र (नर्वस

सिस्टम) और रक्त–प्रवाह व्यवस्था को नियमित करने में सक्षम है। रक्त–प्रवाह में तेजी लाने से शरीर में मौजूद विषैले तत्त्वों को बाहर निकालने तथा पोषक तत्त्वों और ऑक्सीजन को हमारी सभी कोशिकाओं तक पहुँचाने में मदद मिलती है। वह दिमाग को ऐसा रसायन, 'एंडोर्फिंस' रिलीज करने के लिए भी प्रेरित करता है, जो दर्द कम करने और मरीज में एक सुखद एहसास जगाने के लिए जाना जाता है।

प्राचीन चिकित्सक यह महसूस करते थे कि जब तक हमारे शरीर के विभिन्न अंगों में समन्वय और सहयोग बना रहता है, हम स्वस्थ बने रहते हैं। जब किसी कारण से शरीर में यह प्राकृतिक संतुलन भंग हो जाता है, तब असंतुलन या विक्षोभ की प्रकृति और तीव्रता के अनुसार एक या अधिक व्याधियाँ प्रकट होने लगती हैं। एक्यूप्रेशर को शरीर की कार्यप्रणाली को प्राकृतिक तरीके से पुनः सामान्य बनाने का सर्वोत्तम तरीका माना गया है। एक्यूप्रेशर उन विषैले पदार्थों और अशुद्धियों को शरीर से निकाल देता है, जो नसों के सिरों पर जमा होकर कई रोगों को जन्म देती हैं। ये विषैले तत्त्व विभिन्न अंगों तक जानेवाले ऊर्जा के सामान्य प्रवाह को अवरुद्ध कर देते हैं, जिससे पूरे शरीर का संतुलन बिगड़ जाता है। विभिन्न अंगों के रिफ्लेक्स केंद्रों पर दबाव देने से हथेलियों और तलवों की नसों के सिरों में बारीक कणों के रूप में जमा कैल्शियम तथा यूरिया डिपॉजिट को विभिन्न निकासों के जरिए शरीर से बाहर निकाल दिया जाता है।

अंत में यह कहा जा सकता है कि यह एक प्रमाणित तथ्य है कि मानव शरीर में किसी भी रोग को स्वयं ठीक कर लेने की भरपूर प्राकृतिक शक्ति होती है। प्राण ऊर्जा को पुनः जाग्रत् करने के लिए केवल इस प्राकृतिक शक्ति का उपयोग करने की जरूरत है। एक्यूप्रेशर उन चंद प्राकृतिक विधियों में से एक बनकर उभरा है और सभी तरह के रोगों को ठीक करने के लिए शरीर के भीतर छिपी शक्ति को पुनः जाग्रत् करने में सक्षम है। पारंपरिक चिकित्सा प्रणाली के साथ मिलकर कैसे वह उन बीमारियों तक को ठीक कर देने के अद्भुत परिणाम दिखाता है, जिनमें रोगी और उसके परिवारजन सारी उम्मीदें छोड़ चुके हों। उसकी इस अविश्वनीय कार्यप्रणाली को लेकर कई तरह के सिद्धांत प्रचलित हैं। परंतु हमें यह स्वीकार करना होगा कि यह रहस्य अब तक बना हुआ है कि विभिन्न रोगों को ठीक करने में यह चिकित्सा पद्धति शरीर के भीतर कैसे काम करती है।

प्रश्न 5 : एक्यूप्रेशर, रिफ्लेक्सोलॉजी और एक्यूपंक्चर, इन शब्दों की परिभाषा दें। यदि उनके बीच कोई भिन्नता हो तो उस पर प्रकाश डालें।

उत्तर : एक्यूप्रेशर अपने हाथों के अँगूठे या उँगलियों का उपयोग करते हुए सामान्य रूप से शरीर पर और विशेष रूप से हथेलियों और तलवों पर स्थित सुनिर्दिष्ट प्रमुख बिंदुओं, जिन्हें ट्रिगर प्वॉइंट्स भी कहा जाता है, को उद्दीप्त करके दर्द और कष्ट

से छुटकारा पाने और स्वास्थ्य-लाभ करने का एक प्राकृतिक तरीका है। असल में, हमें आनेवाले खतरे से आगाह करने का शरीर का प्राकृतिक तरीका है। शरीर के किसी भी भाग में दर्द या कष्ट महसूस होता है, यह दरशाता है कि शरीर में ऊर्जा का कुछ असंतुलन पैदा हो चुका है और किसी रोग के उभरने की चेतावनी दे रहा है, एक्यूप्रेशर में ऊर्जा के इस असंतुलन को दूर करने के उद्देश्य से इन एक्यूप्वॉइंट्स, को उद्दीप्त किया जाता है जिन्हें ट्रिगर प्वॉइंट्स भी कहा जाता है। ये एक्यूप्वॉइंट्स मेरिडियंस के उन मार्गों पर स्थित होते हैं, जो हमारे पूरे शरीर में फैले हुए हैं और शरीर के सभी अंगों को एक सूत्र में जोड़ते हैं। दबाने पर ये प्रेशर प्वॉइंट्स काफी कष्टदायक होते हैं और ऐसा लगता है कि मानो कोई नुकीली चीज चुभोई जा रही हो। वे रिमोट कंट्रोल की तरह काम करते हैं, क्योंकि पैर या हाथ के अँगूठे पर स्थित किसी बिंदु को दबाने से गरदन या सिर में हो रहा दर्द दूर किया जा सकता है। इससे हमारे शरीर में ऊर्जा के प्रवाह में आए असंतुलन को दूर करने में भी मदद मिलती है। अपने मूल सिद्धांत में रिफ्लेक्सोलॉजी एक्यूप्रेशर के समान ही है। इस चिकित्सा पद्धति में भी तलवों और हथेलियों पर कुछ सुनिर्दिष्ट स्थलों को उद्दीप्त करके ऊर्जा के प्रवाह को संतुलित बनाकर इलाज किया जाता है। ये स्थल हमारे शरीर के विभिन्न अंगों और भागों से संबंधित होते हैं। एक्यूप्रेशर और रिफ्लेक्सोलॉजी दोनों शरीर के कुछ संबंधित रोगग्रस्त अंग या अंगों से संबंधित सुनिर्दिष्ट क्षेत्रों, को दबाकर या मालिश जैसा दबाव बनाकर ऊर्जा के प्रवाह में संतुलन लाने की दिशा में काम करते हैं। इन सुनिर्दिष्ट रिफ्लेक्स एरियाज पर दबाव डालने से शरीर में ऊर्जा का प्रवाह संतुलित होता है और इससे सकारात्मक परिणाम सामने आते हैं अर्थात् एक अंग का ठीक से काम करने लगना या दर्द में कमी आना, तब हम कहते हैं कि रोगी का इलाज हो गया।

एक्यूपंक्चर, जो कथित रूप से चीन में करीब 5000 वर्षों से प्रचलित है, यह भी इस सिद्धांत पर आधारित है कि अच्छा स्वास्थ्य हमारे शरीर में ऊर्जा के प्रवाह में संतुलन पर निर्भर है। जिसे चीनी भाषा में 'की' या 'ची' की तरह स्पेल और 'ची' उच्चारित किया जाता है, यह माना जाता है कि 'ची' पूरे शरीर में प्रवाहित होता है और उन मार्गों में संकेंद्रित होता है, जिन्हें मेरिडियंस के नाम से भी जाना जाता है। हाथों और पैरों से 14 मेरिडियंस धड़ और सिर तक जाते हैं। एक्यूपंक्चर का उद्देश्य 'ची' के समान और विपरीत गुणों अर्थात् यिन (निष्क्रिय) और यांग (सक्रिय) के बीच संतुलन बनाए रखकर व्यक्ति के शारीरिक, भावनात्मक मानसिक और आत्मिक पहलुओं में फिर से संतुलन कायम करना और अच्छा स्वास्थ्य बनाए रखना है। चीनी चिकित्सा शास्त्र के एक सिद्धांत के अनुसार चिंता, भय, दुःख, तनाव, जरूरत से कम या ज्यादा खाना, पर्यावरणीय या पेशेगत परिस्थितियाँ, वंशानुगत कारक, संक्रमण और आघात या सदमा जैसे अनेक कारक 'यिन' और 'यांग' के

बीच संतुलन को बिगाड़ सकते हैं; यह असंतुलन या रोग का कारण बन सकता है। एक्यूपंक्चर यिन और यांग के बीच फिर से संतुलन कायम करने में मदद करता है। और इस तरह रोगी को स्वास्थ्य एवं सामंजस्य की प्राकृतिक अवस्था में ले जाने में मदद करता है। एक्यूपंक्चर में काम आनेवाली सुइयाँ इतनी पतली और तेज होती हैं कि एक कुशल चिकित्सक के हाथों से बहुत कम दर्द होता है अथवा कष्ट पहुँचाती हैं। मॉक्सीबश्चन एक्यूपंक्चर में सहायक होता है। इस प्रक्रिया में रोगी या तो सुइयों के गरम होने से सीधे या त्वचा पर स्थित कुछ बिंदुओं या क्षेत्रों के गरम होने से अप्रत्यक्ष रूप से गर्माहट अनुभव करता है। एक्यूपंक्चर और मॉक्सीबश्चन के मेल को 'जेन जियु' के नाम से जाना जाता है, जिसका अर्थ है, चुभोना और जलाना।

यह देखा जा सकता है कि मुख्यतया चिकित्सा के तीनों स्वरूप अर्थात् एक्यूप्रेशर, रिफ्लेक्सोलॉजी और एक्यूपंक्चर कमोबेश एक जैसे ही हैं। तीनों स्वरूपों का आधारभूत सिद्धांत दर्द और कष्ट दूर करने के उद्देश्य से शरीर में ऊर्जा के प्रवाह में आए असंतुलन को दूर करना है। फिर भी, उनके बीच कुछ भिन्नताएँ हैं। एक्यूप्रेशर को व्यवहार में लाना आसान है और उसे एक घरेलू उपचार माना जा सकता है। उसे औसत बुद्धिवाला कोई भी व्यक्ति सीख सकता है, क्योंकि उससे लाभ उठाने के लिए बहुत अधिक परिशुद्धता की आवश्यकता नहीं होती। इसके अतिरिक्त, वह बहुत कम खर्चीला है और इससे घर बैठे लाभ उठाने के लिए थोड़े से प्रयास से व्यक्ति अपना इलाज खुद कर सकता है।

जहाँ तक रिफ्लेक्सोलॉजी का सवाल है, वह सिद्धांत रूप में एक्यूप्रेशर के समान है, फिर भी इन दोनों के बीच भी कुछ भिन्नताएँ हैं। जहाँ एक्यूप्रेशर मेरिडियंस और एक्यूप्वॉइंट्स के आधार पर काम करता है, रिफ्लेक्सोलॉजी 'रिफ्लेक्स जोन' नामक मार्गों के आधार पर चलती है। इसके अतिरिक्त, एक रिफ्लेक्सोलॉजिस्ट अपना उपचार मुख्यतया रोगी के पैरों के जरिए करता है तथा जरूरी होने पर ही हाथों की बारी आती है। उनके कथनानुसार रोगी के पेरों पर ठीक से दिया गया दबाव पूरे शरीर को शक्ति या शिथिलता प्रदान करता है। रिफ्लेक्सोलॉजी के तहत किए जानेवाले उपचार का फोकस बुनियादी तौर पर रिफ्लेक्स जोन पर होता है, जो एक्यूप्रेशर में उपयोग किए जानेवाले सुनिर्दिष्ट प्वॉइंट्स के मुकाबले अधिक सामान्य क्षेत्र होते हैं। फिर भी, चूँकि बहुत से मेरिडियंस पैरों से होकर गुजरते हैं, शायद इसीलिए रिफ्लेक्सोलॉजी इतनी प्रभावी होती है। इसके अतिरिक्त पैरों की मालिश एक सार्वभौमिक और समय की कसौटी पर खरा उतरा है। रिफ्लेक्सोलॉजी की जड़ें एशिया के प्राचीन प्रेशर प्वॉइंटसिस्टम में हैं, यद्यपि 19वीं सदी के अंत और 20वीं सदी के आरंभ में उसे पुनः अन्वेषित और पुनर्विकसित किया गया था। डॉक्टर विलियम फिटजेराल्ड ने पता लगाया था कि रोगी के हाथ में

कुछ बिंदुओं को दबाने के बाद छोटी-मोटी शल्य-क्रिया करते समय उसे दर्द नहीं होता था। उसने इन बिंदुओं की पहचान शरीर के रिफ्लेक्स जोन के रूप में की थी और अपने कार्य को जोन थेरेपी नाम दिया था।

एक्यूपंक्चर की बात करें तो जहाँ यह चिकित्सा-विधि भी रिफ्लेक्सोलॉजी का अनुसरण करती है और विभिन्न मेरिडियंस से गुजर रहे ऊर्जा के प्रवाह में फिर से संतुलन स्थापित करने की दिशा में काम करती है, लेकिन उसकी क्रियाविधि बिलकुल अलग है। सबसे पहली बात तो यह है कि एक घरेलू उपचार की तरह सभी इसका इस्तेमाल नहीं कर सकते, क्योंकि इसमें बिलकुल सही-सही स्थलों पर सुइयाँ चुभोने की जरूरत होती है। यह कहना गलत नहीं होगा कि इसमें परिशुद्धता (प्रिसीजन) की जरूरत एक सर्जन से भी ज्यादा होती है। दूसरे, इस विधि का उपयोग करनेवाले ज्यादा चिकित्सक आसानी से उपलब्ध नहीं होते हैं। यही नहीं यह एक खर्चीली चिकित्सा है और इसकी तुलना किसी भी तरह से एक्यूप्रेशर से नहीं की जा सकती। डिस्पोजेबल/अन्यथा सुइयों के एक अलग सेट की जरूरत होती है, जो काफी खर्चीला होता है। एक्यूपंक्चर चिकित्सकों के अभाव के कारण स्पष्टतया उनकी फीस भी ऊँची होती है। तीसरे, कुशल चिकित्सकों द्वारा सुइयाँ चुभोने से दर्द न्यूनतम हो सकता है। फिर भी सुइयाँ चुभोए जाने का डर भी एक और कारण है, जो रोगियों को इस विद्या से दूर रखता है।

प्रश्न 6 : क्या उपचार के लिए प्रेशर प्वॉइंट्स का उपयोग शुरू करने से पहले मेरिडियंस का पूरा ज्ञान होना जरूरी है?

उत्तर : मेरिडियंस ऐसे मार्ग या चैनल्स हैं, जिनके जरिए 'ची' शरीर में प्रवाहित होती है और यह हमारे रक्त संचरण तंत्र या तंत्रिका तंत्र (नर्वस सिस्टम) के समान ही है। इन मार्गों की तुलना शरीर के इलैक्ट्रिकल सिस्टम में वायरिंग से ली जा सकती है, जहां से प्राण शक्ति प्रवाहित होती है।

उपचार के लिए प्रेशर प्वॉइंट्स का उपयोग शुरू करने से पहले मेरिडियंस (हृदय/फेफड़े आदि) की विस्तृत समझ होना जरूरी नहीं है। फिर भी अंतर्निहित सिद्धांतों का बुनियादी ज्ञान, इस बारे में हमें और अधिक आत्मविश्वास पूर्ण बना देगा कि हम जो कुछ कर रहे हैं और क्यों कर रहे हैं।

संक्षेप में, बारह मुख्य मेरिडियंस हैं, जिनके जरिए प्राणाधार जैविक ऊर्जा पूरे शरीर में संचरित होती है। प्रत्येक मेरिडियन शरीर के भीतर एक तय रास्ते से गुजरता है और कुछ विशिष्ट सुनिर्दिष्ट अंगों को जोड़ता है। उदाहरण के लिए हार्ट मेरिडियन चेस्ट के बगल से निकलकर काख (आर्मपिट) के नीचे से होता हुआ बाँह के भीतर-भीतर कनिष्ठ उँगलि तक पहुँचता है। यही वह मार्ग है, जिस पर से दिल का दौरा पड़ने पर दर्द गुजरता है।

ये बारह मेरिडिंयस शरीर के जोड़ों (पेयर्स) में मौजूद हैं अर्थात् शरीर के दाएँ और बाएँ भाग से गुजरनेवाले मेरिडियंस हू-ब-हू एक-दूसरे के समान होते हैं। छह जोड़े बाँहों से होते हुए धड़ तक जाते हैं और छह अन्य जोड़े पैरों और धड़ को जोड़ते हैं।

मेरिडियंस के ये बारह जोड़े शरीर के प्रमुख अंगों की क्रियाशीलता को प्रभावित और प्रतिबिंबित करते हैं।

छह भुजा मेरिडियंस इस प्रकार हैं—

LI......बड़ी आँत

Si.......छोटी आँत

H..............हृदय

PC.............परिहृदय (पेरिकार्डियम)

TW............तिगुना उष्णक (ट्रिपल वॉर्मर) (उदर कोटर (एब्डोमिनल केविटी) जिससे शरीर के भीतर गर्माहट बनती रहती है।

L.........फेफड़ा

टाँग के छह मेरिडियंस

Gb.......गॉल ब्लैडर

B..........पित्ताशय (यूरिनरी ब्लैडर)

K............गुरदे (किडनी)

LV..........यकृत (किडनी)

St...............पेट (स्टमक)

Sp................तिल्ली और अग्नाशय (स्प्लीन एंड पेंक्रियाज)

इनके अतिरिक्त दो मेरिडियंस, जो जोड़े में नहीं हैं और किसी खास अंग से संबद्ध भी नहीं हैं। बल्कि यांग (सक्रिय) और यिन (निष्क्रिय) ऊर्जा के कुंड (रिजवॉयर) हैं। दि गवर्निंग वेसल (Gv) मेरूदंड, मस्तिष्क और तंत्रिका तंत्र को जोड़ता है। वह 'टेल बोन' से निकलकर सीधे पीठ के रास्ते सिर से होता हुआ ऊपरी होंठ के मध्य तक पहुँचता है। इसका मुख्य कार्य शरीर की सारी यांग मेरिडियंस पर नियंत्रण रखना है। इस मेरिडियन पर स्थित बिंदु रीढ़ की अकड़ाहट, बुखार, चिड़चिड़ापन और पीठ की मांसपेशियों में ऐंठन जैसी व्याधियों को दूर करने में मदद कर सकता है। बिना जोड़े का दूसरा मेरिडयन 'दि कंसेप्शन वेसल' (CV) 'गवर्निंग वेसल' का 'यिन पार्टनर' है। यह मेरिडियन सभी यिन मार्गों के लिए जिम्मेवार है। यह पाचन और जनन तंत्रों से संबद्ध है तथा शरीर 'दि पेरिनियम' के सामनेवाले भाग में (गुदा और जननांगों के बीच का एक बिंदु) से निचले होंठ तक ऊपर की ओर प्रवाहित होता है। इन मेरिडियन पर स्थित

बिंदुओं से खाँसी, दमा, मूत्र या जननांगों से जुड़ी समस्याओं जैसी व्याधियाँ ठीक की जा सकती हैं।

अब हम महत्त्वपूर्ण मेरिडियंस में से केवल एक 'किडनी या गुरदे के मेरिडियन' पर विचार करेंगे—

गुरदा 'ची' का भंडार गृह माना जाता है। यह मस्तिष्क से जुड़ी होती है और यौन ऊर्जा, मूत्र तंत्र और हड्डियों को नियंत्रित करती है। जब गुरदों में प्रचुर मात्रा में ऊर्जा होती है तो वाइटल ऑर्गंस की क्रियाशीलता बढ़ जाती है तथा शक्ति और रचनात्मकता उच्च स्तर पर पहुँच जाती है। दूसरी ओर, अगर आप थका-थका-सा महसूस करते हैं तो इसका अर्थ गुरदों में 'ची' का भंडार कम है या गुरदे का (किडनी) मेरिडियन अवरुद्ध है।

किडनी मेरिडियन पैर की उँगली से पैर के तलवे पर स्थित अपने पहले प्रेशर प्वॉइंट की ओर जाता है। वह एड़ी को पार करके भीतर-ही-भीतर टखने की हड्डी तक पहुँचता है, फिर टाँग के भीतर से गुजरकर घुटने को पार करके जाँघ के रास्ते अनुत्रिक (कॉकसिक्स) तक पहुँच जाता है। वहाँ से वह गुरदों तक पहुँचता है, फिर यकृत, डायफ्राम, और फेफड़ों से होता हुआ गले और जीभ की जड़ तक पहुँचता है। इस मेरिडियन पर 27 मुख्य प्रेशर प्वॉइंट्स हैं।

इस मेरिडियन पर कहीं असंतुलन पैदा हो जाने से व्यक्ति दमा, साँस फूलना, जीभ सूखना, गले में दर्द, शोफ (इडिमा) डायरिया , पैरों में कमजोरी, पीठ के निचले हिस्से में दर्द और यौन ऊर्जा में कमी, जैसे लक्षणों का अनुभव कर सकता है। अगर 'किडनी मेरिडयन' पर स्थित प्वॉइंट्स को स्पर्श करने से दर्द होता हो, तो यह जरूरी नहीं कि स्वयं गुरदा ही कमजोर हो, बल्कि यह संभव है कि इस मेरिडियन में ऊर्जा का प्रवाह अवरुद्ध, अत्यधिक या अंसतुलित है। इस मेरिडियन से संबद्ध विभिन्न प्वॉइंट्स को दबाने से ऊर्जा का प्रवाह खुल सकता है और कई व्याधियों को ठीक करने में मदद मिल सकती है। उदाहरण के लिए, के-1 प्वॉइंट पर दबाने से नपुंसकता और हॉट फ्लशेज से छुटकारा पाने में मदद मिल सकती है। के-2 पर यही क्रिया करने से अनियमित मासिक धर्म और पैरों में मोच की शिकायत दूर हो सकती है। k6 दबाने से अनिद्रा रोग से आराम पाया जा सकता है और इसी तरह अन्य बिंदुओं को दबाने से कई दूसरी बीमारियाँ ठीक हो सकती हैं।

प्रश्न 7 : यह कहा जाता है कि एक्यूप्रेशर का घरेलू उपचार की तरह भी उपयोग किया जा सकता है। पेशेवर लोगों को रिफ्लेक्स प्वॉइंट्स और मेरिडियंस का ज्ञान होता है, इनसे अलग सामान्य व्यक्ति प्रेशर प्वॉइंट्स का कैसे पता लगा सकता है, ताकि इच्छित परिणाम हासिल हो सकें ?

उत्तर : हाँ, यह कहना सही है कि एक्यूप्रेशर का एक घरेलू उपचार की तरह उपयोग किया जा सकता है। यद्यपि उचित यह होगा कि सत्र शुरू करने से पहले अपने खास रोग से संबंधित कौन से रिफ्लेक्स पॉइंटस को तलवे तथा हथेलियों या शरीर के अन्य भागों पर दबाना है, उनकी ठीक-ठीक स्थिति के बारे में जानने के लिए रोगी किसी पेशेवर चिकित्सक से सलाह ले ले। आमतौर पर इस मामले में पेशेवर चिकित्सक ऐसे रोगियों की मदद उन्हें एक चार्ट देकर करते हैं, जो उनके पास बार-बार आने का खर्च नहीं उठा सकते। जैसा पहले बताया जा चुका है, केवल औसत बुद्धि और सामान्य रूप से बोली जानेवाली भाषा अर्थात् अंग्रेजी या हिंदी की समझ जरूरी है।

जब उन प्वॉइंट्स को जान लिया जाता है, जिन्हें दबाना है, तो निम्नलिखित निर्देशों का पालन करते हुए कोई भी व्यक्ति उन बिंदुओं पर आसानी से दबाव डाल सकता है।

किसी बेलननुमा वस्तु को 30 सेकेंड से लेकर एक मिनट तक उस पूरे क्षेत्र पर अच्छी तरह घुमाएँ, जहाँ प्रेशर प्वॉइंट्स स्थित हैं। आमतौर पर ये प्वॉइंट्स तलवों या हथेलियों पर होते हैं। इस तरह रोल करने से वह निश्चित क्षेत्र दबाव झेलने के लिए उद्दीप्त या तैयार हो जाता है। अब अपने अँगूठे की मदद से या अपनी तर्जनी या मध्यमा उँगली को किसी खास प्वॉइंट पर रखकर दूसरे हाथ के अँगूठे से उस पर दबाव देना शुरू करें। इस तरह से दबाव की मात्रा दुगुनी हो जाती है। एक व्यक्ति धीरे-धीरे दबाव को जरूरत के अनुसार समायोजित करना सीख सकता है। ऐसा करते समय दबाए जा रहे प्रेशर प्वॉइंट की प्रतिक्रिया पर नजर रखना जरूरी है। अगर आप सही स्थल पर दबाव दे रहे हैं तो एक खास तरह का दर्द महसूस होगा, जैसे कोई सुई या काँच का टुकड़ा चुभोया जा रहा हो। इस तरह का एहसास उस स्थिति से बिलकुल अलग होगा जब आप सही स्थल पर दबाव नहीं दे रहे होंगे, इसका कारण यह है कि यदि कोई खास अंग जैसे गुरदा या यकृत ठीक से काम नहीं कर रहा है, क्योंकि किसी कारण से उस अंग तक जानेवाला ऊर्जा का प्रवाह अवरुद्ध है, तो दबाने से सुई चुभने जैसा दर्द महसूस होगा क्योंकि दबाए गए ट्रिगर/प्रेशर प्वॉइंट पर उस अंग से संबंधित दाने के आकार की कोई चीज दबाव से कुचल जाती है और उस मेरिडियन में आया अवरोध हट जाता है। अवरोध हट जाने और जैविक शक्ति/ऊर्जा का प्रवाह सामान्य हो जाने पर प्रभावित अंग पूरी तरह उद्दीप्त हो जाता है तथा अपनी ऊर्जा से काम करने लगता है और हम कहते हैं कि रोग ठीक हो गया। परंतु यदि एक प्वॉइंट पर पर्याप्त दबाव डालने के बाद भी कोई चीज चुभने जैसा दर्द नहीं होता, तो इसका अर्थ है कि आप सही बिंदु पर दबाव नहीं डाल रहे हैं और आपको सही बिंदु की तलाश करनी होगी। निश्चित ही, आपको वह बिंदु उस स्थल के आसपास, कुछ मिलिमीटर दूर ही

मिल जाएगा, जहाँ आप दबाव डाल रहे थे। धीरे-धीरे बिना किसी समस्या के आप वह बिंदु खोज पाएँगे, जिसे दबाना है। उस उद्देश्य के लिए विशेष रूप से डिजाइन किए गए किन्हीं उपकरणों की मदद से भी दबाव डाला जा सकता है, ताकि लगातार कई मरीजों का इलाज करने के लिए 'हीलर चिकित्सक' अपनी ऊर्जा को बचाए रख सके।

एक और महत्त्वपूर्ण बात अपनी अपेक्षाओं को यथार्थ परक बनाए रखने की है। अगर आपको परिणाम तुरंत हासिल न हों, तो निराश न हों और न यह उपचार बंद करने की सोचें, हो सकता है उपचार में अच्छी प्रगति कुछ ही कदमों के फासले पर हो। आखिरकार, पुरानी बीमारियाँ रातोंरात उजागर नहीं होतीं, इसलिए यह मान लेना अव्यावहारिक होगा कि वे रातोंरात ठीक हो जाएँगी। उपचार की शुरुआत में अगर धीरे-धीरे प्रगति हो, अर्थात् एक सत्र के अंत तक आपको एक या दो घंटे के लिए आंशिक रूप से आराम मिले, तो इत्मीनान रखिए, आपको लाभ होगा और सीटिंग के एक घंटे बाद फिर से दर्द उभर आए, तो भी परेशान न हों। धीरे-धीरे दर्द पूरी तरह से चला जाएगा।

इस उपचार पद्धति में विश्वास रखें और आश्वस्त रहें कि आप अपना लक्ष्य प्राप्त करेंगे क्योंकि अंततः आपका शरीर ही आपको परिणाम दिलाएगा। यह कभी न भूलें कि हमारे शरीर में रोग से लड़ने की अत्यधिक प्राकृतिक शक्ति होती है। बस रोग से छुटकारा पाने के लिए, अपने शरीर की शक्तियाँ/बल को सही दिशा में मोड़ने की जरूरत है। एक्यूप्रेशर के जरिए हम अपने शरीर के महत्त्वपूर्ण अंगों के ट्रिगर पॉइंटस को दबाकर शरीर में प्रवाहित प्राण शक्ति को पुनः जाग्रत् करने का प्रयास करते हैं। याद रखिए, प्रकृति कभी असफल नहीं होती और इसलिए इस उपचार पद्धति को उचित 'ट्रायल' देने के बाद भी अगर आपको आराम न मिले, तो किसी पेशेवर चिकित्सक से सलाह लें। दूसरे शब्दों में, हमारा दृष्टिकोण 'चिकित्सक को दोष दें, न कि चिकित्सा प्रणाली को' होना चाहिए। फिर भी, सावधानी के तौर पर मैं कहना चाहूँगा कि इस तकनीक का उपयोग पहले से चल रही पारंपरिक चिकित्सा के विकल्प के रूप में नहीं करना चाहिए, विशेष रूप से तब, जब रोग महत्त्वपूर्ण अंगों से संबंधित हो। बेहतर परिणाम पाने के लिए सुरक्षित तरीका यही होगा कि पहले से चल रही चिकित्सा के स्थान पर इसका उपयोग करने की बजाय उसके साथ-साथ किया जाए।

प्रश्न 8 : उपचार के लिए एक्यूप्रेशर तकनीक सीखने के लिए किस तरह का ज्ञान होना जरूरी है ? घरेलू उपचार के तौर पर उसका उपयोग करने में सक्षम होने के लिए क्या व्यक्ति को औपचारिक प्रशिक्षण लेना जरूरी है ?

उत्तर : इस सीधे-सादे सवाल का जवाब देना असल में कठिन है। हम सब जानते हैं कि ज्ञान का कोई विकल्प नहीं है। हमें जितना अधिक ज्ञान होगा, उतना ही

बेहतर होगा। विशेष रूप से, जब हम दूसरों का उपचार करने की बात करते हैं तो यह कहने की जरूरत नहीं कि एक ऐसा व्यक्ति, जिसे शरीर रचना, रोगों, शरीरविज्ञान आदि का पर्याप्त बुनियादी ज्ञान न हो, एक्यूप्रेशर का प्रोफेशनल चिकित्सक बनने के बारे में सोच भी नहीं सकता और नहीं सोचना चाहिए।

यद्यपि यह कहा जाता है कि एक्यूप्रेशर सीखना और उसे व्यवहार में लाना आसान है, फिर भी उसे सीखने के इच्छुक व्यक्ति को हमारे शरीर के विभिन्न सिस्टम्स, उदारहरण के लिए पाचन, रक्त संचरण, मलमूत्र विसर्जन, श्वसन, कंकाल, प्रजनन, इत्यादि तंत्रों, विभिन्न अंतस्रावी (एंडोक्राइन) ग्रंथियों की भूमिका और क्रियाशीलता का अच्छा ज्ञान होना चाहिए, क्योंकि हमारा शरीर परस्पर संबंधित ऐसा तंत्र है, जिसमें प्रत्येक अंग एक महत्त्वपूर्ण भूमिका अदा करता है। ज्ञान का अभाव अनर्थकारी हो सकता है। फिर भी, अगर किसी को शरीर की कार्य-प्रणाली का कुछ बुनियादी ज्ञान, शरीर में विभिन्न अंगों की स्थिति और उनके कार्य, जोन थेरेपी तथा हथेलियों, तलवों और शरीर के अन्य भागों में रिफ्लेक्स प्वॉइंट्स की स्थिति और शरीर के विभिन्न अंगों के साथ उनके संबंधों के बारे में कुछ समझ हो, तो वह घरेलू उपचार के तौर पर यह तकनीक सीखकर काम चला सकता है। उसे यह बात ध्यान में रखनी चाहिए कि रोगी के लिए सुरक्षित यही होगा कि एक्यूप्रेशर द्वारा इलाज शुरू कराने से पहले अपने रोग के ठीक-ठीक निदान के लिए वह किसी योग्य डॉक्टर से सलाह ले ले और उसके बाद ही एक्यूप्रेशर चिकित्सा पद्धति अपनाए। ऐसी स्थिति में भी उचित तो यह होगा कि किसी विशेष व्याधि के लिए प्रेशर प्वॉइंट्स का ठीकठाक ज्ञान प्राप्त करने के लिए पहले किसी एक्यूप्रेशर चिकित्सक से सलाह ली जाए। अगर ऐसा नहीं किया गया, तो डर यह है कि ऐसे बड़े लक्षण अर्थात् उस दर्द, जो किसी निश्चित व्याधि की ओर हमारा ध्यान आकर्षित करने के लिए शुरुआत में ही हमारा शरीर संकेत देता है, और उस खास रोग पर पर्याप्त एवं समुचित ध्यान दिया जाना चाहिए था, उसे न दिया जाए। किसी योग्य प्रोफेशनल पेशेवर डॉक्टर द्वारा पहले रोग का निदान करवा लेना और इसके बाद ही एक्यूप्रेशर के जरिए इलाज करवाना हमेशा ही एक सुरक्षित मार्ग है।

सर्वोत्तम परिणाम हासिल करने के लिए निम्नलिखित बातों का भी ध्यान रखना जरूरी है:

1. दबाव कहाँ डालना है?
2. कितनी देर तक दबाना है?
3. कितना दबाव डालना है?
4. कितने अंतराल के बाद, आदि?

जहाँ तक प्वाइंट (1) अर्थात् कहाँ दबाना है, का सवाल है, पिछले प्रश्न के उत्तर

में इसकी चर्चा विस्तार से की जा चुकी है। केवल एक बात, जिसे यहाँ स्पष्ट किया जाना जरूरी है, वह यह है कि उपचार के लिए रोगी को एक ऐसी स्थिति और जगह पर बिठाया या लिटाया जाना चाहिए, जो बहुत आरामदायक और शांत हो, जहाँ उसका ध्यान न बँटे और उसे ठीक से समझा दिया जाना चाहिए कि उसका क्या इलाज किया जा रहा है तथा उससे क्या फायदे मिल सकते हैं। रोगियों के साथ वर्षों के अनुभव से मैंने यह महसूस किया है कि रोगी के मन से डर दूर किया जाना अत्यंत महत्त्वपूर्ण है। चूँकि कई चिकित्सक प्वॉइंट को बहुत जोर से दबाने में विश्वास करते हैं, जो रोगी को दर्द से चीखने पर मजबूर कर देता है, वह डर उसे शांतचित्त रहने नहीं देता है। अगर रोगी को पहले से ही बता दिया जाए कि चिकित्सक कभी भी इतना दबाव नहीं डालेगा कि रोगी दर्द बरदाश्त ही न कर सके और यह कि वह ऐसा होने पर थोड़ा सा भी संकेत देगा तो दबाव इतना घटा दिया जाएगा कि वह रोगी का दर्द सहन करने की क्षमता के अनुकूल हो जाए, तो वह शांत चित्त रहकर अपना इलाज करवा सकेगा। अगर संभव हो, तो मद्धिम आवाज में संगीत भी बजाया जा सकता है। वह रोगी के मन और शरीर पर शांतिदायक प्रभाव डालेगा। जहाँ तक दबाव की अवधि का सवाल है, वह एक प्वॉइंट पर एक समय में 10 सेकेंड हो सकती है और उसे तीन बार दोहराया जा सकता है, अर्थात् एक प्वॉइंट पर कुल 30 सेकेंड। जहाँ तक दबाव की सीमा का प्रश्न है, जैसाकि पहले ही उनपर चर्चा की जा चुकी है, हमें रोलिंग प्रेशर से हल्के प्रेशर और फिर मध्यम (मॉडरेट) दबाव का मार्ग अपनाना चाहिए। किसी भी स्थिति में दबाव ज्यादा नहीं डालना चाहिए। दबाव की अवधि (फ्रीक्वेंसी) रोग की विशिष्टता के अनुसार तय की जानी चाहिए। आमतौर पर पहली तीन बैठकें दैनिक आधार पर रखी जाती हैं उसके बाद, शरीर द्वारा दिया गया प्रतिसाद (रिस्पॉन्स) रोगी की जरूरतें, उसका रोग तथा उसके पास उपलब्ध समय, क्योंकि कुछ रोगी, जो दूर शहरों या विदेश से आते हों, के पास इस काम के लिए कुछ ही दिन/हफ्ते होते हैं, दो बैठकों के बीच ज्यादा अंतराल नहीं रख सकते। इसी प्रकार, साइटिका या प्रॉलेप्स्ड डिस्क से पीड़ित मरीजों को उनके दर्द की तीव्रता के अनुसार कभी-कभी एक ही दिन में दो बार बैठकों की जरूरत हो सकती है।

आमतौर पर, सर्वाईकल/ लंबर स्पॉन्डिलाइटिस, एड़ी/ घुटने/ पीठ का दर्द/ साइनसाइटिस, बवासीर, माइग्रेन, अनिद्रा, टेनिस एल्बो, हिचकी, एसिडिटी, कब्ज पुरुषों/ स्त्रियों के रोगों, बिस्तर गीला करना, प्रोस्टेट आदि रोगों के उपचार के लिए 15 से 20 सिटिंग्स काफी होती है।

लकवा, जोड़ों का रोग, फ्रोजेन शोल्डर और कभी-कभी अवसाद जैसे रोगों के उपचार में इससे ज्यादा समय भी लग सकता है, जहाँ रोगी एक लंबे समय से ड्रग्स के प्रभाव में रहा हो।

संक्षेप में, यदि कोई व्यक्ति एक्यूप्रेशर की तकनीक के जरिए उपचार की इस कला और विज्ञान को सीखने का इच्छुक है, तो उसे घरेलू उपचार के तौर पर थोड़े समय में ही प्रशिक्षित किया जा सकता है, परंतु स्वयं को औसत बुद्धि समझने और भाषा (हिंदी/अंग्रेजी) का ज्ञान न होने पर उसे एक प्रोफेशनल के रूप में उतने समय में प्रशिक्षित नहीं किया जा सकता।

प्रश्न 9 : एक्यूप्रेशर की प्रैक्टिस करने के लिए बुनियादी उपकरण क्या है ?

उत्तर : 'एक्यूप्रेशर' शब्द स्वयं दो शब्दों से मिलकर बना है अर्थात् एक्यू जिसका अर्थ है अँगूठा और प्रेशर, जिसका अर्थ है दबाव। आमतौर पर एक्यूप्रेशर बिना किसी उपकरण की मदद से किया जा सकता है। परंतु तलवे के कुछ भागों जैसे एड़ी पर दबाव देते समय, उसकी मोटी और सख्त त्वचा को देखते हुए किसी उपकरण की जरूरत महसूस की जाती है। एड़ी पर स्थित कुछ महत्त्वपूर्ण प्रेशर पॉइंटस पर या उनके पीछे दबाव देने के लिए बहुत जोर लगाना पड़ता है। इसी प्रकार जब आपको कतार में बैठे कई रोगियों का उपचार करना हो, तो दो या तीन मरीजों का उपचार करने के बाद ही आप थकान महसूस करने लगते हैं। ऐसे समय पर आप किन्हीं उपकरणों, की जरूरत महसूस करते हैं। जो आपकी ऊर्जा बचाए रखने में सहायक हों, इसे देखते हुए कुछ उपकरण बनाए गए हैं और वे बाजार में आसानी से उपलब्ध हैं। उनका विवरण दिया जा रहा है, परंतु लेखक यहाँ यह स्पष्ट करना चाहेंगे कि जब तक आप गंभीरता से इन उपकरणों को इस्तेमाल करने की मंशा नहीं रखते हैं, उन्हें हासिल करना व्यर्थ है, जबकि ये उपकरण महँगे नहीं हैं। कारण यह है कि वे आपके लिए तभी उपयोगी होंगे, जब आप उनका उपयोग करेंगे। केवल सजावट के लिए उन्हें खरीदने का कोई तुक नहीं है। हम हर रोज बहुत से ऐसे मरीजों के संपर्क में आते हैं, जो हमें बताते हैं कि उन्होंने बाजार से बहुत से उपकरण खरीदे हैं, परंतु जब उनसे उन्हें बताने या उनके प्रयोग का तरीका पूछा जाता है तो वे कहते हैं कि वे घर में कहीं पड़े होंगे। इसलिए आप कल्पना कर सकते हैं कि आपके घर के एक कोने में पड़े-पड़े वे आपके लिए कितने उपयोगी हो सकते हैं।

यहाँ कुछ उपकरणों के नाम दिए जा रहे हैं, जो बाजार में अकसर देखे जाते हैं—

1. जिमी
2. मैजिक मसाजर
3. फुट रोलर
4. पिरामिड प्लेट
5. ट्विस्टर
6. स्पाइन रोलर, इत्यादि

इनमें से पहले तीन अर्थात् जिमी, मैजिक मसाजर और फुट रोलर घरेलू उपयोग के लिए काफी हैं, इनका विवरण नीचे दिया गया है।

स्वयं पर और दूसरों पर दबाव देने के लिए जिमी का उपयोग किया जाता है। आमतौर पर यह सख्त रबर से बना होता है। परंतु लकड़ी से बने जिमी भी बाजार में उपलब्ध हैं। उस पूरे क्षेत्र में रोलिंग प्रेशर देने के लिए भी जिमी का उपयोग किया जा सकता है, जहाँ स्थित प्रेशर प्वॉइंट्स पर दबाव दिया जाना है।

'मैजिक मसाजर' एक और औजार है। जिसे अगर ठीक से इस्तेमाल किया जाए तो बहुत-बहुत उपयोगी हो सकता है। यह भी सख्त रबर का बना होता है और जिमी में एक उभार की बजाय इसमें चौदह उभार होते हैं। यह उन रोगियों के लिए एक वरदान साबित हुआ है, जो एक चिकित्सक के पास अपने आप नियमित रूप से न जा सकते हों, विशेष रूप से बुजुर्ग और ऐसे मरीज, जिन्हें बिस्तर छोड़ना मना है। जैसा कि इसके नाम से जाहिर है, इसके 14 उभारों में से कम-से-कम 10 एक समय में विभिन्न अंगों से संबद्ध रिफ्लेक्स प्वॉइंट्स दबाते हैं और जब हम इस जादुई मसाजर को अपनी दोनों हथेलियों के बीच दबाते हैं तो एक बार में कम-से-कम 16 से लेकर 20 पॉइंटस तक दब जाते हैं। इससे हमारे शरीर के विभिन्न अंगों/भागों के ट्रिगर प्वॉइंट्स उद्दीप्त हो जाते हैं। इस मसाजर के नियमित उपयोग के द्वारा हम अपने अंगों का ध्यान रखते हैं और खुद को चुस्त-दुरुस्त रखने के लिए उसे एक रोग निरोधक उपाय के रूप में इस्तेमाल करते हैं। इस मसाजर को एक दिन में दो या तीन बार और हर बार लगभग तीन मिनट तक इस्तेमाल किया जा सकता है। केवल एक बात का ध्यान रखना जरूरी है कि लंच या डिनर के बाद लगभग दो घंटे बीतने से पहले इसका उपयोग नहीं किया जाना चाहिए।

उच्च गुणवत्तावाली लकड़ी से बना फुट रोलर एक्यूप्रेशर को एक घरेलू उपचार के तौर पर इस्तेमाल करने के मकसद से बहुत उपयोगी पाया गया है जब इसके स्पाइक्स एक जैसे हों। यह एक बहु उपयोगी उपकरण है। अगर आप दिन भर के काम करने के बाद अपनी थकान दूर करना चाहते हैं तो एक कुरसी पर आराम की मुद्रा में बैठ जाइए और अपने दोनों तलवे फूट रोलर पर इस तरह रखिए कि आपके पैरों पर बने आर्क के बीच का हिस्सा उसके ठीक ऊपर हो। अब अपने पैरों की उँगलियों के सिरों से लेकर एड़ियों तक तलवे उसपर रोल कीजिए। इस क्रिया के दो-तीन मिनट बाद ही आप महसूस करेंगे कि आपके शरीर में रक्त संचार बढ़ा है, थकान का एहसास चला गया है, और आप ताजगी महसूस करने लगे हैं। अगर आप अपने शरीर के निचले भाग, जैसे कमर के नीचे, की किसी समस्या का समाधान चाहते हैं तो पैर का एड़ीवाला भाग रोलर के ऊपर घुमाएँ, जिससे एड़ियों पर दो-तीन मिनट तक दबाव पड़ता रहे। उदर क्षेत्र की किसी समस्या के लिए करीब तीन मिनट की उसी अवधि तक तलवे में बने आर्क वाला

भाग रोलर पर घुमाएँ तथा गले से ऊपर के हिस्से की किसी समस्या से निपटने के लिए तलवे का ऊपरी भाग रोलर पर घुमाएँ।

परंतु अगर रोलर का इस्तेमाल वजन घटाने, जो उसका मुख्य कार्य है, के लिए करना हो तो रोगी को एक डाइनिंग चेयर के किनारे पर आराम से इस तरह बैठना चाहिए कि वह गिर न जाए। रोलर पर अपने दोनों पैर ऐसी स्थिति में रखें कि तलवे में बने आर्क का मध्य भाग ठीक उसके ऊपर हो। फिर अपने शरीर का वजन, जितना आप सहन कर सकते हैं, उसपर डालें। अब अपने पैरों को रोलर पर तेजी से घुमाएँ। शुरुआत में अपने पैरों के मध्य क्षेत्र पर दबाव आने दें। फिर धीरे धीरे एड़ीवाले भाग पर भी ऐसा ही होने दें। हर रोज तीन मिनट सुबह और तीन मिनट शाम को तेजी से रोल करने के बाद हम एक महीने में बिना डायटिंग किए 2–3 किलो वजन घटा सकते हैं। परंतु यह लक्ष्य प्राप्त करने के लिए खानपान की सामान्य बंदिशों, उदाहरण के लिए चॉकलेट/आइसक्रीम/ड्राईफ्रूट्स/मिठाइयाँ/तेल और चरबीवाले पदार्थों का न्यूनतम उपयोग का पालन करना होगा। ध्यान रखने लायक एक और महत्त्वपूर्ण बात यह है कि पहले ही दिन इसे तीन मिनट तक करने की कोशिश नहीं करनी चाहिए। अपने स्टैमिना और आयु के अनुसार करीब एक मिनट की अवधि से शुरू कीजिए और उसके उपयोग का समय क्रमशः आधा–आधा मिनट बढ़ाएँ, ताकि एक हफ्ते, बल्कि दो हफ्ते में आप तीन मिनट की लक्षित अवधि तक पहुँच सकें, ऐसा इसलिए कि आपकी जाँघों और पिंडलियों की मांसपेशियों पर बहुत ज्यादा जोर न पड़े और वे सामान्य हलचल के लायक बनी रहें। धीरे–धीरे आप इस क्रिया की अवधि अधिकतम पाँच मिनट तक बढ़ा सकते हैं। वजन से संबंधित अपना लक्ष्य प्राप्त करने के बाद, केवल अपना वजन उस आदर्श स्तर पर बनाए रखने के लिए यह उपचार हफ्ते में एक या दो बार कर सकते हैं।

पिरामिड प्लेट को प्रत्येक अवसर पर करीब तीन मिनट तक उपयोग किया जा सकता है और उसका उपयोग कमोबेश 'फूट रोलर' जैसा ही है। अगर समस्या आपके शरीर के निचले हिस्से में है तो आप अपने शरीर का वजन एड़ियों के हिस्से पर डाल सकते हैं, अगर समस्या कंधे से ऊपर की है तो पंजों पर तथा उदर क्षेत्र में कोई समस्या होने पर तलवों के बीच के हिस्से, अर्थात् आर्क पर शरीर का वजन डाल सकते हैं।

'ट्विस्टर' का महत्त्व चिकित्सा से ज्यादा साज–सज्जा की दृष्टि से है। इसका उपयोग मोटे लोगों द्वारा अपने शरीर को सुगठित बनाने के लिए किया जा सकता है। परंतु इसके उपयोग में सावधानी बरतनी चाहिए और अगर किसी को अपने शरीर का संतुलन बनाए रखने में कठिनाई आ रही हो, तो किसी चीज का सहारा लेने में कोई बुराई नहीं है। मसलन किसी दरवाजे का हैंडल, यह कमर/कूल्हों के आसपास या जाँघों में टायर्स के रूप में जमा शिथिल मांसपेशियों/चरबी को सशक्त बनाने/टाइट करने में

मदद करता है, क्योंकि जब कोई अपने शरीर को आगे-पीछे या दाएँ-बाएँ घुमाता है, तो इस क्षेत्र की मांसपेशियाँ फैल जाती हैं और इससे चरबी जलाने में भी मदद मिलती है। इसके परिणामस्वरूप अंततः शरीर सुडौल होता है।

प्रश्न 10 : अगर आपने गलत प्वॉइंट्स पर दबाव डाल दिया तो क्या होगा ?

उत्तर : अगर हम प्रश्न 7 के उत्तर पर फिर से नजर डालें तो पाएँगे कि उसमें स्पष्ट रूप से बताया गया था कि जब भी हम किसी रिफ्लेक्स पॉइंट, या जब भी हम शरीर के किसी हिस्से/अंग से जुड़े रिफलेक्स बिंदु पर दबाव डालते हैं, तो ऐसा दर्द होता है, मानों कोई सुई या काँच का टुकड़ा चुभ रहा हो। जब हम किसी प्रेशर प्वॉइंट को दबाते हैं, और उससे कोई चीज चुभने जैसा दर्द नहीं होता, तो हमें उस सही स्थल को खोजना होता है, जहाँ दबाने से दर्द हो। इसलिए, अगर दोनों में से कोई भी व्यक्ति अर्थात् दबाव देनेवाला और दबाव ग्रहण करनेवाला, थोड़ा सचेत रहे तो भी किसी गलत प्वॉइंट को दबाने की संभावना बहुत कम होगी।

एक बार यह मान भी लिया जाए कि दोनों व्यक्तियों में से किसी को भी मालूम नहीं हुआ कि सही जगह पर दबाव नहीं दिया जा रहा है। यह कहना फिर से एक दूर की कौड़ी लगती है, क्योंकि किसी ऐसी स्थिति के बारे में सोचना कोरी कल्पना ही होगी। इसमें दबाए जा रहे पाँच या छह प्रेशर प्वॉइंट्स के सेट में से कोई भी सही जगह पर ठीक से दबाया न जा रहा हो। परंतु जैसा पहले कहा गया है, 5-6 प्रेशर प्वॉइंट्स, में से अगर 3-4 प्वॉइंट्स भी सही स्थल पर ठीक से दबाए जा रहे हों, तो वह कुछ अंगों को पूरी तरह उद्दीप्त करने में मददगार होगा और इस कारण से किसी दबाव देने से पहले, उन प्रेशर प्वॉइंट्स को धारण किए पूरे क्षेत्र पर 'जिमी' घुमाकर उद्दीप्त किया जाता है, इससे गलत या गलत ढंग से दबाए जा रहे प्वॉइंट्स से जुड़े अस्वस्थ अंगों को भी राहत मिलेगी। उस क्षेत्र पर जिमी घुमाते समय वहाँ स्थित रिफ्लेक्स प्वॉइंट्स को कुछ उद्दीपन तो मिलता ही है, यद्यपि उतना नहीं, जितना उन प्वॉइंट्स पर विशेष रूप से दबाव देने पर मिलता। दूसरे शब्दों में, रोगग्रस्त अंगों से जुड़े रिफ्लेक्स पॉइंटस पर आंशिक अप्रत्यक्ष दबाव पड़ने से भी लाभ तो होगा, भले ही उसमें समय ज्यादा लगे।

परंतु एक ऐसी स्थिति की कल्पना कीजिए, जिसमें पीलिया से पीड़ित एक व्यक्ति का इलाज करना है और इसके लिए सबसे महत्त्वपूर्ण अंग, जिसे उद्दीपन की जरूरत है, यकृत है। परंतु जो व्यक्ति घर में यह चिकित्सा कर रहा है, वह न तो इस रोग के बारे में जानता है और न लिवर से संबंधित रिफ्लेक्स प्वॉइंट के बारे में। उसे बस हथेली के एक खास हिस्से पर दबाव देने के लिए कहा गया है। एक गैर-विशेषज्ञ होने के कारण वह दाईं हथेली की बजाय बाईं हथेली के कुछ स्थलों को दबाता है। अब दाईं हथेली पर उसी जगह स्थित प्रेशर प्वॉइंट लिवर से संबंधित है और बाईं हथेली पर उसी जगह

स्थित प्रेशर प्वॉइंट हृदय से। उसका अर्थ है, रोगी अपने लिवर के बजाय हृदय को उद्दीप्त करवा रहा है। स्पष्टतया, वह रोगी लाभ की स्थिति में है, जहाँ तक उसके हृदय का संबंध है, रोगी को फायदा हो रहा है परंतु नुकसान भी। क्योंकि लिवर का प्वॉइंट, जिसे उद्दीपन की जरूरत है, पर उसे कोई दबाव नहीं पड़ रहा है। इस स्थिति में उसकी मुख्य व्याधि निश्चय ही ठीक नहीं होगी। परंतु शायद आपको यह जान कर आश्चर्य होगा कि उसे केवल आंशिक हानि होगी। क्योंकि दबाए गए प्रेशर प्वॉइंट्स के समूह में कुछ ऐसे भी होंगे, जो लिवर को ठीक उद्दीप्त कर रहे होंगे। उन प्वॉइंट्स के दबने से कुछ परिणाम तो हासिल होंगे, यद्यपि उनकी गति धीमी होगी। इसके अतिरिक्त, इसकी पूरी संभावना है कि चिकित्सा करनेवाला व्यक्ति अगली बार वही गलती नहीं दोहराएगा, फिर नुकसान भी नहीं होगा।

इस महत्त्वपूर्ण पहलू को स्पष्ट करने के लिए एक और उदाहरण यह होगा कि अगर मधुमेह के एक रोगी को पेंक्रियाज से संबंधित प्रेशर प्वॉइंट्स पर दबाव न दिया जाए तो क्या होगा (यद्यपि यह फिर से संभावना कम होगी, क्योंकि दबाव दोनों हथेलियों और दोनों तलवों पर दिया जाना है। और दबाव देनेवाला व्यक्ति इन चारों में से सभी को भूल जाए, यह विश्वसनीय नहीं लगता)। जो भी हो, यदि प्रेशर प्वॉइंट्स पर दबाव देनेवाले व्यक्ति ने पूरे क्षेत्र अर्थात् हथेली के मध्य भाग तलवे में आर्क तथा हथेलियों और तलवों के चार स्थलों में से कम-से-कम दो पर रोलिंग प्रेशर किया हो तथा साथ ही एंडोक्राइन (अंतः स्रावी) सिस्टम की मास्टर ग्रंथि, पीयूष ग्रंथि (पिट्यूइटरी ग्लैंड) से संबंधित प्रेशर प्वॉइंट पर ठीक से दवाब दिया हो। इससे उपचार में होने वाली हानि की आंशिक क्षतिपूर्ति हो सकती है।

प्रश्न 11 : इस चिकित्सा पद्धति के साइड इफेक्ट्स क्या हो सकते हैं ? क्या कोई ज्ञात साइड इफेक्ट्स हैं ?

उत्तर : आधुनिक चिकित्सा शास्त्र के संदर्भ में अंग्रेजी के 'साइड इफेक्ट' इन दो शब्दों ने डरावने आयाम ले लिये हैं। लगभग हर एक व्यक्ति यहाँ तक कि स्वास्थ्य और तो और चिकित्सा विज्ञान के बारे में औसत जानकारी रखनेवाला व्यक्ति भी इस डर से बेचैन है कि जो कोई भी दवाई वह ले रहा है, उसके साइड इफेक्ट्स या दुष्प्रभाव जरूर होंगे। वे उन दवाओं के प्रति भी आशंकित हो जाते हैं जिनका कोई दुष्प्रभाव नहीं होता, या कम-से-कम उजागर नहीं हुआ है। जो भी हो, अपने स्वास्थ्य के सर्वोत्तम हित में शायद प्रत्येक नागरिक को, जिस चिकित्सा पद्धति से वह अपना इलाज करानेवाला है उसके, और दी गई दवाइयों के दुष्प्रभाव (साइड इफेक्ट्स), के बारे में जानने का अधिकार है।

जहाँ तक प्रेशर प्वॉइंट चिकित्सा अर्थात् एक्यूप्रेशर और रिफ्लेक्सोलॉजी का संबंध

है, हमारी छब्बीस वर्षों की प्रैक्टिस के अनुभव के आधार पर हम सुरक्षित रूप से कह सकते हैं कि इस चिकित्सा प्रणाली का कोई दुष्प्रभाव ज्ञात, साइड इफेक्ट्स नहीं है। फिर भी, हम कुछ स्थितियाँ आपको बताना चाहेंगे, जो विभिन्न रोगों से पीड़ित विभिन्न आयु वर्गों के मरीजों का इलाज करते समय पैदा हुई थीं।

जैसा पिछले पृष्ठों में बताया गया है, एक रोगी के प्रेशर प्वॉइंट्स पर दबाव देना शुरू करने से पहले सबसे पहली जरूरत चिकित्सक और रोगी के बीच इस बारे में समझ पैदा करने की है कि किस हद तक दबाव डाला जाएगा। अगर चिकित्सक के मन में रोगी के दर्द सहन करने की सीमा के बारे में सही समझ हो, और रोगी को भी यह पता हो कि दर्द की तय सीमा से अधिक दबाव ग्रहण करने से कोई ज्यादा फायदा न होगा। (यह भी संभव कि जल्दी ठीक होने के प्रयास में रोगी अधिक दबाव झेलने की ओर प्रवृत्त हो) तो इस अर्थ में यह क्रिया निष्फल हो सकती है कि वह क्षेत्र, जिसमें कोई निश्चित प्वॉइंट स्थित है, अत्यधिक संवेदनशील/नाजुक बन जाए और एक हल्के से स्पर्श, कभी-कभी तो कपड़ा छूने से भी दर्द होने लगे। इसीलिए हमने काउंटर-प्रॉडक्टिव शब्द का उपयोग किया है, क्योंकि अगली सिटिंग में रोगी उस प्वॉइंट या क्षेत्र पर दबाव नहीं झेल पाएगा और पूर्व-स्थिति में आने में समय बरबाद होगा। यद्यपि यह एक साइड इफेक्ट नहीं है, हम इसे निष्फल क्रिया मानते हैं, क्योंकि उस स्थल से मृदुता (टेंडरनेस) को जाने में करीब 2-3 दिन लग जाएँगे।

इसी प्रकार, कभी-कभी अगर अत्यधिक दबाव दिया जाए, जो रोगी की दर्द सहन करने की क्षमता से परे हो, तो कुछ कमजोर मरीज बेहोश भी हो सकते हैं। यद्यपि सुनने में यह एक गंभीर स्थिति प्रतीत होती है, लेकिन रोगी को उससे बाहर निकालना भी उतना ही आसान है। ऐसा करने के लिए रोगी के दोनों हाथों की कनिष्ठा और मुद्रिका उँगलियों पर मालिश जैसा (आगे-पीछे, दाएँ-बाएँ) दबाव तेजी से दिया जाता है। बीस सेकेंड से लेकर एक मिनट तक की इस क्रिया से रोगी सामान्य स्थिति में आ जाएगा।

एक और स्थिति यह हो सकती है कि करीब 500 से 1000 मरीजों में से कोई एक, किसी सत्र के अंत में कमजोरी का एहसास होने की शिकायत करे। हमने पाया कि कभी-कभी कोई मरीज किसी कारण से उस चिकित्सा प्रणाली से इलाज कराने से बहुत डरा होता है। अधिकांश मामलों में यह पाया गया कि यदि पहले कोई चिकित्सक, जो अपने मरीजों के हाथों/तलवों पर बहुत कठोर दबाव देता रहा हो, स्वयं उसे रोगी को या उसके किसी रिश्तेदार/मित्र को हुए दर्दनाक अनुभव के कारण रोगी बेहद डरा हुआ था। परंतु ऐसे मामलों में सर्वोत्तम उपाय रोगी को आश्वस्त करना है कि किसी भी स्थिति में उसकी दर्द सहने की क्षमता से अधिक दबाव नहीं डाला जाएगा। जरूरी होने पर इलाज रोक कर मरीज को तब आने के लिए कहा जा सकता है, जब वह अधिक आत्मविश्वास

महसूस करे। इससे कभी-कभी रोगी के मन में आत्मविश्वास पैदा होता है और वह जल्द ही वापस आकर लाभदायक नतीजे हासिल करता है।

प्रश्न 12 : क्या विभिन्न रोगों से संबंधित प्रेशर प्वॉइंट्स अपने से इतर रोगों के इलाज में दखल डालते हैं ?

उत्तर : हाँ, विभिन्न रोगों से संबंधित प्रेशर प्वॉइंट्स कभी-कभी ऐसा करते हैं। कारण यह है कि अधिकांश मामलों में जब एक मरीज आपके पास आता है तो वह बीमारियों की एक लंबी सूची के साथ आता है। यद्यपि एक्यूप्रेशर चिकित्सा प्रणाली अब बहुत लोकप्रिय हो गई है, फिर भी सच यही है कि लोग अकसर अधिकांश उपलब्ध विकल्पों को आजमाने और उनसे निराश होने के बाद ही इस चिकित्सा प्रणाली की ओर रुख करते हैं। और उन सबसे थक-हारकर जब एक रोगी किसी गैर-पारंपरिक चिकित्सक के पास जाता है, तो उसकी उम्मीदें बहुत ज्यादा होती हैं तथा उसका धैर्य लगभग जवाब दे चुका होता है। कुल मिलाकर नतीजा यह होता है कि यह सुनिश्चित करने के लिए कि रोगी का विश्वास न टूटे और साथ ही इस महत्त्वपूर्ण उद्देश्य के लिए चिकित्सक को अपने सर्वोत्तम प्रयास करने पड़ते हैं कि एक्यूप्रेशर चिकित्सक द्वारा दिखाए गए नतीजे रोगी के मन में और उसके जरिए लोगों तक इस चिकित्सा प्रणाली की प्रभावोत्पादकता के बारे में कोई गलत संदेश न पहुँचाए।

ऐसे मामलों में, रोगी को सबसे पहले यह बता दिया जाना चाहिए कि एक समय में, अगर संभव हो, तो हम दो या ज्यादा-से-ज्यादा तीन बीमारियों का इलाज करेंगे, अन्यथा नतीजों में घालमेल हो जाता है। अब प्रश्न के उस भाग को समझने के लिए, जिसमें विभिन्न अंगों से संबंधित प्रेशर प्वॉइंट्स को दबाने से चिकित्सा में घालमेल (ओवर लैपिंग) की संभावना का जिक्र किया गया है हम कल्पना करते हैं कि एक रोगी आर्थराइटिस, प्रोस्टेट और डायबिटीज से पीड़ित है। चूँकि जोड़ों में दर्द रोग में यूरिया का स्तर बढ़ जाता है, हमें अन्य रिफ्लेक्स प्वॉइंट्स के अतिरिक्त उत्सर्जन तंत्र (एक्सक्रेटरी सिस्टम) के सबसे प्रमुख अंग किडनी से संबंधित रिफ्लेक्स प्वॉइंट्स को उद्दीप्त करना होगा। अब अगर हम प्रोस्टेट की समस्या की ओर नजर डालें, तो मूत्र रोगों से संबंधित इस समस्या से हमें फिर गुरदों को उद्दीप्त करना होगा और इसलिए तीसरा रोग, जिसका इलाज करना है, डायबिटीज की ओर मुड़ें तो, गुरदों का डायबिटीज से कोई लेनादेना नहीं है। फिर भी, शुगर लेवल 170 से ऊपर जाने पर शुगर मूत्र में चले जाने के कारण न होने पर भी मधुमेह से पीड़ित व्यक्तियों में गुरदों को अतिरिक्त श्रम करना पड़ता है तथा गुरदों को क्षति से बचाने के लिए उन्हें उद्दीप्त किया जाना जरूरी है। इस तरह, हम देखते हैं कि तीन अलग-अलग रोगों में एक ही अंग तथा उसी से जुड़े प्रेशर प्वॉइंट्स की भूमिका है।

इसी प्रकार, यदि पीलिया से पीड़ित एक रोगी है, जिसे कब्ज तथा पाचन तंत्र से जुड़ी अन्य समस्याएँ भी हैं, उसका इलाज करना हो तो इन सभी रोगों के लिए लिवर से संबंधित प्रेशर प्वॉइंट्स उद्दीप्त करने होंगे। यह भी रिफ्लेक्स प्वॉइंट्स की ओवरलैपिंग का मामला है। परंतु इससे रोगी का इलाज करने में कोई समस्या नहीं आती, बल्कि एक ही रिफ्लेक्स प्वॉइंट उद्दीप्त करके एक साथ एक से अधिक रोगों का इलाज कर पाने के कारण, चिकित्सक का समय ही बचता है।

उस संदर्भ में शायद यह स्पष्ट करना प्रासंगिक होगा कि जोन थेरेपी के सिद्धांत के अनुसार अगर शरीर के एक विशिष्ट जोन में आनेवाले किसी अंग में कोई समस्या पैदा हो जाती है तो उस जोन में स्थित सभी अंगों से संबंधित रिफ्लेक्स पाइंट्स स्पर्श के प्रति मृदु हो जाते हैं। ऐसा इसलिए होता है कि उस जोन में आनेवाले सभी अंग एक ही प्राण शक्ति से जुड़े हुए हैं। उदाहरण के लिए यदि आँख में कोई समस्या उत्पन्न होती है तो उस जोन में आनेवाली सभी अंगों के रिफ्लेक्स प्वॉइंट्स अर्थात् आँखों, गुरदों, लिवर, तथा छोटी आँत के रिफ्लेक्स प्वॉइंट्स भी स्पर्श के प्रति मृदु हो जाते हैं ऐसी स्थिति में, आँखों के इलाज के लिए उस पूरे जोन और उसमें आनेवाले सभी अंगों में ऊर्जा का प्रवाह बहाल करने की दृष्टि से आँखों से संबंधित प्वॉइंट्स को दबाने के अतिरिक्त हमें गुरदों, लिवर तथा छोटी आँत के रिफ्लेक्स प्वॉइंट्स को भी दबाना होगा। सभी रोगों के लिए यही क्रियाविधि अपनानी होगी और इस कारण भी प्रेशर प्वॉइंट्स ओवरलैप करते हैं।

प्रश्न 13 : क्या इस पद्धति से की जानेवाली चिकित्सा को पहले से चल रही एलोपैथिक चिकित्सा के साथ-साथ अपनाया जा सकता है या एलोपैथिक दवाइयों का सेवन बंद करना होगा ?

उत्तर : अगर किसी व्यक्ति की उसी या किसी अन्य रोग की एलोपैथिक चिकित्सा चल रही है तो उसे एलोपैथिक दवाइयों का सेवन बंद करने की कोई जरूरत नहीं है, क्योंकि वह एक्यूप्रेशर चिकित्सा पद्धति की कार्यप्रणाली को किसी तरह भी प्रभावित नहीं करती। परंतु यदि रोगी साइटिका या साधारण पीठ दर्द जैसे रोग का इलाज करवा रहा है और केवल दर्द निवारक दवाइयाँ ले रहा है तो उसके हित में यही होगा कि एक्यूप्रेशर से सुधार शुरू होने पर दर्द निवारक दवाइयाँ लेना कम कर दे और उनके सेवन के बीच अंतराल को क्रमशः 6 से 8 और फिर 12 घंटे तक बढ़ाता जाए। एक्यूप्रेशर की 4-6 सिटिंग होने के बाद आमतौर पर दवाइयों का उपयोग आपातकालीन स्थितियों तक ही सीमित करना होता है। परंतु मान लीजिए कि शरीर में किसी दर्द का इलाज करवा रहा व्यक्ति उच्च रक्तचाप और मधुमेह से भी पीड़ित हो तो उसकी दवाइयाँ बंद करने की सलाह मूर्खतापूर्ण होगी। इसमें कोई संदेह नहीं कि एक्यूप्रेशर चिकित्सा के दौरान वह नियमित रूप से अपनी दवाइयाँ ले सकता है।

सच तो यह है कि यह पाया गया है कि यदि एक्यूप्रेशर चिकित्सा पारंपरिक चिकित्सा के साथ-साथ चलाई जाए, चिरकालिक (क्रॉनिक) बीमारियों का इलाज करवा रहे रोगी में बेहतर और तीव्रतर अनुक्रिया (रिस्पॉन्स) होती है।

प्रश्न 14 : एक रोग की चिकित्सा के लिए आमतौर पर न्यूनतम कितनी सिटिंग्स जरूरी होती हैं ? एक एक्यूप्रेशर चिकित्सक एक सिटिंग में औसत रूप से कितना समय लेता है ?

उत्तर : निश्चयपूर्वक यह कहना कठिन होगा कि एक रोग की चिकित्सा के लिए कितनी सिटिंग्स जरूरी होंगी। सब कुछ रोगी की आयु, रोग, जिससे वह पीड़ित है, रोग कब से घर किए बैठा है, आदि बातों पर निर्भर है। इससे भी ज्यादा महत्त्वपूर्ण शरीर द्वारा दिया जा रहा रिस्पॉन्स और दर्द सहन करने की रोगी की क्षमता या सीमा। कभी-कभी आपके सामने एक ऐसा रोगी आता है जो थोड़ा सा स्पर्श करने पर भी रोने लगता है, यहाँ तक कि रोलिंग प्रेशर भी सहन नहीं कर पाता। ऐसे मामलों में सिटिंग्स की संख्या उस रोगी की तुलना में कहीं अधिक होगी जो हल्के से लेकर मध्यम दरजे का दबाव झेलने में सक्षम है। आमतौर पर, सभी आयु-वर्गों और अन्य वर्गों से आए विभिन्न प्रकार के रोगियों के हमारे अनुभव के आधार पर लकवा, फ्रोजन शोल्डर, जोड़ों का दर्द, अवसाद, आदि रोगों को छोड़कर अधिकांश रोगों में औसतन 10 से 15 सीटिंग की जरूरत हो सकती है। इन रोगों में रोग की अवधि तथा रोगी की इच्छा शक्ति एवं दर्द सहन करने की उसकी क्षमता पर इलाज निर्भर करता है। जिनके मामले में रोग कितना पुराना है, रोगी की इच्छाशक्ति तथा दर्द सहन करने की उसकी सीमा पर बहुत कुछ निर्भर है, को छोड़कर अधिकांश रोगों में, औसत रूप से 10 से लेकर 15 सीटिंग की जरूरत हो सकती है। परंतु उनपर अपवाद स्वरूप बताई गई बीमारियों में सिटिंग्स की संख्या 30 से 50 तक या इससे भी ज्यादा तक बढ़ सकती है। डायबिटीज, उच्च रक्तचाप जैसे रोगों के मामलों में रोगी के साथ केवल 3-4 सिटिंग्स की जानी चाहिए और इन बैठकों में चिकित्सा के दौरान क्या किया जाना है, इस बारे में उसे शिक्षित करने के प्रयास किए जाने चाहिए। परंतु उन्हें एक या दो महीने तक नियमित रूप से घर पर एक्यूप्रेशर लेते रहना चाहिए। शुरुआत में हर रोज, बल्कि दिन में दो बार और बाद में हफ्ते में 2-3 बार।

इसी प्रकार, चिकित्सक द्वारा लिया जानेवाला समय रोग पर निर्भर करेगा। लकवा या जोड़ों के दर्द से पीड़ित रोगियों के मामलों में उन प्रेशर प्वॉइंट्स की संख्या काफी ज्यादा है, जिन पर दबाव दिया जाना है, इसके अतिरिक्त, ऐसे रोगियों का अपने अंगों पर बहुत कम या कोई नियंत्रण नहीं होता, इसलिए सीटिंग 40 से 50 मिनट तक की हो सकती है। अन्यथा, सामान्य मामलों में एक सीटिंग की अवधि रोग या रोगों की प्रकृति के अनुसार 10 से लेकर 30 मिनट तक की हो सकती है।

प्रश्न 15 : क्या इलाज शुरू करने से पहले रोगी का पेट खाली होना चाहिए ?

उत्तर : नहीं, इलाज कराने से पहले खाली पेट होना जरूरी नहीं है। सीटिंग से पहले रोगी हल्का नाश्ता ले सकता है। चाय/कॉफी/दूध आदि लेने की भी इजाजत है।

फिर भी, लंच या डिनर लेने के बाद 2–3 घंटे तक प्रेशर चिकित्सा लेने से बचना चाहिए, क्योंकि उद्दीपन के लिए रोलिंग किए जाते समय, प्रेशर प्वॉइंट्स उस क्षेत्र में स्थित हो सकते हैं, जो पेट आदि के रिफ्लेक्स जोन या मेरिडियन में आते हों और जब पेट भरा हो, तो इस स्थिति से बचना चाहिए। सत्र की समाप्ति के तुरंत बाद लंच या डिनर लेने पर कोई पाबंदी नहीं है।

प्रश्न 16 : क्या एक्यूप्रेशर पद्धति से किया गया इलाज स्थायी होता है ?

उत्तर : जब कोई रोगी एक्यूप्रेशर चिकित्सक से पहली बार मिलता है, तो यह सवाल अकसर पूछा जाता है। इस सवाल का जवाब देने से पहले मैं हमेशा रोगी से एक प्रति प्रश्न पूछता हूँ और वह है : क्या आप किसी एक रोग, एक दवाई या एक डॉक्टर का नाम बता सकते हैं, जो यह दावा कर सके कि किसी खास बीमारी को हमेशा के लिए ठीक किया जा सकता है? जब रोगी को यह बताया जाता है कि कोई भी इलाज स्थायी नहीं हो सकता, हाँ उसे एक लंबी अवधि का इलाज जरूर कहा जा सकता है अर्थात् यह कि वह रोग उसी दिन फिर से प्रकट नहीं होना चाहिए। जिस दिन चिकित्सा समाप्त हुई हो अर्थात् सीटिंग पूरी हो चुकी हों, तो वह संतुष्ट हो जाता है। आमतौर पर यह देखा गया है कि रोगी के पूरी तरह ठीक हो जाने के बाद वर्षों तक वह दर्द दोबारा वापस नहीं आता। परंतु प्रोलेप्स्ड डिस्क जैसे रोग के दोबारा प्रकट होने की हमेशा पूरी संभावना रहती है, अगर रोगी सावधानी के साथ न जिए अर्थात् वह एक सीमा से अधिक वजन उठाए या कोई कठोर व्यायाम करे, शरीर को आगे की ओर झुकाए या झटका दे तो उसे दर्द दोबारा हो सकता है।

असल में, कुछ रोगों की खास प्रवृत्ति होती है। उदाहरण के लिए, किडनी स्टोन की सर्जनी के बाद अगर खानपान संबंधी परहेज न किया जाए, तो उसके दोबारा प्रकट होने की पूरी संभावना है। हाई प्रिसिजन बायपास सर्जनी के मामले में भी यही स्थिति है। अगर दूसरी सर्जरी से बचना है तो रोगी को खानपान पर कड़ाई से नियंत्रण करना होगा।

प्रश्न 17 : क्या यह सच है कि हमारे शरीर में विभिन्न अंगों से संबंधित अधिकांश रिफ्लेक्स प्वॉइंट्स हमारी हथेलियों और तलवों में स्थित हैं ?

उत्तर : हाँ, पुस्तक के अंत में दिए गए दो चार्ट हमारे तलवों और हथेलियों में हमारे शरीर के विभिन्न अंगों/हिस्सों से संबंधित रिफ्लेक्स प्वॉइंट्स की करीबी स्थिति दरशाते हैं। परंतु एक बात ध्यान में रखनी चाहिए कि ये प्वॉइंट्स हर एक व्यक्ति में

ठीक उसी स्थान पर नहीं भी हो सकते हैं, क्योंकि हर शरीर का आकार भिन्न होता है। इसलिए एक व्यक्ति के शरीर की संरचना के अनुसार उसके किसी अंग से संबंधित रिफ्लेक्स प्वॉइंट्स की स्थिति किंचित भिन्न हो सकती है। परंतु वे उसी जोन में स्थित होंगे। शरीर के कुछ भागों/अंगों से संबंधित रिफ्लेक्स प्वॉइंट्स एक-दूसरे को ओवरलैप करते हैं, क्योंकि विभिन्न अंग/ग्रंथियाँ शरीर में एक-दूसरे से गुँथी होती हैं और ओवरलैप भी करते हैं, उदाहरण के लिए एक ओर गॉल ब्लैडर, ऊपर की ओर बढ़ती बृहत्र (एसेंडिंग कोलन) का ऊपरी भाग और लिवर तथा दूसरी ओर गुरदे एवं छोटी आँत। कभी-कभी तो वे इतने करीब और वस्तुत: एक दूसरे से सटे ओवरलैप होते हैं कि प्रेशर देते समय यदि एक प्वॉइंट पर दर्द होता है तो ठीक से यह कहना मुश्किल होता है कि कौन सा अंग वास्तव में समस्याग्रस्त है।

हथेलियों और तलवों के उन भागों को ठीक से समझने के लिए नीचे एक चार्ट दिया गया है: जहाँ शरीर के विभिन्न भागों से संबंधित रिफ्लेक्स प्वॉइंट्स स्थित होते हैं।

तलवे/हथेली का हिस्सा	अंग
हाथों/पैरों के अँगूठे	हृदय, गरदन, रीढ़ की हड्डी का एक भाग, पिट्युइटरी, पिनिअल
उँगलियाँ	सिर, साइनसेज
कंधे से डायफ्राम तक की रेखा	बगल, कंधे
अपर आर्च	पेट के ऊपरी हिस्से में आनेवाले अंग
लोअर आर्च	पेट के निचले हिस्से में आनेवाले अंग
एड़ी	पैर, मलाशय (रेक्टल), साइटिक नर्व जननांग
आंतरिक/पैर/हाध	मेरुदंड (स्पाइन), ब्लैडर
बाहरी पैर/हाथ	कंधा, भुजा, कोहनी, टाँग, घुटना, नितंब
कलाइयाँ	अंडाशय, टेस्टिस, गर्भाशय, प्रोस्टेट, लिंग
टखना	पेल्विक एरिया (गर्भाशय, अंडाशय, टेस्टिस), घुटना, कूल्हे

प्रश्न 18 : यह कहा जाता है कि जोन थेरेपी रिफ्लेक्सोलॉजी या एक्यूप्रेशर का आधार है। क्या यह सच है? यदि हाँ, तो विस्तार से बताएँ।

उत्तर : एक्यूप्रेशर/रिफ्लेक्सोलॉजी चिकित्सा की एक शानदार पद्धति है, जो समझने और व्यवहार में लाने में आसान है। वह अत्यधिक प्रभावी और दुष्प्रभाव (साइड इफेक्ट्स) रहित पूरी तरह सुरक्षित चिकित्सा विधि पाई गई है। अपने रोग तथा रिफ्लेक्स प्वॉइंट्स का कुछ बुनियादी ज्ञान रखनेवाला कोई भी व्यक्ति बिना किसी महँगे औजार/

मशीन के, घर बैठे इसका लाभ उठा सकता है। अगर कोई व्यक्ति हमारे शरीर में दस अदृश्य जोंस के सिद्धांत का कुछ ज्ञान एवं समझ हासिल कर लेता है तो यह पूरी विद्या और आसान हो जाती है। इस चिकित्सा पद्धति के बारे में सबसे अच्छी बात यह है कि इसे कहीं भी और किसी भी समय किसी भी आयु के व्यक्ति तथा स्त्री-पुरुष के बारे में अपनाया जा सकता है। हर राह में जीत-ही-जीत है क्योंकि हमारे पास खोने के लिए कुछ नहीं है। एक्यूप्रेशर के इस अनोखे गुण के कारण एक बड़ी संख्या में प्रगतिशील और निष्पक्ष सोच रखनेवाले चिकित्सा विशेषज्ञ इस चिकित्सा पद्धति को सम्मान देते हैं तथा अपने कई मरीजों को पहले से चल रही चिकित्सा के साथ-साथ एक्यूप्रेशर चिकित्सा की सिफारिश करते हैं।

यह सच है कि जोन थेरेपी रिफ्लेक्सोलॉजी या एक्यूप्रेशर का आधार है। उसे तब एक नया आयाम और वैज्ञानिक मान्यता मिली, जब उसकी उपयोगिता सिद्ध करने के लिए बीसवीं सदी के आरंभिक वर्षों में अमरीकी ईएनटी स्पेशलिस्ट डॉ. विलियम एच. फिट्जेराल्ड ने इससे संबंधित शोध कार्य अपने हाथों में लिया। शुरुआत में, उनके साथी डॉक्टरों, को ठीक से समझने के लिए नीचे एक चार्ट दिया गया है: जिनकी शायद उनकी प्रगतिशील और निष्पक्ष सोच नहीं थी। परंतु डॉ. फिट्जेराल्ड के सतत और समर्पित प्रयासों से मानव शरीर में 10 ऊर्जा जोंस की उपस्थिति प्रकाश में आई। ये जोन, जो रिफ्लेक्सोलॉजी और एक्यूप्रेशर का आधार हैं। इन्हें समझना बहुत आसान है। उसके अनुसार, हमारे शरीर में सिर से लेकर पैरों और हाथों (की सभी उँगलियों के सिरों, जैसा कि चित्र-1 में दिखाया गया है) तक अदृश्य प्राण शक्ति की धाराएँ बह रही हैं। प्राण शक्ति की प्रत्येक धारा के अंतर्गत आनेवाला सुनिर्दिष्ट क्षेत्र एक जोन कहलाता है। कुल मिलाकर, समानुपात में हमारे शरीर की दाईं ओर पाँच देशांतरीय (लॉन्गिट्यूडिनल) जोन तथा पाँच वैसे ही जोन बाईं तरफ हैं। जोंस के ये दोनों जोड़े एक-दूसरे के समानांतर सिर से चेहरे, कंधे, बाँहों, हाथों, सीने, पेट, जननांगों, टाँगों से होते हुए पैरों तक पहुँचते हैं।

जोन-1

यह सिर के ऊपर से शुरू होकर माथे के बीचोबीच, नाक, तालू, होंठों, ठुड्डी, रीढ़ की हड्डी, पेट और टाँगों से होता हुआ पैरों के अँगूठों तक जाता है। यह जोन कंधों और बाँहों को शामिल करता हुआ हाथों के अँगूठों तक भी जाता है। इस तरह जोन-1 शरीर में वास्तविक स्थिति के अनुसार इस जोन में आनेवाले अंगों अर्थात् सिर, दिमाग, रीढ़ की हड्डी नाक, मुँह, ठुड्डी, पिट्यूइटरी, पिनिअल, थायरॉइड, थायमस एवं एड्रीनल ग्लैंड्स, फेफड़े, हृदय (बाईं और दाईं दोनों ओर) भोजन-नलिका (इसोफेगस) पेट, ड्यूओडेनस, छोटी आँत, लिवर (दाईं ओर का), मूत्र-वाहिनियाँ, गर्भाशय, जननांग,

प्रोस्टेट, यूरिनरी ब्लैडर मलाशय (रेक्टम), और गुदा को आंशिक या पूर्ण रूप से पोषित करता है।

जोन-2

सिर के ऊपर से निकलकर पैर के अँगूठे के पासवाली उँगली और इसी तरह तर्जनी के सिरे तक पहुँचता है। इस जोन के अंतर्गत मस्तिष्क का कुछ भाग, आँखें, साइनस, टॉन्सिल्स, फेफड़े, श्वास नलियाँ, हृदय (दाएँ और बाएँ दोनों तरफ) पेट, लिवर, (दाईं ओर का), सोलर प्लेक्सस, पेंक्रियस (बाईं ओर के), गुरदे और छोटी आँत आते हैं।

जोन-3

सिर के ऊपर से आकर पैरों की दूसरी उँगली और हाथों की मध्यमा उँगली तक जाता है। इसके अंतर्गत दिमाग का कुछ हिस्सा, आँखें, फेफड़े, हृदय (बाईं तरफ) पेट (बाईं ओर का), सोलर प्लेक्सस, पेंक्रियस (बाईं ओर का), लिवर (दाईं ओर का) गुरदे, अपेंडिक्स (दाईं ओर का) और छोटी आँत आते हैं।

जोन-3

सिर के ऊपर से आकर पैरों की दूसरी उँगली और हाथों की मध्यमा उँगली तक जाता है। इसके अंतर्गत दिमाग का कुछ हिस्सा, आँखें, फेफड़े, हृदय (बाईं तरफ) पेट (बाईं ओर का), लिवर (दाईं ओर का), गुरदे, अपेंडिक्स (दाईं ओर का) और छोटी आँत आते हैं।

जोन-4

सिर के ऊपर से लेकर पैरों की तीसरी उँगली तथा हाथों की मुद्रिका उँगली तक फैला हुआ है। यह जोन दिमाग के कुछ हिस्सों, कानों, कंधों, फेफड़ों, हृदय (बाईं तरफ का) पेट, तिल्ली और अग्नाशय (पेंक्रियस) (तीनों बाईं तरफ के), लिवर, गॉल ब्लैडर और एपेंडिक्स (तीनों दाईं ओर के) छोटी आँत तथा दोनों तरफ के कोलन को पोषित करता है।

जोन-5

सिर के ऊपर से चलकर पैरों और हाथों की छोटी उँगलियों की तरफ नीचे जाता है। पाँचवें जोन के अंतर्गत सिर का बाहरी हिस्सा, दिमाग के कुछ हिस्से, कान, कंधे, बांहों का ऊपरी भाग, तिल्ली (बाईं ओर की), लिवर, गॉल ब्लैडर, इलियोसिकल वाल्व और अपेंडिक्स (सभी चार दाईं ओर के) तथा दोनों तरफ के कोलन आते हैं।

यद्यपि पैरों और हाथों के सभी अँगूठे और उँगलियाँ दिमाग और सिर के रिफ्लेक्स एरियाज में शामिल हैं, फिर भी दिमाग एवं सिर के प्रमुख रिफ्लेक्स पैरों तथा हाथों में शामिल हैं, और दिमाग एवं सिर के प्रमुख रिफ्लेक्स पैरों और हाथों के अँगूठों में ही मौजूद होते हैं। दिलचस्प बात यह है कि पैर और हाथ के अँगूठे (अपनी-अपनी तरफ के) दिमाग तथा सिर के आधे-आधे भागों के रिफ्लेक्सेज धारण करते हैं। इसके अतिरिक्त, हाथों और पैरों के अँगूठे पाँच जोंस में उप-विभाजित हो जाते हैं।

विभिन्न अंगों से संबंधित विभिन्न रिफ्लेक्स प्वॉइंट्स की सुगमता से त्वरित और सही पहचान करने के लिए जोन थेरेपी के प्रवर्तकों ने हाथों और पैरों को तीन अतिरिक्त आड़े (क्षैतिजीय) जोंस में विभाजित किया है। इस तरह, जोन थेरेपी से अधिकतम लाभ लेने के लिए यह जरूरी है कि एक व्यक्ति, शरीर के विभिन्न अंगों की स्थिति के बारे में बुनियादी जानकारी रखे।

प्रश्न 19 : क्या एक्यूप्रेशर रोग का जड़ से इलाज करता है?

उत्तर : जैसा पहले बताया गया था, कोई भी रोग हमारे शरीर के एक या अधिक अंगों के ठीक से काम न करने का परिणाम होता है। बुनियादी रूप से, उन अंगों से संबंधित मेरिडियंस में ऊर्जा के प्रवाह में आए असंतुलन के कारण ऐसा होता है। अगर किसी तरह से इस असंतुलन को दूर कर के प्रभावित अंगों के मार्गों (मेरिडियंस) में प्राण शक्ति या ऊर्जा का प्रवाह बहाल कर दिया जाए तो वे अंग अपनी आदर्श जरूरतों के अनुसार काम करने लगते हैं।

प्रेशर प्वॉइंट तकनीक अर्थात् एक्यूप्रेशर की मदद से यह हासिल करना बहुत आसान है। रोग का कारण दूर होने पर रोग अपने आप चला जाता है। यही कारण है कि एक्यूप्रेशर चिकित्सक आमतौर पर कहते हैं कि वे किसी रोग का नहीं, बल्कि अंगों का इलाज करते हैं। जब सभी अंग अपने आदर्श स्तर पर काम करना शुरू कर देते हैं, तो रोगी स्वस्थ हो जाता है और उसके शरीर में रोग के लिए कोई जगह नहीं बचती।

प्रश्न 20 : क्या एक्यूप्रेशर चिरकालिक (क्रॉनिक) रोगों के मामलों में भी मदद करता है?

उत्तर : विश्व स्वास्थ्य संगठन ने इस तथ्य को स्वीकार किया है कि चिकित्सा की यह पारंपरिक पद्धति मनुष्यों के स्वास्थ्य और गुणवत्तापूर्ण जीवन की दिशा में बहुमूल्य योगदान देती है। उन्होंने जोड़ों के दर्द, बर्साइटिस, टेंडनाइटिस, पीठ का दर्द, साइटिका, गरदन और कंधे का दर्द, माइग्रेन तथा तनावजनित सिर दर्द आदि रोगों के इलाज के लिए अधिकारिक रूप से एक्यूपंक्चर की सिफारिश की है। एक्यूप्रेशर में हम ठीक उन्हीं प्वॉइंट्स का उपयोग करते हैं, जो एक्यूपंक्चर में उपयोग किए जाते हैं, केवल उनके उपयोग के तरीके में फर्क है अर्थात् एक्यूप्रेशर में सुइयाँ नहीं चुभोई जाती हैं। वर्षों के व्यवहार के बाद यह पाया गया है कि उनके आधार पर बताई गईं सभी बीमारियों में

बहुत उत्साहवर्द्धक नतीजे प्राप्त हुए हैं। इसलिए निस्संकोच यह निष्कर्ष निकाला जा सकता है कि गंभीर और लंबे समय से चले आ रहे रोगों में एक्यूप्रेशर मदद करता है।

यह प्रेशर प्वॉइंट चिकित्सा पद्धति (एक्यूप्रेशर), असल में एक्यूपंक्चर का ही एक सरलीकृत रूप है और जिसे 'बिना सुइयोंवाला' एक्यूपंक्चर भी कहा गया है,' इसे फंक्शनल डिस्ऑर्डर्स, प्रजनन संबंधी समस्याओं, हमेशा थकावट महसूस करना, पाचन संबंधी विकारों, दमा, अनिद्रा, घबराहट और अवसाद जैसे बहुत से रोगों के इलाज में अत्यधिक सफल पाया गया है।

प्रश्न 21 : एक रोगनिरोधक उपाय के रूप में एक्यूप्रेशर क्या भूमिका निभा सकता है ?

उत्तर : रोगों से बचने के लिए कुछ प्रेशर प्वॉइंट्स पर हल्का सा दबाव डालते हुए बस कुछ मिनट बिताइए। ऊर्जा का प्रवाह खोलकर तनाव से मुक्त होना आपके शरीर को स्वस्थ (फिट) रखने का एक अद्‌भुत तरीका है। प्राचीन काल में चीन में पारिवारिक चिकित्सक, परिवार के सदस्यों के स्वस्थ रहने पर ही फीस लिया करते थे। उनके अनुसार एक बीमार व्यक्ति का इलाज करना वैसा ही था, जैसा प्यास लगने पर कुआँ खोदना।

सभी लोगों तक यह संदेश पहुँचाने के लिए उपरोक्त उद्धरण को जानबूझकर शामिल किया गया है कि हमें किसी बीमारी के प्रकट होने से पहले ही उसे रोकने के हर संभव प्रयास करने चाहिए। अच्छे खान-पान, व्यायाम, ध्यान तथा स्वयं को शिथिल छोड़ देने के जरिए मन और शरीर को शांत रखकर यह लक्ष्य हासिल किया जा सकता है। उसके साथ, साथ प्रेशर प्वॉइंट थेरेपी का उपयोग हमें सशक्त बनाए रखने तथा हमारे शरीर में ऊर्जा के प्रवाह में आए छोटे-मोटे असंतुलन को स्वास्थ्य संबंधी गंभीर समस्याओं में तबदील हो जाने से बचाने में हमारी मदद करता है।

'रोग निरोधक उपायों का एक औंस चिकित्सा के एक पौंड के बराबर होता है', इस कहावत की मूल भावना तक जाते हुए आप जल्द ही महसूस करेंगे कि स्वास्थ्य की देखभाल का सबसे प्रभावी और व्यावहारिक तरीका रोग से बचाव है। आप बीमार पड़ने और उसके बाद इलाज के लिए भागदौड़ करने तक इंतजार क्यों करें, जो महँगा भी है और शायद 'साइड इफेक्टस' से भरा भी।

जिस दिन आप एक्यूप्रेशर चिकित्सा पद्धति अपनाते हैं, उसी दिन से आप अपने स्वास्थ्य की बागडोर अपने हाथ में ले लेते हैं। जितना-जितना आप अपने शरीर के बारे में जागरूक होते जाएँगे, उतनी जल्दी अपनी गरदन, कंधों का शरीर के किसी भी भाग में होनेवाली असामान्य हलचल पर ध्यान दे पाएँगे। अब, इससे पहले कि वह एक गंभीर समस्या का रूप धारण कर ले, आप अपने आप ही उस असंतुलन को वहीं और तत्काल दूर कर सकते हैं। इससे पहले कि छोटी-छोटी व्याधियाँ और असंतुलन बड़ी

बीमारियों का रूप लेते हैं, प्रेशर प्वॉइंट चिकित्सा प्रणाली, एक्यूप्रेशर को अपनाकर आप पैसे बचा सकेंगे, दर्द और अक्षमता से बच सकेंगे और अच्छा स्वास्थ्य बना रहेगा।

प्रश्न 22 : क्या एक्यूप्रेशर धूम्रपान, मदिरापान, ड्रग्स की लत जैसी बुरी आदतों पर काबू पाने में मदद कर सकता है ?

उत्तर : आमतौर पर, जब आप उपरोक्त लतों में से किसी के शिकार व्यक्तियों से बात करते हैं तो वे कहते हैं कि वे तनाव दूर करने के लिए ऐसी आदतों का सहारा लेते हैं। कुछ लोग कहते हैं कि धूम्रपान करते समय उनका दिमाग बेहतर ढंग से काम करता है।

तनाव दूर करनेवाले और बॉडी सिस्टम को उद्दीप्त करनेवाले अपने गहरे प्रभावों के कारण एक्यूप्रेशर चिकित्सा प्रणाली उन लोगों के लिए बहुत मददगार है जो किसी तरह खुद को बरबाद करनेवाली इन आदतों, के शिकार हो जाते हैं। जिनसे धन और स्वास्थ्य दोनों की हानि होती है। तनाव दूर करनेवाले उन प्वॉइंट्स, कुछ ऐसे सुनिर्दिष्ट प्वॉइंट्स भी हैं, जिनका आप अपनी सोच में स्पष्टता लाने, अपनी भूख को नियमित करने और अपनी पाचन क्रिया को संतुलित करने में उपयोग कर सकते हैं। गहरी शांति से उपजा सुखद एहसास नशे की तलब पर विजय पाने में आपकी मदद करेगा तथा धूम्रपान, मदिरापान और ऐसी ही नकारात्मक आदतें छोड़ देने के संकल्प को मजबूत करेगा।

प्रश्न 23 : क्या एक्यूप्रेशर सौंदर्य बढ़ाने में मदद कर सकता है ?

उत्तर : हाँ, महिलाओं का प्राकृतिक सौंदर्य बढ़ाने के लिए चीन में सैकड़ों वर्षों से एक्यूप्रेशर चिकित्सा का उपयोग किया जाता रहा है। यद्यपि उसे रातोंरात हासिल नहीं किया जा सकता, जैसा एक ब्यूटी पार्लर में जाने से होता है, फिर भी उसका उज्ज्वल पक्ष यह है कि जहाँ ब्यूटी पॉर्लर के जरिए प्राप्त की गई सुंदरता केवल कुछ घंटों या दिनों के लिए होती है और वह भी ऊँची कीमत पर, एक्यूप्रेशर की एक समय-सारिणी के अनुसार चलने से बढ़ी सुंदरता उससे कहीं लंबी अवधि के लिए होती है और वह भी बिलकुल मुफ्त! आपको सिर्फ इतना करना है कि अपनी व्यस्त दिनचर्या में से केवल 15-20 मिनट एक्यूप्रेशर के लिए निकालने हैं, जो ब्यूटी पॉर्लर को दिए गए समय से फिर भी बहुत कम है। इस सत्य को नकारा नहीं जा सकता कि उम्र के साथ एक दिन हम सभी के चेहरों पर झुर्रियाँ पड़ जाएँगी, फिर भी महत्त्वपूर्ण बात है, सुखद एहसास और अच्छा स्वास्थ्य।

हम सब जानते हैं कि जब हम स्वयं को शांत (रिलेक्स्ड) महसूस करते हैं, हम बेहतर दिखाई देते हैं, इसलिए आपकी सुंदरता बढ़ाने के लिए पहली टिप है, खुद को, तनावमुक्त, रिलेक्स्ड महसूस करना तथा अपने समग्र स्वास्थ्य और ओजस्विता बढ़ाने की ओर ध्यान देना। वह आपके प्राकृतिक सौंदर्य को निखारने में आपकी और ज्यादा

मदद करेगा। आप अपने चेहरे की मांसपेशियों को रिलेक्स करना और कुछ निश्चित प्रेशर प्वॉइंट्स को उद्दीप्त करना भी सीख सकती हैं, जो आपके रक्त प्रवाह को सुगम बना कर आपके रंग में निखार लाते हैं। कुछ प्रेशर प्वॉइंट्स ऐसे भी हैं, जिन पर दबाव देने की क्रिया को आप अपनी दिनचर्या में शामिल कर सकती हैं, जो दीर्घावधि में आपके चेहरे और शरीर पर झुर्रियाँ आने से रोकने में आपकी मदद कर सकते हैं। विभिन्न रोगों से संबंधित खंड में इन प्वॉइंट्स के बारे में विस्तार से चर्चा की जाएगी।

प्रश्न 24 : किन परिस्थितियों में एक्यूप्रेशर के उपयोग से बचना चाहिए ?

उत्तर : यद्यपि एक्यूप्रेशर चिकित्सा पूरी तरह से निरापद है और वह किसी भी उम्र के किसी भी व्यक्ति को कहीं भी और कभी भी दी जा सकती है, फिर भी निम्नलिखित स्थितियों में उसका उपयोग न करना ही बेहतर होगा:

1. शरीर के किसी कटे हुए या ऐसे भाग पर, जहाँ की हड्डी टूट गई हो,
2. अगर जिस स्थल पर दबाव दिया जाना है, वहाँ सूजन हो।
3. एक स्त्री की गर्भावस्था का पता चलने के तुरंत बाद, बल्कि गर्भधारण करने के पहले महीने के बाद ही, क्योंकि कुछ प्रेशर प्वॉइंट्स पर दबाव देने से संकुचन पैदा हो सकता है, जिसका परिणाम गर्भपात हो सकता है। परंतु अगर सर्वाइकल, माइग्रेन, अनिद्रा या मितली जैसे गर्भावस्था से संबंधित रोगों के मामलों में एक्यूप्रेशर चिकित्सा जरूरी हो जाए, तो वह किसी पेशेवर चिकित्सक द्वारा ही दी जानी चाहिए और किसी भी परिस्थिति में किसी अप्रशिक्षित व्यक्ति द्वारा घर पर नहीं दी जानी चाहिए।
4. लंच या डिनर लेने के बाद कम-से-कम 2 घंटे तक प्रेशर नहीं दिया जाना चाहिए।
5. स्नान करने या पूरे शरीर पर मालिश कराने या किसी जिम या खेल के मैदान में शारीरिक व्यायाम करने या खेलने के बाद कम-से-कम आधे घंटे तक एक्यूप्रेशर चिकित्सा से बचना चाहिए।

प्रश्न 25 : भयंकर दर्द में एक्यूप्रेशर कैसे राहत देता है ?

उत्तर : एक्यूप्रेशर या प्रेशर प्वॉइंट चिकित्सा हमारे शरीर को रिलेक्स होने के लिए प्रोत्साहित करती है। इसका हमारे शरीर की कार्यप्रणाली पर समग्र रूप से सकारात्मक प्रभाव पड़ता है। वह हमारे शरीर से ऐसे तनाव दूर करती है, जो हमारी मांसपेशियों को सिकोड़कर हमारे कार्डियो वस्क्युलर सिस्टम में रक्तप्रवाह में बाधा डालने का कारण बनते हैं, जब हमारी मांसपेशियाँ शिथिल (रिलेक्स) होती हैं, रक्त संचरण सुगम हो जाता है और रक्त ऑक्सीजन तथा अन्य पोषक तत्त्वों को हमारे शरीर की कोशिकाओं तक पहुँचा पाता है। यह हमारे शरीर में जमा विषैले तत्त्वों को खत्म करने में भी मदद करता है। भयंकर दर्द पर इसका सीधा प्रभाव पड़ता है। इसके अतिरिक्त जब प्रेशर

प्वॉइंट्स दबाए जाते हैं, रोगी का शरीर एंडोर्फिंस जैसे कुदरती दर्द-निवारक हारमोन रिलीज करता है, जो उसके दर्द के एहसास में कमी लाते हैं।

प्रश्न 26 : क्या इस चिकित्सा के साथ पूरक आहार या आहार संबंधी कुछ प्रतिबंध जरूरी हैं ?

उत्तर : आहार उन कई कारकों में से एक है, जो हमारे स्वास्थ्य को प्रभावित करते हैं। अगर हम सचमुच अच्छे और स्वस्थ दिखना चाहते हैं तो अपने खानपान के बारे में हमें और समझदारी बरतनी होगी। जहाँ इस चिकित्सा पद्धति से इलाज शुरू कराने से पहले विशेष रूप से कोई पूरक आहार नहीं सुझाया गया है, रोगी से यह अपेक्षा की जाती है कि स्वस्थ रहने के लिए वह संतुलित आहार लेने के सामान्य नियमों का पालन कर रहा होगा।

फिर भी, उन लोगों के लिए, जो यह समझते हैं कि चूँकि वे जवान हैं इसलिए कुछ भी खाकर पचा सकते हैं, कुछ बुनियादी टिप्स दिए जा रहे हैं। जब हम कहते हैं, 'कुछ भी' तो हमारा इशारा विशेष रूप से जंक फूड, अच्छी खासी मात्रा में चीज, आइसक्रीम और चॉकलेट्स आदि लेने के चलन की ओर होता है। हमारे भोजन का एक आवश्यक अंग, हरी सब्जियों का सेवन शायद एक दूर की संभावना है। परंतु जो लोग नियमित रूप से अपने भोजन में पोषक तत्त्व शामिल करते हैं साथ ही रेशेदार फल-सब्जियों का सेवन भी करते हैं, वे निश्चित रूप से बेहतर स्थिति में हैं, जहाँ तक चुस्त-दुरुस्त रहने का संबंध है। एक और बात, जिसका उल्लेख करना जरूरी है। लोग आमतौर पर दिन भर कड़ी मेहनत करने के बाद रात को गरिष्ठ भोजन लेते हैं। यह एक सही तरीका नहीं है। सबसे ज्यादा भोजन, बिना जल्दी मचाए, लंच के समय लेना चाहिए, क्योंकि दोपहर को हमारा पाचन तंत्र सबसे ज्यादा सशक्त होता है। रात को देर से छककर खाया भोजन पचाने में लंबा समय लगता है, जब तक कि हम यह सुनिश्चित न कर लें कि डिनर लेने के कम-से-कम 2-3 घंटे बाद ही हम सोने के लिए जाएँगे। अगर हम भरपूर डिनर लेने के तुरंत बाद सो जाएँ तो शायद हम चैन की नींद न सो पाएँ या सुबह जब सोकर उठें तो तरोताजा महसूस न करें। अगर आप हृदय संबंधी किसी रोग या उच्च रक्तचाप से पीड़ित हैं तो अपने भोजन में वसा की मात्रा कम करने की कोशिश करें और उसे न्यूनतम स्तर पर ले आएँ। वसायुक्त भोजन दिल का दौरा पड़ने या कैंसर का प्रमुख कारक हैं। हमेशा ताजा और प्राकृतिक आहार लेने की कोशिश करें तथा जहाँ तक संभव हो, डिब्बाबंद या फ्रोजन फूड्स से बचें। सब्जियाँ, ताजे फल (विशेष रूप से मौसमी फल) और साबुत अनाज (अंकुरित) प्रचुर मात्रा में खाएँ तथा चिकन या फिश/रेड मीट से बचें। संक्षेप में, कम वसायुक्त, अधिक रेशेदार आहार लें। आर्थराइटिस और अन्य मस्क्युलोसकेलेटल विकारों से पीड़ित रोगियों को राजमा, लोबिया, साबुत उड़द एवं दही इत्यादि से बचना चाहिए।

प्रश्न 27 : एक्यूप्रेशर चिकित्सक के तौर पर क्या आप अच्छे स्वास्थ्य के लिए कोई दिशा-निर्देश देना चाहेंगे ?

उत्तर : अगर आपको स्वास्थ्य संबंधी कोई समस्या है, या नहीं है, तो भी आपको अपने स्वास्थ्य के बारे में समग्र सोच रखनी चाहिए। वास्तव में हमारी दिनचर्या खानपान, जीवनशैली, यहाँ तक कि हमारे रोजगार संबंधी जरूरतें जैसे कारक हमारे स्वास्थ्य को प्रभावित करते हैं और अगर हम अपने जीवन को नियमित और प्रकृति के नियमों के अनुसार चलाने का भरपूर प्रयास करें, तो हम स्वस्थ जीवन जी सकते हैं। यहाँ कुछ दिशा-निर्देश दिए जा रहे हैं, जो आपको चुस्त-दुरुस्त बनाए रखने में मदद करेंगे:

क. परहेज इलाज से बेहतर है, आपका जीवन इस सिद्धांत पर चलना चाहिए।

ख. पर्याप्त विश्राम कीजिए। यह बहुत महत्त्वपूर्ण है। जब आप थके हुए होते हैं, तब अपना सर्वोत्तम कार्य प्रदर्शन नहीं कर पाते। एक दिन में छह से सात घंटों की नींद जरूरी है।

ग. चुस्त-दुरुस्त बने रहने के लिए अच्छी-खासी गति से आधा घंटा चलना पर्याप्त व्यायाम है। हृदय रोगियों को अत्यधिक श्रम से बचना चाहिए।

घ. कभी भी भूख से ज्यादा न खाएँ। आपका आहार संतुलित होना चाहिए और उसमें ताजे फलों, सब्जियों, अंकुरित अनाज, आदि का समावेश होना चाहिए। वसायुक्त पदार्थ सीमित मात्रा में लिये जाने चाहिए।

ड. तनाव से निपटना सीखें। मन की शांति के लिए किसी-न-किसी रूप में ध्यान लगाएँ। कम-से-कम 70 प्रतिशत स्वास्थ्य संबंधी समस्याएँ तनाव से पैदा होती हैं। योग का अभ्यास बहुत लाभदायक परिणाम दे सकता है।

च. नकारात्मक भावनाओं से मुक्त होना सीखिए। क्रोध, चिंता, अवसाद तनाव के भावनात्मक स्वरूप हैं, जो आपके स्नायुतंत्र को प्रभावित करते हैं। नकारात्मक अनुभूतियाँ स्वास्थ्य संबंधी समस्याएँ पैदा करती हैं।

प्रश्न 28 : किस तरह के रोग में यह चिकित्सा पद्धति विशेष रूप से प्रभावी होती है ?

उत्तर : जैसा हम पहले कह चुके हैं, इस थेरेपी के जरिए हम किसी रोग का इलाज नहीं करते, बल्कि प्रभावित अंगों से संबंधित रिफ्लेक्स प्वॉइंट्स पर दबाव देकर विभिन्न अंगों को उद्दीप्त (स्टिम्युलेट) करते हैं। प्रभावित अंगों में ऊर्जा का प्रवाह बहाल होने पर रोग ठीक हो जाता है। इस स्थिति में इस थेरेपी के लिए ऐसी कोई सीमा नहीं है कि वह किसी खास रोग को ठीक कर पाए और किसी अन्य को नहीं। फिर भी, इसमें कोई संदेह नहीं कि सर्वाइकल/लंबर स्पॉन्डिलाइटिस, पीठ का दर्द, घुटनों का दर्द, एड़ी का दर्द, साइनसाइटिस, चक्कर आना, माइग्रेन, सिरदर्द, बवासीर, पाचन तंत्र से

जुड़े रोग, बिस्तर गीला करना, अवसाद, साइटिका, अकड़ी हुई गरदन, दमा, सोलर प्लेक्सस, पेप्टिक अलसर, मिरगी, जैसे रोग 12-15 सिटिंग्स में बिना किसी समस्या के ठीक किए जा सकते हैं, बशर्ते ये रोग बहुत लंबे समय से न चले आ रहे हों।

परंतु, जब एक्यूप्रेशर को पारंपरिक चिकित्सा प्रणाली के पूरक रूप में उपयोग किया गया, तब उसने जटिलतम मामलों, यहाँ तक कि कार्डियोवस्क्युलर और न्यूरोलॉजिकल समस्याओं के अंतर्गत कई अंगों के काम न करने के मामलों में भी आश्चर्यजनक परिणाम दरशाए हैं। लकवा से पीड़ित किसी रोगी का इस पद्धति से जितनी जल्दी इलाज शुरू किया जाए, उतनी ही तेजी से परिणाम प्राप्त होंगे।

प्रश्न 29 : पोलियो मेल्टिस क्या है? क्या एक्यूप्रेशर कोई भूमिका निभा सकता है?

उत्तर : पोलियो एक ऐसे वायरस से पैदा होनेवाला संक्रमण है, जो नाक और मुँह के जरिए शरीर में प्रवेश करता है तथा दिमाग के 'नर्व सेल्स' और रीढ़ की हड्डी पर हमला करता है। 6 महीने से लेकर 5 वर्ष तक की आयु-समूह के बच्चे इसकी चपेट में सबसे ज्यादा आते हैं। कम उम्र में ही इस रोग में बुखार, मितली और उलटी, सिरदर्द, गले में संक्रमण, बदनदर्द जैसे लक्षण प्रकट होते हैं और करीब 24 घंटे के भीतर ये गायब भी हो जाते हैं। परंतु इसके दूसरे स्वरूप में लक्षण कमोबेश वही होते हैं। परंतु वे एक लंबे समय तक बने रहते हैं। शरीर का तापमान बढ़ जाता है, मांसपेशियाँ कमजोर हो जाती हैं, कंधों, गरदन और हिप के जोड़ अकड़ जाते हैं तथा रोगी को हिलने-डुलने में कठिनाई होने लगती है। टाँगें, गरदन और पीठ अकड़ जाती है। जिन मामलों में, ब्रेन स्टेम के 'नर्व सेल्स' क्षतिग्रस्त हो जाते हैं, उनमें लकवे की संभावना रहती है। समय बीतने के साथ जोड़ों की जकड़न बढ़ जाती है और अपर्याप्त रक्त संचरण के कारण अंगों की मांसपेशियाँ सिकुड़ने लगती हैं।

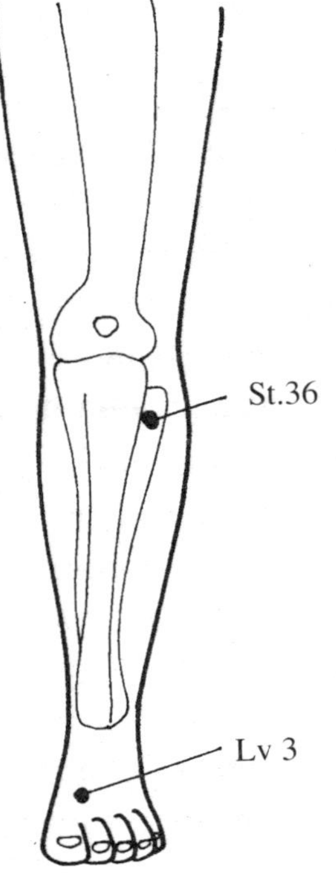

पोलियो के टीके के आगमन के बाद विकसित देशों में यह रोग लगभग समाप्त हो चुका है। यहाँ तक कि भारत में भी वर्ष 2011 पोलियो-मुक्त वर्ष घोषित किया जा चुका है क्योंकि इस वर्ष उसका एक भी मामला प्रकाश में नहीं आया था। सरकार द्वारा इलेक्ट्रॉनिक और प्रिंट मीडिया के जरिए बार-बार पल्स

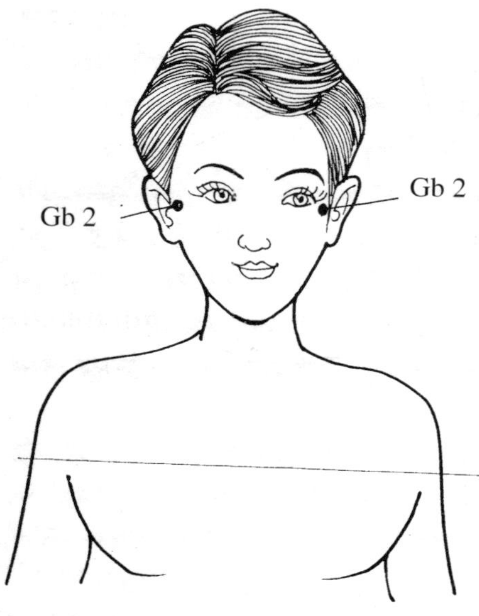

पोलियो अभियान चलाए जाने तथा 5 वर्ष से कम आयु समूह के बच्चों को पोलियो ड्रॉप्स पिलाने में अपनी सारी शक्ति लगा दिए जाने से यह लक्ष्य प्राप्त किया जा सका। प्रतिरक्षण (इम्यूनाइजेशन) कार्यक्रम के एक भाग रूप में छोटे बच्चों को पोलियो इंजेक्शन भी दिए जाते हैं। यह रोग हो जाने के बाद उसका इलाज करना मुश्किल होता है, फिर भी यह देखा गया है कि उसे और अधिक बिगड़ने से रोकने तथा जोड़ों एवं मांसपेशियों में दर्द और जकड़न पर काबू पाने में रोगी की मदद करने में एक्यूप्रेशर चिकित्सक पद्धति सहायक होती है।

इस रोग से राहत पाने के लिए नीचे दिए गए क्रम के अनुसार प्रेशर प्वॉइंट्स को दबाएँ :

GB-2 कान के ठीक सामने जबड़े के जॉइंट पर स्थित है। लकवे से पीड़ित चेहरे के इलाज के लिए यह निश्चित प्वॉइंट है।

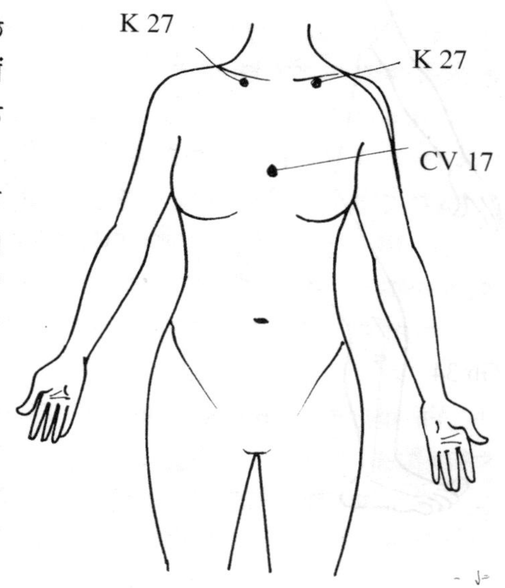

GB-12 मेस्टोइड बोन के पीछे और नीचे, कान के पीछे के गड्ढे में स्थित है। लकवा-पीड़ित चेहरे के इलाज के लिए निर्दिष्ट है।

GB-20 खोपड़ी के बेस के नीचे की खाली जगह पर स्थित है। इस प्वॉइंट के दोनों ओर एक साथ हल्के से लेकर मध्यम तक लगातार दबाव देना चाहिए। इसका प्रभाव उसके नाम 'gates of consciousness' गरदन के क्षेत्र में आई जकड़न को दूर करने के लिए अत्यंत लाभदायक प्वॉइंट के साथ

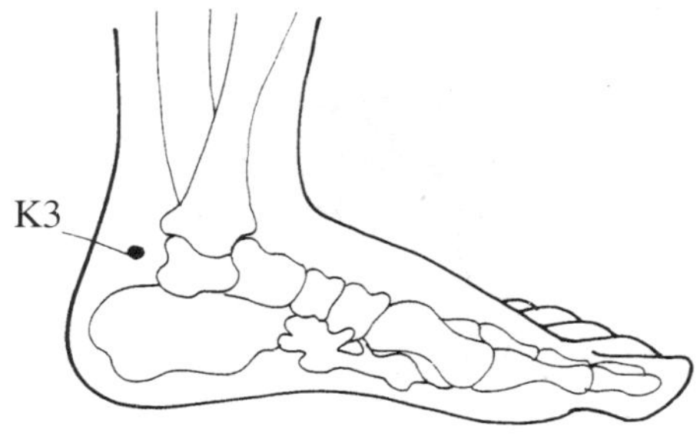

बहुत मेल खाता है। यह जुकाम भी दूर करता है। ब्लैडर और किडनी मेरिडियंस में ऊर्जा का प्रवाह बहाल करने के लिए B–23 और B–47 प्वॉइंट्स को उद्दीप्त कीजिए। बी-23 की स्थिति 'रिब केज' और 'हिप बोन' के बीचोंबीच भीतरी सिरे पर कमर के मध्य में खोजी जा सकती है। बी–47 रीढ़ की हड्डी के बाहरी ओर चार अंगुल की दूरी पर कमर के मध्य में स्थित है। ये पॉइंटस, न केवल पीठ के निचले हिस्से में दर्द से राहत दिलाते हैं, बल्कि मांसपेशियों के तनाव, थकान, अवसाद, भय और सदमे को भी कम करते हैं। इसके बाद K–27 'Elegant Mansion' को होल्ड करें, जो आपके कॉलरबोन के बीच नीचे स्थित है। अंत में टैक्सी नामक K-3 (Bigger Stream) पर हाथ रखें। यह लिवर और किडनी के 'यिन' को उद्दीप्त करता है और यांग को सुप्त बना देता है। गहरी साँस लेते और धीरे–धीरे छोड़ते हुए इनमें से प्रत्येक प्वॉइंट को एक–एक मिनट तक दबाएँ।

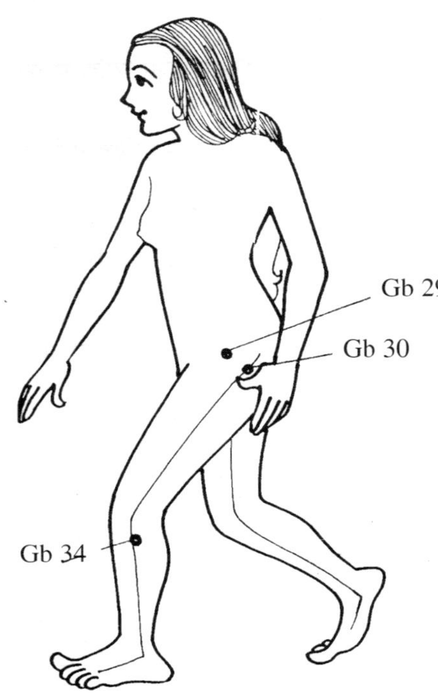

ST–36 नी–कैप से चार अंगुल नीचे शिनबोन के बाहरी भाग में एक अंगुल चौड़ाई में स्थित है। यह प्वॉइंट पूरे शरीर को शक्ति देता है, मांसपेशियों को सुदृढ़ बनाता है तथा 'ची' और रक्त के पुनररूज्जीवन में मददगार पाया गया है। उदर और तिल्ली के मेरिडियंस के लिए इसे उद्दीप्त करें।

'Adjoining Valley' नामक प्वॉइंट LI–4 दर्द से राहत दिलाने और 'ची' संचरित करने की क्षमता के लिए जाना जाता है। यह अँगूठे और तर्जनी को मिलाने पर जो 'क्रीज' बनती है, उसके सिरे पर स्थित होता है। यह आँतों के जरिए विषैले पदार्थों को खत्म करने की क्रिया उद्दीप्त करता है। यह 'ची' के अवरुद्ध संचरण को भी मुक्त

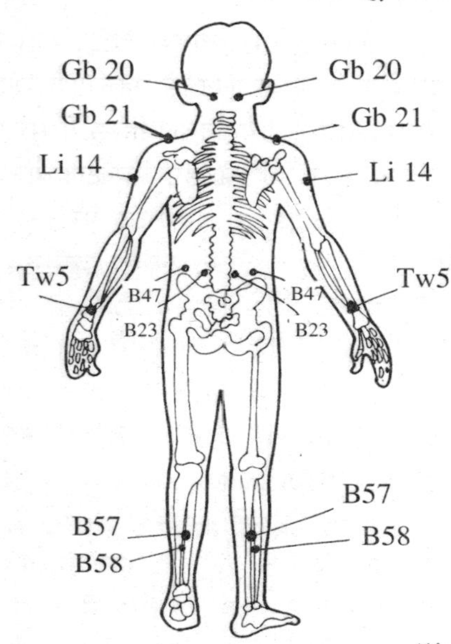

करता है। गर्भवती महिलाओं को इस प्वॉइंट का उपयोग नहीं करना चाहिए।

'Crooked Pond' नामक प्वॉइंट LI–11 कोहनी की 'क्रीज' के बाहरी ऊपरी सिरे पर स्थित है। इसे एलर्जी नियंत्रित करने वाले सबसे प्रभावी प्वॉइंट्स में से एक माना जाता है और यह अति संवेदनशील भी है, इसलिए इस प्वॉइंट पर प्रेशर बहुत सावधानी से दिया जाना चाहिए, अन्यथा वह बेहद संर्वदनशील बन सकता है। बड़ी आँत और फेफड़ों के मेरिडियंस के लिए इस प्वॉइंट पर मालिश जैसा प्रेशर भी दिया जा सकता है।

'Sea of Tranquility' नामक प्वॉइंट CV–17 'ब्रेस्ट बोन' के आधार से करीब एक हथेली पर ब्रेस्ट बोन के मध्य में स्थिर है। यह छोटी आँत हृदय के मेरिडयंस संतुलित करने के लिए एक उत्तम बिंदु है, जो क्रमश: हमारे शरीर में भावनात्मक संतुलन लाता है।

LV–3 पैर के ऊपर अँगूठे और उसके पास वाली उँगली के बीच स्थित है। यह विषैले पदार्थों को बाहर निकालनेवाले सबसे शक्तिशाली अंग लिवर और लिवर मेरिडियन में 'की' के प्रवाह को नियमित करता तथा सशक्त बनाता है। इस प्वॉइंट पर दबाव देने से अत्यधिक शारीरिक श्रम के कारण गॉल ब्लैडर और लिवर मेरिडियंस में हुई क्षति को नियंत्रित करने में मदद मिलती है, जिससे मोच और ऐंठन पैदा हो सकते हैं।

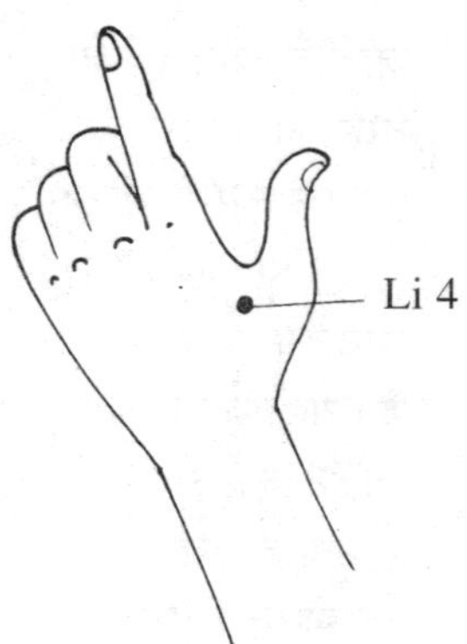

'Sunny side of the Mountain' नामक प्वॉइंट GB–34 घुटने के बाजू में हड्डी के उभार के नीचेवाले गड्ढे पर स्थित है। यह वायु विकार दूर करता है, नमीयुक्त ऊष्मा को साफ करता है और लिवर के 'यिन' को उद्दीप्त करता है। चूँकि लिवर यिन जोड़ों का पोषण करता है, इस प्वॉइंट पर दबाव देने से जोड़ों की गतिशीलता में सुधार होता है। घुटने के अत्यधिक दर्द, मांसपेशियों में तनाव आदि में राहत देता है।

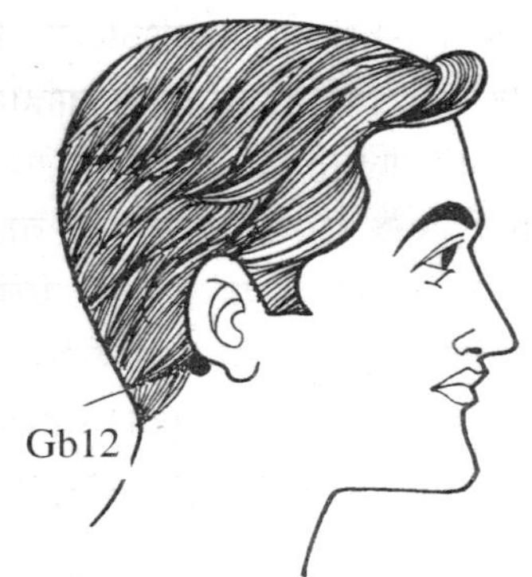

'Jumping Circle' नामक प्वॉइंट GB-30 हिप पेन में राहत देनेवाला सबसे महत्त्वपूर्ण प्वॉइंट है। पूरी टाँग और पीठ के निचले हिस्से में संचरण को उद्दीप्त करता है। इसे हिप और टेल बोन के बीच की एक-तिहाई दूरी पर नितंब पर ढूँढ़ा जा सकता है। इसे पर्याप्त प्रेशर के साथ, जरूरी होने पर अपनी कोहनी से दबाया जाना चाहिए। दबाव दोनों तरफ दिया जाना चाहिए।

'Support the Mountain' नामक प्वॉइंट B-57 आपके टखने की हड्डी और घुटने के पीछे मध्य के पास बिंदु के लगभग बीचोंबीच पिंडली की मांसपेशी के निचले बॉर्डर के पास बने अंग्रेजी अक्षर V के मध्य में स्थित है। यह प्रेशर प्वॉइंट टाँगों में दर्द और जकड़न को दूर करने में मदद करता है।

B-58 : यह प्वॉइंट B-57 से अँगूठे की चौड़ाई जितना नीचे और थोड़ा बाहर की ओर स्थित है। टाँगों में दर्द में राहत देता है।

GB-29 : इस प्वॉइंट की स्थिति जानने के लिए कमर की ऊँचाई पर अपनी बेल्ट के दोनों ओर हाथ रखिए। हाथों को हथेली की चौड़ाई जितना नीचे हिप बोन पर ले जाएँ। अँगूठों से दोनों तरफ दबाएँ। कूल्हे का दर्द दूर करने के लिए अति प्रभावी प्वॉइंट है।

'Outer Gate' नामक प्वॉइंट TW-5 कलाई की सलवटों से कोहनी की दिशा में करीब तीन अंगुल चौड़ाई ऊपर, कलाई के बाहरी (पिछले) हिस्से पर उलना और रेडियस बोंस के बीच स्थित है। इस प्वॉइंट पर करीब एक मिनट तक दबाव दीजिए। 'The Tripple Warmer Channel' बाँह के पीछे से कंधे और गरदन तक ऊपर जाता है, फिर एक चक्कर लगाकर गरदन की साइड में आ जाता है। बाँह, कंधे और गरदन से जुड़ी किसी भी तरह की समस्या के उपचार के लिए इस प्वॉइंट का व्यापक रूप से उपयोग किया जाता है।

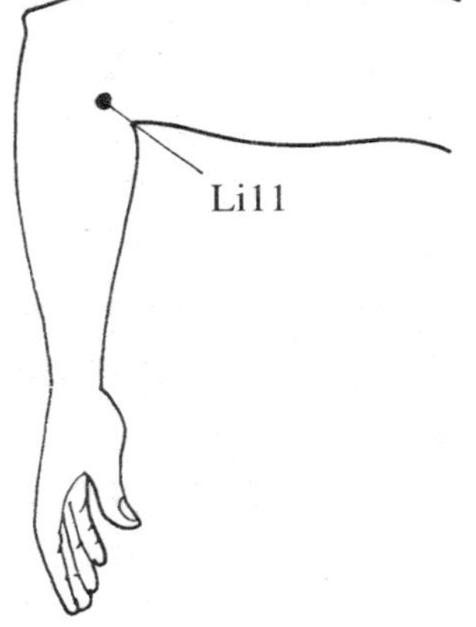

'Shoulder Well' नामक यह प्वॉइंट GB-21 गरदन और कंधे के बाहरी किनारे के बीचोंबीच स्थित है। यह प्वॉइंट अकसर बहुत कोमल होता है। इस प्वॉइंट को कंधे के दोनों ओर एक साथ दबाया जा सकता है। जब आप विभिन्न बिंदुओं पर दबाव दे रहे हों, उस समय अगर रोगी धीमी और गहरी साँसें

ले, तो यह और ज्यादा लाभ पहुँचाता है। यह प्वॉइंट फेफड़ों (शरीर का ऊपरी भाग) में 'ची' के सामान्य प्रवाह को बहाल करता है। कंधे में तनाव, घबराहट और थकान दूर करता है। गर्भवती महिलाओं को यह प्वॉइंट नहीं दबाना चाहिए।

'Heavenly Rejuvenation' अर्थात् TW-15 कंधों के टॉप से आधा इंच नीचे, गरदन के बेस और कंधों के बाहरी भाग के बीचोंबीच स्थित है। यह मांसपेशियों के तनाव, अकड़ी हुई गरदन और कंधों के दर्द से राहत देता है।

'Outer Arm Bone' अर्थात् LI-14 कंधे के टॉप से कोहनी के बीच ऊपर से एक-तिहाई दूर ऊपर आर्म की बाहरी सतह पर स्थित है। बाँह में दर्द, कंधे में तनाव और अकड़ी हुई गरदन में राहत देता है।

उस रोग के उपचार के लिए रिफ्लेक्सोलॉजी का उपयोग करते हुए, चूँकि यह रोग सीधे ब्रेन और नर्वस सिस्टम से जुड़ा हुआ है, ब्रेन, वर्टिकल कॉलम, हृदय, लिवर, गुरदे, फेफड़े जैसे अति महत्त्वपूर्ण अंगों तथा पिट्युइटरी, एड्रेनल्स, थायरॉइड पैरा-थायरॉइड जैसी अंतःस्रावी ग्रंथियों और साथ ही लिंफ ग्लैंड्स, स्केप्युला ब्लेड्स टखनों पर स्थित प्रेशर प्वॉइंट्स (जहाँ टाँग पैर से मिलती है, उस क्षेत्र पर और उसके आसपास के) पर दिन में कम-से-कम एक बार और अगर जकड़न और दर्द ज्यादा है तो करीब एक महीने तक, शुरुआत के 3-4 दिनों में दिन में दो बार और उसके बाद दिन में एक बार और फिर हफ्ते में दो या तीन बार अच्छे से दबाव देना चाहिए। ऊपर बताए गए विभिन्न अंगों से संबंधित रिफ्लेक्स प्वॉइंट्स की स्थिति जानने के लिए कृपया पुस्तक के अंत में दिए गए हथेलियों और तलवों के चित्र देखें।

प्रश्न 30 : क्या एक्यूप्रेशर हमारे प्रतिरक्षण तंत्र (इम्यून सिस्टम) को उद्दीप्त करने और विषैले पदार्थों को शरीर से बाहर कर देने में किसी तरह से उपयोगी हो सकता है?

उत्तर : हाँ, बहुत से रोगों में एक्यूप्रेशर डीटोक्सिफिकेशन और प्रतिरक्षण तंत्र के उद्दीपन में व्यापक रूप में उपयोगी पाया गया है। वास्तव में, गुरदे, लिवर, फेफड़े, बड़ी आँत, हमारा लिंफेटिक सिस्टम और त्वचा ऐसे प्रमुख अंग हैं, जो विषैले पदार्थों को शरीर से बाहर निकालने में हमारी मदद करते हैं। इन सबसे संबंधित रिफ्लेक्स प्वॉइंट्स को हमारी हथेलियों और तलवों पर आसानी से ढूँढ़ा जा सकता है। हमारे प्रतिरक्षण तंत्र को सशक्त बनाने के अतिरिक्त हम उससे एक और लाभ उठा सकते हैं और वह है विषैले पदार्थों को शरीर से बाहर निकाल कर वजन घटाना। इसके अतिरिक्त, अगर हम एड्रेनल ग्लैंड्स से संबंधित रिफ्लेक्स पॉइंट, जो पैर की बॉल के ठीक नीचे स्थित है, को दबाएँ तो वह तनाव के मामले में मिल रहे प्रतिसाद को नियंत्रित करता है। शरीर के विषैले पदार्थ बाहर निकालने में एड्रेनल्स अत्यंत मददगार होते हैं।

प्रश्न 31 : क्या एक्यूप्रेशर चिकित्सा पद्धति सीखने और प्रैक्टिस करनेवाले व्यक्ति के लिए विशेष शक्तियाँ या बहुत गहन प्रशिक्षण जरूरी होता है ?

उत्तर : यह कहना सही नहीं है कि एक्यूप्रेशर चिकित्सा पद्धति सीखने के इच्छुक व्यक्ति के पास कुछ विशेष शक्तियाँ होना या उसे व्यापक प्रशिक्षण लेना जरूरी है। जरूरत सिर्फ इस बात की है कि आपके मन में यह स्पष्ट होना चाहिए कि कहाँ दबाव देना है, कितने समय तक और कितनी ताकत से दबाव देना है। आमतौर से किसी कुशल प्रोफेशनल के संरक्षण में हल्के से लेकर मध्यम दरजे तक का दबाव दिया जाना चाहिए। इसके अतिरिक्त, आप जो कुछ कर रहे हैं, उसे लेकर आपमें आत्मविश्वास होना चाहिए परंतु अति आत्मविश्वास भी ठीक नहीं होगा। अपने परिवार में किसी सदस्य या मित्र की मदद करने के उद्देश्य से उन प्वॉइंट्स पर दबाव देने, के लिए किसी विशेषीकृत प्रशिक्षण की जरूरत नहीं है। जिनके बारे में पहले ही बताया जा चुका है, परंतु जटिल रोगों की चिकित्सा या स्वतंत्र रूप से एक्यूप्रेशर रिफ्लेक्सोलॉजी के प्रोफेशनल इस्तेमाल के लिए विशेष प्रकार का प्रशिक्षण आवश्यक होगा।

प्रश्न 32 : एक्यूप्रेशर से अधिकतम लाभ उठाने के लिए क्या कुछ प्रेशर प्वॉइंट्स निर्धारित किए जा सकते हैं, जिन पर रोज दबाव दिया जा सके ? उनकी स्थित और उपयोगिता के बारे में भी बताएँ।

उत्तर : हमारे पूरे शरीर पर बहुत सुविधाजनक स्थलों पर मौजूद कुछ प्रेशर प्वॉइंट्स के जरिए एक्यूप्रेशर का अधिकतम लाभ देने के लिए 12 मास्टर प्वॉइंट्स को दबाने का दैनिक कार्यक्रम तैयार किया जा सकता है। प्रत्येक प्वॉइंट्स पर 30 सेकेंड्स से लेकर एक मिनट तक हल्का मध्यम स्तर का दबाव दिया जा सकता है। इस तरह निर्धारित दैनिक वर्कआउट पूरा करने के लिए इन महत्त्वपूर्ण प्वॉइंट्स तक पहुँचने में लगनेवाले समय सहित आपको अधिक-से-अधिक 20 मिनट लगेंगे और आप स्वयं देख सकेंगे कि आपको कितना फायदा हुआ है। उनका आसानी से पता लगाने के लिए इन प्वॉइंट्स को सामने दिए गए चित्रों में दरशाया गया है।

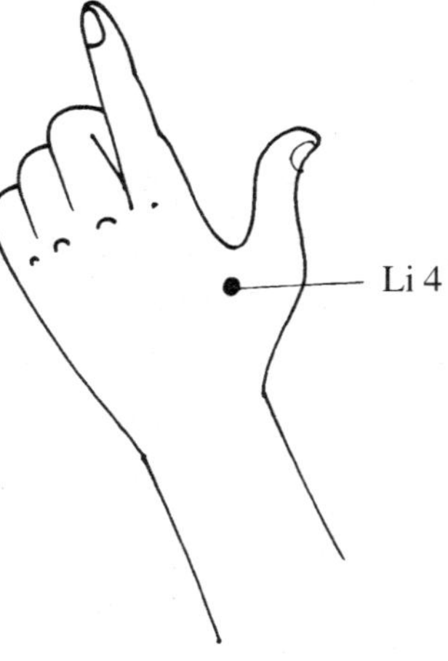

संख्या 1 : Li-4, जिसे 'एडजॉइनिंग वैली' के नाम से भी जाना जाता है, उस सलवट पर स्थित है, जो अँगूठे और तर्जनी को मिलाने से बनती है। बाएँ हाथ पर दबाव दाहिने हाथ से तथा बाएँ हाथ के अँगूठे और तर्जनी द्वारा दाहिने हाथ पर दबाव

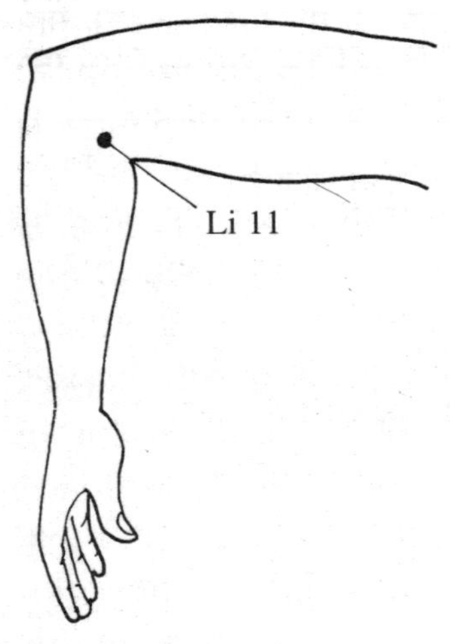

दिया जा सकता है। उसे सिरदर्द और शरीर के अन्य भागों में दर्द दूर करने, मांसपेशियों के तनाव को दूर करने तथा शरीर के निचले और ऊपरी भाग में ऊर्जा का प्रवाह संतुलित करने के लिए भी सबसे प्रभावी एक्यूप्रेशर एवं एक्यूपंक्चर प्वॉइंट्स में से एक माना जाता है। यह बाउल मूवमेंट को भी सक्रिय करता है। गर्भवती महिलाओं को यह प्वॉइंट नहीं दबाना चाहिए क्योंकि इससे गर्भपात हो सकता है।

संख्या 2 : 'पूल एट दि क्रुक' नाम से ज्ञात LI–11, अपने कंधे को छूने के लिए अपना हाथ मोड़ते समय बननेवाली सलवट के बाहरी सिरे पर स्थित है। जो हाथ खाली है, उससे बारी–बारी से दोनों हाथों पर दबाव दीजिए। दबाने पर यह प्वॉइंट बहुत संवेदनशील हो जाता है इसलिए भरसक सावधानी बरती जानी चाहिए। यह शरीर से अत्यधिक गरमी और नमी दूर करने तथा कोहनी, बाँह और कंधों में दर्द दूर करने के लिए भी बहुत उपयोगी है। एलर्जी दूर करने और टेनिस एल्बो के उपचार के लिए भी यह एक महत्त्वपूर्ण प्वॉइंट है।

संख्या 3 : 'थ्री यिन मीटिंग पॉइंट' नामक SP–6 टखने की हड्डी से ऊपर, टाँग के भीतरी और पृष्ठ भाग की दिशा में स्थित है। इसकी ठीक–ठीक स्थिति टखने की हड्डी से चार अंगुल ऊपर है। जैसा कि इसके नाम से स्पष्ट है कि यह सबसे महत्त्वपूर्ण प्रेशर प्वॉइंट्स में से एक है क्योंकि यह एक साथ तीन मेरिडियंस अर्थात् तिल्ली, लिवर और गुरदे की 'यिन' को पुष्ट करता है। इसे नारी अंगों को नियमित करनेवाला 'मास्टर पॉइंट' भी माना जाता है और इसीलिए मासिक धर्म को नियमित करने, मोच में आराम पहुँचाने, रजोनिवृत्ति को सुगम बनाने इत्यादि के लिए उपयोगी है। गर्भवती महिलाओं को इस प्वॉइंट का उपयोग नहीं करना चाहिए।

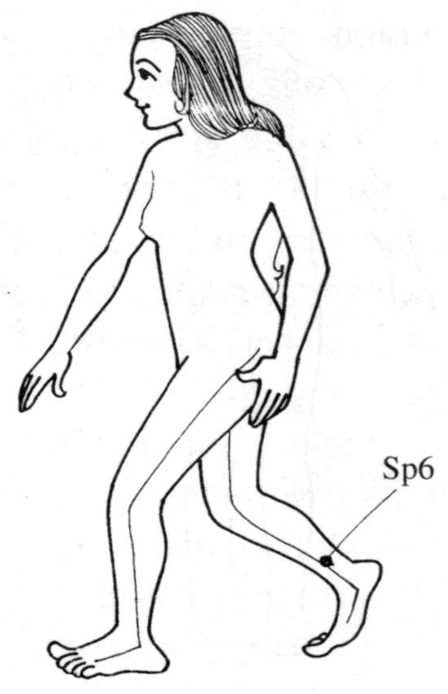

संख्या 4 : ST–36 (नी–कैप) से चार अंगुल नीचे की ओर स्थित है। इस प्वॉइंट को

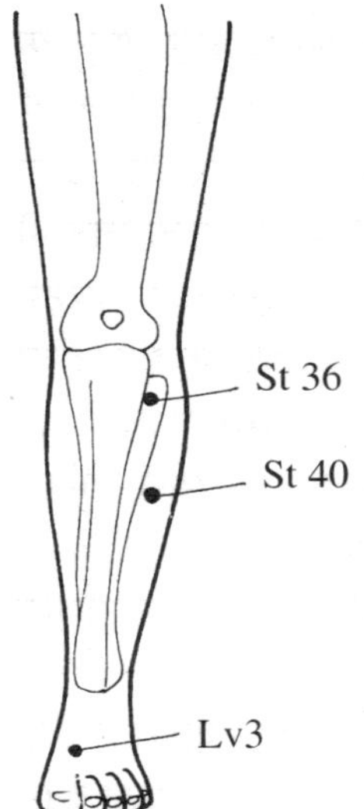

दूसरे पैर की एड़ी से भी दबाया जा सकता है। Sp-6 के साथ उपयोग किए जाने पर शक्ति प्रदान करने के लिए वह 'ची और रक्त', दोनों को टोन अप करता है। इस मास्टर प्वॉइंट को थ्री माइल फुट के नाम से भी जाना जाता है।

संख्या 5 : 'बिगर रशिंग' के नाम से ज्ञात LV–3 पैर के अँगूठे और इसके पासवाली उँगली के संधि–स्थल पर स्थित है। यह प्वॉइंट अकसर बहुत संवेदनशील पाया गया है, इसलिए शुरुआत हल्के दबाव से करें और उसे धीरे–धीरे मध्यम दरजे तक ले जाएँ। अगर इस प्वॉइंट पर दबाव दोनों पैरों पर एक साथ दिया जाए तो बेहतर होगा। यह शरीर में 'ची' की निश्चलता को रोकता है तथा तनाव दूर करने और प्रतिरक्षण तंत्र को मजबूत बनाने में बहुत मदद करता है। इस प्वॉइंट के महत्त्व के बारे में बोलते हुए कभी–कभी कुछ सुविख्यात एक्यूप्रेशर/एक्यूपंक्चर चिकित्सक कहते हैं कि अगर आप से शरीर के केवल एक प्वॉइंट को दबाने के लिए कहा जाए, तो इसी प्वॉइंट को दबाएँ।

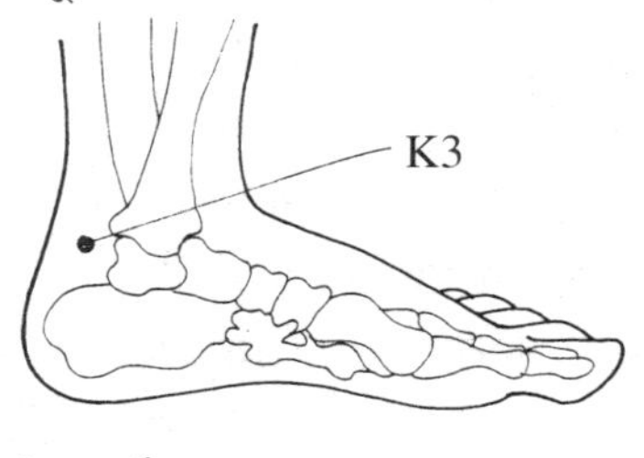

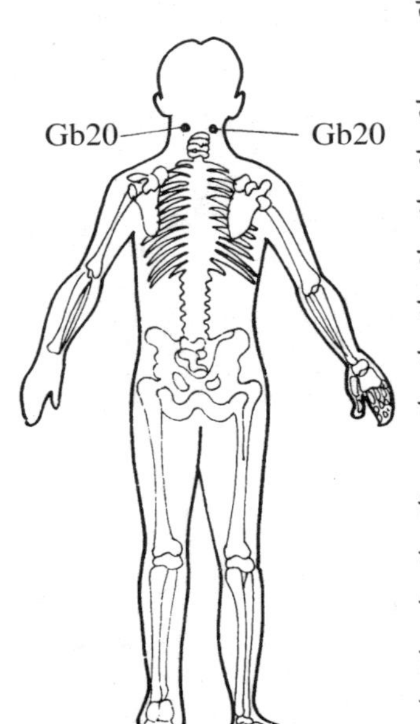

संख्या 6 : Kd–3 टखने के पिछले सिरे पर टखने की हड्डी और एकिलिस टेंडन (नस) के बीच स्थित है। इस प्वॉइंट को 'सुप्रीम स्ट्रीम' के नाम से जाना जाता है। इसे पूरे शरीर के 'यिन और यांग' की जड़ के रूप में जाना जाता है। और किडनी मेरिडियन के मामले में यह मुख्यत: स्रोत बिंदु माना जाता है। इस प्वॉइंट का इस मेरिडियन और पूरे शरीर पर एक जबरदस्त टोनीफाइंग प्रभाव पड़ता है।

संख्या 7 : B-23 यह पॉइंट, जो गुरदे से संबंधित है, आपकी नाभि के स्तर से ऊपर और पीठ के केंद्र के नीचे मेरुदंड के दोनों ओर डेढ़ इंच की दूरी पर स्थित है। आपकी पीठ पर मेरुदंड के दोनों ओर स्थित इन प्वॉइंट्स को हाथों की सहायता से आसानी से उद्दीप्त किया जा सकता है। Kd-3 के साथ मिलकर

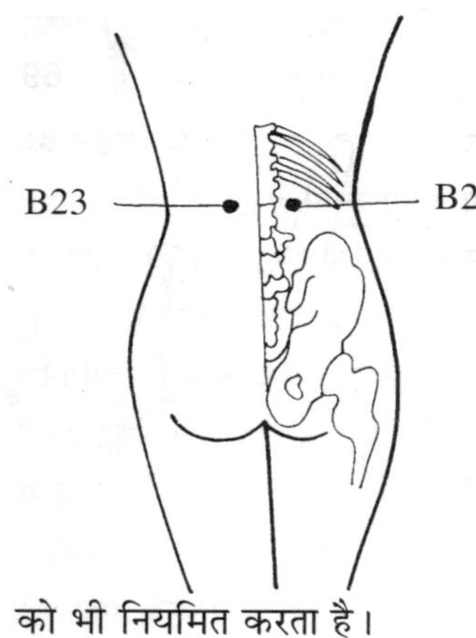

यह प्वॉइंट गुरदे की 'ची' को तेजी से टोन अप करता है।

संख्या 8 : Gb-20 'विंड पूल' भी कहा जाता है, खोपड़ी के बेस पर, गरदन की हेयरलाइन से अँगूठे की चौड़ाई जितना ऊपर, आपकी गरदन की वर्टेब्रा के दोनों ओर बने गड्ढों पर स्थित है। दोनों हाथों के अँगूठों की सहायता से आसानी से साथ-साथ दबाव दिया जा सकता है। यह प्वॉइंट गरदन की अकड़न, सिरदर्द, कंधे में दर्द/भारीपन आदि में बहुत उपयोगी है तथा ऊर्जा के आंतरिक प्रवाह को भी नियमित करता है।

संख्या 9 : सी ऑफ ब्लड, SP-10 जाँघ की मांसपेशी के अग्रवर्ती उभार पर, घुटने से दो अँगूठे जितनी चौड़ाई ऊपर स्थित है। यह प्वॉइंट रक्त को निश्क्रिय होने से, विशेष रूप से निचले उदर-क्षेत्र में रोकता है। यह प्वॉइंट त्वचा के पोषण में भी विशेष रूप से उपयोगी है।

संख्या 10 : ST-40 पैर के बाहरी ओर की टखने की हड्डी और घुटने के मध्यभाग के बीचोंबीच स्थित है। टिबिआ का पता लगाएँ और हड्डी से दो अँगूठे की चौड़ाई जितना बाहर की ओर जाएँ। यह श्लेष्मा (म्यूकस) और कंजेश्चन को कम करने में बहुत मददगार है।

संख्या 11 और 12 : चित्र में दिखाए गए अनुसार अतिरिक्त प्वॉइंट्स ये कलाई की सलवटों और कोहनी की सलवटों के बीच कलाई (फोरआर्म्स) के मध्य भाग में स्थित हैं। जहाँ दाहिनी भुजा पर स्थित प्वॉइंट ऊर्जा के क्षय को रोकता है, बाईं भुजा के मध्य बिंदु से करीब एक अँगूठे की चौड़ाई जितना नीचे (कलाई की ओर) स्थित प्वॉइंट (जिसे PC-4 भी कहा जाता है) हृदय को उद्दीप्त करने में बहुत मददगार पाया गया है।

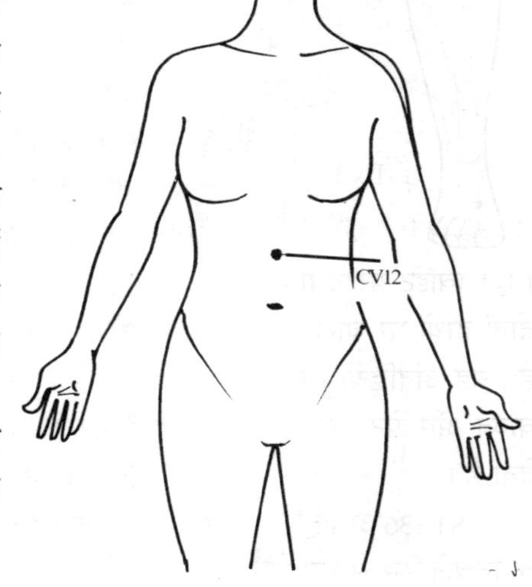

प्रश्न 33 : क्या एक्यूप्रेशर अम्लता (एसिडिटी) को नियंत्रित करने में मदद कर सकता है?

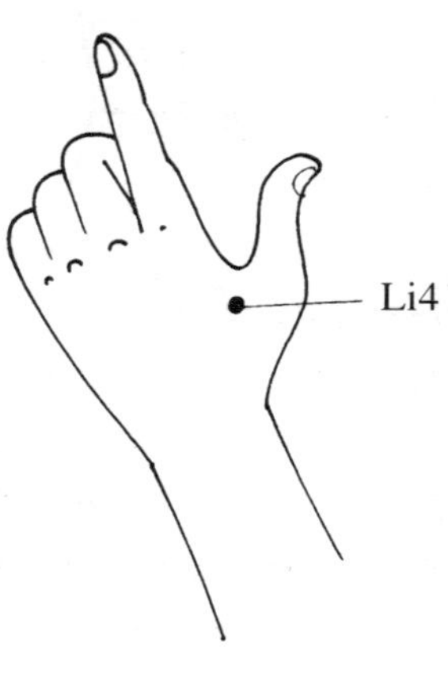

उत्तर : इस लक्षण के उपचार के बारे में कुछ कहने से पहले बेहतर यह होगा कि हम उसके कारण के बारे में कुछ जानें, ताकि जहाँ तक संभव हो, उन कारकों से बचकर हम एसिडिटी पैदा ही न होने दें।

बहुत से लोग एक या अधिक लक्षणों, उदाहरण के लिए गैस बनने, डकार, उदर-वायु और ग्रासनली (इसोफेगस) के क्षेत्र में जलन से पीड़ित रहते हैं। इसके कारणों की ओर नजर डालने पर हम आसानी से कह सकते हैं कि गलत खानपान इसका मुख्य कारण हो सकता है। कुछ लोग किसी विशेष प्रकार के या मिर्च मसालेवाले भोजन या तले हुए व्यंजनों के प्रति संवेदनशील हो सकते हैं। इस समस्या को बदतर बनाने का एक और कारक तनाव भी हो सकता है। किसी एंटेसिड या अन्य चिकित्सकीय उपाय का सहारा लेने की बजाय हमारा दीर्घकालिक लक्ष्य खानपान में सुधार होना चाहिए।

St36

Lv3

सौभाग्य से तनाव को कम करने में एक्यूप्रेशर और रिफ्लेक्सोलॉजी की एक बड़ी भूमिका है। लिवर, उदर, बड़ी तथा छोटी आँतें, ग्रासनली आदि से संबंधित रिफ्लेक्स प्वॉइंट्स पर दबाव देने से शुरुआत करें। इन क्षेत्रों की नजदीकी स्थिति पुस्तक के अंत में दिए गए रिफ्लेक्सोलॉजी चार्ट से जानी जा सकती है।

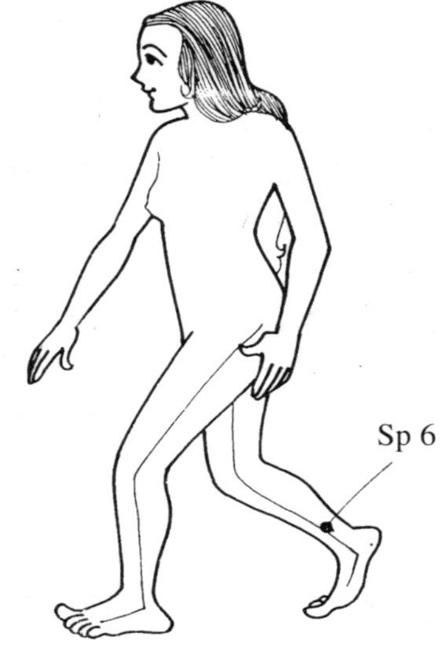

तर्जनी और अँगूठे के संधि स्थल पर स्थित LI-4 प्वॉइंट पर दबाव दीजिए। इस प्वॉइंट को दोनों हाथों पर बारी-बारी से दबाया जा सकता है। यह अंतड़ियों की सक्रियता बढ़ाता है तथा कब्ज और पेट फूलने की स्थिति में भी राहत देता है।

ST-36 अर्थात् 'थ्री माइल पॉइंट' जिसे घुटने के निचले सिरे से चार अंगुल नीचे तथा शिन बोन से एक अंगुल बाहरी ओर आसानी से खोजा जा

सकता है, एक 'गेस्ट्रोइंटेस्टाइनल टॉनिक' के रूप में कार्य करता है। यह कब्ज दूर करता है, गैस बनने और पेट फूलने से भी बचाता है। इस प्वॉइंट पर 30 से लेकर 60 सेकेंड्स तक दबाव दीजिए।

इसके बाद तिल्ली, लिवर और गुरदों के मेरिडियंस के संधिस्थल पर स्थित प्वॉइंट SP-6 पर जाइए। यह टखने की हड्डी से ऊपर, आपकी टाँग के भीतरी भाग में स्थित है। गर्भवती महिलाओं के लिए इस प्वॉइंट को दबाना वर्जित है।

LV-3 एक और प्रेशर प्वॉइंट है। जो तनाव दूर करने में बहुत लाभदायक पाया गया है। यह पैर के अँगूठे और उसके पासवाली उँगली के बीच स्थित है तथा पेट फूलना, मतली, उलटी और पेटदर्द जैसे विकारों को दूर करता है।

CV-12 ब्रेस्ट बोन और नाभि के बीच स्थित यह प्वॉइंट अपच सीने में जलन और पेटदर्द दूर करने में सहायक होता है।

प्रश्न 34 : एलर्जी दूर करने में एक्यूप्रेशर किस तरह सहायक हो सकता है ?

उत्तर : किसी पदार्थ के प्रति संवेदनशील होने को 'एलर्जी' कहा जा सकता है। कारण कोई विशिष्ट खाद्य पदार्थ, जैसे केला या अंडा, धूल, पराग, पालतू जानवर के बाल या किसी खास तरह का कपड़ा, कुछ भी हो सकते हैं। यहाँ तक कि एक छोटा सा कण भी एलर्जिक रिएक्शन पैदा कर सकता है, जिसके परिणामस्वरूप नाक बहना, छींक, आँखें लाल होना, साँस लेने में परेशानी, मोच और बुखार जैसी समस्याएँ हो सकती हैं। आमतौर पर, हमारा प्रतिरक्षण तंत्र हिस्टेमाइन नामक रसायन रिलीज करके स्वयं ही इनसे निपटने की कोशिश करता है।

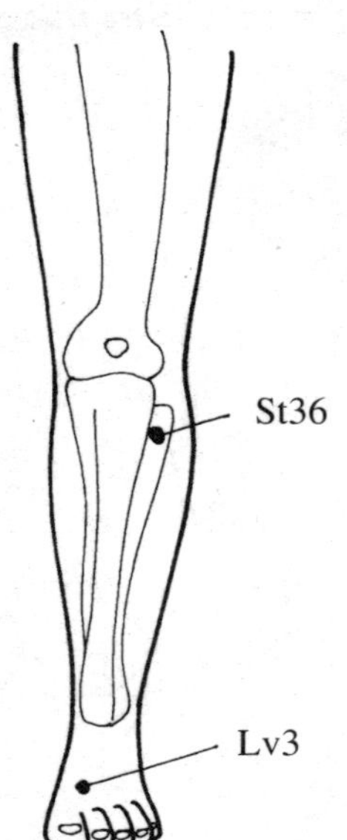

एलर्जी के कई लक्षणों से छुटकारा पाने के लिए एक्यूप्रेशर एक प्रभावी तरीका है। शरीर में ऊर्जा के प्रवाह को संतुलित करके ऐसा किया जाता है। प्रेशर थेरेपी हमारे तंत्र को इतना सशक्त बना सकती है कि एलर्जिक प्रतिक्रिया दोबारा न होने पाए। जल्द आराम पाने के लिए हम नीचे वर्णित प्वॉइंट्स में से एक या अधिक प्वॉइंट्स

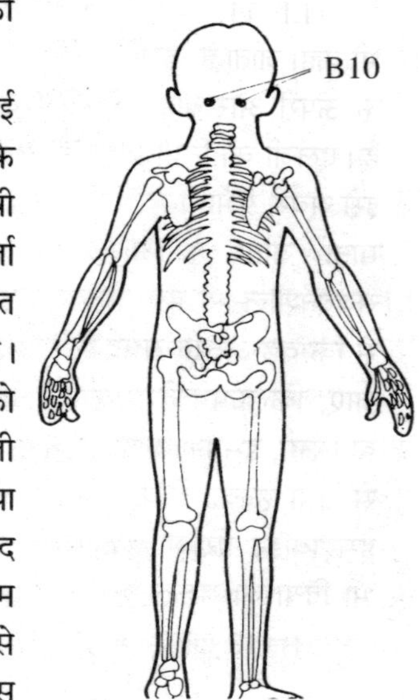

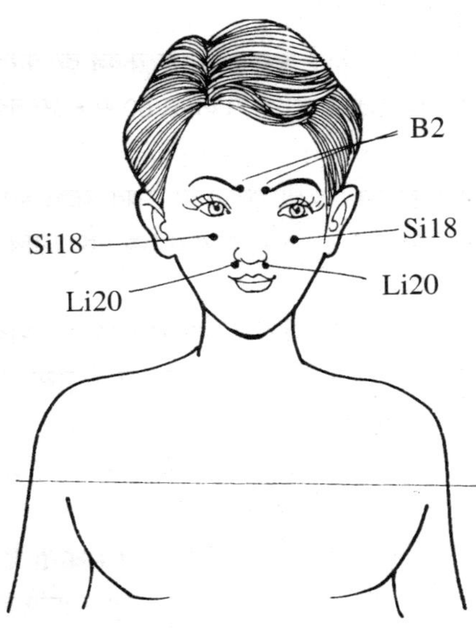

का उपयोग कर सकते हैं।

LV-3 पैर के ऊपरी भाग में अँगूठे और उसके पासवाली उँगली के बीच की घाटी पर स्थित है। उसपर करीब 30-45 सेकेंड्स तक दबाव दीजिए। यह क्रिया सभी प्रकार की एलर्जिक प्रतिक्रिया, विशेष रूप से लाल आँखें और न्यूरोम स्क्युलर विकारों में आराम पहुँचाती है।

LI-4 'एंटी हिस्टेमाइन पॉइंट' माना जाता है। यह आपके अँगूठे और तर्जनी के संधिस्थल के मध्य में स्थित है। इसे दबाएँ और धीरे-धीरे दबाव कम करें। दोनों हाथों पर बारी-बारी से 60 सेकेंड्स तक यही क्रिया 3-4 बार दोहराएँ। प्रसव के समय पीड़ा बढ़ाने के लिए इसका सफलतापूर्वक उपयोग किया जा सकता है, गर्भवती महिलाओं को इस प्वॉइंट का उपयोग नहीं करना चाहिए।

TW-5 को कलाई की सलवटों से दो अंगुल ऊपर, फोरआर्म के ऊपरी भाग पर पाया जा सकता है। यह हमारे प्रतिरक्षण तंत्र को सशक्त बनाकर एलर्जी से राहत दिलाता है।

LI-11, जिसे 'क्रुकेड पॉन्ड' भी कहा जाता है, कोहनी की सलवटों के ऊपरी और बाहरी सिरे पर स्थित है। एलर्जी को नियंत्रित करने के लिए इसे सबसे प्रभावी प्वॉइंट्स में से एक माना जाता है और यह अति संवेदनशील भी है, इसलिए इस डर से कि वह अत्यंत संवेदनशील न बन जाए, कि कपड़े के स्पर्श से भी दर्द होने लगे, इसपर दबाव पूरी सावधानी से तथा हल्का दिया जाना चाहिए। इस प्वॉइंट पर मालिश जैसा दबाव भी दिया जा सकता है।

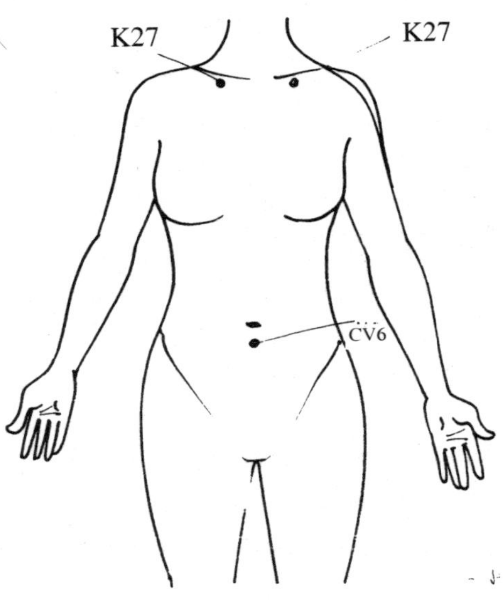

B-10 खोपड़ी के बेस से करीब

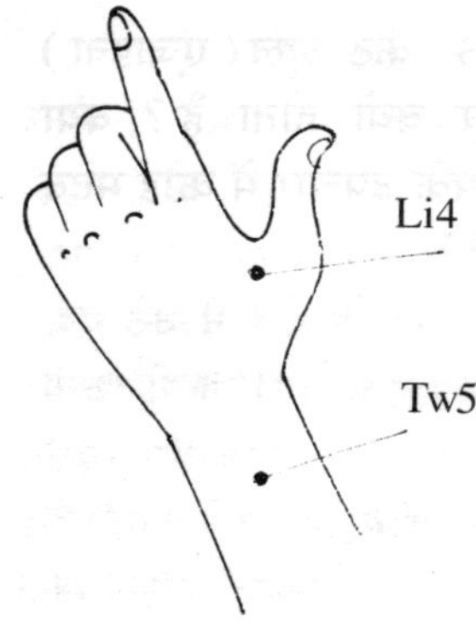

डेढ़ इंच नीचे, मेरुदंड के दोनों ओर आधा इंच की दूरी पर स्थित है। इसे 'हेवनली पिलर्स' का नाम दिया गया है और यह सूजी हुई आँखें, सिरदर्द, थकान जैसे एलर्जिक रिएक्शंस से छुटकारा दिलाता है। अपनी उँगलियों को सिर के पीछे फँसाकर, गरदन पर पकड़ बनाते हुए इस प्वॉइंट पर करीब एक मिनट तक दृढ़ता से सधा हुआ प्रेशर दिया जा सकता है।

K-27 ब्रेस्टबोन की बाजू में, कॉलरबोन के नीचे हॉलो में स्थित है। यह छाती में जकड़न, साँस फूलना, दमा, गल-शोथ (सोर थ्रोट) आदि के रूप में प्रकट हुई एलर्जी को दूर करने में सहायक है। इसे 'एलीगेंट मेंशन' नाम दिया गया है।

बी-2 : 'गेदर्ड बेंबू' के नाम से ज्ञात, नाक के ब्रिज के पास, छोटी खाली जगह में, आई सॉकेट्स के भीतरी सिरे पर स्थित है। यह सिरदर्द, साइनस कंजेश्चन और एलर्जी के अन्य लक्षणों को दूर करने में सहायक है।

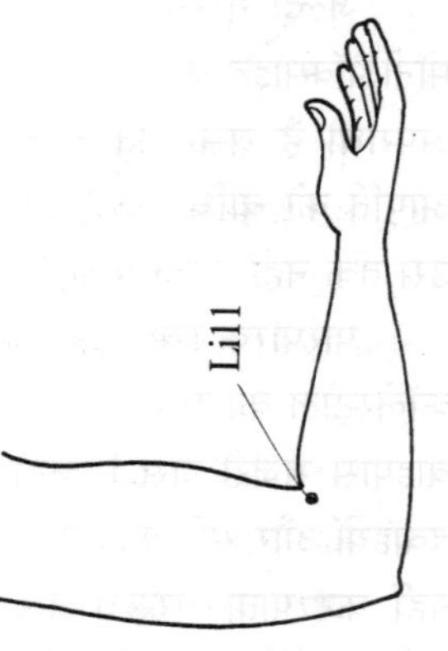

LI-20 आपके ऊपरी होंठ से ऊपर, नथुनों के ठीक नीचे दोनों ओर स्थित है। दोनों हाथों की तर्जनी से आँखों की दिशा की ओर एक साथ दबाव दीजिए। वेलकम फ्रेगरेंस के नाम से ज्ञात, यह प्वॉइंट नाक से जुड़ी एलर्जीज विशेष रूप से स्टफी नोज और साइनस में अत्यधिक लाभदायक है। एक मिनट तक दबाव दिया जा सकता है।

SI-18 एक और महत्त्वपूर्ण प्वॉइंट है, जिससे खास तौर पर साइनस कंजेश्चन से छुटकारा पाने के लिए, अधिकतम लाभ उठाया जा सकता है। 'चीक बोन क्रेविस' नामक यह पॉइंट, जैसा कि इसके नाम से जाहिर है, गाल की हड्डी के मध्य में स्थित है और उसे चीक बोन के ठीक नीचे, दोनों हाथों की तीन उँगलियाँ रखकर और अपने चेहरे को उँगलियों में धँसाते हुए एक मिनट तक दबाव दिया जा सकता है।

'सी ऑफ इनर्जी' के नाम से ज्ञात CV-6 नाभि से दो अंगुल नीचे स्थित है। यह कब्ज, गैस, थकान, कमजोरी, आदि के बाद होनेवाली एलर्जी से छुटकारा दिलाता है।

ST-36 एलर्जी रोकने और उससे आराम दिलाने के लिए पूरे शरीर को सशक्त बनाता है। इसे थ्री माइल प्वॉइंट कहा जाता है।

नोट: यह जरूरी नहीं कि सभी पॉइंटस एक ही बैठक में दबाए जाएँ। उपलब्ध समय के अनुसार आप एक समय में दो या तीन पॉइंट्स का उपयोग कर सकते हैं।

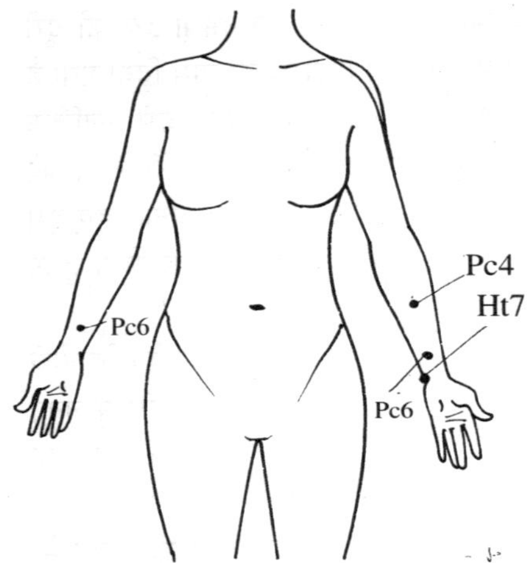

प्रश्न 35 : कंठ-शूल (एंजाइना) क्या है और क्यों होता है? क्या एक्यूप्रेशर इसके उपचार में कोई मदद कर सकता है?

उत्तर : सीने के क्षेत्र में उठे दर्द, जो कंधे, बाईं भुजा और कभी-कभी कनिष्ठा के सिरे तक फैल जाता है। इसे एंजाइना कहते हैं। यह हृदय की ओर जाने वाली धमनियों में किसी अवरोध या उनके सिकुड़ने की वजह से हृदय की मांसपेशी तक पर्याप्त मात्रा में ऑक्सीजन न पहुँच पाने के कारण होता है।

जल्दी गुस्सा आना, आलस्य (व्यायाम न करना), धूम्रपान (जो रक्त में कार्बन मोनोऑक्साइड का स्तर बढ़ा देता है) इस रोग का एक कारण हो सकता है। परंतु मुख्य अपराधी है वसायुक्त भोजन, क्योंकि उससे रक्तवाहिकाएँ सँकरी हो कर रक्त की आपूर्ति को बाधित करती हैं और परिणामस्वरूप हृदय के लिए आवश्यक ऑक्सीजन उस तक नहीं पहुँच पाता।

पारंपरिक चिकित्सा विधियाँ तेज दवाओं से हृदय रोग का इलाज करती हैं जिससे कॉलेस्ट्रोल का स्तर कम और उच्च रक्तचाप नियंत्रित हो जाता है। एंजियोप्लास्टी और बाइपास सर्जरी जैसे विकल्प भी उपलब्ध हैं। परंतु, जोखिम और दुष्प्रभाव से भरपूर दवाइयों और सर्जिकल क्रियाविधियों पर भारी खर्च आता है, जिसे आम आदमी वहन नहीं कर पाता। रिसर्च ने दरशाया है कि एक्यूप्रेशर जैसे प्राकृतिक उपायों से दिल के दौरे का जोखिम काफी कम हो जाता है। **परंतु चेतावनी के तौर पर दो शब्द :** अगर एंजाइना अटैक या हृदय की दशा गंभीर हो, तो बिना वक्त गँवाए चिकित्सीय सहायता ली जानी चाहिए। एक्यूप्रेशर केवल एक निरोधक उपाय या प्राथमिक उपचार के तौर पर उचित है। फिर भी पारंपरिक चिकित्सा पद्धति के अंतर्गत चल रहे उपचार के साथ-साथ एक्यूप्रेशर चिकित्सा जारी रखने में कोई हानि नहीं है, क्योंकि वह रोगी/रोगियों के ठीक होने की गति में तेजी लानेवाला उपाय पाया गया है और

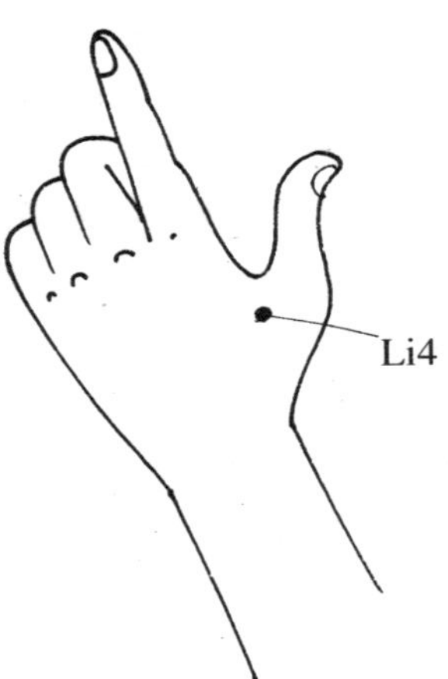

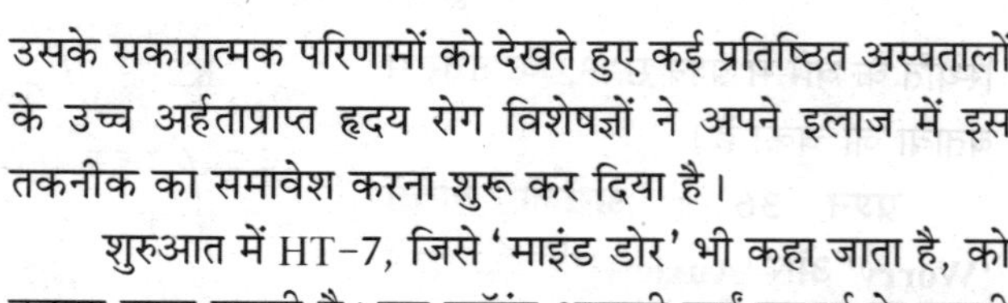

उसके सकारात्मक परिणामों को देखते हुए कई प्रतिष्ठित अस्पतालों के उच्च अर्हताप्राप्त हृदय रोग विशेषज्ञों ने अपने इलाज में इस तकनीक का समावेश करना शुरू कर दिया है।

शुरुआत में HT-7, जिसे 'माइंड डोर' भी कहा जाता है, को दबाया जाना जरूरी है। यह प्वॉइंट आपकी बाईं कलाई के बाहरी भाग की हड्डी के बगल में स्थित है। ठीक उसी क्षेत्र में, जहाँ हथेली और कलाई मिलते हैं। यह हार्ट मेरिडियन का स्रोत बिंदु है और अत्यधिक प्रभावी भी। यह न केवल हृदय का पोषण करता है, बल्कि मन को शांत करके भावनाओं को मधुर भी बनाता है।

PC-6 को 'हार्ट प्रोटेक्टर' के नाम से भी जाना जाता है। जैसा इसके नाम से जाहिर है, इस महत्त्वपूर्ण प्वॉइंट को दबाने से हृदय सशक्त बनता है। यह हृदय क्षेत्र में हो रहे दर्द और बेचैनी को भी दूर करता है। इसके अतिरिक्त, यह हृदय क्षेत्र में, ची और रक्त के प्रवाह को पहले की तरह सुगम बनाता है। दोनों हाथों पर स्थित इस प्वॉइंट पर मजबूती से, किंतु मध्यम दरजे का दबाव दीजिए, विशेष रूप से बाएँ हाथ पर इसकी अवधि एक समय में 30 सेकेंड्स है। दबाव धीरे-धीरे बढ़ाएँ और वैसे ही घटाएँ। दबाव को 2-3 बार दोहराया जा सकता है। इस प्वॉइंट की ठीक-ठीक स्थिति कलाई की हथेलीवाली दिशा में, कलाई की सलवटों से दो अँगूठों जितनी चौड़ाई ऊपर बाँह के मध्य में है।

सीने के क्षेत्र में किसी भी प्रकार की तकलीफ में PC-4 अत्यंत लाभदायक है। 'क्लेफ्ट गेट' के नाम से ज्ञात यह प्वॉइंट कोहनी की सलवटों और कलाई की सलवटों के बीचोंबीच स्थित है। इसकी ठीक-ठीक स्थिति जानने के लिए आपको उपरोक्त मध्यबिंदु से, कलाई की दिशा में एक अँगूठे की चौड़ाई जितना नीचे आना होगा। वास्तव में जब दर्द या तकलीफ ज्यादा हो तो यही वह प्वॉइंट है, जिसे सबसे पहले दबाया जाना चाहिए। दोनों बाँहों पर दबाव देना जरूरी है। धड़कन बढ़ जाने की स्थिति में भी यह प्वॉइंट मददगार पाया जा सकता है। दर्द बहुत ज्यादा होने पर इस प्वॉइंट पर मध्यम दरजे का दबाव 3-4 बार दोहराया जा सकता है।

इस सीटिंग का कोर्स पूरा करने के लिए LI-4 और LV-3 पर दबाव दीजिए। इन दोनों के मेल को 'फोर गेट्स' का नाम दिया गया है और हमारे भीतर शरीर में मेरिडियंस की पूरी रेंज में 'ची' को प्रवाहित करने की अपनी क्षमता के लिए जाना जाता है। हमारी अवरुद्ध ऊर्जा को मुक्त करके यह हमें शारीरिक और मानसिक, दोनों तरह से लाभ पहुँचाता है तथा हृदय को स्वस्थ बनाए रखने में भी लाभदायक है। इन प्वॉइंट्स की

स्थिति के बारे में प्रश्न सं. 32 के उत्तर में बताया जा चुका है।

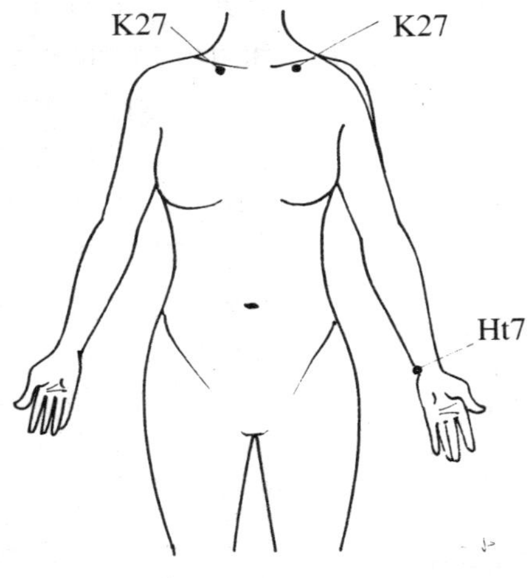

प्रश्न 36 : अंग्रेजी शब्दों 'Worry' और 'Anxiety' में क्या फर्क है? क्या इनसे छुटकारा पाने में एक्यूप्रेशर मदद कर सकता है ?

उत्तर : यह एक प्रमाणित तथ्य है कि शारीरिक कष्ट की अपेक्षा मानसिक तनाव ज्यादा ऊर्जा का उपभोग करता है। यह माना जाता है कि जरूरत से ज्यादा सोचने से हमारे शरीर में काफी ऊर्जा खर्च हो जाती है और वह शरीर को अत्यावश्यक 'ची' से भी वंचित कर देती है। दूसरी ओर, इस बात से भी इनकार नहीं किया जा सकता है कि चिंता (वरी) हमारे जीवन का एक स्वाभाविक अंग है और वह हमारे जीवन में आनेवाली चुनौतियों का सामना करने के लिए हमें तैयार करती है। वास्तव में एंग्जाइटी और वरी, दोनों एक-दूसरे से संबंधित हैं। जहाँ एंग्जाइटी हालिया घटनाओं पर अधिक केंद्रित होती है। चिंता का फोकस भविष्य होता है। एंग्जाइटी का दौरा पड़ने पर आपको ऐसा महसूस हो सकता है, जैसे आपका दिल डूब रहा हो, साँस फूलना और मानसिक अशांति अन्य लक्षण हो सकते हैं। Worry की स्थिति में आपकी ऊर्जा का क्षय होता है। एंग्जाइटी और वरी से कभी-कभी ऊर्जा तिल्ली और उदर मेरिडियंस में इकट्ठी हो जाती है, ये मेरिडियंस मानसिक गतिविधियों को शासित करते हैं। जब तक इन मेरिडियंस में 'ची' का संतुलन बना रहता है हम बेहतर ढंग से सोच पाते हैं, जीवन के महत्त्वपूर्ण पहलुओं पर पर्याप्त ध्यान दे पाते हैं, हमारा पाचन तंत्र भी मजबूत बना रहता है तथा आप और हम बेहतर ढंग से सोच सकते हैं तथा विश्लेषण कर पाते हैं। जैसे ही यह संतुलन बिगड़ता है, हमारी तर्कशक्ति क्षीण होने लगती है और वह

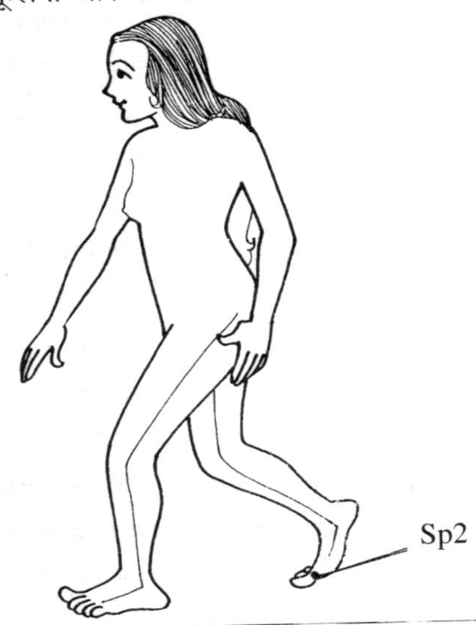

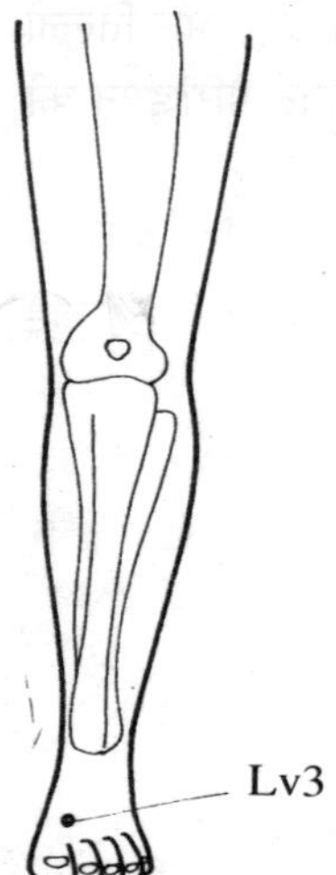

चिंता को जन्म देती है। उदर एवं तिल्ली से संबंधित मेरिडियंस में ची का असंतुलन हार्ट मेरिडियन में भी गड़बड़ी पैदा करता है। इंटरव्यू, परीक्षा, पहला भाषण आदि कुछ ऐसे उदाहरण हैं, जो हमारे जीवन में एंग्जाइटी के आम कारण होते हैं। उस घटना के हो चुकने पर वरी और एंग्जाइटी अपने आप खत्म हो जाती है। परंतु अगर एंग्जाइटी लंबे समय तक जारी रहती है और हमारे रोजमर्रा के कामकाज में दखल देने लगती है या संत्रास (पैनिक) के दौरों या भय (फोबिया) से जुड़ जाती है तो बिना समय गँवाए डॉक्टर की मदद ली जानी चाहिए। नीचे की गई चर्चा के अनुसार हमारी रुटीन दिनचर्या वरी और एंग्जाइटी में से अधिकांश पर एक्यूप्रेशर के उपयोग से काबू पाया जा सकता है:

GB-13 : भौंह के बाहरी सिरे पर जाइए और एक हथेली की चौड़ाई जितना ऊपर ठीक उस क्षेत्र तक जाइए, जहाँ से बाल शुरू होते हैं। यह प्वॉइंट मन को शांत करता है और एंग्जाइटी दूर करता है। इसे 'माइंड रूट' के नाम से जाना जाता है।

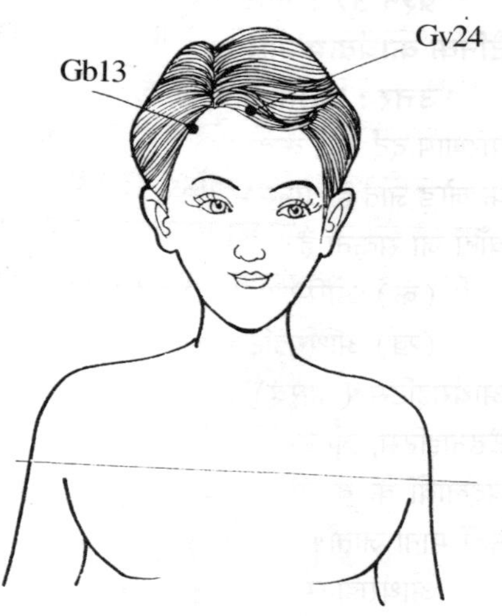

'माइंड कोर्टयार्ड' के नाम से ज्ञात यह प्वॉइंट माथे पर हेयरलाइन के ठीक भीतर की ओर स्थित है। यह भी मन को शांत करता है। करीब एक मिनट तक मध्यम दरजे का, किंतु मजबूती से दबाव दीजिए और फिर क्रमशः दबाव हटा लीजिए।

'माइंड डोर' नामक प्वॉइंट H-7 कलाई पर हार्ट मेरिडियन पर स्थित है तथा चिंता और भय कम करने के लिए बहुत प्रभावी प्वॉइंट माना जाता है। इसकी ठीक-ठीक स्थिति आपकी बाईं कलाई के बाहरी भाग में कलाई की सलवटों और उठी हुई हड्डी के बीच है। प्रेशर दोनों हाथों पर, हर हाथ पर 30 सेकेंड्स तक मजबूती से और धीरे-धीरे रिलीज करते हुए दिया जाना चाहिए।

K-27 कॉलरबोन के नीचे ब्रेस्टबोन के बाजू में बने गड्ढे पर स्थित है। यह बहुत सशक्त प्वॉइंट है तथा सिरदर्द, मानसिक तनाव, सामने आई स्थिति को ठीक से न समझ पाना, चिंता और धड़कन बढ़ने जैसे विकारों को दूर करने में मदद करता है। 'ग्रेट

मेट्रोपोलिस' नामक प्वॉइंट SP-2 पैर के भीतरी भाग में अँगूठे के बेस में स्थित बड़े संधिस्थल जोड़ (जॉइंट) पर स्थित है। यह बेचैनी दूर करता है तथा उदर और तिल्ली के मेरिडियंस में 'ची' के प्रवाह का नियमन करता है एवं इस तरह हार्ट मेरिडियन की भी मदद करता है।

LV-3 पैर के ऊपरी भाग में अँगूठे और उसके पासवाली उँगली के बीच में स्थित है। इस प्वॉइंट के महत्त्व के बारे में, जितना बताया जाए, वह कम होगा। यह निर्णय लेते समय होनेवाली चिंता और तनाव को दूर करता है। यह लिवर तथा 'ची' के सुगम प्रवाह का नियमन करता और लिवर को मजबूत भी बनाता है।

अगर समय हो तो उदर, लिवर, तिल्ली, रीढ़ की हड्डी का पूरा भाग, अर्थात् पैर के अँगूठों के ऊपरी भाग से लेकर एड़ी, चेस्ट एरिया, जिसमें विशेष जोर हृदय और फेफड़ों पर दिया जाए, से जुड़े रिफ्लेक्स एरियाज पर दबाव देने के लिए कुछ समय बिताएँ। पिट्यूइटरी थायरॉइड एवं एड्रेनल्स तथा डायफ्राम के आसपास के क्षेत्र पर भी दबाव दीजिए। इनसे संबंधित क्षेत्रों की स्थिति जानने के लिए पुस्तक के अंत में दिए गए चित्रों की मदद लें।

प्रश्न 37 : गठिया (आर्थराइटिस) क्या है ? क्या बहु-प्रचारित व्यायाम के दैनिक कार्यक्रम और एक्यूप्रेशर की मदद से उस पर काबू पाया जा सकता है ?

उत्तर : गठिया का अर्थ है जोड़ों में या उनके आसपास के क्षेत्र में सूजन, जिसका परिणाम दर्द और कड़ापन है। यद्यपि 100 से अधिक प्रकार के जोड़ ज्ञात हैं, फिर भी उनमें से अधिकांश को दो वर्गों में बाँटा जा सकता है:

(क) ओस्टियोआर्थराइटिस (ओ.ए.) तथा

(ख) आर्थराइटिस की सूजन वाली टाइप में रूमेटॉइड आर्थराइटिस (आरए) शामिल है, जबकि बर्साइटिस और टेंडनाइटिस, जो टूट-फूट (विअर एंड टिअर) से पैदा हुए बदलावों के कारण होते हैं, को आर्थराइटिस के दायरे में नहीं माना जाता।

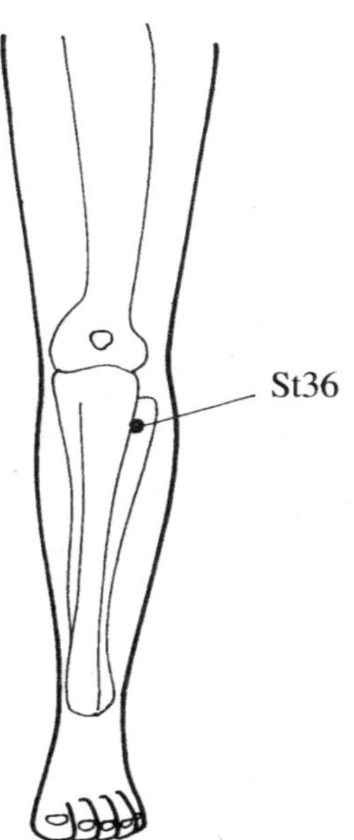

आर्थराइटिस एंड रूमेटिज्म नामक जर्नल में जुलाई 2002 में छपे एक अध्ययन के परिणाम इस बात की पुष्टि करते हैं, कि अगर आप चलें-फिरें नहीं तथा अपनी मांसपेशियों को मजबूत और जोड़ों को लचीला न बनाए रखें, तो आपकी गठिया संबंधी समस्याएँ और बढ़ जाएँगी। घुटने के ऑस्टियोआर्थराइटिस से पीड़ित 107 लोगों पर

किए गए अध्ययन के निष्कर्षों के बाद शोधकर्ताओं ने प्रतिभागियों से पूछा कि आर्थराइटिक समस्या के उग्र हो जाने के दौरान वे किस हद तक शारीरिक गतिविधियों से बचते हैं। शोधकर्ताओं का निष्कर्ष था कि जिन लोगों ने अपनी गतिविधियाँ बंद कर दी थीं, उनके पंगु होने की संभावना उन लोगों से ज्यादा थी जिन्होंने अपनी गतिविधियाँ जारी रखी थीं, भले ही कुछ परिवर्तनों के साथ ऐसा किया हो। एक और अध्ययन में शोधकर्ताओं ने पाया कि रूमेटॉइड आर्थराइटिस से पीड़ित उन महिलाओं की ऊर्वस्थि (फेमर बोन) भी अधिक ठोस और मजबूत थी जिनकी जाँघों की मांसपेशियाँ सबसे ज्यादा मोटी थीं। यह निष्कर्ष ऑस्टियोपोरोसिस से होनेवाले कष्टदायक फ्रेक्चर्स को रोकने की दृष्टि से मांसपेशियों और हड्डियों को सशक्त बनाए रखने में व्यायाम का महत्त्व दरशाता है। व्यायाम फायब्रोमायल्जिया से पीड़ित लोगों के उपचार का सबसे प्रभावी माध्यम बन सकता है, क्योंकि वह मांसपेशियों में गहरे दर्द, हमेशा बनी रहनेवाली थकान और परेशान कर देनेवाले अन्य लक्षणों से राहत देने में मदद करता है।

गठिया से पीड़ित लोगों के लिए व्यायाम के और भी कई लाभ हैं। नियमित व्यायाम दिमाग में अल्फा तरंगें उत्पन्न करता है, जो सुकून का एहसास देती हैं, चिंता और तनाव कम करती हैं और व्यक्ति को प्रसन्नचित्त बनाती हैं। इसके अतिरिक्त, व्यायाम के दौरान शरीर एंडोर्फिंस रिलीज करता है, दिमाग के ये रसायन प्राकृतिक रूप से मूड सुधारनेवाले और दर्दनिवारक हैं। परंतु अगर आप अपना इलाज करवा रहे हैं और व्यायाम का कार्यक्रम शुरू करना चाहते हैं, तो पहले अपने डॉक्टर से पता करें कि कहीं उनके द्वारा बताई गई कोई दवाई से हार्ट-रेट या रक्तचाप में तो प्रभाव नहीं पड़ रहा। शुरुआत में आप कितना कठिन व्यायाम कर सकते हैं, इस बारे में उनसे सलाह भी लें। गठिया के मरीजों द्वारा उठाए गए निम्नलिखित कदम बहुत लाभदायक सिद्ध होंगे।

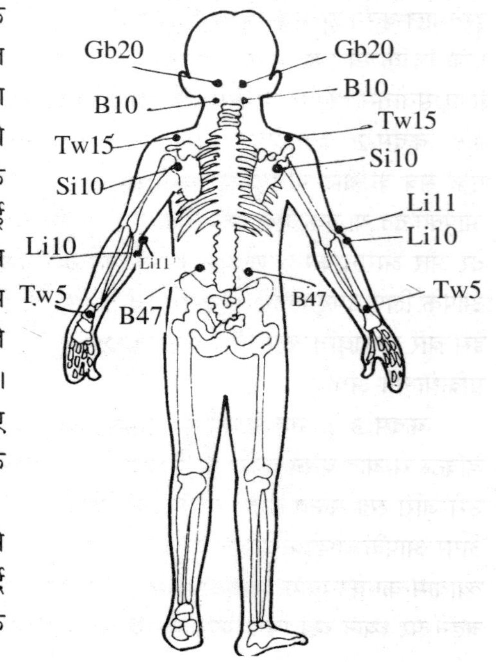

कदम 1 : व्यायाम करने से पहले गठिया-ग्रस्त जोड़ों या दर्द करती मांसपेशियों पर 15 मिनट तक

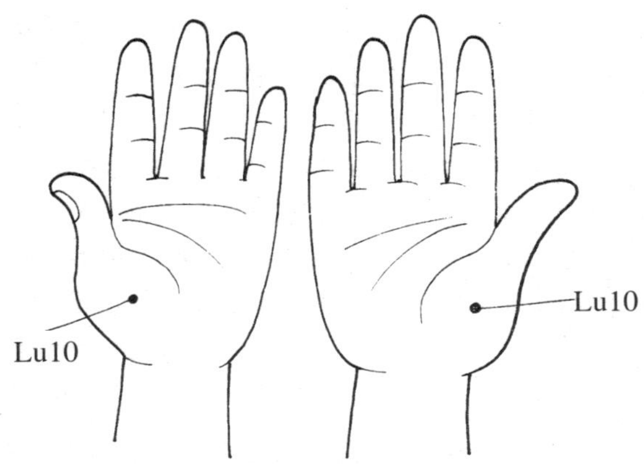

नमीयुक्त हीट से सेंक दे या बरफ रगड़ें। नमीयुक्त हीट रक्त धमनियों को फैला देती है जिससे दर्दवाले स्थल तक रक्त और ऑक्सीजन का प्रवाह सुगम हो जाता है। आप एक नमीयुक्त हीटिंग पैड या गरम पानी से भीगा हुआ टॉवेल इस्तेमाल कर सकते हैं। आप शॉवर के नीचे खड़े या बैठ भी सकते हैं ताकि प्रभावित अंग पर गरम पानी गिर सके। व्यायाम करने के कुछ मिनट बाद अगर कुछ मिनटों के लिए यही प्रक्रिया दोहराई जाए तो जोड़ों का कड़ापन कम होने में मदद मिलेगी। कुछ मरीज आइसपैक्स को प्राथमिकता देते हैं, जो रक्त धमनियों को संकुचित बना कर सूजन और दर्द कम करता है। कुछ शोध कार्यों के निष्कर्षों के अनुसार गाउट जैसी गठिया में 'आइस पैक्स' मददगार हो सकते हैं। गीले गरम तौलिए और बर्फ के बारी-बारी से इस्तेमाल करने से सबसे अच्छे परिणाम मिल सकते हैं। सबसे ज्यादा महत्त्वपूर्ण किसी ऐसी चिकित्सा पद्धति का पता लगाना है, जो दर्द से छुटकारा दिलाती हो और आपके लिए सर्वोत्तम हो। व्यायाम से पहले और बाद में उसे अपनी आदत बना लीजिए।

कदम 2 : व्यायाम को विश्राम की अवधि से संतुलित कीजिए, क्योंकि व्यायाम के एक सत्र के बाद गठिया से पीड़ित अधिकांश रोगी परेशानी महसूस करते हैं। अगर आपका दर्द या तकलीफ नमी-युक्त गरम सिंकाई या बर्फ रगड़ने से कम न हो तो थोड़ी देर और आराम करें। ज्यादा से ज्यादा 24 घंटे के विश्राम और गरम या ठंडी सिकाई, जो आपके लिए उपयुक्त हो, के बाद फिर से व्यायाम शुरू कीजिए। यह सुनिश्चित करें कि इस बार पुनरावृत्ति कम हों और व्यायाम के बाद, गरम या ठंडी सिकाई करें। इस पूरी प्रक्रिया की अवधि धीरे-धीरे बढ़ाएँ।

कदम 3 : अगर किसी व्यायाम के दौरान आपका दर्द बहुत ज्यादा बढ़ जाए तो डॉक्टर से बात करने तक उसे बंद कर दें। परंतु थोड़ी परेशानी के बावजूद अगर आप उसे जारी रख सकते हैं तो उसे कम बार दोहराएँ और फिर क्रमशः बढ़ाएँ। याद रखें कि अगर आपके जोड़ों में सूजन है तो कुछ तरह के व्यायाम ठीक नहीं होंगे। इसलिए अपने व्यायाम का कार्यक्रम जारी रखने से पहले अपने डॉक्टर से बात करें। दर्द या तकलीफ बढ़ने पर ध्यान रखें कि व्यायाम और विश्राम के बीच संतुलन बना रहे।

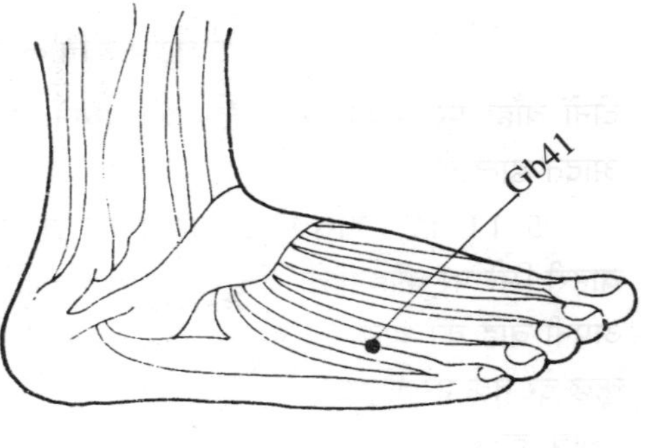

ऐसे एक्यूप्रेशर प्वॉइंट्स हैं, जो किन्हीं खास जोड़ों को मजबूत बनाते हैं तथा गठिया और रूमेटिज्म के लक्षणों से छुटकारा दिलाते हैं। हर रोज इन प्वॉइंट्स पर उँगलियों से दबाव देकर तथा गरम और ठंडी सिकाई करके आप समग्र रूप से अपने हालात में सुधार ला सकते हैं और गठिया पर काबू पा सकते हैं।

1. LI–4 अँगूठे और तर्जनी को जोड़े रखने की स्थिति में मांसपेशी के सबसे ऊँचे स्थल पर स्थित है। इन दोनों के संधिस्थल पर दबाव देते हुए तर्जनी के आधार वाली हड्डी की ओर जाएँ। सूजन कम करनेवाला यह प्वॉइंट पूरे शरीर में गठिया से पैदा हुए दर्द, विशेष रूप से हाथों, कलाइयों, कोहनियों और कंधों में से छुटकारा दिलाने में लाभदायक है।

2. LU–10 : हाथ की हथेली की ओरवाले भाग में अँगूठे के बेस पर बने बड़े पर्वत के मध्य में स्थित है। अँगूठे और हथेली के संधि स्थल पर बने पैड के मध्य में अच्छा खासा दबाव दीजिए। यह प्वॉइंट हाथों में गठिया की शिकायत दूर करता है।

3. TW–5 : अपना हाथ पीछे की ओर मोड़कर आप इसका पता लगा सकते हैं। यह प्वॉइंट आपकी फोरआर्म के बाहरी भाग में कलाई की सलवटों से डेढ़ इंच नीचे स्थित है। अलना और रेडियस के बीच जोर देकर दबाएँ। अच्छा दबाव देने के लिए अपनी कलाई को मुट्ठी में कस लें। प्रत्येक बाँह पर स्थित इस प्वॉइंट को कसकर पकड़ें। यह प्वॉइंट कंधों में जकड़न या दर्द को दूर करने में सहायक है। यह त्वचा के लचीलेपन और मांसपेशियों की टोन में सुधार लाने में भी मदद करता है।

4. LI-10 : अपनी बाँह को इस तरह से मोड़ें कि कोहनी के जोड़ पर एक रेखा बन जाए, पर इसका पता लगाया जा सकता है। यह प्वॉइंट इस रेखा के सिरे से हाथ की दिशा में करीब एक इंच दूर एक मांसपेशी पर स्थित है। फोरआर्म की मांसपेशी के मध्य में दबाव क्रमशः बढ़ाइए। सूजन दूर करनेवाला यह प्वॉइंट शरीर के ऊपरी भाग, विशेष रूप से हाथ, कलाई और कोहनी के जोड़ों में गठिया से राहत देता है। दर्द, मांसपेशियों और जोड़ों में थकान दूर करने के लिए इस प्वॉइंट का बहुत महत्त्व है। दोनों बाँहों पर स्थित यह प्वॉइंट शरीर के ऊपरी भाग, विशेष रूप से हाथ, कलाई और कोहनी के जोड़ों में गठिया से राहत देता है। दर्द, मांसपेशियों और जोड़ों में थकान दूर करने के लिए इस प्वॉइंट का बहुत महत्त्व है। गठिया के मरीज, सुबह जब भी वे सोकर उठें,

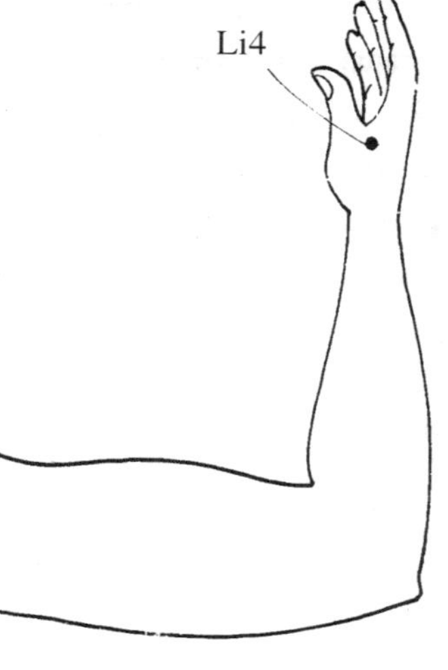

दोनों बाँहों पर स्थित इस प्वॉइंट को दबाने की आदत डाल लें।

5. LI–11 : हाथ मोड़ने पर बनी रेखा के बाहरी सिरे पर कोहनी के जोड़ पर यह स्थित है। अपनी बाँह को थोड़ा सा मोड़कर इस प्वॉइंट पर कुछ देर तक हल्के से लेकर मध्यम दरजे तक का दबाव डालें। यह जोड़ों, विशेष रूप से कोहनी और कंधों के जोड़ों में सूजन से राहत देता है।

6. SI –10 : यह प्वॉइंट बाँह और पीठ के संधिस्थल पर कंधे की हड्डी के टॉप और बगल के बीच बनती रेखा के पिछले हिस्से के बीच स्थित है। कंधे के जोड़ पर बनी मांसपेशी की रज्जु (कार्ड) को दबाएँ। यह प्वॉइंट गठिया, बर्साइटिस और रूमेटिज्म से राहत देता है। कंधे और पीठ के ऊपरी भाग में दर्द को भी दूर करता है।

7. TW 15 : कंधे के शीर्ष अर्थात् आपकी गरदन की बेस के बाहरी भाग और कंधे के बाहरी भाग के बीच, स्थल से करीब आधा इंच नीचे स्थित है। प्रत्येक शोल्डर ब्लेड के मध्य भाग से ऊपर कंधे की मांसपेशियों पर हल्के से, परंतु मजबूती से दबाव डालें। रूमेटिज्म सहित कंधे और गरदन की अकड़न (स्टिफनेस) और दर्द में आराम देता है।

8. B–10 : मेरूदंड से बाहर की ओर एक अँगूठे की चौड़ाई जितना दूर, गरदन के ऊपरी भाग पर स्थित है। अपनी चारों उँगलियों और अँगूठे के बीच गरदन की मांसपेशी भींचते हुए गरदन का पिछला भाग पकड़ें। गरदन और पीठ में अकड़न और दर्द पर काबू पाने में यह विशेष रूप से लाभदायक है।

9. GB–20 : यह खोपड़ी के बेस के नीचे विवर (हॉलो) में स्थित है। दोनों ओर स्थित इस प्वॉइंट पर कुछ देर तक एक साथ हल्के से मध्यम दरजे तक का दबाव डालना चाहिए। यह गठिया दर्द, पीठ दर्द और गरदन में अकड़न (स्टिफनेस) से छुटकारा दिलाता है।

10. B–47 : मेरुदंड से करीब डेढ़ इंच दूर दूसरी और तीसरी लंबर वर्टेब्रा के बीच, पीठ के निचले भाग पर स्थित है। मुट्ठियाँ बनाकर पीठ के निचले भाग पर तेजी से रगड़ कर दबाव डाला जा सकता है। यह पीठ के निचले भाग में दर्द, थकान आदि दूर करता है।

11. ST–36 : आपके नीकैप से चार अंगुल नीचे और शिनबोन से एक अंगुल बाहर की ओर स्थित है। अपनी एड़ी को इस प्वॉइंट पर रगड़ते हुए बाएँ पैर को उद्दीप्त करने के लिए दाहिनी एड़ी का और दाएँ पैर के लिए बाईं एड़ी का उपयोग करें। स्वयं रोगी द्वारा इस प्वॉइंट को सर्वोत्तम तरीके से उद्दीप्त किया जा सकता है। पूरे शरीर में, विशेष रूप से घुटने के जोड़ों में गठिया का दर्द दूर करने में मदद करता है। दुखती, थकी हुई मांसपेशियों और सामान्य थकान दूर करने के लिए भी सबसे प्रभावी एक्यूप्रेशर प्वॉइंट माना जाता है। इस प्वॉइंट पर दिया गया दबाव पूरे शरीर को शक्ति देता है, मांसपेशियों में जान डालता है, पाचन क्रिया में सहायक होता है और पेट संबंधी विकारों को ठीक करता है।

12. GB-41 : पैर के ऊपर चौथी और पाँचवी मेटाटर्सल बोन के बीच स्थित है। इस प्वॉइंट पर दबाव देने के लिए आपको संधिस्थल से ठीक नीचे दबाते हुए अपनी तर्जनी या मध्यमा को ऊपर की ओर खिसकाना होगा। इससे घुटनों के दर्द में आराम मिलता है तथा यह हिप एंड शोल्डर टेशन, रूमेटिज्म, अत्यधिक पानी जमा होने और साइटिका, इत्यादि समस्याओं में भी राहत देता है।

प्रश्न 38 : क्या एक्यूप्रेशर दमे के इलाज में भी प्रभावी है?

उत्तर : दमे से पीड़ित रोगी साँस लेने में तकलीफ छाती में खिंचाव के और घरघराहट के साथ साँस लेना, आदि अनुभव करता है। अधिकांशत: खाँसी के साथ बलगम निकलता है। श्वास-नली की दीवारों में जकड़न महसूस होती है, वायु मार्ग सँकरा हो जाता है और रोगी के लिए साँस बाहर निकालना मुश्किल हो जाता है। दमे की बहुसंख्यक स्थितियाँ एलर्जी तथा घास, फूलों के पराग, जानवरों के बाल और धूल जैसे प्रदूषणकारी और पदार्थों से उत्पन्न होती हैं। जलवायु परिवर्तन इस रोग का एक और महत्त्वपूर्ण कारण है। साँस लेने में कठिनाई से शरीर में विषाक्तता बढ़ सकती है। हमारे शरीर की सभी कोशिकाएँ, अंग और सिस्टम ठीक से काम करते रहें, इसके लिए उसे ऑक्सीजन की पर्याप्त आपूर्ति जरूरी होती है और जब रोगी को साँस लेने में कठिनाई हो रही हो, तो उसे यह नहीं मिल पाती, हम चौबीसों घंटे साँस लेते रहते हैं, परंतु उसके बारे में कभी सोचते नहीं। अनियंत्रित दमा सबसे आपात स्थितियों में से एक है, जिसमें थोड़ी सी वायु प्राप्त

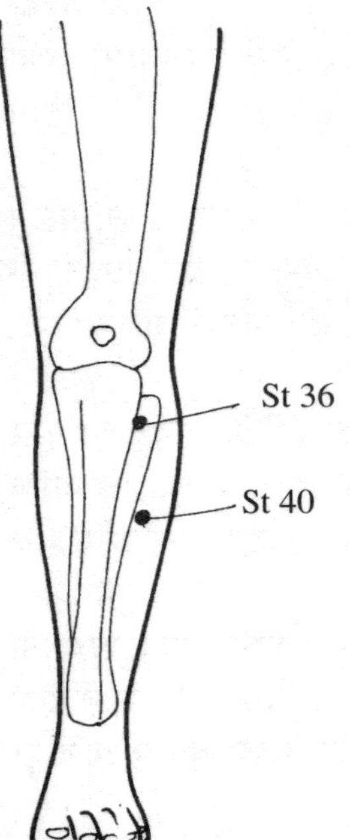

करने के लिए रोगी तड़पता है, यह हमारे जीवन में वायु के महत्त्व की याद दिलाता है। ब्रॉन्कोडायलेटर्स, जो ब्रोंकियल मांसपेशी को रिलेक्स करके साँस लेना सुगम बना देते हैं, इनकी मदद से आधुनिक चिकित्सा विज्ञान दमा रोग से आसानी से निपट सकता है। परंतु ऐसी दवाइयों के नकारात्मक साइड इफेक्ट्स हो सकते हैं, उदाहरण के लिए दिल की धड़कन बढ़ जाना, जो स्वयं जानलेवा हो सकता है। प्रेशर प्वॉइंट चिकित्सा प्रणाली दमा से काफी हद तक राहत दे सकती है। अपने खानपान में बदलाव और कुछ व्यायाम राहत दे सकता है। अपने खानपान में बदलाव और कुछ व्यायाम के साथ मिलकर यह चिकित्सा पद्धति दमा रोग को नियंत्रित करने में मदद कर सकती है तथा जो दवाइयाँ आप ले रहे हैं, उनमें कमी लाना या उन पर निर्भरता से पूरी तरह मुक्त हो जाना संभव बना सकती है, बेशक आपका इलाज कर रहे डॉक्टर की सहमति से। बर्कले, केलिफोर्निया स्थित एक्यूप्रेशर इंस्ट्रीयूट द्वारा किए गए एक आरंभिक शोध अध्ययन से यह पाया गया, कि अस्थमा के जिन वयस्क रोगियों का परीक्षण किया गया, बीस मिनट की एक्यूप्रेशर चिकित्सा के तुरंत बाद उनमें पाँच में से चार के फेफड़ों की क्षमता में 20 प्रतिशत वृद्धि हुई थी।

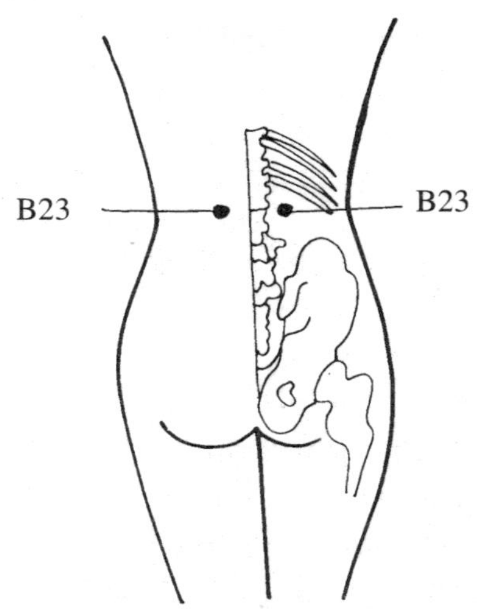

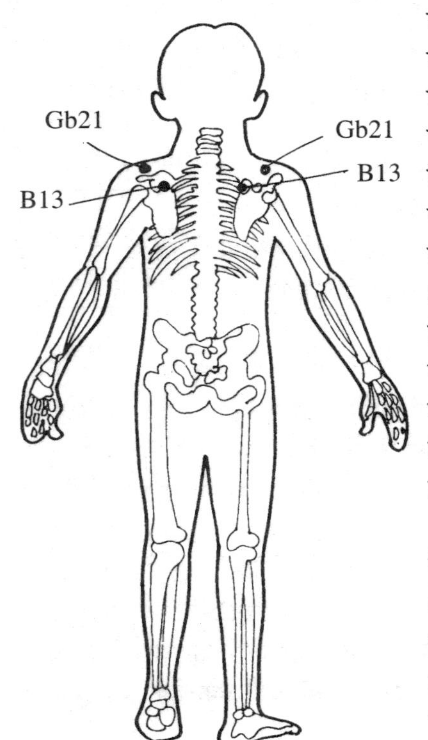

एक्यूप्रेशर किसी भी आयु के दमा रोगी के लिए प्रभावी है। फिर भी, वह बच्चों और नौजवानों के लिए विशेष रूप से लाभदायक है। एक्यूप्रेशर से इनहेलर्स के उपयोग में कोई हानि नहीं पहुँचती। आप एक्यूप्रेशर से इलाज कराते हुए इसका

इस्तेमाल जारी रख सकते हैं। हमारी सलाह यह है कि आप अपने डॉक्टर की सलाह से 'इनहेलर' के उपयोग, पर नजर रखें और उसका उपयोग कम करते जाएँ। बहुत जल्द आपको पता चल जाएगा कि करीब पाँच सीटिंग के बाद ही आप इनहेलर के बिना रह पाएँगे या उसका उपयोग कभी-कभी (अर्थात् संकटकाल में ही) करना पड़ेगा। निम्नलिखित प्रेशर प्वॉइंट्स का उपयोग किया जाना चाहिए:

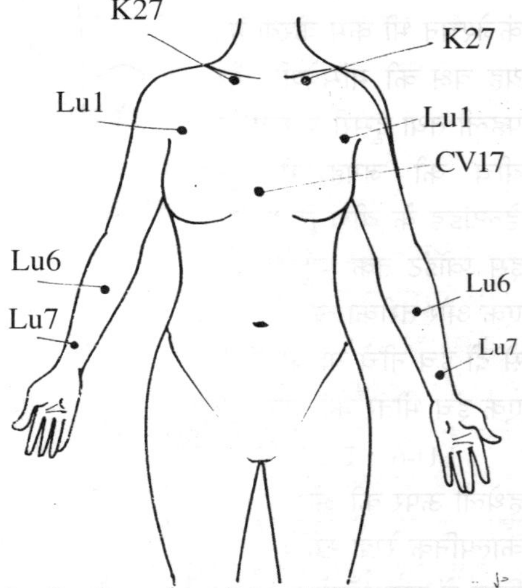

B-13 : शोल्डर ब्लेड के ऊपरी सिरे से बस एक उँगली की चौड़ाई जितना नीचे मेरुदंड और स्केप्युला बोन के बीच स्थित है। इसे फेफड़े से संबंधित प्वॉइंट के नाम से जाना जाता है। यह दमा, खाँसी, छींक आदि में आराम देता है।

K-27 : ब्रेस्टबोन के बगल में कॉलरबोन के नीचे बनी दुगदुगी (हॉलो) में स्थित है। यह प्वॉइंट साँस लेने में कठिनाई, चेस्ट कंजेश्चन, खाँसी और छाती में तनाव को दूर करता है।

LU-9 : अँगूठे के बेस के नीचे कलाई के मोड़ पर बने खाँचे में स्थित है। यह फेफड़ों से संबंधित समस्याओं, खाँसी और दमे में राहत देता है।

LU-10 : अँगूठे के पैड के मध्य में, हाथ की हथेलीवाली साइड पर स्थित है। इसे फिश बॉर्डर कहा जाता है और यह साँस लेने में कठिनाई तथा खाँसी और गले में सूजन में आराम देता है।

GB-21 : शोल्डर के नाम से ज्ञात यह प्वॉइंट गरदन और कंधे के बाहरी सिरे के बीचोंबीच स्थित है। यह प्वॉइंट अकसर बहुत कोमल होता है। इस प्वॉइंट को कंधों के दोनों ओर एक साथ दबाया जा सकता है। इन्हें दबाते समय अगर रोगी धीरे-धीरे गहरी साँसें ले तो यह क्रिया अधिक लाभदायक सिद्ध हो सकती है। यह प्वॉइंट फेफड़ों में ची का सामान्य प्रवाह बहाल करता है। गर्भवती महिलाओं को इस प्वॉइंट पर दबाव नहीं डलवाना चाहिए।

LU 1 : 'सेंट्रल रेजिडेंस' के नाम से 'ज्ञात' 'लंग मेरिडियन' पर स्थित यह पहला प्वॉइंट है। यह घरघराहट के साथ साँस लेना और खाँसी रोकने में सहायक है, फेफड़ों में नई जान डालता है। यह दमा तथा सभी तरह की साँस की तकलीफों से छुटकारा

दिलाने में सहायक है। यह तनाव और वक्ष क्षेत्र में कंजेश्चन भी कम करता है। यह वक्ष की मांसपेशी और पहली तथा दूसरी पसली के बीच की जगह में बने डेल्टॉइड के बीच स्थित है। इस प्वॉइंट तक पहुँचने का एक और तरीका कॉलर बोन से दो इंच नीचे या बगल से एक इंच भीतर की ओर जाना है।

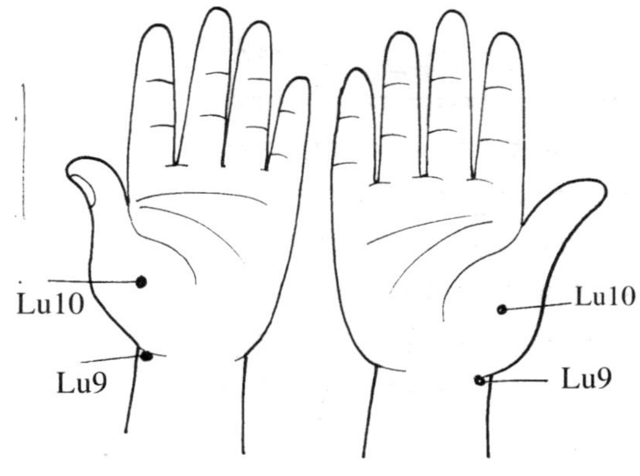

LU-6 : इस प्वॉइंट तक पहुँचने के लिए अपने हाथ को आगे की ओर फैलाएँ, हथेली ऊपर की ओर हो। कोहनी की लाइन के मध्य से लेकर कलाई की रेखा तक एक काल्पनिक रेखा खींचें, इस रेखा को आधा-आधा बाँटें और इसी रेखा पर कोहनी की दिशा में एक अँगूठे की चौड़ाई जितना बढ़ें। इस प्वॉइंट पर मध्यम दरजे का दबाव दें। यह फेफड़ों से संबंधित किसी भी गंभीर स्थिति में बहुत उपयोगी है।

LU-7 : अँगूठे की ओर की कलाई की लाइन से ऊपर, LU-9 पॉइंट से करीब डेढ़ इंच ऊपर स्थित है। इसका नाम 'ब्रोकन सीक्वेंस' रखा गया है और फेफड़ों में नई जान डालने के लिए इसका उपयोग किया जाता है।

CV-17 : चौथी और पाँचवीं पसलियों के बीच सीधे ब्रेस्टबोन पर स्थित है। पुरुषों में यह निपल्स के लेबल पर होता है। महिलाओं में आप उसे ब्रेस्टबोन के बॉटम से करीब तीन उँगलियों की चौड़ाई जितना ऊपर आसानी से खोज सकते हैं। दबाव देने के लिए तीन उँगलियों के सिरों का उपयोग करें। अगर CV-17 और B-13 प्वॉइंट्स को एक के बाद दूसरा दबाया जाए, तो अधिक लाभकारी होगा। दमे के पुराने रोग में यह प्वॉइंट लाभदायक पाया गया है।

स्थिति की माँग और समय होने पर निम्नलिखित प्वॉइंट्स भी उपयोगी हो सकते हैं: B-23, ST-36 और ST-40।

यह जरूरी नहीं है कि उपरोक्त सभी प्वॉइंट्स को एक ही सत्र के दौरान दबाया जाए, आप एक सत्र में उनमें से कुछ को छोड़ सकते हैं और दूसरे सत्र में उन्हें शामिल करके कुछ ऐसे प्वॉइंट्स छोड़ सकते हैं, जिन पर पिछले सत्र में दबाव दिया जा चुका था।

अगर आप रिफ्लेक्सोलॉजी में उपयोग किए जानेवाले प्रेशर प्वॉइंट्स को भी शामिल करना चाहते हैं, तो पैरों के ऊपर और नीचे स्थित फेफड़ों और ब्रॉन्किपल रिफ्लेक्सेज,

पैरों और हथेली पर स्थित सोलर एलेक्सस/डायफ्राम पॉइंट, एड्रेनल्स और साइनस रिफ्लेक्सेज आदि क्षेत्रों पर भी दबाव डालें। अंतिम पृष्ठ पर दिए गए चित्रों को देखें।

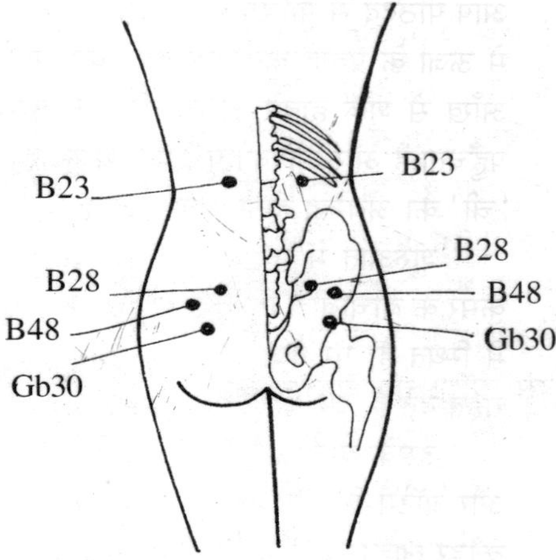

प्रश्न 39 : एक बड़ी संख्या में रोगी पीठ दर्द से पीड़ित रहते हैं। क्या एक्यूप्रेशर उनकी मदद कर सकता है ? उसके कारण क्या हैं ?

उत्तर : आमतौर पर पीठ दर्द अस्थायी तकलीफ है, जो आता-जाता रहता है तथा असाधारण रूप से लगातार कठोर श्रम करने के कारण होता है। इसमें पीठ के निचले हिस्से, मेरुदंड टिप्स, किसी हादसे में इस क्षेत्र में चोट लगने या झटका आने के कारण, दर्द, कष्ट या किसी घोर प्रतिस्पर्द्धात्मक और कड़ी मेहनतवाले खेल, आलमारी जैसी भारी चीज को धकेलने, पानी से भरी बड़ी बालटी को गलत तरीके से उठाने, बैठते और ड्राइविंग करते समय गलत मुद्रा रखने आदि जैसा कोई भी कारण हो सकता है। कुछ ही ऐसे भाग्यवान् व्यक्ति होंगे, जिन्होंने कभी पीठ दर्द सहन न किया होगा। कुछ जैविक कारकों (उदाहरण के लिए बच्चे को जन्म देना) और संभवत: उनकी पीठ में लंबर कर्क होने के कारण, इस रोग से पुरुषों की अपेक्षा महिलाएँ कहीं अधिक पीड़ित रहती हैं। तसल्ली की बात केवल यह है कि अधिकांश मामलों में यह दर्द सहनीय होता है और कुछ ही मामलों में इतना भयंकर होता है कि व्यक्ति बिस्तर पकड़ने के लिए मजबूर हो जाए। अन्य कारणों में मोटापा, कमजोर मांसपेशियों, शारीरिक गतिविधियों का अभाव, आदि हो सकते हैं।

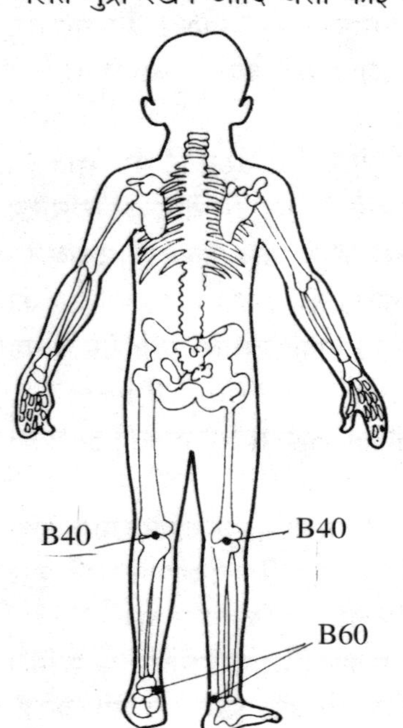

परंतु इससे पीड़ित व्यक्ति अपनी मांसपेशियों को मजबूत और लचीला बनाने के लिए कुछ व्यायाम कर सकता है। गलत मुद्रा में बैठने को भी ठीक किया जा सकता है। इस समस्या से निपटने में एक्यूप्रेशर वरदान सिद्ध हो सकता है। अगर

आप पीठदर्द से पीड़ित हैं, तो आपके मन में सबसे पहली बात अपने ब्लैडर मेरिडियन में ऊर्जा के प्रवाह को ठीक करने की आनी चाहिए क्योंकि यही वह मेरिडियन है, जो आँख से शुरू होकर आपके सिर के ऊपर से होता हुआ पैर की छोटी उँगली तक पहुँचता है और आपकी पूरी पीठ से गुजरता है। पीठ दर्द का कारण ब्लैडर मेरिडियन में 'ची' का अवरुद्ध होना माना जाता है।

शुरुआत में B-23, जो रिबकेज और कूल्हे की हड्डी के भीतरी सिरे के बीच कमर के बीचोंबीच स्थित है तथा B-47, जो इरेक्टर मसल के बाहरी ओर कमर के मध्य में स्थित है, पर दबाव दीजिए। ये प्वॉइंट्स न केवल पीठ के निचले हिस्से में दर्द से राहत देते हैं, बल्कि मांसपेशियों में तनाव या खिंचाव भी कम करते हैं।

इसके बाद, B-28 और B-48 को दबाया जाना है, जो त्रिकास्थि (सेक्रम) के टॉप और बॉटम के बीच तथा ब्लैडर लाइन के भीतरी और बाहरी किनारों के बीच भीतरी ब्लैडर लाइन पर स्थित हैं, जैसा कि चित्र में दिखाया गया है। ये प्वॉइंट्स पीठ के निचले हिस्से, नितंब और सेक्रल रीजन में होनेवाले दर्द में बहुत लाभदायक हैं। वे साइटिका दर्द से राहत देने में भी सहायक हैं।

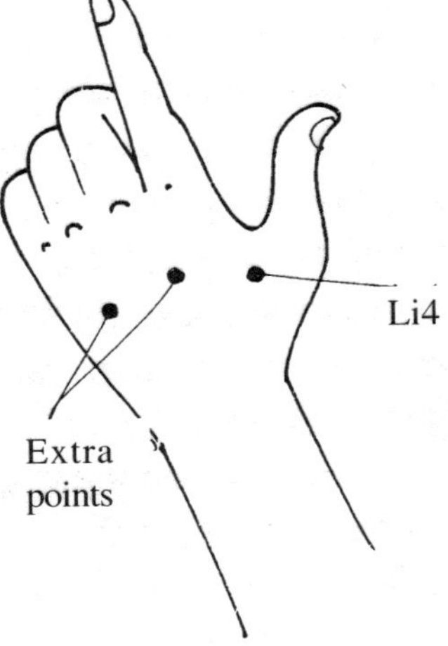

B-40 : घुटने के पीछे बनी लाइनों के बीच में स्थित है। 'ची' का प्रवाह घुटनों से गुजारने और इस तरह घुटने का दर्द, स्पाज्मम्स तथा पीठ के निचले क्षेत्र में दर्द कम करके यह पॉइंट् पीठ के निचले हिस्से में दर्द, अकड़न, तनाव इत्यादि दूर करने के लिए अत्यधिक लाभदायक है।

GB-30 : कूल्हे की हड्डी और टेल बोन के बीच की कुल दूरी के करीब एक-तिहाई भाग दूर, नितंबों पर स्थित है। अपने अँगूठे का उपयोग करते हुए इस प्वॉइंट को जोर से दबाइए और अगर नितंबों की मांसपेशियाँ बहुत भारी हों तो कोहनी का उपयोग भी कर सकते हैं। यह कूल्हे के जोड़ में सूजन, मांसपेशियों में मोच तथा पीठ के निचले हिस्से में जकड़न (स्पाज्म) और दर्द कम करने में सहायक है। यह प्वॉइंट साइटिका का दर्द कम करने में भी उपयोगी है।

B-60 एकिलिस टेंडन और टखने की बाहरी हड्डी के बीच स्थित है। यह पीठ के निचले और ऊपरी हिस्सों तथा टाँगों में दर्द में आराम पहुँचाता है। दर्द से छुटकारा पाने के लिए GB-4, पर भी दबाव डालें। जो कमर पर B-23, प्वॉइंट से 2-3 उँगलियों की चौड़ाई जितना नीचे स्थित है।

चूँकि पीठ पर स्थित कुछ प्वॉइंट्स को दबाने में कठिनाई महसूस हो सकती है, हाथ के पिछले भाग में स्थित निम्नलिखित प्वॉइंट्स पर भी दबाव डाला जा सकता है, जो अत्यंत लाभदायक पाया गया है:

Li-4 : 'एडजॉइनिंग वैली' के नाम से ज्ञात यह प्वॉइंट दर्द से राहत देने और शरीर में 'ची' संचरित करने की क्षमता के लिए जाना जाता है। यह अँगूठे और तर्जनी को मिलाने से बननेवाली रेखा के छोर पर स्थित है। गर्भवती महिलाओं को इस प्वॉइंट का उपयोग नहीं करना चाहिए। इस प्वॉइंट से बस आधा इंच ऊपर और नीचे दो और पॉइंटस हैं, जो पीठ दर्द से राहत देने में अति लाभदायक हैं। इन प्वॉइंट्स पर दूसरे हाथ के अँगूठे की सहायता से पर्याप्त रूप से दबाव डालें। उसी प्रक्रिया को दूसरे हाथ पर भी दोहराइए।

दिलचस्प बात यह है कि यह पाया गया है कि अगर दर्द पीठ की बाईं ओर है तो दाहिने हाथ पर डाला गया दबाव बेहतर परिणाम देता है और अगर दर्द दाईं ओर है, तो दबाव बाएँ हाथ पर दिया जाना चाहिए। हाथ के पृष्ठ भाग में दो और प्वॉइंट्स हैं। पहली पोर या उँगली की गाँठ (नकल) और कलाई के बीच, दूसरी और तीसरी अंगुली की हड्डी के बीच स्थित है। दूसरा वहीं पर चौथी और पाँचवीं अंगुली की हड्डी के बीच स्थित है। अगर दर्द वापस आता है तो कुछ सत्रों तक फिंगर बोंस का व्यायाम दोहराएँ, क्योंकि वह पूरी तरह ठीक होने में कुछ समय ले सकता है।

प्रश्न 40 : सभी तरह के दर्द दूर करने और स्वास्थ्य संबंधी अन्य समस्याओं से निपटने में सहायक होने के अतिरिक्त क्या एक्यूप्रेशर सौंदर्य निखारने में भी मददगार हो सकता है ?

उत्तर : इस संबंध में कुछ सुझाव प्रश्न 23 के उत्तर में दिए जा चुके हैं। बिना कुछ खर्च किए, घर बैठे दीर्घकालिक प्राकृतिक सौंदर्य प्राप्त करने के लिए प्रेशर प्वॉइंट थेरेपी के निम्नलिखित कार्यक्रम के अनुसार चलें:

Li-4 'एडजॉइनिंग वैली' के नाम से भी ज्ञात यह प्वॉइंट चेहरे और सिर के लिए मास्टर प्वॉइंट माना जाता है। यह ऊर्जा के प्रवाह को चेहरे और सिर की ओर मोड़ता है तथा इस तरह बाकी बचे इलाज को अधिक सुगम और प्रभावी बनाने में मदद करता है। गर्भवती महिलाओं को इस प्वॉइंट का उपयोग नहीं करना चाहिए, क्योंकि इसके कारण समय-पूर्व संकुचन और गर्भपात हो सकता है। चेहरे और सिर के क्षेत्र की ओर ऊर्जा के प्रवाह का गेट खोलने के बाद, अब हमें भवों और पलकों का बेहतर लुक पाने और त्वचा को कांतिमय बनाने के लिए भी, आँखों के आसपास की मांसपेशियों को टोन-अप करने पर ध्यान केंद्रित करना होगा।

Si-17 : लोल की (ईअर लोब) के ठीक पीछे गड्ढे में पाया जा सकता है। त्वचा की रंगत निखारने के लिए यह थायरॉइड ग्रंथि को उद्दीप्त करता है। शायद

इसीलिए इसका नाम हेवनली अपीयरेंस रखा गया है।

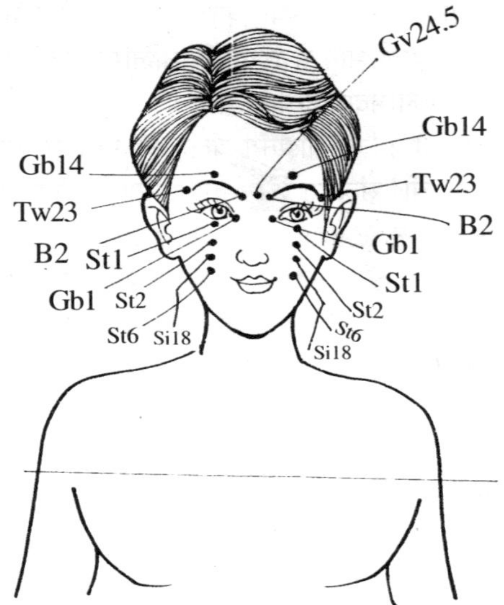

GV-24.5 भवों के बीच उस गड्ढे में स्थित है, जहाँ ब्रिज ऑफ द नोज माथे से मिलता है। यह अंतःस्रावी तंत्र को (एंडोक्राइन सिस्टम) विशेष रूप से पिट्यूइटरी ग्लैंड को प्रभावशाली बनाता है। यह पूरे शरीर की रंगत निखारता है, तनाव कम करता है और इस तरह ऊर्जा से सराबोर दमकते चेहरे का कारण बनता है।

GV-16 : को रीढ़ की हड्डी के शीर्ष पर खोपड़ी के आधार पर बने गड्ढे में पाया जा सकता है। इस प्वॉइंट पर दबाव हल्का और सावधानी से दिया जाना चाहिए। यह आँख, कान, नाक और गले को समग्र रूप से टोन-अप करने में सहायक है, जिसके परिणामस्वरूप सौंदर्य में वृद्धि होती है।

B-2 भवों के भीतरी किनारे पर ब्रिज ऑफ द नोज के बगल में बने छोटे गड्ढे में स्थित है। इस प्वॉइंट पर दोनों हाथों की मध्यमा उँगलियों को जोड़कर, दोनों ओर 30 से लेकर 60 सेकेंड्स तक दबाव डालें, शुरू में हल्का दबाव डालें और धीरे-धीरे दबाव हटाएँ। दबाव डालते समय आँखें बंद रखकर गहरी साँस लें।

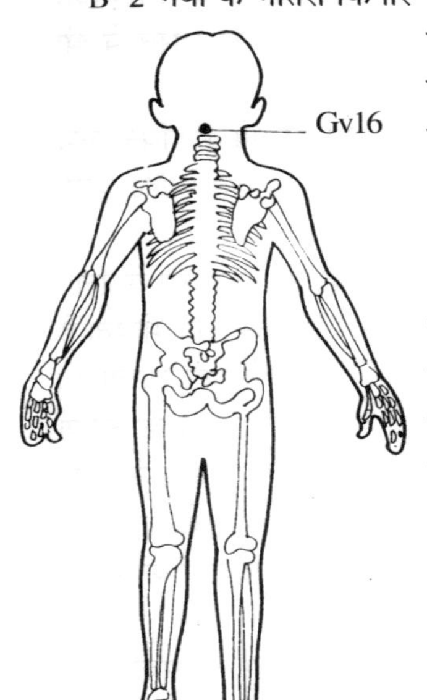

GB-14 आपकी भौंहों से एक अँगूठे की चौड़ाई जितना ऊपर भौंह के बीच में स्थित है। दबाव को हेयरलाइन की दिशा में ले जाते हुए तर्जनी या मध्यमा उँगली के द्वारा करीब एक मिनट तक दबाव दिया जा सकता है।

TW-23 भौंह की रेखा में भौंह के बाहरी किनारे पर स्थित है। तर्जनी या मध्यमा उँगली, जो भी आपको सुविधाजनक लगे, की सहायता से दोनों ओर के गड्ढों में करीब एक मिनट तक दबाव दीजिए।

GB-1 : भौंह के बाहरी ओर बने गड्ढे पर

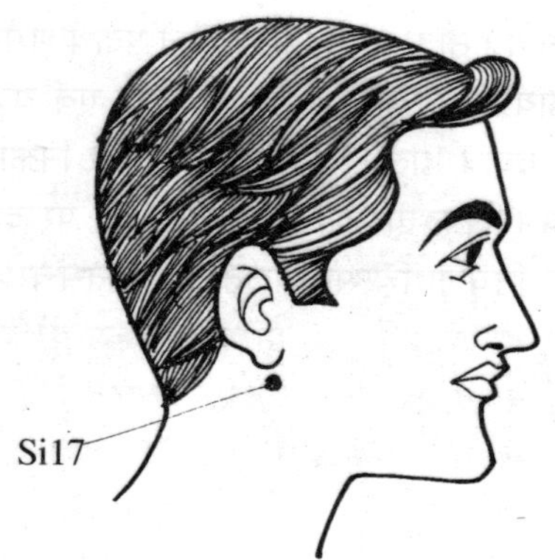

डिप्रेशन को महसूस करने की कोशिश कीजिए, जैसा चित्र में बताया गया है। तर्जनी या मध्यमा उँगली की मदद से दोनों ओर स्थित प्वॉइंट्स पर पर्याप्त दबाव डालें। दबाव की दिशा किंचित ऊपर तथा बाहर की ओर हो।

ST–1 आइ सोकेट के ठीक नीचे, पुतली के मध्य भाग की रेखा पर स्थित है। नेत्रकोटर की हड्डी की रिज को महसूस कीजिए। हड्डी की दिशा में करीब 3 सेकेंड्स तक हल्का, किंतु सीधे दबाव डालें। इसके बाद, पुतलियों के नीचे उसी रेखा पर ST–1 के नीचे स्थित ST–2 प्वॉइंट पर दबाव दीजिए। यह प्वॉइंट नथुनों की ऊपरी सीमा पर मौजूद है। दोनों हाथों की दूसरी और तीसरी उँगलियों का उपयोग करते हुए एक साथ दबाव डालें।

ST–4 होंठों के सिरों से ठीक बाहर की ओर उन गड्ढों में स्थित है, जो मुसकराते समय आपके गालों पर पड़ते हैं। अपनी तर्जनी से 30 सेकेंड्स तक दबाइए।

ST–6 को अपने दाँत भींचते और उस प्वॉइंट की तलाश करते हुए, जहाँ जबड़े के एंडप्वॉइंट्स मिलते हैं, आसानी से खोजा जा सकता है। मध्यमा और तर्जनी उँगलियों की सहायता से करीब एक मिनट तक उभरे हुए बिंदु पर हल्का दबाव दीजिए।

Si–18 : अपनी दोनों आँखों की साइड्स पर आँख के कोने से शुरू करते हुए अपनी उँगलियों को नेत्र कोटरों के बाहरी किनारों से सरकाते हुए गाल की हड्डियों (चीक बोंस) की निचली सीमा तक ले जाएँ। अपनी तीनों उँगलियों को दोनों गालों की हड्डियों के नीचे रखकर करीब एक मिनट या उससे कम समय तक अपने चेहरे को उन पर दबाएँ।

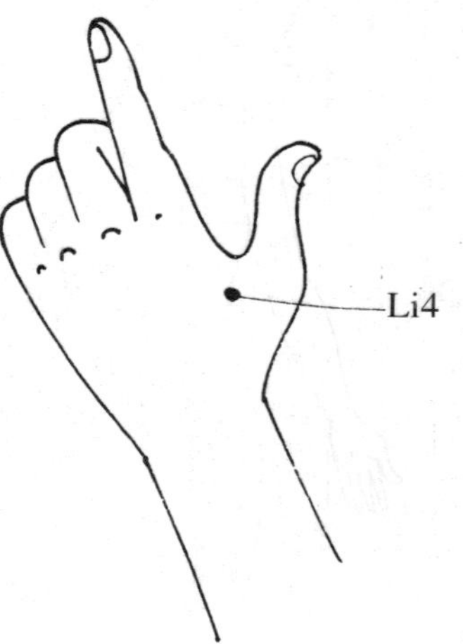

St–2, St–4 , St–6 और Si–18, ये प्वॉइंट्स गालों में कसाव और उभार लाने में सहायक हैं।

अगर आप रिफ्लेक्सोलॉजी में उपयोग किए जानेवाले प्रेशर प्वॉइंट्स को भी शामिल करना चाहते हैं, तो कुछ महत्त्वपूर्ण क्षेत्र, आप छोड़ नहीं सकते हैं; ये प्वाइंट पैरों के निचले हिस्से में स्थित लंग प्वॉइंट्स हैं जो स्वस्थ त्वचा, ऊर्जा और चयापचय (मेटाबॉलिज्म) के लिए अत्यावश्यक ऑक्सीजन अधिक मात्रा में प्राप्त करने के लिए चेस्ट को

खोलते हुए साँस लेना सुगम बनाते हैं। पाचन तंत्र ठीक करने और विषैले पदार्थ शरीर से बाहर निकालने के लिए सोलर प्लेक्सस/डायफ्राग्म प्वाइंट एड्रेनल्स, उदर एवं यकृत, गुरदे, बड़ी और छोटी आँतें के प्वाइंट्स पर दबाव डालें। विषैले पदार्थ बाहर निकालने के लिए पैर की उँगलियों और लसीका क्षेत्र (लिंफ एरिया) के बीच वेबिंग पर दबाव दिया जाना चाहिए। जहाँ पैर और टाँग का निचला हिस्सा मिलता है, रक्तसंचरण में सुधार लाने, साइनस प्वॉइंट्स पर भी दबाव दीजिए। जिसके परिणामस्वरूप पूरे शरीर की त्वचा स्वस्थ और कांतिमय बनेगी, यहाँ बताए गए विभिन्न अंगों से जुड़े रिफ्लेक्स क्षेत्रों की स्थिति जानने के लिए पुस्तक के अंत में दिए गए तलवों और हथेलियों के डायग्राम देखें।

प्रश्न 41 : बिस्तर गीला करना क्या है ? क्या इस रोग के उपचार में एक्यूप्रेशर मदद कर सकता है ?

उत्तर : बिस्तर गीला करना एक ऐसे रोग के रूप में देखा जाता है, जिसमें जल तत्त्व में किसी कमी के कारण मूत्र विसर्जन पर नियंत्रण नहीं रह पाता, जिसका अर्थ है—गुरदे और यूरिनरी ब्लैडर से संबंधित मेरिडियंस को सशक्त किए जाने की जरूरत है। आमतौर पर छोटी आयु के बच्चे इस समस्या से पीड़ित रहते हैं और उसके पीछे कोई बड़ा कारण नहीं होता, समय के साथ यह रोग अपने आप ठीक हो जाता है। परंतु अगर तीन वर्ष की आयु के बाद भी यह समस्या बनी रहती है या कभी-कभी वयस्क लोग भी अपना बिस्तर गीला कर देते हों, तो इस ओर ध्यान देना जरूरी है। आमतौर पर लोग कहते हैं कि पानी या कोई तरल पदार्थ पीना कम करने से विशेष रूप से रात्रि 8 बजे के बाद, इस पर नियंत्रण पाया जा सकता है, परंतु इन सब बातों में ज्यादा सच्चाई नहीं है। यह समस्या दूर करने या उसपर नियंत्रण पाने के लिए एक्यूप्रेशर के कार्यक्रम, का अनुसरण करना उपयोगी सिद्ध हो सकता है, परिणामस्वरूप पूरे शरीर की त्वचा स्वस्थ और कांतिमय बनेगी।

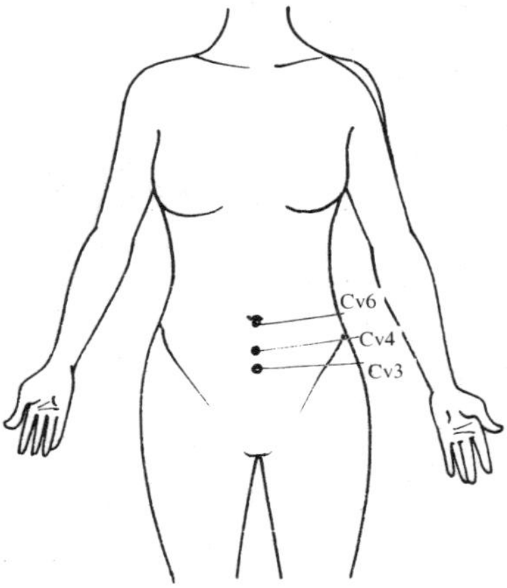

B-23 : मेरुदंड की साइड्स पर, कमर के स्तर पर स्थित है। यह गुरदे की ची को पुष्ट करता है। यह यूरो-जेनिटल तंत्र के विकारों के उपचार के लिए एक मुख्य प्वॉइंट माना जाता है और गुरदों को सीधे-सीधे प्रभावित करता है।

B-28, सेक्रल रीजन अर्थात् मेरुदंड के सबसे निचले भाग की साइड में स्थित है और यह प्वाइंट ब्लैडर की 'ची' को सशक्त बनाता है।

CV–3, झोंगजी के नाम से जाना जाता है, जिसका अर्थ है, ठीक मध्य में। जैसा कि इसके नाम से जाहिर है यह प्वॉइंट प्यूबिक बोन से कुछ ही ऊपर, उदर की मध्यरेखा पर ठीक बीचोंबीच स्थित है। यह मूत्र क्षेत्र (यूरीनरी ट्रैक्ट) से जुड़े रोगों के इलाज में उपयोगी होता है। गुवान युआन अर्थात् 'ची' का भंडारगृह के नाम से ज्ञात CV–4, Ren–3 से थोड़ा ऊपर, उदर की मध्यरेखा पर स्थित है। यह गुरदे को सशक्त बनाता है।

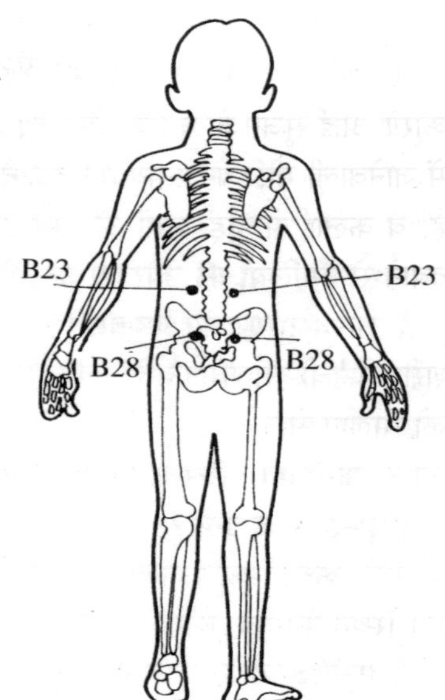

Cv–6 को 'ची है' नाम दिया गया है, जिसका अर्थ है—ची का सागर। यह Ren–4 के ऊपर और नाभि से थोड़ा नीचे उदर की मध्यरेखा पर स्थित है। यह प्वॉइंट भी किडनी को सशक्त बनाता है।

प्रश्न 42 : 'कार्पल टनल सिंड्रोम' एवं 'टेंड नाइटिस' क्या है ? यह रोग कैसे पैदा होता है ? क्या इसके इलाज में एक्यूप्रेशर मदद कर सकता है ?

उत्तर : हमारे रोजमर्रा के काम करने के लिए कुछ ही जोड़ (जॉइंट्स) ज्यादा महत्त्वपूर्ण हैं, जितने हाथों और कलाइयों के जोड़। एक्यूप्रेशर कलाई में मोच से लेकर, कार्पल टनल सिंड्रोम और टेंडनाइटिस तक का उपचार करने में प्रभावी पाया गया है। डॉ. कीथ केन्यॉन ने पाया कि एक्यूप्रेशर कलाई में गठिया की समस्या से भी छुटकारा दिलाता है।

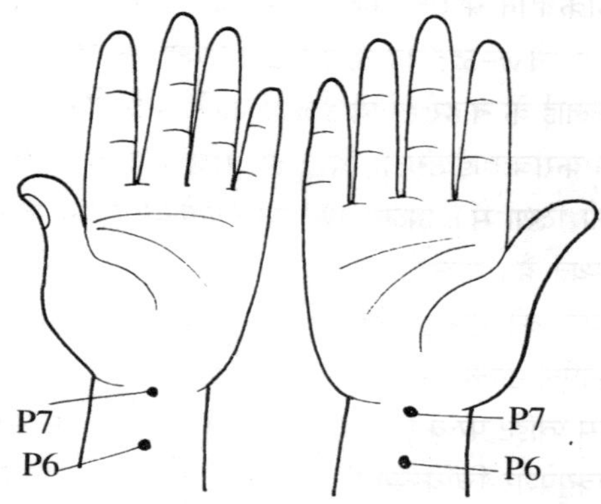

कार्पल टनल सिंड्रोम एक बहुत कष्टदायक व्याधि हो सकती है। कार्पल टनल एक सुरंग है, जो आपकी कलाई में से गुजरती है, जिसमें से होकर नसें, धमनियाँ, और स्नायु हाथों तक जाती हैं। इसका कारण सूजन है, जो मीडिया स्नायु पर दबाव बनाती है और यह सूजन कंप्यूटर पर घंटों तक काम करते रहना, वीडियो गेम्स खेलना और मोबाइल फोन पर बार–बार एसएमएस भेजते रहना, जैसी गतिविधियों में कलाई के अत्यधिक उपयोग से पैदा होती है। इसी प्रकार, टेडनाइटिस टेंडन (नसों) के अत्यधिक उपयोग के

कारण आई सूजन के कारण होता है। जब नसों में सूजन आ जाती है तो वे आपके हाथ में जानेवाली मीडियन स्नायु को दबा देती हैं। जिन प्रेशर प्वॉइंट्स की नीचे चर्चा की गई है, वे कलाई से जुड़ी नसों और मांसपेशियों को शिथिल करने में सक्षम हैं तथा जिन्हें दबाने से उँगलियों का उपयोग करने में कम दर्द होता है:

Li-4 : 'एडजॉइनिंग वैली' के नाम से ज्ञात प्वॉइंट दर्द और सूजन दूर करने तथा शरीर में 'ची' संचरित करने की क्षमता के लिए जाना जाता है। यह अँगूठे और तर्जनी को मिलाने से बननेवाली रेखा के सिरे पर स्थित है। गर्भवती महिलाओं को इस प्वॉइंट का उपयोग नहीं करना चाहिए।

P-6 : 'द इनर गेट' के नाम से ज्ञात यह प्वॉइंट फोरआर्म के भीतरी साइड के बीच में, कलाई की सलवट से ढाई अंगुल जितनी चौड़ाई से ऊपर (कोहनी की दिशा में) स्थित है। यह कलाई का दर्द दूर करता है।

P-7 : 'द बिग माउंड' कलाई के मध्य में (हथेली की तरफ) स्थित है। इस प्वॉइंट पर अँगूठे की सहायता से करीब एक मिनट तक मध्यम दरजे का दबाव देने से एक बड़ी हद तक कलाई में दर्द (कार्पल टनल सिंड्रोम), रूमेटिज्म और टेंडवाइटिस ठीक होने में मदद मिलती है।

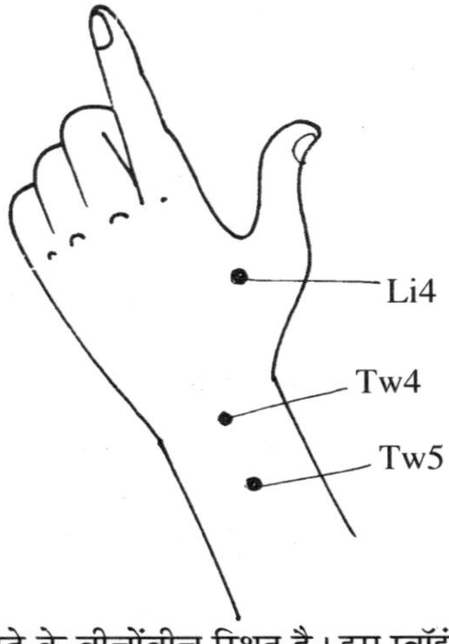

Tw-5 : 'दि आउटर गेट' नामक यह प्वॉइंट कलाई के बाहर (पीछे) की ओर, कलाई की रेखा से करीब ढाई उँगली चौड़ाई जितना ऊपर (कोहनी की दिशा में) अलना और रेडियस के बीचोबीच स्थित है। कलाई दर्द को दूर करने तथा किसी चीज को पकड़ने के प्रयास में दर्द का एहसास, कार्पल टनल सिंड्रोम इत्यादि से राहत पाने के लिए इस प्वॉइंट पर करीब एक मिनट तक दबाव दीजिए। एक्यूप्रेशर चिकित्सा में इसे एक अतिप्रभावी और सशक्त प्वॉइंट माना जाता है।

Tw-4 : 'एक्टिव पोंड' के नाम से ज्ञात यह प्वॉइंट कलाई के बाहरी हिस्से में क्रीज के गड्ढे के बीचोंबीच स्थित है। इस प्वॉइंट पर कलाई की बाहरी सलवट के केंद्र पर अँगूठा रखकर, दबाव दिया जा सकता है। जबकि उँगलियाँ कलाई के भीतरी भाग से सपोर्ट कर रही हों, अच्छा दबाव दें और रोगी से गहरी लंबी साँस लेने के लिए कहें। कलाई का दर्द कम होने तक एक या दो मिनट तक दबाव देते रहें। दबाव धीरे-धीरे काम करें। इस पूरी प्रक्रिया के दौरान रोगी से गहरी, धीमी, साँस लेने के लिए कहें। यही प्रक्रिया दूसरी कलाई पर दोहराएँ।

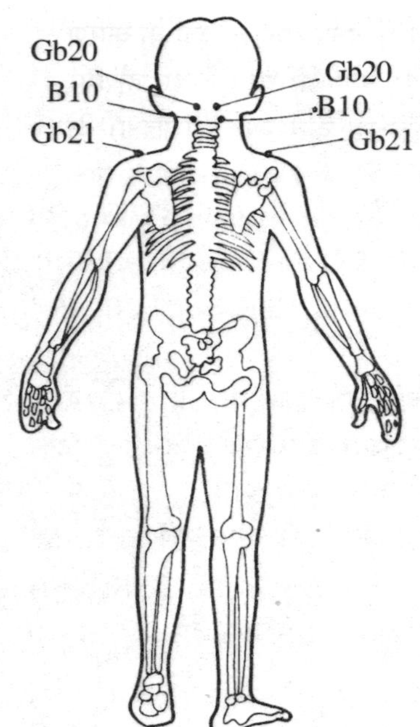

प्रश्न 43 : एक बड़ी संख्या में लोग सर्वाइकल स्पॉन्डिलॉसिस से पीड़ित हैं। क्या एक्यूप्रेशर, ऐसे रोगियों की किसी तरह से मदद कर सकता है?

उत्तर : 'सर्वाइकल स्पॉन्डिलॉसिस' आज शायद सबसे आम बीमारी है, जिससे आबादी का 50 प्रतिशत से ज्यादा भाग पीड़ित है। दिलचस्प बात यह है कि पीड़ित आबादी में से करीब 50 प्रतिशत का 70 प्रतिशत भी यह नहीं जानता है कि वे इस रोग से पीड़ित हैं। बुनियादी तौर पर गलत मुद्रा में उठने–बैठने, चलने–फिरने को इस रोग का एक प्रमुख कारण बताया जा सकता है। हथेली पर सिर रखे लेटे–लेटे या अधलेटी स्थिति में घंटों तक टीवी देखते रहना, घंटों तक कंप्यूटर पर काम करते रहना, हर दिन कार ड्राइव करते हुए लंबा सफर तय करना, स्कूटर, मोटरसाइकिल पर या कार में गलत मुद्रा में बैठना भी इस रोग का एक कारण हो सकता है।

मेडिकल शब्दावली में इसे सर्वाइकिल वर्टेब्रा का चिरकालिक (क्रॉनिक) क्षय कहा जा सकता है। आमतौर पर यह रोग 30 वर्ष से अधिक आयु के पुरुषों और स्त्रियों को होता है। वैसे आयु का कोई बंधन नहीं है और युवा तथा बुजुर्ग भी इस रोग से पीड़ित देखे गए हैं। जो लक्षण इस रोग के आगमन की सूचना देते हैं, वे हैं गरदन में अकड़न, तकलीफ या दर्द, जो कंधों से होता हुआ बाँहों के निचले हिस्से तक जाता है। हाथ, या कभी–कभी तो उँगलियों तक का भाग सुन्न पड़ जाने के रूप में भी ये लक्षण सामने आते हैं। इनके साथ–साथ सिरदर्द

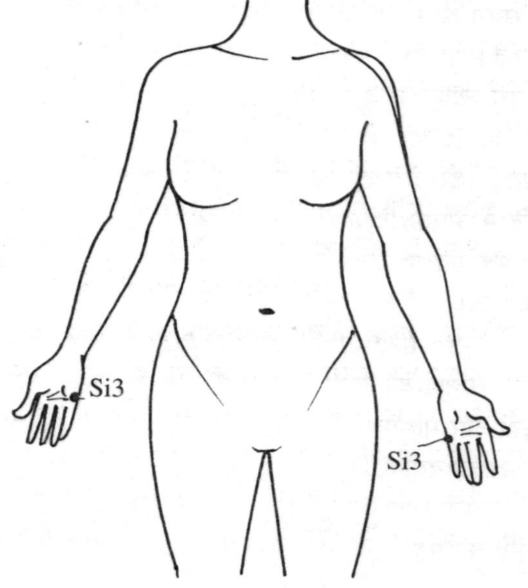

या चक्कर भी आ सकते हैं और रोग की बढ़ी हुई स्थिति में चक्कर की तीव्रता के कारण रोगी को ऐसा एहसास हो सकता है, मानो वह बिस्तर पर बैठे-बैठे या लेटे हुए ही गिर जाएगा। कभी-कभी तो सर्वाइकल स्पॉन्डिलॉसिस के लक्षण कंठ-शूल (एंजाइना) के लक्षणों से इतना अधिक मिलते हैं कि लोगों को गलतफहमी हो जाती है। इन दोनों के बीच मुख्य अंतर यह है कि सर्वाइकल अटैक के मामले में, पसीना भी नहीं आता और चेस्ट के क्षेत्र में तकलीफ भी तुलनात्मक रूप से बहुत कम होती है।

प्रेशर प्वॉइंट तकनीक और रिफ्लेक्सोलॉजी द्वारा यह रोग आसानी से ठीक किया जा सकता है। अधिकांश मामलों में समस्याग्रस्त वर्टेब्रा की पहचान करने के लिए आपको एक्स-रे करवाने की भी जरूरत नहीं पड़ती। पैर के अँगूठे या हाथ के अँगूठे की पहली गाँठ के स्पर्श से ही अनुभवी एक्यूप्रेशर चिकित्सक उसकी ठीक ठीक स्थिति बता सकता है। इसके अतिरिक्त, जब तक कि यह समस्या वर्षों से न चली आ रही हो, यह रोग 8-10 सिटिंग्स के भीतर ही नियंत्रित किया जा सकता है।

GB-20 खोपड़ी के बेस के नीचे बने गड्ढे में स्थित है। दोनों ओर स्थित इस प्वॉइंट पर एक साथ हल्के से मध्यम दरजे तक लगातार दबाव दिया जाना चाहिए। इससे गठिया, सिरदर्द, पीठ दर्द और अकड़ी हुई गरदन में राहत मिलती है।

GB-21 'शोल्डर वेल' के नाम से ज्ञात यह प्वॉइंट गरदन और कंधे के बाहरी किनारे के बीचोंबीच स्थित है। यह प्वॉइंट अकसर बहुत मृदु पाया जाता है। इस प्वॉइंट पर कंधों के दोनों ओर एक साथ दबाव दिया जा सकता है। विभिन्न प्वॉइंट्स पर दबाव देते समय अगर रोगी धीमी और गहरी साँसें लेता रहे तो यह और अधिक लाभकारी हो जाता है। यह प्वॉइंट फेफड़ों में ची का सामान्य प्रवाह बहाल करता है। गर्भवती महिलाओं को इस प्वॉइंट पर दबाव नहीं दिया जाना चाहिए।

B-10 खोपड़ी के बेस से डेढ़ इंच नीचे, मेरुदंड के दोनों ओर आधा इंच दूरी पर स्थित है। इसे हेवनली पिलर्स नाम दिया गया है। यह आँखों में सूजन, सिरदर्द, थकान आदि में आराम दिलाता है। अपने सिर के पीछे दोनों हाथों की उँगलियों को एक के बाद एक रखकर, उनसे गरदन पर पकड़ बनाकर करीब एक मिनट तक दबाव दिया जा सकता है।

Si-3 : मुट्ठी बंद कर उसे मोड़ें, फिर अपनी कनिष्ठा उँगली को देखने के लिए अपनी कलाई को घुमाएँ। अँगूठे का उपयोग करते हुए, कनिष्ठा की गाँठ के नीचे, हड्डी और मांसपेशी के बीच अपनी हथेली की साइड पर दबाव दें। करीब एक मिनट तक अच्छा दबाव दें।

इस रोग पर रिफ्लेक्सोलॉजी के जरिए काबू पाने के लिए दोनों पैरों और हाथों के अँगूठों की पहली गाँठ तक सर्वाइकल वर्टेब्रा से जुड़े रिफ्लेक्स क्षेत्रों पर दबाव डालें।

'शोल्डर ब्लेड्स' के बीच के क्षेत्र को उद्दीप्त करने की दृष्टि से पैरों और हाथों के अँगूठों के नीचे बने पैड्स पर भी दबाव डालें। सुनिर्दिष्ट क्षेत्रों की स्थिति जानने के लिए पुस्तक के अंत में दिया गया चित्र देखें।

प्रश्न 44 : क्या एक्यूप्रेशर रक्त संचरण से जुड़ी समस्याओं के समाधान में मदद कर सकता है ?

उत्तर : जीवन के किसी भी स्वरूप में गतिहीनता अच्छी नहीं मानी जाती है। एक नदी में पानी तभी तक ताजा रहता है, जब तक वह अच्छी गति से बह रहा हो। बहाव के रुकते, अवरुद्ध होते ही उसमें बदबू आना शुरू हो जाता है। कार्यालयों में भी, जब कर्मचारियों को तरक्की की कोई उम्मीद नहीं होती, तो उनमें अवसाद की भावना घर करने लगती है और उनकी उत्पादकता पर नकारात्मक प्रभाव पड़ता है। इसी प्रकार, हमारे शारीरिक स्वास्थ्य के संदर्भ में, जैविक शक्ति 'ची' के प्रवाह में गतिहीनता आ जाना अधिकांश रोगों का कारण है। हमारे शरीर की विभिन्न मेरिडियंस में इस अत्यावश्यक जैविक शक्ति का अवरुद्ध प्रवाह ही रोगों को जन्म देता है।

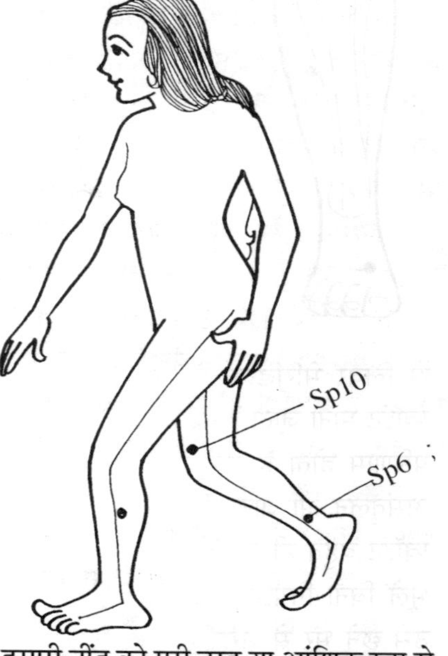

गलत खानपान, अकर्मण्य जीवन-शैली शारीरिक या मानसिक तनाव, जो सीधे-सीधे हमारी नींद को पूरी तरह या आंशिक रूप से प्रभावित करता है, हमारे शरीर में 'ची' के सुगम प्रवाह को अवरुद्ध करने का कारण हो सकता है। हमारे शरीर में रक्त संचरण के लिए 'ची' ही मुख्यतया जिम्मेदार है। इसीलिए, शरीर में ची का प्रवाह अवरुद्ध होने पर बेहतर रक्त संचरण बनाए रखने की दृष्टि से सबसे ज्यादा महत्त्वपूर्ण यह है कि ची के प्रवाह में किसी भी तरह के अवरोध को दूर किया जाए। अगर यह लक्ष्य प्राप्त कर लिया जाए, तो वह शरीर के पूरे सिस्टम को बेहतर स्वास्थ्य और संतुलन के मार्ग पर ले आता है।

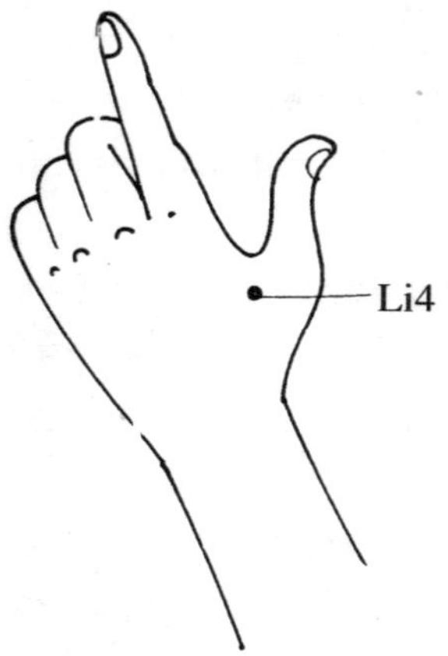

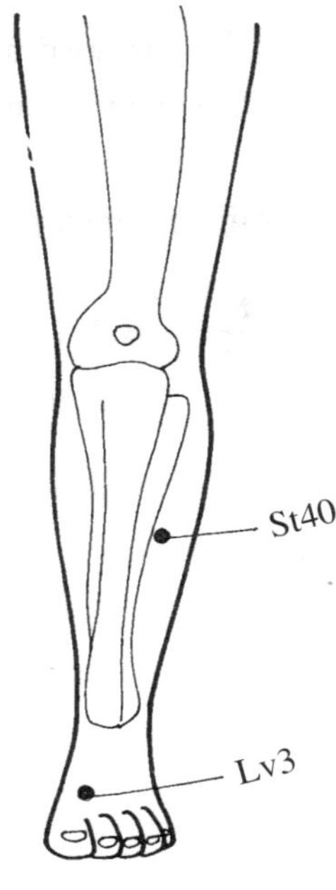

निम्नलिखित प्रेशर प्वॉइंट्स की मदद से एक्यूप्रेशर रक्त संचरण के प्रवाह में आए अवरोध को हटाने में मदद कर सकता है:

Li-4 : अँगूठे और तर्जनी को मिलाने से बनी मांसपेशी के शीर्ष पर स्थित है। दोनों के बीच बने वेब पर दबाव देना शुरू करें और उसे तर्जनी की जड़ में बनी हड्डी की दिशा में ले जाएँ। 'एडजॉइनिंग वैली' के नाम से भी ज्ञात Li-4 'ची' के प्रवाह में आए अवरोध को दूर करनेवाला मास्टर प्वॉइंट माना जाता है। और इस तरह बाकी इलाज को ज्यादा आसान एवं प्रभावी बनाने में मदद करता है। गर्भवती महिलाओं को यह प्वॉइंट इस्तेमाल नहीं करना चाहिए, क्योंकि उसके परिणामस्वरूप समय-पूर्व संकुचन और गर्भपात हो सकते हैं।

शरीर में ऊर्जा के प्रवाह का गेट खोलने के बाद, अब हम 'बिगर-रश' के नाम से ज्ञात एक और सशक्त प्वॉइंट Lv-3 की ओर रुख करते हैं, जो हमारे पूरे शरीर, विशेषरूप से लिवर मेरिडियन में 'ची' के प्रवाह को अवरोध मुक्त करनेवाला सबसे प्रभावी प्वॉइंट माना जाता है। एक बार यकृत में ऊर्जा का प्रवाह असंतुलित हो जाए, तो उसका परिणाम होता है प्रत्येक मेरिडियन में 'ची' और रक्त के प्रवाह में गत्यवरोध तथा असंतुलन आ जाना, जो रोग एवं तकलीफ को जन्म देता है। यद्यपि आमतौर पर यह प्वॉइंट बहुत ही संवेदनशील पाया जाता है, परंतु उसकी उपयोगिता को देखते हुए उसे भूले बिना नियमित रूप में अपने वर्कआउट में शामिल किया जाना चाहिए, क्योंकि उसे छूने भर से शरीर में कहीं भी, किसी भी प्रकार के गत्यवरोध का पता लगाया जा सकता है।

Sp-6, को 'थ्री यिन मीटिंग पॉइंट' भी कहा जाता है, यह टाँग की भीतरी और पिछली साइड पर, टखने की हड्डी के ऊपर स्थित है। इसकी ठीक-ठीक स्थिति टखने की हड्डी से करीब चार अंगुल चौड़ाई जितनी ऊपर है। जैसा कि उसके नाम से जाहिर है कि यह सर्वाधिक महत्त्वपूर्ण प्वॉइंट्स में से एक है क्योंकि एक साथ तिल्ली, यकृत और गुरदे के मेरिडियंस की 'यिन' को सशक्त बनाता है। यह 'लिवर ची' को पूरे शरीर में संचरित करने में भी सहायक है। गर्भवती महिलाओं में यह प्वॉइंट इस्तेमाल नहीं करना चाहिए।

Sp-10 एक और महत्त्वपूर्ण प्वॉइंट है, रक्त संचरण में आई जड़ता को दूर करने

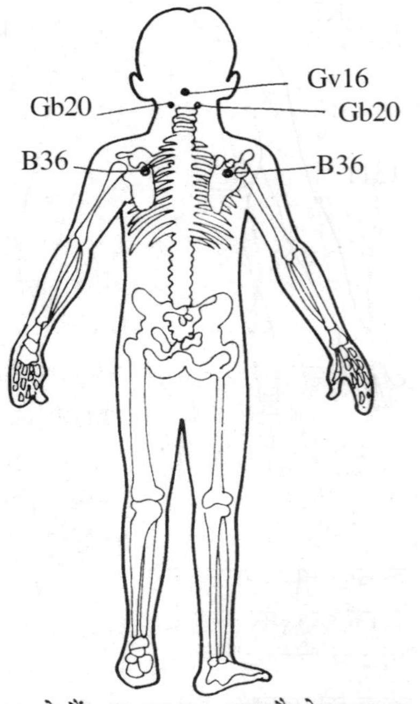

के लिए इसका सफलतापूर्वक उपयोग किया जा सकता है।

St-40 पैर के बाहरी ओर टखने की हड्डी तथा नी-कैप के मध्यभाग के बीचोबीच स्थित है। टिबिआ का पता लगाएँ और हड्डी के बाहरी ओर दो अँगूठे की चौड़ाई जितनी दूर जाएँ। यह रक्त संकुलता (कंजेश्चन) कम करने में बहुत मददगार है।

प्रश्न 45 : क्या एक्यूप्रेशर जुकाम से होनेवाली परेशानी दूर करने में किसी तरह से मदद कर सकता है?

उत्तर : जब आपके शरीर की रोग प्रतिरोधक क्षमता कम हो जाती है तो आप थका हुआ-सा महसूस करते हैं और आपका सिस्टम बदलते मौसम के अनुसार खुद को तेजी से नहीं ढाल पाता। यही वह समय है, जब आप जुकाम की चपेट में आसानी से आ सकते हैं। आपका म्यूकस मैम्ब्रेन जुकाम के वायरस का प्रजनन स्थल बन जाता है। ये वायरस हमारी नाक और गले में पनपते रहते हैं तथा जब शरीर के हालात उनके अनुकूल होते हैं, उदाहरण के लिए, वातावरण में तापमान और नमी उनके अनुकूल हो, तब वे हमला कर देते हैं। जुकाम एक लक्षण है और वायरस से स्वयं को बचाने के प्रयास में शरीर उन्हें बहा देने के उद्देश्य से और अधिक श्लेष्मा (म्यूकस) पैदा करने लगता है।

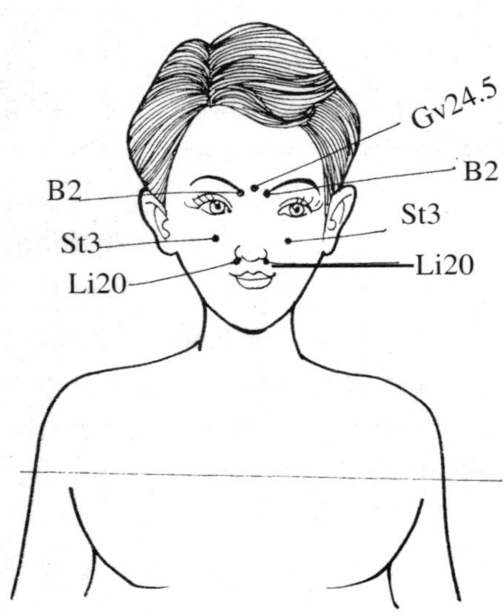

मजेदार बात यह है कि यह कहा जाता है कि जुकाम का इलाज किसी भी तरह से नहीं किया जा सकता, अर्थात् अगर आप दवाई लें, तो उसे ठीक होने में सात दिन लगेंगे और अगर आप कोई भी दवा न लें, तो वह एक हफ्ते के भीतर ठीक हो जाएगा। इसी

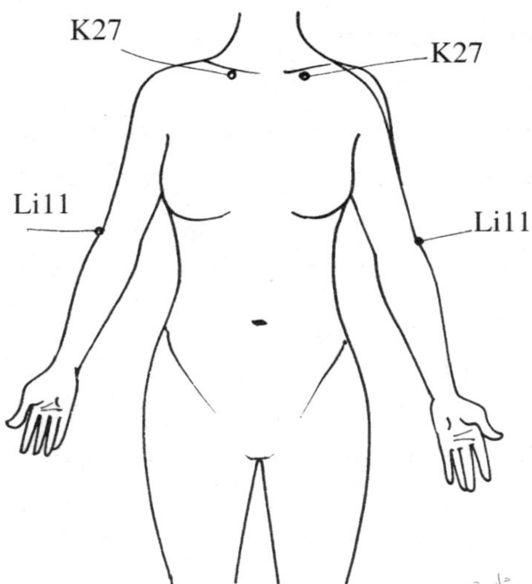

तर्ज पर यह कहा जा सकता है कि एक्यूप्रेशर भी जुकाम ठीक नहीं कर सकता, परंतु निश्चित रूप से वह उससे होनेवाली परेशानी कम करने में आपकी मदद जरूर कर सकता है। वह शरीर में दाखिल हो चुके वायरस को बाहर निकालने में मदद कर सकता है तथा भविष्य में आपको जुकाम के हमले से बचाने के लिए शरीर की रोग प्रतिरोधक क्षमता बढ़ाने में सक्षम है।

'बिअरिंग सपोर्ट' नामक प्वॉइंट B-36 जुकाम का मुकाबला करने के उद्‌देश्य से शरीर की रोग प्रतिरोधक क्षमता बढ़ाने के लिए उत्तम है। यह कहा जाता है कि वायु और ठंड मेरुदंड के पास, शोल्डर ब्लेड्स पर स्थित इस प्वॉइंट (जैसा कि चित्र में दिखाया गया है) पर त्वचा के छिद्रों से प्रवेश करते हैं। अपने दोनों हाथों से कंधों को पकड़कर इस प्वॉइंट पर आसानी से दबाव दिया जा सकता है। इस क्षेत्र अर्थात् पीठ का ऊपरी भाग, कंधे और गरदन पर अच्छे से की गई मालिश भी (कंजेक्शन) दूर करने में सहायक है।

B-2 भौंह के भीतरी किनारे (ब्रिज ऑफ दि नोज) के बगल में छोटे गड्ढे में स्थित है। दोनों हाथों की मध्यमा उँगलियों को एक साथ 30 से लेकर 60 सेकेंड्स तक दोनों ओर दबाएँ, हल्के दबाव से शुरू करते हुए होल्ड करें, फिर धीरे-धीरे दबाव हटाएँ। दबाव देते समय आँखें बंद रखें और गहरी साँसें लें। इससे जुकाम, साइनस कंजेक्शन और सिरदर्द में आराम पहुँचता है।

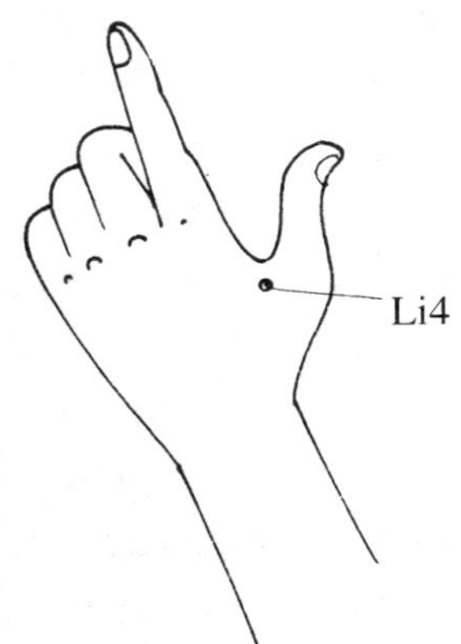

K-27 ब्रेस्टबोन के बाजू में कॉलर बोन के नीचे बने धँसाव (हौलो) में स्थित है। यह प्वॉइंट साँस लेने में कठिनाई, चेस्ट कंजेश्चन, खाँसी, चेस्ट के क्षेत्र में तनाव और गल-शोथ (सोर थ्रोट) में राहत देता है।

GV 24.5 भौंहों के बीच, माथे के मिलन स्थल पर बने गड्ढे में स्थित है। यह अंत:स्रावी तक (एंडोक्राइन सिस्टम), विशेष रूप से पिट्युटरी ग्रंथि को टोन-अप

करता है। इसके अतिरिक्त यह पूरे शरीर को शक्ति देता है, तनाव कम करता है, (सिर में भारीपन) हेड कंजेश्चन, बंद नाक और सिरदर्द में आराम देता है।

Gv-16, मेरुदंड के शीर्ष पर खोपड़ी के बेस के नीचे बने गड्ढे में स्थित है। इस प्वॉइंट पर दबाव हल्का और सावधानी से दिया जाना चाहिए। यह सिर में भारीपन, आँखें लाल होना, तनाव, सिरदर्द और अकड़ी हुई गरदन में राहत देता है।

Li-4 अँगूठे और तर्जनी को मिलाने पर उभरी मांसपेशी के शिखर पर स्थित है। दोनों के बीच बने वेब पर दबाव दें और उसे तर्जनी के बेस पर स्थित हड्डी की ओर ले जाएँ। एडजॉइनिंग वैली के नाम से ज्ञात Li-4 ची के प्रवाह में अवरोध को दूर करनेवाला मास्टर प्वॉइंट माना जाता है और इस तरह बाकी इलाज को ज्यादा आसान और असरदार बनाने में मददगार है। गर्भवती महिलाओं में यह प्वॉइंट नहीं दबाना चाहिए। क्योंकि ऐसा करने से समय पूर्व संकुचन होने से गर्भपात हो सकता है। यह जुकाम, फ्लू, कंजेश्चन इन दि हेड और सिरदर्द में राहत देता है।

GB-20 खोपड़ी के बेस के नीचे बने गड्ढे में स्थित है। दोनों ओर स्थित इस प्वॉइंट पर एक साथ स्थिर (हल्के से लेकर मध्यम दरजे तक का) दबाव दिया जाना चाहिए। सिर के भारीपन (हेड कंजेश्चन), सिर दर्द, गरदन दर्द, अकड़ी हुई गरदन और चिड़चिड़ापन दूर करता है।

Li-11, कोहनी की क्रोज के बाहरी सिरे पर स्थित है। यह प्वॉइंट जुकाम, बुखार के लक्षणों को दूर करने तथा भविष्य में जुकाम से लड़ने की क्षमता विकसित करने के लिए शरीर की रोग प्रतिरोधक क्षमता बढ़ाने में बहुत प्रभावी है। चूँकि स्पर्श करने पर यह प्वॉइंट बहुत कोमल लगता है, हल्का मालिश जैसा दबाव ही दिया जाना चाहिए।

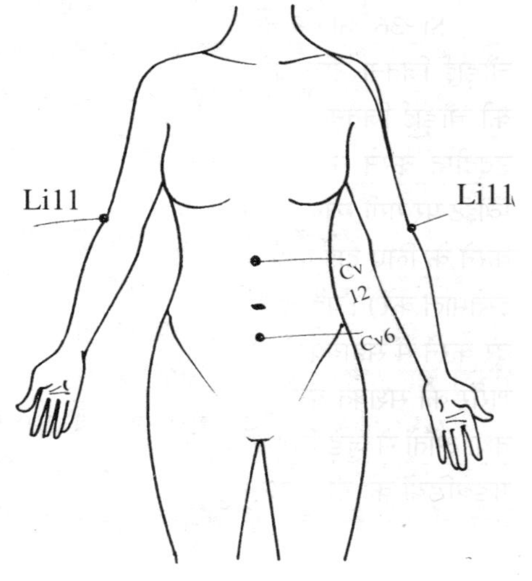

St-3 आँख की पुतली की रेखा में चीक बोन के नीचे होता है। यह बंद नाक, सिर में भारीपन, आँखों में जलन और सूजन जैसी तकलीफ में आराम देता है।

Li-20, प्रत्येक नथुने के बाहर गालों पर स्थित है। इन प्वॉइंट्स पर दबाव देने से बंद नाक, साइनस और चेहरे पर सूजन कम होती है।

प्रश्न 46 : कब्ज किन कारणों से होता है ? क्या एक्यूप्रेशर चिकित्सा से उसे ठीक किया जा सकता है ?

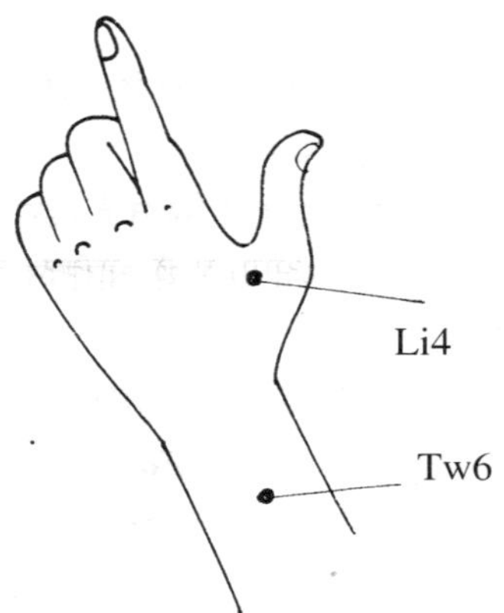

उत्तर : पर्याप्त फलों, हरी सब्जियों से रहित अस्वास्थ्यकर भोजन, अपर्याप्त रेशेदार खाद्य पदार्थ/अनाज, एक ही भोजन-काल में कई तरह के व्यंजनों का सेवन, चोकर-रहित सफेद आटा और इन सब के अतिरिक्त व्यायाम का अभाव कब्ज पैदा करते हैं। कभी-कभी होनेवाला कब्ज कोई गंभीर समस्या पैदा नहीं करता, परंतु चिरकालिक कब्ज के परिणाम गंभीर हो सकते हैं और अपशिष्ट पदार्थों को बाहर निकालने में बाधा उत्पन्न करता है। इससे बड़ी आँत (कोलन) अवरुद्ध हो जाती है। कोलन की मांसपेशी अत्यधिक शिथिल या अत्यधिक कसी हुई और इस कारण जड़ बन सकती है। यह माना जाता है कि संतुलित आहार और नियमित व्यायाम, बल्कि तेज-तेज चलने, जॉगिंग आदि के जरिए व्यक्ति इस रोग से निपट सकता है। पर्याप्त मात्रा में पानी/तरल पदार्थ भी लिये जाने चाहिए।

इस रोग से निपटने के लिए निम्नलिखित कार्यक्रम के अनुसार एक्यूप्रेशर चिकित्सा भी की जा सकती है:

'सी ऑफ इनर्जी' के नाम से ज्ञात CV-6 नाभि से तीन उँगलियों की चौड़ाई जितना नीचे स्थित है। रोगी को लिटाकर (जब उसका मूत्राशय खाली हो) इस प्वॉइंट पर दबाव दिया जा सकता है। यह पेटदर्द, कब्ज, कोलाइटिस और गैस में आराम देता है।

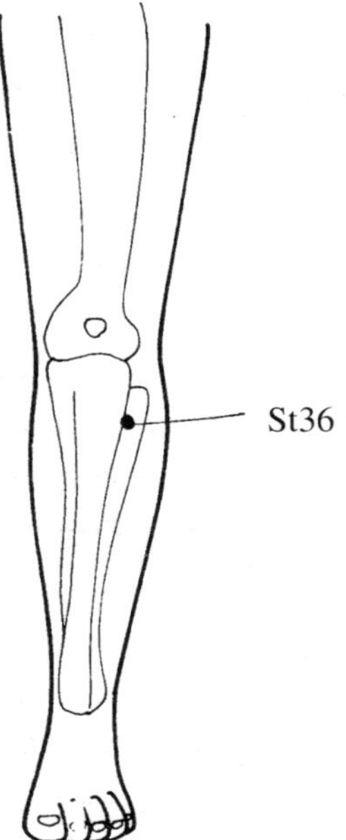

St-36 आपके नी-कैप से करीब चार उँगलियों की चौड़ाई जितना नीचे और आपके शिनबोन से एक उँगली की चौड़ाई जितना बाहर की ओर स्थित है। इस प्वॉइंट को उद्दीप्त करने का सबसे बढ़िया तरीका यह है कि इस प्वॉइंट पर रोगी स्वयं अपनी एड़ी रगड़े (बाएँ पैर को उद्दीप्त करने के लिए दाईं एड़ी और दाएँ पैर के लिए बाईं एड़ी का इस्तेमाल करें)। यह घाव, मांसपेशियों में और सामान्य थकान दूर करने में सहायक है। इस प्वॉइंट पर दिया गया दबाव पूरे शरीर को सशक्त बनाता है, मांसपेशियों को सुदृढ़ बनाता है तथा आँतों से जुड़े विकारों को दूर करके कब्ज जैसी पेट की गड़बड़ियों को ठीक करता है।

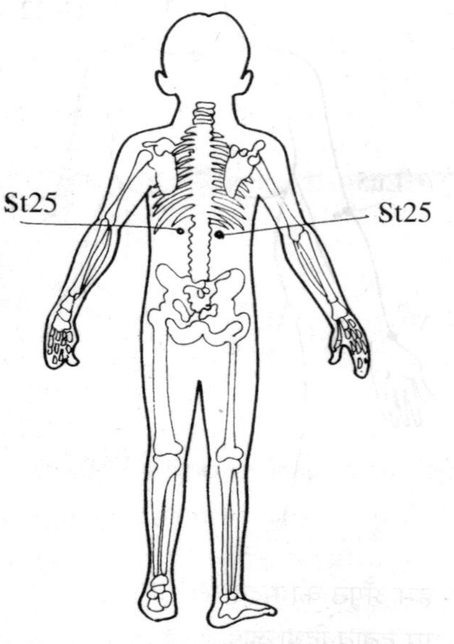

St–25 बेली बटन के दोनों ओर उससे दो अँगूठे की चौड़ाई जितना दूर स्थित है। आँतों संबंधी कई तरह के विकारों और कब्ज का भी उपचार करने के लिए यह सबसे महत्त्वपूर्ण प्वॉइंट्स में से एक माना जाता है। एक मिनट तक दोनों ओर एक साथ मध्यम दरजे का, किंतु मजबूती से दबाव डालने की कोशिश करें।

Cv–12, जैसा कि उसके नाम 'मिडिल स्टमक' से जाहिर है, यह प्वॉइंट ब्रेस्टबोन और बेली बटन के बीचोंबीच स्थित है। करीब एक मिनट तक फर्म प्रेशर दीजिए। 'फोर डोर्स' के नाम से ज्ञात Cv6, St25 तथा CV-12 का यह संयोजन अत्यधिक लाभदायक है एवं कब्ज और डायरिया सहित किसी भी प्रकार के उदर या गैस्ट्रो–इंटेन्स्यइलनल रोगों के इलाज के लिए उपयोग किया जा सकता है।

कब्ज का एक और कारण, अतिरिक्त आंतरिक ऊष्मा है। वह मल को इतना सख्त बना देती है कि उसका विसर्जन कठिन हो जाता है। Tw 6, जो आपके फोरहैंड के पीछे, कलाई की क्रीज से तीन उँगलियों की चौड़ाई जितना दूर, अलना और रेडियस बोंस के बीच में स्थित है, इस पर दबाव डालें। अगर रोगी द्वारा विसर्जित मल बहुत सख्त और काला हो, तो कब्ज को ठीक करने के लिए इसे Li 4 और Li–11 के संयोजन से दबाया जाए, जैसा चित्र में बताया गया है, तो वह रोगी के शरीर में से अतिरिक्त उष्मा को निकाल देता है। जहाँ Li–4 का कार्य अतिरिक्त उष्मा को कम करना है, Li–11 शरीर में सामान्य रूप से पाई जानेवाली उष्मा को निकालकर बड़ी आँत की गतिविधि नियमित करता और बाउल मूवमेंट करके उसे सुगम बनाता है।

प्रश्न 47 : हमें खाँसी क्यों आती है और उसका कारण क्या है ? क्या एक्यूप्रेशर उसे ठीक करने में मदद कर सकता है ?

उत्तर : आमतौर पर फेफड़ों में 'ची' का प्रवाह नीचे की ओर होता है। किसी भी कारण से अगर 'लंग ची' ऊपर की ओर बहना शुरू कर दे तो हम खाँसने लगते हैं। आमतौर पर खाँसी और जुकाम साथ–साथ चलते हैं। और अगर आप एक ही समय में दोनों से पीड़ित हैं तो खाँसी से छुटकारा पाने के लिए यहाँ जिन प्रेशर प्वॉइंट्स की चर्चा की जा रही है, उनके अतिरिक्त जुकाम से राहत पाने के लिए उन प्वॉइंट्स पर भी दबाव

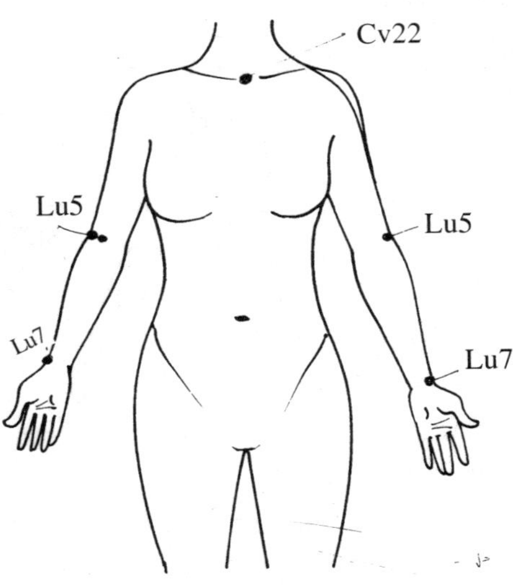

दीजिए, जिनकी चर्चा ऊपर की जा चुकी है।

निम्नलिखित प्वॉइंट्स पर दबाव देने के जरिए एक्यूप्रेशर खाँसी से छुटकारा दिलाने में सहायक हो सकता है।

Lu-7 उस स्थल पर बने कुदरती धँसाव में स्थित है, जहाँ अँगूठे का बेस कलाई से मिल जाता है। अपनी कोहनी की ओर रुख करें और अँगूठे की तरफ करीब डेढ़ इंच की दूरी पर आपको यह प्वॉइंट मिल जाएगा। चूँकि इस प्वॉइंट पर मांस ज्यादा नहीं है, हम अँगूठे की मदद से हल्का दबाव देकर काम चला सकते हैं। इस प्वॉइंट पर दोनों हाथों पर दबाव दिया जाना जरूरी है। यह प्वॉइंट ची का प्रवाह उलटी दिशा में, अर्थात् नीचे की ओर करके राहत देता है। जुकाम, छींक, और नाक बहने से छुटकारा दिलाने के लिए भी इसका उपयोग किया जा सकता है।

'हेवन प्रोजेक्शन' के नाम से ज्ञात Cv–22 कॉलरबोंस के बीच, बने गड्ढे में स्थित है, जहाँ वे ब्रेस्टबोन से मिलती हैं, इस प्वॉइंट पर तर्जनी या मध्यमा के जरिए दस तक गिनती पूरी होने तक नीचे की ओर, न कि भीतर की ओर, दिया गया हल्का दबाव अत्यधिक लाभदायक पाया गया है। दबाव को 2–3 बार दोहराया जा सकता है, परंतु इस बात की पूरी सावधानी बरती जाए कि दबाव बहुत ही हल्का और मुलायम हो।

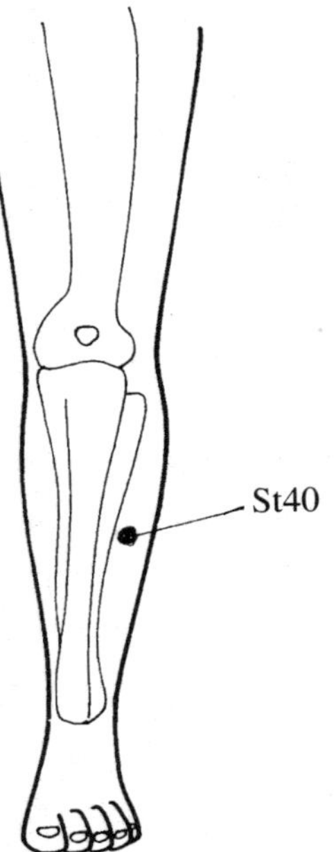

St 40 पैर के बाहरी ओर टखने की हड्डी तथा नी–कैप के मध्य भाग के बीचोंबीच स्थित है। टिबिआ का पता लगाएँ और हड्डी से बाहर की ओर दो अँगूठों की चौड़ाई जितनी दूर जाएँ। कंजेश्चन कम करने में यह बहुत मददगार है। अगर आप यह महसूस कर रहे हों कि आपके फेफड़ों में बहुत सारा बलगम जमा है तो कंजेश्चन दूर करने के लिए इस प्वॉइंट पर दबाव देना बहुत अच्छे परिणाम देगा।

'क्यूबिट मार्श' के नाम से ज्ञात Lu5 कोहनी की क्रीज पर अँगूठे की तरफ (जब हथेली ऊपर की ओर हो) स्थित है। दूसरे हाथ के अँगूठे से करीब एक मिनट तक मध्यम दरजे का दबाव दें। यह ताप कम करके गले में नमी लाएगा। दूसरे हाथ पर भी यही क्रिया दोहराएँ।

रिफ्लेक्सोलॉजी के जरिए इस रोग से छुटकारा पाने के लिए हथेलियों और तलवों के रिफ्लेक्स क्षेत्रों को वॉर्म अप करें तथा छाती, फेफड़ों, ब्रॉन्कियल एरिया, साइनस प्वॉइंट्स, गले और गरदन से संबंधित क्षेत्र, इत्यादि के रिफ्लेक्स एरियाज पर दबाव डालें। विभिन्न अंगों से संबंधित रिफ्लेक्स एरियाज की करीबी स्थिति जानने के लिए पुस्तक के अंत में दिए गए हथेलियों और तलवों के चित्र देखें।

प्रश्न 48 : ऐंठन या मरोड़ (क्रैंप्स) क्यों होती है? क्या एक्यूप्रेशर/रिफ्लेक्सोलॉजी से इस परेशानी में राहत मिल सकती है?

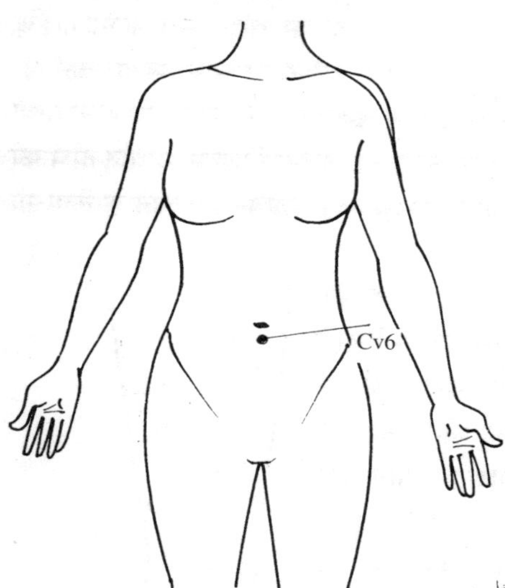

उत्तर : ऐंठन या मरोड़ आमतौर पर मांसपेशियों में तनाव के कारण होती हैं। वे शरीर में कहीं भी विकसित हो सकती हैं, परंतु आमतौर पर वे उन मांसपेशियों में होती हैं, जिनका उनकी क्षमता से अधिक उपयोग किया जाता है। ऐंठन के दौरान प्रभावित मांसपेशी की नाड़ी अत्यधिक सक्रिय (हाइपरएक्टिव) हो जाती हैं, जिससे संबंधित मांसपेशी में अत्यधिक संकुचन पैदा हो जाता है। धावकों की टाँगों में क्रैंप्स हो जाते हैं। वे अकसर पिंडलियों में होती हैं तथा व्यायाम या शारीरिक श्रम के दौरान या उसके बाद महसूस होती हैं। कभी-कभी तो अपनी टाँगों को थोड़ा बलपूर्वक फैलाने से भी क्रैंप हो जाता है। शरीर में पानी की कमी हो जाने पर भी टाँगों में क्रैंप्स हो सकते हैं और इसलिए खिलाड़ियों को यह सुनिश्चित कर लेना चाहिए कि जब तक वे मैदान में हैं, उन्हें पर्याप्त मात्रा में पानी मिलता रहे। एक्यूप्रेशर में निम्नलिखित प्रेशर प्वॉइंट्स इस अत्यधिक पीड़ादायक रोग से पीड़ित व्यक्ति को काफी राहत दे सकते हैं:

'सी ऑफ इनर्जी' के नाम से ज्ञात Cv 6 शरीर की मध्य रेखा पर नाभि से तीन उँगलियों की चौड़ाई जितना नीचे स्थित है। यह रजोनिवृत्ति के दौरान होने वाले क्रैंप्स से

छुटकारा दिलाता है।

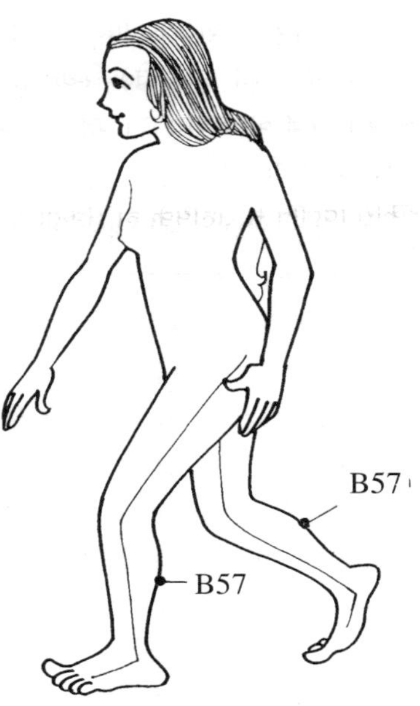

B 47 पीठ के निचले भाग पर, मेरुदंड से करीब डेढ़ इंच बाहर की ओर दूसरी और तीसरी लंबर वर्टेब्रा के बीच स्थित है। मुट्ठी बनाकर उसे पीठ के निचले भाग पर तेजी से रगड़कर दबाव दिया जा सकता है। पीठ के निचले हिस्से में दर्द, पेल्विक टेंशन और श्रोणि प्रदेश (पेल्विक रीजन) में क्रैंप्स में राहत देता है।

Lv–3 पैर के ऊपरी भाग में अँगूठे और उसके पासवाली उँगली के बीच स्थित है। इस प्वॉइंट के महत्त्व के बारे में जितना कहा जाए, कम होगा। यह यकृत को नियमित करता है और उसमें नई जान डालता है, 'ची' के प्रवाह को सुगम बनाता है, और किसी भी तरह के क्रैंप से छुटकारा दिलाता है।

Gv–26 नाक के ठीक नीचे, ऊपर के होंठ के मध्य में स्थित है। इस प्वॉइंट का एक प्राथमिक उपचारात्मक रिवाइवल प्वॉइंट के तौर पर अकसर उपयोग किया जाता है और चक्कर आने इत्यादि में भी इसका उपयोग किया जाता है।

B57 पिंडली (Calf Musle) के मध्य में, घुटने और एड़ी के तकरीबन बीचोंबीच के निचले हिस्से पर स्थित है। इस प्वॉइंट पर 2 से लेकर 3 मिनट तक हल्का, किंतु सीधा दबाव देकर पिंडलियों की मांसपेशियों में आई ऐंठन में आराम पाने के लिए इसका उपयोग किया जाता है। दबाने पर यह प्वॉइंट बहुत दर्द देता है, परंतु साथ–ही–साथ यह अति लाभदायक भी है।

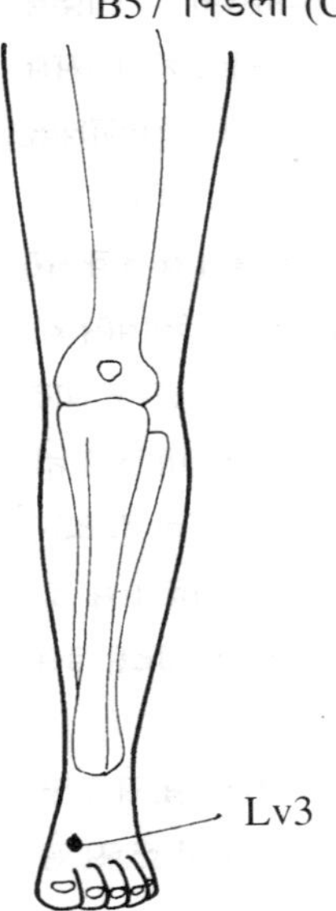

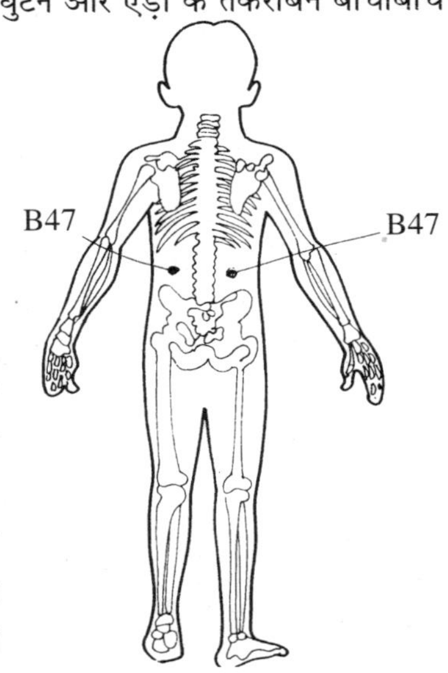

इस रोग से

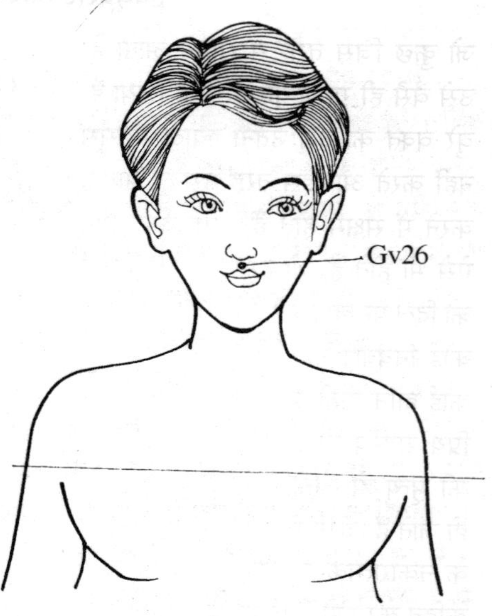

छुटकारा पाने के लिए रिफ्लेक्सोलॉजी का उपयोग करते हुए दोनों पैरों पर, पैरों के अगले और पिछले दोनों तरफ मालिश की तरह अर्द्धचंद्राकार रूप में आगे-पीछे टखने की हड्डी के आसपास का क्षेत्र उद्दीप्त कीजिए। इन क्षेत्रों पर किया गया उद्दीपन बहुत मददगार साबित होता है। अँगूठे और तर्जनी की सहायता से दोनों पैरों के एकिलिस नस, जो पैर के पीछे की ओर एड़ी के बेस से चार से पाँच इंच ऊँचाई पर स्थित हैं, के क्षेत्र पर भी दबाव दीजिए। इसके बाद अपने अँगूठे से पिंडली की मांसपेशी पर, पाँव के पीछे की ओर घुटने की क्रीज तथा टखने के बेस के बीच के बिंदु पर दबाव दीजिए। दबाने पर यह प्वॉइंट बहुत तकलीफ देता है, परंतु उतना ही प्रभावी भी है। इस प्वॉइंट पर अपने अँगूठे से करीब 30 सेकेंड्स तक मध्यम दरजे का दबाव बनाए रखें, गहरी सांसें लें और दबाव धीरे धीरे हटाएँ। यही प्रक्रिया 2-3 बार दोहराएँ। इस स्थल पर मौजूद दुखन को हटाने के लिए अपनी हथेली से इस क्षेत्र पर मालिश करें।

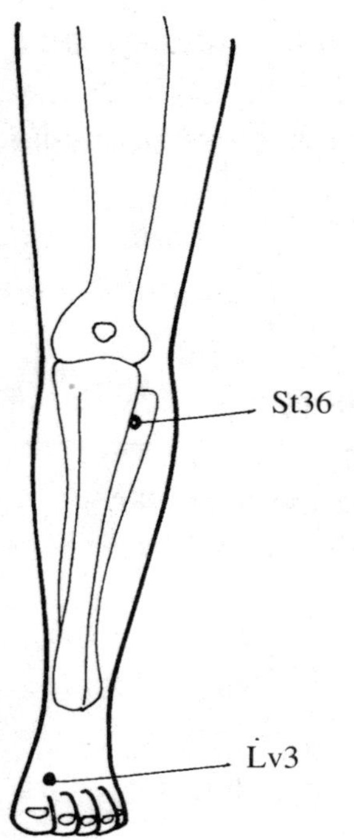

प्रश्न 49 : अवसाद (डिप्रेशन) क्या है और यह क्यों होता है? क्या अवसाद दूर करने में एक्यूप्रेशर मदद कर सकता है?

उत्तर : अवसाद यह सूचना देनेवाला संकेत है कि जीवन में कुछ कमी है। हर व्यक्ति के जीवन में देर-सवेर एक समय ऐसा आता है, जब सब कुछ मनमाफिक या योजनानुसार न हो रहा हो। ऐसा लगता है, मानो हर चीज काबू से बाहर होती जा रही हो। ऐसी स्थिति में कोई भी व्यक्ति बुरा महसूस करेगा। परंतु कुछ लोग, जिन्होंने समय के साथ जीना और जीवन में

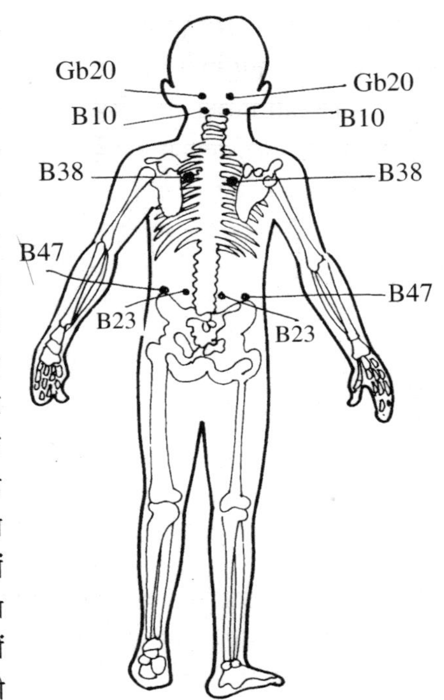

जो कुछ जिस तरह से सामने आता है, उसे वैसे ही ग्रहण करना सीख लिया है, बुरे वक्त का दंश उतना ज्यादा महसूस नहीं करते और इस तरह उसका सामना करने में सक्षम होते हैं। परंतु कुछ लोग ऐसे भी होते हैं, जो हर छोटी-छोटी बात को दिल पर लगा लेते हैं, स्थिति पर उनका कोई नियंत्रण नहीं होता और जब उन्हें कोई हानि होती है या परिवार के किसी प्रिय सदस्य या किसी करीबी रिश्तेदार की मृत्यु हो जाती है तो वे बेहद दुःखी हो जाते हैं। ऐसी स्थिति में ये लोग जीवन के नकारात्मक पक्ष पर ही अपना ध्यान केंद्रित कर लेते हैं। उनके लिए जीवन में सबकुछ समाप्त हो गया होता है। संक्षेप में, उनके जीवन में कोई आकर्षण नहीं बचा होता और वे स्वयं में ऊर्जा की कमी महसूस करने लगते हैं। कभी-कभी तो उनकी मनः स्थिति गंभीर रूप धारण कर लेती है और इससे ग्रस्त व्यक्ति किसी से अपने मन की बात कहना या कोई भी बात करना नहीं चाहते। वे किसी से बात करना पसंद नहीं करते और बिना किसी स्पष्ट कारण के फूट-फूटकर रोने लगते हैं।

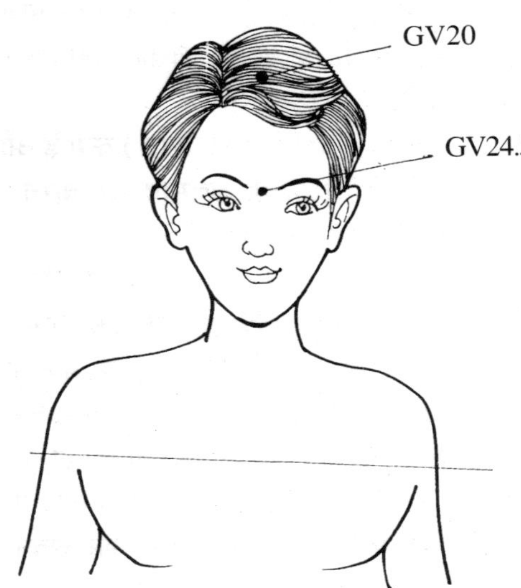

अल्पकालिक अवसाद, अल्पकालिक परिस्थितियों के कारण होता है, जो आती-जाती रहती हैं, जिन्हें हम मुसीबतें कहते हैं, और क्रॉनिक या प्रचंड अवसाद की स्थिति में काउंसलिंग या इलाज के लिए किसी पेशेवर डॉक्टर की जरूरत होती है, इनके बीच फर्क करना बहुत महत्त्वपूर्ण है।

अवसाद के कारण बाहरी हो

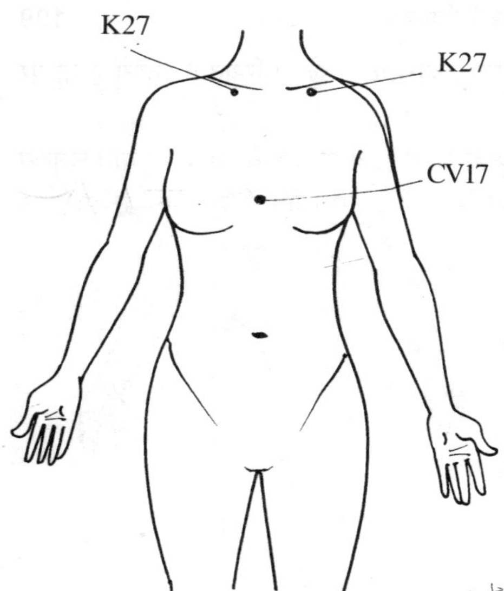

सकते हैं, जैसी ऊपर चर्चा की गई है, या बायलॉजिकल, जो सिस्टम में किसी रासायनिक असंतुलन से पैदा हो सकते हैं। या मनोवैज्ञानिक, जो इस स्थिति में हो सकते हैं जब आप एक लंबे समय तक अपने गुस्से को दबाए रखते हैं और उसे व्यक्त नहीं करते। यह दबा हुआ गुस्सा भीतर-ही-भीतर स्वयं आपके खिलाफ जाकर अवसाद का कारण बन सकता है। इस तरह अवसाद दबी हुई भावनाओं और अचल ऊर्जा अर्थात् 'ची' के अवरुद्ध प्रवाह, विशेष रूप से लिवर मेरिडियन में, का परिणाम हो सकता है। कभी-कभी वह विटामिन सी और ई की कमी के कारण भी हो सकता है, जिसकी क्षतिपूर्ति अजमोद (पार्सली) और ककड़ी के सलाद, जिसमें ताजा नींबू का रस मिलाया गया हो, खाने से की जा सकती है। भावनात्मक असंतुलन, जो कभी-कभी उथली साँसें लेने के कारण हमारे रक्त में ऑक्सीजन की अपर्याप्त आपूर्ति के कारण पैदा होता है, दूर करने के लिए गहरी साँसें लेना भी उपयोगी है। मेरिडियंस, जो हमारी भावनाओं पर प्रतिकूल प्रभाव डालते हैं, में 'ची' का सुगम प्रवाह बहाल करने और उसमें एक नई जान डालने के जरिए एक्यूप्रेशर इस रोग का सफलतापूर्वक इलाज कर सकता है। निम्नलिखित कार्यसूची मददगार होगी:

'एडजॉइनिंग वैली' के नाम से ज्ञात Li-4 दर्द दूर करने और शरीर में 'ची' संचरित करने की क्षमता के लिए जाना जाता है। यह अँगूठे और तर्जनी को मिलाने पर बननेवाली क्रीज के सिरे पर स्थित है। गर्भवती महिलाओं को इस प्वॉइंट का उपयोग नहीं करना चाहिए।

Lv-3 पैर के ऊपरी भाग में अँगूठे और उसके पासवाली उँगली के बीच स्थित है। इस प्वॉइंट के महत्त्व के बारे में जितना कहा जाए, कम होगा। यह लीवर और लीवर मेरिडियन में 'ची' के प्रवाह को नियमित और टोन-अप करता है। इन दोनों प्वॉइंट्स का संयोजन हौसला बढ़ाने और भावनात्मक उथल-पुथल, जो अवसाद का कारण बनती है, को शांत करने में सक्षम है।

Tw-3 हाथ के पिछले भाग में, कनिष्ठा और मुद्रिका उँगलियों के बीच बने चैनल

में, उँगली की गाँठ और कलाई के तकरीबन बीच के गड्ढे में स्थित है। दोनों हाथों पर करीब एक मिनट तक दबाएँ।

Gv-20 को 'हंड्रेड मीटिंग्स' भी कहा जाता है, क्योंकि शरीर के सभी यांग चैनल्स इसी प्वॉइंट पर मिलते हैं। इस वर्टेक्स पर स्थित हैं। करीब एक मिनट तक मध्यम दरजे का दबाव डालें।

'वाइटल डायफ्राम' नामक प्वॉइंट B-38 हृदय के लेबल पर शोल्डर ब्लेड्स और मेरुदंड के बीच स्थित है। यह चिंता, विषाद, भावनात्मक उथल-पुथल और अवसाद दूर करने में सहायक है।

B-10 मेरुदंड से करीब एक अँगूठे की चौड़ाई जितना दूर, गरदन के ऊपरी भाग में स्थित है। गरदन की मांसपेशी को भींचने के लिए अपनी सभी उँगलियाँ एक ओर तथा दूसरी ओर अँगूठे का उपयोग करते हुए गरदन के पिछले भाग को पकड़ें। यह गरदन में स्टिफनेस, रिजिडिटी और गठिया का दर्द दूर करनेवाला एक प्रमुख प्वॉइंट माना जाता है तथा तनाव, सिर में भारीपन और अवसाद दूर करने में विशेष रूप से लाभदायक है।

GB-20 खोपड़ी के बेस के नीचे बने गड्ढे में स्थित है। दोनों ओर स्थित इस प्वॉइंट पर एक साथ हल्के से लेकर मध्यम दरजे तक का स्थिर दबाव डाला जाना चाहिए। यह सिरदर्द में, गरदन अकड़न, चक्कर आना, चिड़चिड़ापन और अवसाद दूर करता है। इसका प्रभाव इसके नाम 'गेट्स ऑफ कोंशसनेस' के अनुरूप ही है। अवसाद दूर करने के लिए यह एक अत्यंत लाभदायक प्वॉइंट है।

K 27 ब्रेस्टबोन की बगल में, कॉलरबोन के नीचे बने गड्ढे में स्थित है। यह प्वॉइंट चिंता और अवसाद दूर करता है।

Gv 24.5 भौंहों के बीच में उस स्थल पर बने गड्ढे में स्थित है। जहाँ बाँसा (ब्रिज ऑफ दि नोज) और माथा मिलते हैं, यह अंत:स्रावी तंत्र (एंडक्राइन सिस्टम), विशेष रूप से पिट्युइटरी ग्लैंड को टोन-अप करता है। यह पूरे शरीर को टोन-अप करता है, तनाव कम करता है तथा हेड कंजेश्चन, स्टफी नोज, सिरदर्द तथा अवसाद और भावनात्मक असंतुलनों में भी आराम दिलाता है।

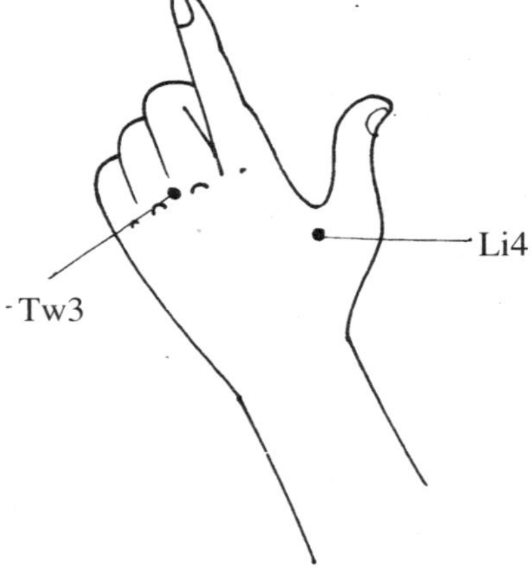

'सी ऑफ ट्रॅन्क्विलिटी' के नाम से ज्ञात प्वॉइंट Cv17 ब्रेस्टबोन के बेस से चार अंगुल ऊपर, ब्रेस्टबोन के मध्य में स्थित

है। यह घबराहट, विषाद, अवसाद, हिस्टीरिया तथा अन्य भावनात्मक असंतुलन ठीक करने में सहायक है।

B 23 का कमर के बीचोंबीच, पसलियों और कूल्हे की हड्डी (भीतरी किनारा) के बीच होता है। यह अवसाद भय और सदमे में राहत दिलाता है।

B 47 मेरुदंड से बाहर की ओर चार अंगुल दूर, कमर के बीच स्थित है। यह प्वॉइंट न केवल पीठ के निचले हिस्से में दर्द में आराम देता है, बल्कि मांसपेशियों में तनाव, थकान, अवसाद, भय और सदमा भी कम करता है।

St 36 (थ्री माइल पॉइंट) नी कैप की निचली सीमा से चार उँगली नीचे तथा शिनबोन से एक उँगली बाहर की ओर स्थित है। यह गेस्ट्रोइंटस्टाइनल टॉनिक का काम करता है, कब्ज दूर करता है, पूरे शरीर की मांसपेशियों को सुदृढ़ बनाता है, भावनाओं को संतुलित करता है तथा अवसाद दूर करने में भी मदद करता है। इस प्वॉइंट पर 30 से लेकर 60 सेकेंड्स तक दबाव दीजिए।

प्रश्न 50 : डायबिटीज के लक्षण क्या हैं ? क्या एक्यूप्रेशर/रिफ्लेक्सोलॉजी के द्वारा इसे ठीक किया जा सकता है ?

उत्तर : डायबिटीज के मुख्य लक्षण हैं:

1. अत्यधिक प्यास लगना,
2. बार-बार पेशाब आना,
3. भूख ज्यादा लगना,
4. मीठा खाने का मन करना,
5. वजन घटना इत्यादि

पेंक्रियाज द्वारा इंसुलिन के अपर्याप्त या शून्य उत्पादन से डायबिटीज रोग पैदा होता है। इंसुलिन की कमी से रक्त में शर्करा का स्तर बढ़ जाता है। जिन लोगों को डायबिटीज नहीं है, उनका शुगर लेवल खाली पेट (फास्टिंग) 80-100 तक होना चाहिए और नाश्ता करने के बाद वही स्तर (पीपी) 120 से 140 तक होना चाहिए। दीर्घकाल में डायबिटीज से पैदा होनेवाली जटिलताओं में आँख के पीछे स्थित रेटिना में क्षति, मोतियाबिंद, गुरदों में क्षति, अल्सर, उच्च रक्तचाप और हृदय रोग शामिल हैं।

डायबिटीज एक ऐसा रोग है, जिसे ठीक नहीं किया जा सकता, परंतु निश्चित रूप से उसे नियंत्रण में रखा जा सकता है। उसे नियंत्रण में रखने में एक्यूप्रेशर/रिफ्लेक्सोलॉजी सशक्त भूमिका निभा सकती हैं। परंतु इस रोग के बारे में एक दिलचस्प बात यह है कि उसके नियंत्रण में दवाइयाँ केवल एक आंशिक भूमिका ही निभाती हैं। यह कहना गलत नहीं होगा कि कोई दवाई, यहाँ तक कि इंसुलिन में इंजेक्शन भी रक्त में शर्करा के स्तर को नियंत्रण मे नहीं रख सकते, जब तक रोगी स्वयं अपने खानपान पर अच्छी तरह

नियंत्रण करके, कैलोरी के उपभोग के प्रति अत्यधिक सचेत रहकर प्रतिदिन पर्याप्त व्यायाम करके या सुबह और शाम मिलाकर 4 से 6 किलोमीटर पर्याप्त रूप से तेज चलकर अपनी मदद खुद नहीं करता। परंतु स्वास्थ्य संबंधी किसी अन्य समस्या के कारण अगर कोई व्यक्ति तेज नहीं चल सकता, तो सामान्य गति से चलना भी ठीक रहेगा।

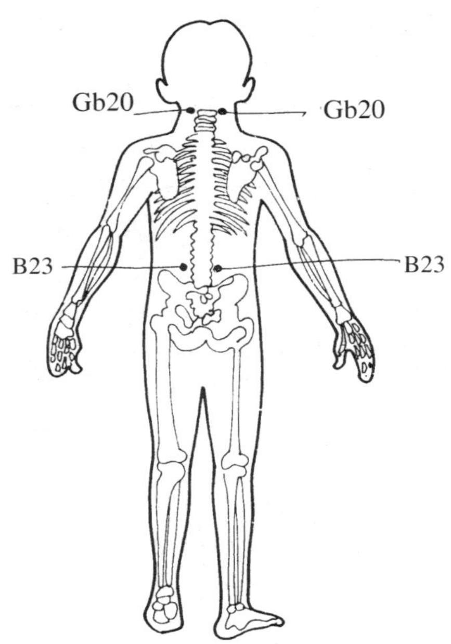

एक्यूप्रेशर तकनीक के द्वारा इस रोग का उपचार आवश्यक रूप से पारंपरिक चिकित्सा के संयोजन में चलना चाहिए और ऐसा करते समय हमारा मुख्य लक्ष्य रक्त संचरण तंत्र तथा रोग प्रतिरोधक तंत्र को उद्दीप्त करना चाहिए, जिसके लिए निम्नलिखित कार्यसूची के अनुसार चलें।

Li 4 अँगूठे और तर्जनी को मिलाने से उभरी मांसपेशी के शीर्ष पर स्थित है। उन दोनों के बीच बने बेस पर दबाव देना शुरू करें और उसे तर्जनी के बेस पर स्थित हड्डी की ओर ले जाएँ। Li-4 जिसे 'एडजॉइनिंग वैली' भी कहा जाता है, ची के प्रवाह में आए गत्यवरोध को दूर करनेवाला मास्टर प्वॉइंट माना जाता है। गर्भवती महिलाओं को यह प्वॉइंट उपयोग नहीं करना चाहिए, क्योंकि उसके परिणामास्वरूप समय-पूर्व संकुचन और गर्भपात हो सकता है।

ऊर्जा के प्रवाह का गेट खोलने के बाद अब हम 'बिगर रश' नामक सशक्त प्वॉइंट की बात करते हैं। Lv-3 हमारे पूरे शरीर में और विशेष रूप से लीवर मेरिडियन में 'ची' का प्रवाह नियिमित करने, के लिए सबसे प्रभावी प्वॉइंट के रूप में जाना जाता है। जिससे हमारे पूरे शरीर में 'ची' का प्रवाह सुगम बना रहता है, एक बार लीवर में ऊर्जा का प्रवाह गड़बड़ा जाए, तो प्रत्येक मेरिडियन में 'ची' और रक्त के प्रवाह में निश्चलता और असंतुलन पैदा हो जाता है, जिसका परिणाम होता है कष्ट और रोग। यद्यपि आमतौर पर यह प्वॉइंट अत्यंत मृदु पाया गया है उसकी उपयोगिता को देखते हुए, उसे भूले बिना और रुटीन के तौर पर वर्कआउट में शामिल किया जाना चाहिए। जहाँ तक संभव हो, इस प्वॉइंट को दोनों पैरों पर एक साथ उद्दीप्त किया जाना चाहिए। इस प्वॉइंट के महत्त्व का बखान करते हुए

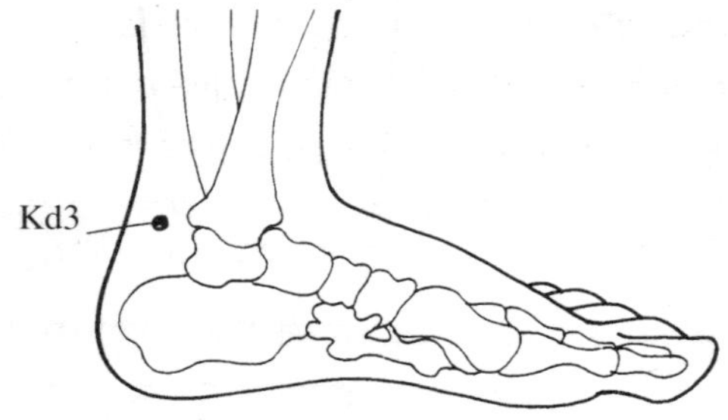

कभी-कभी कुछ सुप्रसिद्ध एक्यूप्रेशर/एक्यूपंक्चर चिकित्सक कहते हैं कि अगर आपको अपने शरीर पर केवल एक प्वॉइंट पर दबाव देने के लिए कहा जाए, तो यही प्वॉइंट दबाएँ।

'थ्री यिन मीटिंग प्वॉइंट' नामक प्वॉइंट Sp-6 टाँग के भीतर की ओर पिछले भाग पर, टखने की हड्डी के ऊपर स्थित है। इसकी ठीक-ठीक स्थिति टखने की हड्डी से चार उँगलियों की चौड़ाई जितनी ऊपर है। यह सबसे महत्त्वपूर्ण प्रेशर प्वॉइंट्स में से एक है क्योंकि यह तिल्ली, लीवर और गुरदे, तीनों मेरिडियंस के 'यिन' को सशक्त बनाता है। यह लीवर 'ची' को पूरे शरीर में प्रवाहित करने में भी मदद करता है। गर्भवती महिलाओं को यह प्वॉइंट उपयोग नहीं करना चाहिए।

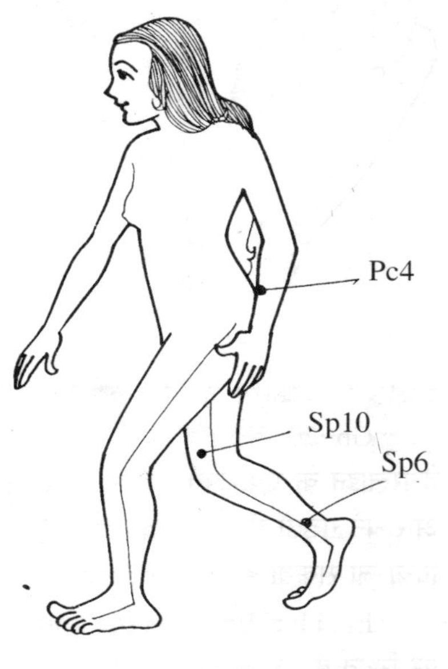

Sp-10 एक और महत्त्वपूर्ण प्वॉइंट है, जिसे रक्त के प्रवाह में निश्चलता को दूर करने के लिए सफलतापूर्वक उपयोग किया जा सकता है। St-6 पैर के बाहरी ओर, टखने की हड्डी और नी-कैप के मध्य भाग के बीचोंबीच स्थित है। टिबिआ का पता लगाएँ तथा हड्डी से बाहर की ओर दो अँगूठों की चौड़ाई जितना दूर जाएँ। कंजेश्चन कम करने में यह बहुत मददगार है।

St-40 टखने की हड्डी के आधे भाग में पैर के बाहरी और घुटने की कैप के बीच स्थित है। टीबिया हड्डी का पता लगाएँ तथा बाहर की ओर हड्डी से दो उँगलियों की दूरी तक जाएँ। कनजेशन कम करने में यह बहुत सहायक है।

St-36 घुटने की कैप से चार उँगलियाँ नीचे की ओर स्थित है। सामने पैर की एड़ी की मदद से प्वाइंट को दबाया जा सकता है। Sp-6 के साथ उपयोग से, ये ची तथा रक्त के प्रवाह को बढ़ाते हैं। यह मास्टर प्वाइंट थ्री माइल फुट नाम से भी जाना जाता है।

St-6 नी-कैप से चार उँगलियां नीचे स्थित है। इस प्वॉइंट को दूसरे पैर की एड़ी

से भी दबाया जा सकता है। Sp-6 के संयोजन में उपयोग करने से 'ची' और रक्त दोनों टोन-अप होते हैं, और शरीर को शक्ति प्रदान करते हैं। यह मास्टर प्वॉइंट 'थ्री माइल फूट' के नाम से जाना जाता है।

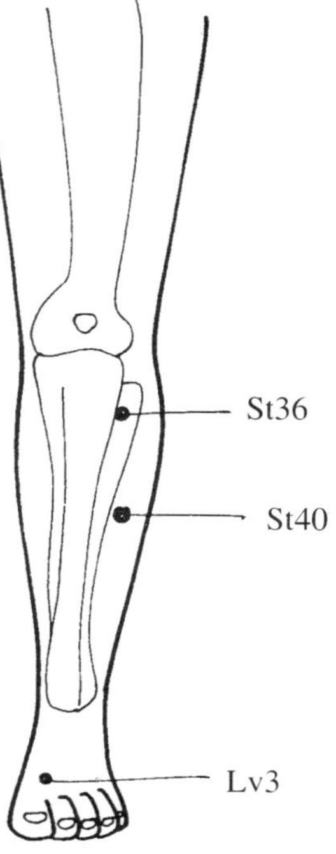

Kd-3 टखने की हड्डी और एकिलिस टेंडन के बीच टखने के पिछले किनारे पर स्थित है। यह प्वॉइंट 'सुप्रीम स्ट्रीम' के नाम से जाना जाता है। यह पूरे शरीर के 'यिन और यांग' के मूल रूप में जाना जाता है तथा किडनी मेरिडियन का मुख्य स्रोत बिंदु माना जाता है। इस प्वॉइंट का इस मेरिडियन और पूरे शरीर पर जबरदस्त पुष्टिकारक प्रभाव पड़ता है।

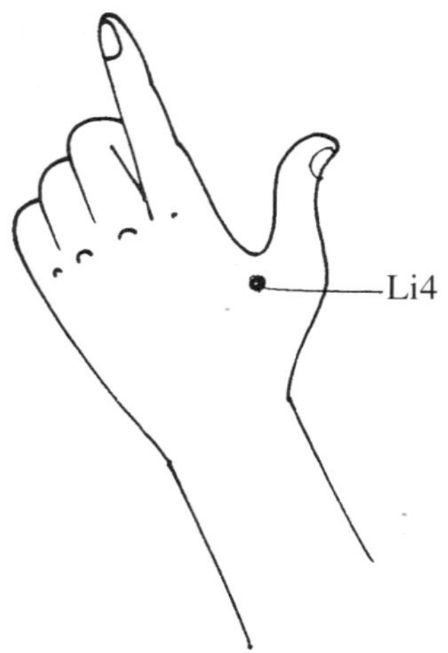

B-23 : पॉइंट, गुरदे का एक संबद्ध प्वॉइंट है, यह मेरुदंड के दोनों ओर उससे डेढ़ इंच की दूरी पर, आपकी नाभि के लेवल से ऊपर पीठ के मध्य भाग से नीचे स्थित है। मेरुदंड के दोनों ओर आपकी पीठ पर स्थित इन दोनों प्वॉइंट्स को अपने हाथों से आसानी से उद्दीप्त किया जा सकता है। Kd-3 के संयोजन में यह प्वॉइंट गुरदे की 'ची' का टोन अप करता है।

Gb-20, को 'विंडपूल' भी कहा जाता है। यह खोपड़ी के बेस पर गरदन की हेयरलाइन के एक अँगूठे की चौड़ाई जितना ऊपर, आपकी गरदन की वर्टेब्रा के दोनों ओर बने गड्ढों में स्थित है। दोनों हाथों के अँगूठों से आसानी से एक साथ दबाव डाला दिया जा सकता है। यह प्वॉइंट ऊर्जा के आंतरिक प्रवाह को नियमित करता है।

Li-11 : 'पूल एट द क्रुक' के नाम से ज्ञात यह प्वॉइंट उस क्रीज के बाहरी सिरे पर स्थित है, जो अपने कंधे को छूने के लिए अपने हाथ को मोड़ने पर बनती है। दोनों हाथों पर दबाव डालें। दबाने पर यह प्वॉइंट बहुत नरम पड़ जाता है, इसलिए शरीर से अतिरिक्त गरमी और नमी बाहर निकालने में बहुत उपयोगी इस प्वॉइंट को दबाते समय भरसक सावधानी बरतें। अतिरिक्त प्वॉइंट्स, जो चित्र में दिखाए गए हैं : ये पॉइंट्स फोर

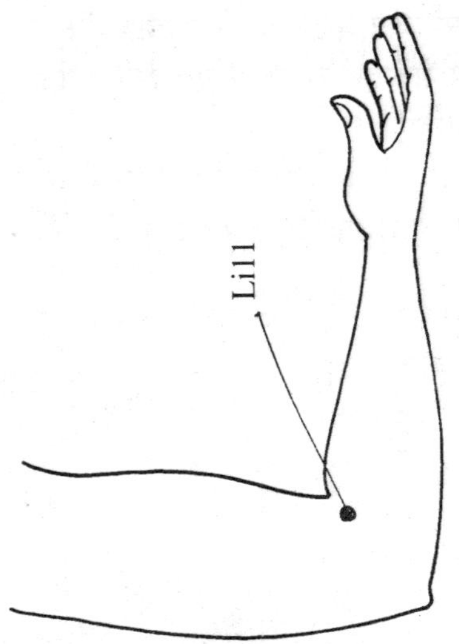

आर्म्स के बीचोंबीच कलाई और कोहनी की क्रीज के बीच स्थित हैं। जहाँ सीधी बाँह पर स्थित प्वॉइंट ऊर्जा के क्षय को रोकता है, बाईं बाँह पर स्थित वहीं प्वॉइंट (जिसे पीसी-4 भी कहा जाता है) जो मध्य-बिंदु से कलाई की दिशा में करीब एक अँगूठे की चौड़ाई जितना नीचे स्थित है, हृदय को उद्दीप्त करने में बहुत सहायक पाया गया है।

अनुभव के आधार पर हम यह महसूस करते हैं कि हफ्ते में कम-से-कम पाँच बार नियमित रूप से 'ट्रिगर प्वॉइंट्स' पर दबाव देकर निम्नलिखित अंगों से जुड़े रिफ्लेक्स एरियाज को उद्दीप्त करना रोगी के शुगर लेवल को नियंत्रण में रखने में बहुत मददगार है, ताकि इस रोग से पैदा होनेवाली भयानक जटिलताओं से व्यक्ति बचा रहे। मधुमेह रोगी का इलाज करते समय यह सावधानी रखना बहुत जरूरी है कि हल्का दबाव ही डाला जाए, क्योंकि ऐसे रोगी की त्वचा पतली हो जाती है और उसे आसानी से चोट लग सकती है। पेंक्रियाज के रिफ्लेक्सेज पर दबाव बहुत सावधानी से डाल कर यह सुनिश्चित किया जाना चाहिए कि वह हल्का हो।

जिन महत्त्वपूर्ण क्षेत्रों को उद्दीप्त किया जाना है, वे हैं :

1. पेंक्रियाज
2. पिट्युइटरी ग्लैंड
3. एड्रेनल ग्लैंड
4. थायरॉइड ग्रंथि
5. हृदय
6. आँखें
7. गुरदे और मूत्राशय
8. लीवर और
9. आँतें

आपकी सुविधा के लिए उपरोक्त अंगों के रिफ्लेक्स एरियाज को स्थिति को पुस्तक के अंत में दिए गए चित्रों में दरशाया गया है। जहाँ (5) से लेकर (9) तक दिखाए गए रिफ्लेक्स प्वॉइंट्स का डायबिटीज पर नियंत्रण से कोई संबंध नहीं है, फिर भी इस रोग से पैदा होनेवाली जटिलताओं/दुष्प्रभावों से बचने के लिए इन अंगों को

उद्दीप्त करना अति महत्त्वपूर्ण है। प्रत्येक रिफ्लेक्स जोन को ठीक से उद्दीप्त किया जाना चाहिए और उसके बाद प्रत्येक क्षेत्र पर तीस सेकेंड्स से लेकर एक मिनट तक हल्के से मध्यम दरजे तक का दबाव दिया जाना चाहिए।

प्रश्न 51 : डायरिया होने का कारण क्या है? प्रेशर प्वॉइंट चिकित्सा विधि का उपयोग करते हुए उसका इलाज कैसे किया जा सकता है, इस पर चर्चा करें।

उत्तर : डायरिया हमारे शरीर द्वारा अपनाया गया वह प्राकृतिक तरीका है जिसके द्वारा विषैले पदार्थों को हमारे सिस्टम से बाहर निकाल दिया जाता है। बार-बार होनेवाले असाधारण रूप से पतले मल विसर्जन से इस रोग का पता चलता है। कमजोर पाचन शक्ति, अस्वास्थ्यकर और अस्वच्छ भोजन से बैक्टीरिया का संक्रमण होने पर वह डायरिया के रूप में प्रकट हो सकता है। कभी-कभी यह रोग विषाक्त भोजन या कोई तेज, एंटीबायोटिक दवा लेने से भी होता है। आमतौर पर कुछ घंटों के भीतर ही इसका प्रकोप कम होता है, परंतु अगर 24 घंटे से भी अधिक समय तक वह ठीक न हो, तो शरीर में पानी की कमी (डीहाइड्रेशन) से बचने के लिए आपको तरल पदार्थों का सेवन बढ़ा देना और अन्य सभी संभव एहतियाती उपाय करने चाहिए। डीहाइड्रेशन के लक्षण हैं सूखे होंठ, धँसी हुई आँखें, चक्कर आना इत्यादि और उसके लिए तुरंत डॉक्टर से संपर्क करना चाहिए।

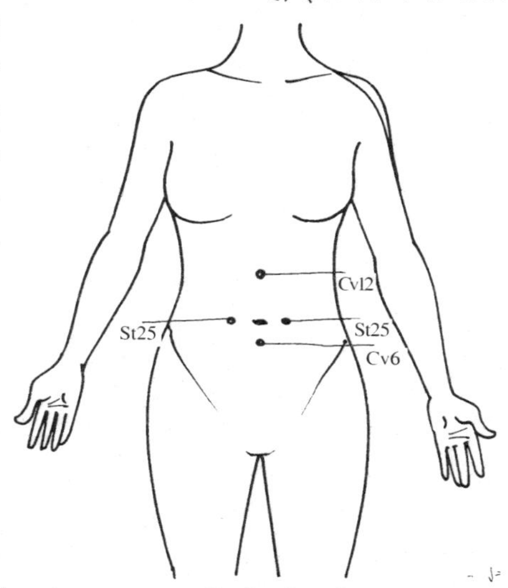

निम्नलिखित प्रेशर प्वॉइंट्स पर दबाव देकर हम इस रोग को सुगमता से नियंत्रित कर सकते हैं :

Cv-6 नाभि से दो उँगलियों की चौड़ाई जितनी नीचे स्थित है। यह डायरिया से आराम दिलाता है, और उदर की मांसपेशियों को पुष्ट करता है।

St-36 शिनबोन से बाहर की ओर एक उँगली की चौड़ाई जितनी दूर, नीकैप से चार उँगलियों की चौड़ाई जितना नीचे स्थित है। यह प्वॉइंट पूरे शरीर को शक्ति देता है, मांसपेशियों को पुष्ट बनाता है, पाचन क्रिया को शक्ति देता है, तथा पेट की दूसरी गड़बड़ियों को ठीक करता है। Sp-4 पैर के तलवे पर आर्क पर, पैर की बॉल से एक अँगूठे की चौड़ाई जितना पीछे स्थित है। यह कब्ज, डायरिया, पेट दर्द और मतली आदि में राहत देता है।

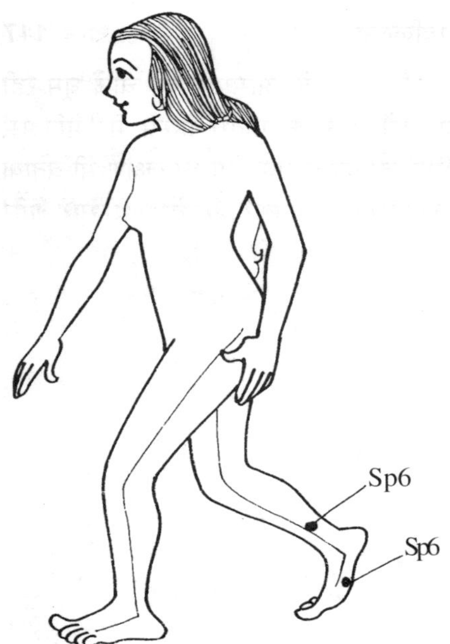

Lv-2 पैर के अँगूठे और उसके साथवाली उँगली के संधिस्थल पर स्थित है। डायरिया, पेट दर्द और मतली में आराम दिलाता है।

Sp-6 जिसे 'थ्री यिन मीटिंग' प्वॉइंट भी कहा जाता है, टखने की हड्डी से ऊपर, टाँग के भीतरी और भाग पर स्थित है। इसकी ठीक-ठीक स्थिति टखने की हड्डी से करीब चार उँगलियों की चौड़ाई जितनी दूरी पर स्थित है। दोनों तरफ के प्वॉइंट्स को एक साथ दबाया जाना चाहिए।

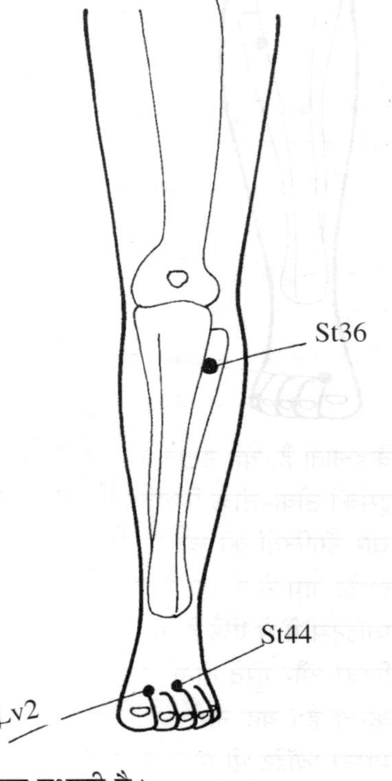

Cv-12 ब्रेस्टबोन के बॉटम पर बने खाँचे और नाभि के बीचोंबीच स्थित है। डायरिया से राहत पाने के लिए इस प्वॉइंट पर मध्यम दरजे का, किंतु मजबूत दबाव डालें।

St-44 पैर के ऊपरी भाग में दूसरी और तीसरी उँगली के मार्जिन में बने गड्ढे में स्थित है। अगर डायरिया दूषित चीज खाने या फूड पॉइजनिंग के कारण हुआ है, तो यह प्वॉइंट बहुत प्रभावी है।

प्रश्न 52 : चक्कर आना (डिजीनेस) क्या है, यह क्यों होता है ? क्या एक्यूप्रेशर इसे ठीक करने में मदद कर सकता है ?

उत्तर : रजोनिवृत्ति, मोशन सिकनेस सर्वाइकल स्पोंडिलोसिस या माइग्रेन, चक्कर आने का कारण हो सकता है। जब रोगी यह महसूस करता है कि या तो उसका सिर घूम

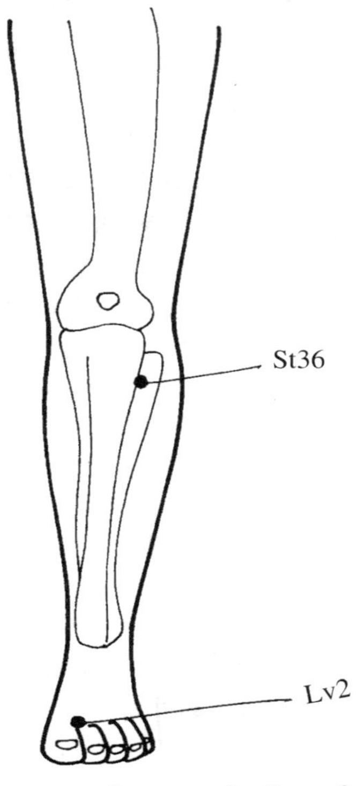

रहा है या उसके आसपास की चीजें घूम रही हैं, इसे कान के भीतरी हिस्से में 'मेनिअर्स डिसीज' नामक एक रोग का लक्षण भी बताया जाता है। अगर चक्कर आने के साथ-साथ शरीर सुन्न पड़ जाना, बोलने में कठिनाई, धुँधला दिखाई पड़ना, सीने में दर्द या हृदय के क्षेत्र में भारी बेचैनी हो रही हो तो आपको तुरंत मेडिकल सहायता लेनी चाहिए, क्योंकि ये आसन्न हृदयाघात के लक्षण हो सकते हैं।

हल्के चक्कर आने के मामलों में कभी-कभी भूख कम लगने या हमेशा थका-थका-सा रहने की शिकायतें भी सामने आई हैं। ऐसे मामलों में हम 'ची' को पुष्ट और रक्त का पोषण करके रोगी में समग्र रूप से शक्ति का संचार करने मात्र से इस रोग पर काबू पा सकते हैं।

निम्नलिखित प्रेशर प्वॉइंट्स सामान्य प्रकृति के चक्करों में राहत दिलाएँगे:

Sp-6, 'थ्री यिन मीटिंग पॉइंट' भी कहलाता है, यह टखने की हड्डी से ऊपर टाँग के भीतरी और पृष्ठ भाग पर स्थित है। इसकी ठीक-ठीक स्थिति टखने की हड्डी से करीब चार उँगलियों की चौड़ाई जितना ऊपर है। जैसा कि इसके नाम से जाहिर है, यह सबसे महत्त्वपूर्ण प्रेशर प्वॉइंट्स में से एक है, क्योंकि यह एक साथ तिल्ली, लिवर और गुरदे तीनों मेरिडयंस के 'यिन' को पुष्ट करता है। यह नारी अंगों को नियमित करनेवाला मास्टर प्वॉइंट भी माना जाता है और इसलिए मासिक धर्म नियमित करने, मोच ठीक करने, रजोनिवृत्ति सुगम बनाने इत्यादि में उपयोगी है। St-36 के संयोजन में यह गेस्ट्रो-इंटेस्टाइनल ट्रेक्ट की सामान्य गतिविधि बहाल करने में भी बहुत मददगार माना जाता है। यह 'ची' का पोषण करने और शक्ति बढ़ाने में सहायक है। गर्भवती महिलाओं को इस प्वॉइंट का

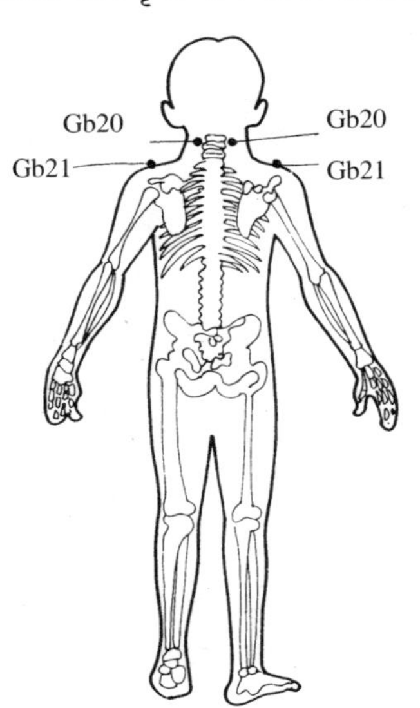

उपयोग नहीं करना चाहिए।

St–36 शिनबोन से बाहर की ओर एक उँगली की चौड़ाई जितना दूर, नी कैप से चार उँगलियों की चौड़ाई जितना नीचे स्थित है। यह प्वॉइंट पूरे शरीर को शक्ति देता है, मांसपेशियों को पुष्ट बनाता है, पाचन क्रिया में मदद करता है तथा पेट की दूसरी गड़बड़ियों को ठीक करता है।

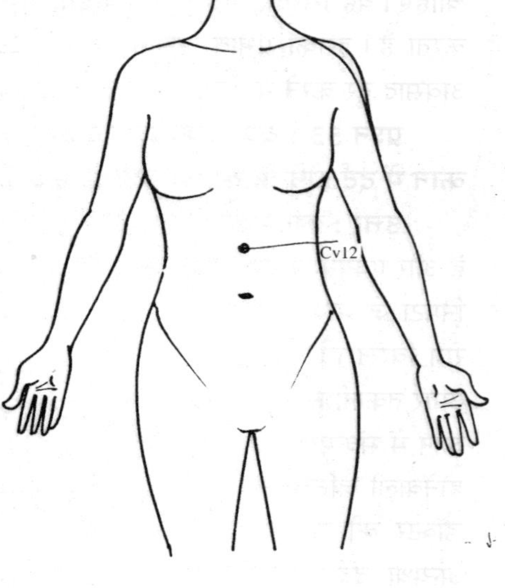

Cv–12 ब्रेस्टबोन के बॉटम पर बने खाँचे और नाभि के बीचोंबीच स्थित है। डायरिया से राहत पाने के लिए इस प्वॉइंट पर मध्यम दरजे का, किंतु फर्म दबाव दीजिए।

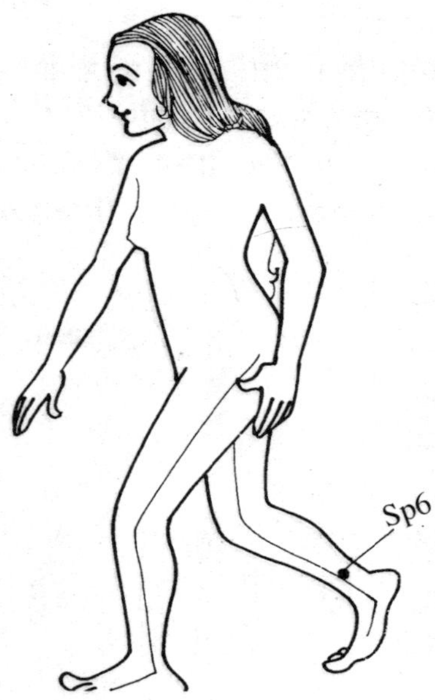

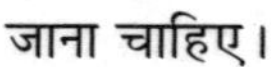

Lv–2 पैर के अँगूठे और उसके साथवाली उँगली के संधिस्थल पर स्थित है। यह प्वॉइंट तीव्र भावनाओं से उपजी अतिरिक्त 'ची' को संतुलित करने में उपयोगी है।

Gb–21 'शोल्डर वेल' के नाम से ज्ञात यह प्वॉइंट गरदन और कंधे के बाहरी किनारे के बीचोंबीच स्थित है। यह प्वॉइंट अकसर बहुत मृदु पाया जाता है। इस प्वॉइंट पर कंधे के दोनों ओर एक साथ दबाव दिया जा सकता है। विभिन्न प्वॉइंट्स पर दबाव देते समय अगर रोगी धीमी और गहरी साँसें लेता रहे, तो यह और अधिक लाभकारी हो जाता है। यह प्वॉइंट फेफड़ों (शरीर के ऊपरी भाग) में 'ची' का सामान्य प्रवाह बहाल करता है। गर्भवती महिलाओं में इस प्वॉइंट पर दबाव नहीं दिया जाना चाहिए।

GB–20 खोपड़ी के बेस के नीचे बने गड्ढे में स्थित है। दोनों ओर स्थित इस प्वॉइंट पर एक साथ हल्के से लेकर मध्यम दरजे तक का स्थिर दबाव दिया जाना

चाहिए। यह सिरदर्द, गरदन में अकड़न, चक्कर आना, चिड़चिड़ापन और अवसाद दूर करता है। इसका प्रभाव 'इसके' नाम 'गेट्स ऑफ कॉन्शसनेस' के अनुरूप ही है। अवसाद दूर करने के लिए यह अत्यंत लाभदायक प्वॉइंट है।

प्रश्न 53 : क्या एक्यूप्रेशर कान में दर्द दूर करने में सहायक हो सकता है? कान में दर्द होने के कारण क्या हो सकते हैं?

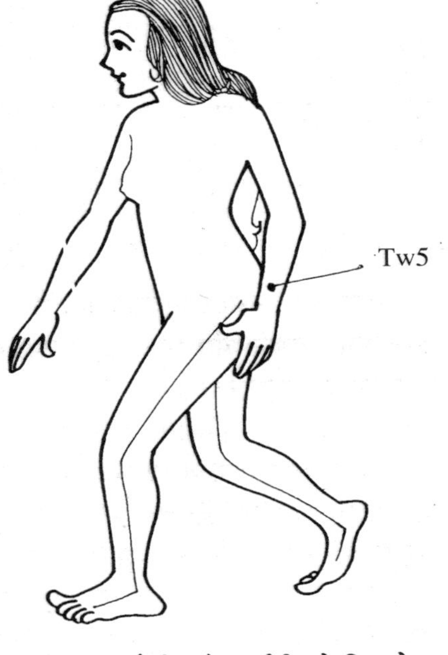

उत्तर : कान में दर्द बहुत आम रोग है और एक्यूप्रेशर द्वारा उससे आसानी से निपटा जा सकता है। आमतौर पर यह रोग विरले ही गंभीर होता है। फिर भी अगर तकलीफ दो दिनों में कम न हो तो कान में संक्रमण, अगर कोई हो, तो पैदा होनेवाली जटिलताओं से बचने के लिए डॉक्टर की सलाह लेना बेहतर होगा। अन्यथा, दर्द कान की बाहरी कनाल या कान के भीतरी भाग में संक्रमण के कारण हो सकता है। हवाई यात्रा के दौरान केबिन प्रेशर में बदलाव, जो भीतरी और बाहरी ईयरड्रम में असमान दबाव पैदा कर सकता है, के कारण भी हो सकता है।

'एडजॉइनिंग' वैली के नाम से ज्ञात Li-4 दर्द दूर करने और शरीर में 'ची' संचरित करने की क्षमता के लिए जाना जाता है। यह अँगूठे और तर्जनी को मिलाने पर बननेवाली क्रीज के सिरे पर स्थित है। गर्भवती महिलाओं को इस प्वॉइंट पर दबाव नहीं डलवाना चाहिए।

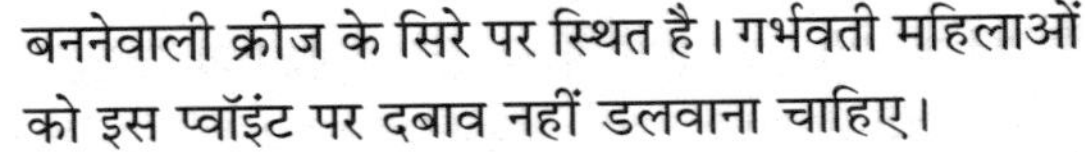

Tw-5 : 'दि आउटर गेट' नामक यह प्वॉइंट कलाई के बाहर (पीछे) की ओर, क्लाई की क्रीज से करीब ढाई उँगली चौड़ाई जितना ऊपर (कोहनी की दिशा में) अलना और रेडियस के बीचोंबीच स्थित है। इस प्वॉइंट पर करीब एक मिनट तक दबाव दीजिए। इस प्वॉइंट को Tw-17 के संयोजन से उद्दीप्त करके कान में किसी भी प्रकार की समस्या में लाभकारी पाया गया है। एक्यूप्रेशर चिकित्सा में इसे एक अति प्रभावी और सशक्त प्वॉइंट माना जाता है।

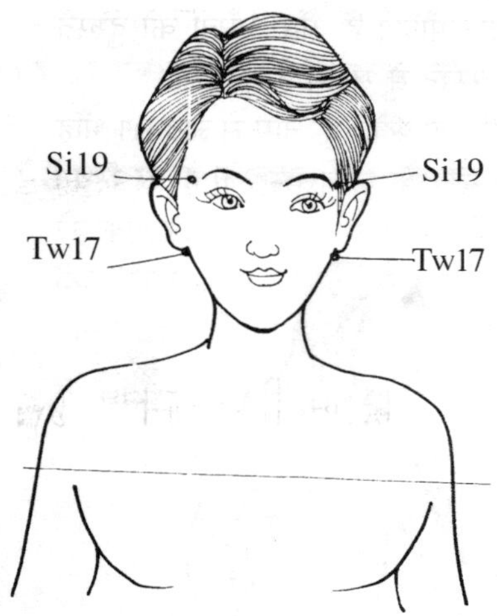

Tw-17 लोलकी (इअरलोब) के पीछे बने प्राकृतिक गड्ढे में स्थित है। हल्का दबाव दें, क्योंकि यह प्वॉइंट मृदु हो सकता है।

लिसनिंग पेलेस के नाम से ज्ञात Si-19 मुँह खोलने पर बननेवाले गड्ढे में स्थित है। इसे अपनी तर्जनी से अपने चेहरे के साइड में (कान के पास) टटोलने की कोशिश कीजिए, जैसा चित्र में बताया गया है। इस पूरे क्षेत्र को उद्दीप्त करने के उद्देश्य से इस प्वॉइंट पर दबाव देने के लिए आप अपनी दूसरी, तीसरी और चौथी उँगलियों को एक साथ इस्तेमाल करें।

प्रश्न 54 : क्या एक्यूप्रेशर हमारी आँखों को स्वस्थ बनाए रखने और थकी हुई आँखों को राहत देने में मदद कर सकता है?

उत्तर : हमारी आँखों को स्वस्थ बनाए रखने और हमारी दृष्टि को सशक्त बनाए रखने में भी एक्यूप्रेशर बहुत राहत प्रदान कर सकता है। वास्तव में हम सभी और विशेष रूप से उम्रदराज लोग, जिन्हें टाइपिस्ट/स्टेनोग्राफर के तौर पर काम करना पड़ता है, या वे लोग, जो लंबे समय तक कंप्यूटर पर काम करते हैं, या वे लोग, जिनका ज्यादातर समय टीवी देखने में गुजरता है, या वे लोग, जो दिन में 50 किलोमीटर से ज्यादा ड्राइव करते हैं, सभी अपनी आँखों पर दबाव डालते हैं।

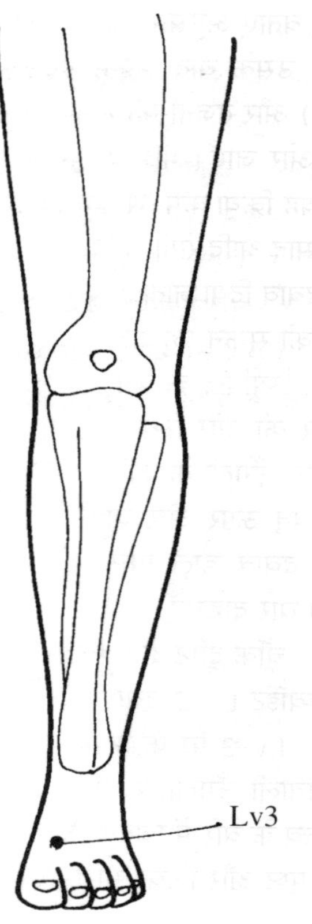

अगर एक्यूप्रेशर प्वॉइंट्स को रुटीन के तौर पर इस्तेमाल किया जाए तो आँखों को किसी भी तरह का स्ट्रेन दिए बिना बेहतर और साफ दृष्टि बनाए रखने में बहुत मददगार सिद्ध हो सकता है। हमें आँखों पर स्ट्रेन पड़ने या उनके संक्रमित होने का इंतजार करने और उसके बाद एक्यूप्रेशर का सहारा लेने का काम नहीं करना चाहिए।

हमारे चेहरे पर आँखों के पास ही बहुत से प्रेशर

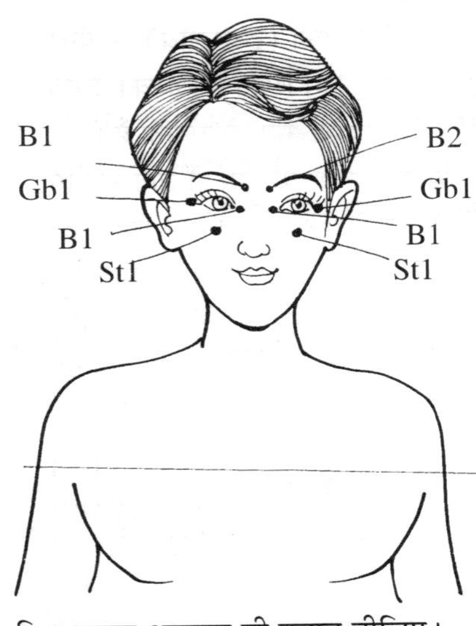

प्वॉइंट्स मौजूद हैं और आँखों को दुरुस्त बनाए रखने में सक्षम हैं। वे हैं:

'आइ क्लेरिटी' नाम से ज्ञात B1 भौंह और आँख के बीच उस जगह पर स्थित है, जहाँ नेत्रकोटर (आइ सॉकेट) नाक को स्पर्श करता है। नाक (और ऊपर) की ओर हल्के-हल्के दबाएँ। पाँच तक गिनने तक दबाव बनाए रखें, फिर धीरे-धीरे दबाव कम करें।

'क्लेक्टिंग बंबू' नामक प्वॉइंट B2, B1 से ठीक ऊपर, ठीक उस जगह पर स्थित है, जहाँ बाँसा (अर्थात् ब्रिज ऑफ दि नोज) से भौंहें शुरू होती हैं। B1 के लिए बताए अनुसार ही दबाव दीजिए।

उसके बाद अपनी भौंहों को इस तरह पकड़ें कि वे अँगूठे (भौंह के नीचे की ओर) और तर्जनी की गिरफ्त में आ जाएँ। भौंह के भीतरी भाग से पिंच करते हुए बाहर की ओर जाएँ। भौंह के पूरे क्षेत्र पर चिकोटी काटने की यह क्रिया कम-से-कम तीन बार दोहराएँ। अनिद्रा, अवसाद आदि रोगों से निपटने के लिए भी इन प्वॉइंट्स पर दबाव दिया जाता है, क्योंकि यह आँखों और तंत्रिका तंत्र को सुकून पहुँचाते हैं।

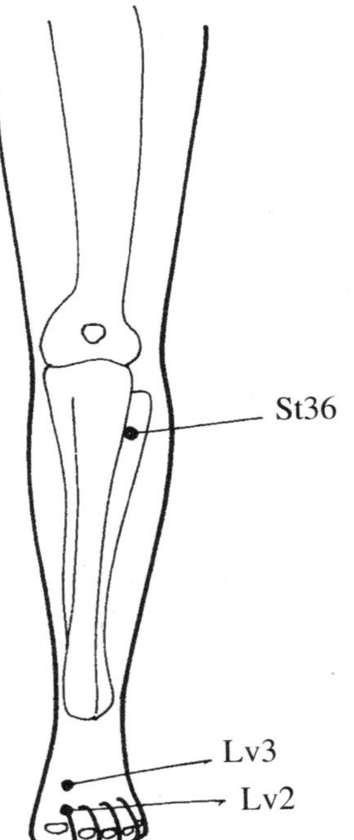

'प्यूपिल क्रेविस' नामक प्वॉइंट Gb1 भौंह के बाहर की ओर स्थित है। प्रत्येक हाथ की तर्जनी या मध्यमा उँगली के जरिए दबाव डालें। दबाव की दिशा किंचित ऊपर और बाहर की ओर हो। पाँच गिनने तक दबाव डालें फिर धीरे-धीरे दबाव हटाएँ। इसे पाँच बार दोहराएँ।

चूँकि दृष्टि क्षेत्र 'लिवर मेरिडियन' से जुड़ा हुआ है, प्वॉइंट Lv-3 दबाएँ।

Lv-3 पैर के ऊपरी भाग पर अँगूठे और उसके पासवाली उँगली के बीच स्थित है। इस प्वॉइंट के महत्त्व के बारे में जितना कहा जाए कम है। यह लिवर को पुष्ट और लिवर मेरिडियन में 'ची' के प्रवाह को

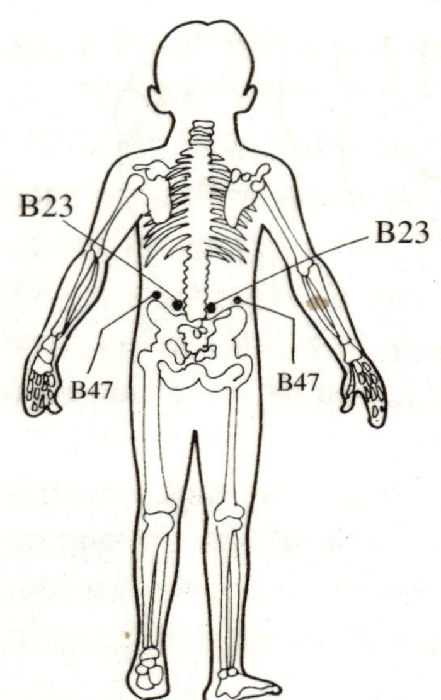

नियमित बनाता है। इस प्वॉइंट को उद्दीप्त करने से दृष्टि को बहुत फायदा होता है।

प्रश्न 55 : मिरगी (एपिलेप्सी) क्या है ? क्या एक्यूप्रेशर/रिफ्लेक्सोलॉजी इस भाग के इलाज में मदद कर सकता है ?

उत्तर : मिरगी तंत्रिका तंत्र (नर्वस सिस्टम) का एक रोग है, जिसमें मस्तिष्क में असामान्य गतिविधि के कारण व्यक्ति को दौरा पड़ता है या वह बेहोश हो जाता है। यह रोग आमतौर पर बचपन या किशोरावस्था में प्रकट होता है।

एक्यूप्रेशर में शरीर में संतुलन और शक्ति बहाल करने के लिए प्रेशर प्वॉइंट्स का उपयोग किया जाता है, जिससे व्यक्ति को इस रोग से बाहर लाने में मदद मिलती है। कई सशक्त 'रिवाइवल प्वॉइंट्स' में से Gv-26 सबसे अधिक उपयोगी है। यह नाक के ठीक नीचे ऊपरी होंठ के मध्य में स्थित है। रोगी को तुरंत सामान्य बनाने के लिए इस प्वॉइंट को अकेले या कुछ अन्य प्वॉइंट्स के संयोजन में इस्तेमाल किया जा सकता है। शरीर को पुन: शक्ति प्रदान करने के लिए यह प्वॉइंट शरीर के नेचुरल मेकेनिज्म को भी उद्दीप्त करता है। इस संदर्भ में सबसे महत्त्वपूर्ण है तंत्रिका तंत्र को मजबूत किया जाना। इस रोग में दोबारा प्रकट होने पर मेडिकल सहायता लेना तथा निम्नलिखित प्रेशर प्वॉइंट्स को शामिल करते हुए एक्यूप्रेशर चिकित्सा जारी रखना उचित होगा।

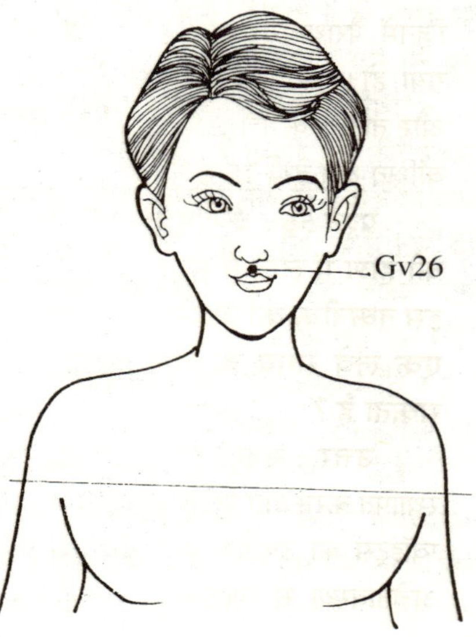

B23 रिब केज तथा कूल्हे की हड्डी के भीतरी किनारे के बीचोंबीच कमर के मध्य में ढूँढ़ा जा सकता है। यह अवसाद भय, और सदमे में राहत दिलाता है।

B47 मेरुदंड से बाहर की ओर चार अंगुल चौड़ाई जितना दूर, कमर के बीच स्थित है। यह प्वॉइंट न केवल पीठ के निचले हिस्से में दर्द में आराम देता है, बल्कि मांसपेशियों में तनाव, थकान,

अवसाद, भय और सदमे में भी राहत दिलाता है।

'बबलिंग स्प्रिंग्स' के नाम से ज्ञात K-1 पैर के तलवे में दोनों पैड्स के बीच में स्थित है। मिरगी के कारण आई बेहोशी, ऐंठन या सदमे में राहत प्रदान करने के लिए यह एक महत्त्वपूर्ण प्रथम प्वॉइंट है।

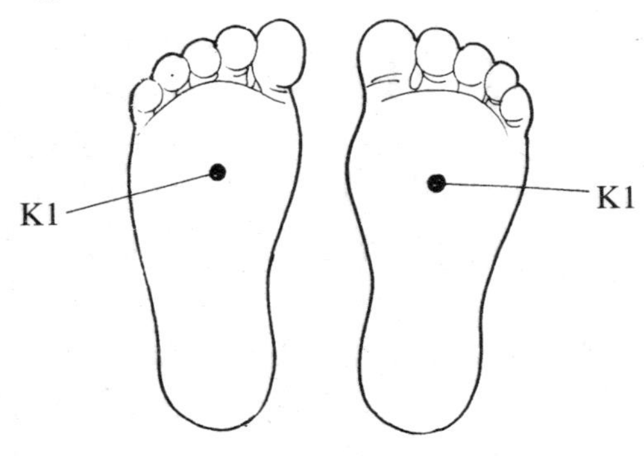

St-36 शिन बोन के बाहर की ओर एक उँगली की चौड़ाई जितना दूर, नीकैप से चार उँगलियों की चौड़ाई जितना नीचे स्थित है। यह प्वॉइंट पूरे शरीर को शक्ति देता है।

रिफ्लेक्सोलॉजी तकनीक का उपयोग करते हुए मिरगी से पीड़ित एक रोगी का इलाज करते समय सिर और मस्तिष्क से संबंधित रिफ्लेक्स जोंस में आनेवाले रिफ्लेक्स प्वॉइंट्स अर्थात् सोलर प्लेक्सस, एड्रेनल ग्लैंड्स, पिट्युइटरी ग्लैंड, थायरॉइड ग्लैंड को उद्दीप्त करने के अतिरिक्त दोनों तलवों को उद्दीप्त करें और उन सभी प्वॉइंट्स की तलाश करें, जो दबाने पर तकलीफ देते हों और उन्हें बार-बार उद्दीप्त करें। मिरगी का इलाज करने के लिए विशेष रूप से मेरुदंड, गरदन का क्षेत्र तथा पाचन तंत्र से संबंधित सभी रिफ्लेक्सेज को उद्दीप्त किया जाना जरूरी है, जिनमें पैराथायरॉइड ग्लैंड पर ज्यादा जोर दिया गया हो। पुस्तक के अंत में दिए गए हथेलियों और तलवों के चित्रों में उद्दीप्त किए जानेवाले वांक्षित क्षेत्र देखे जा सकते हैं।

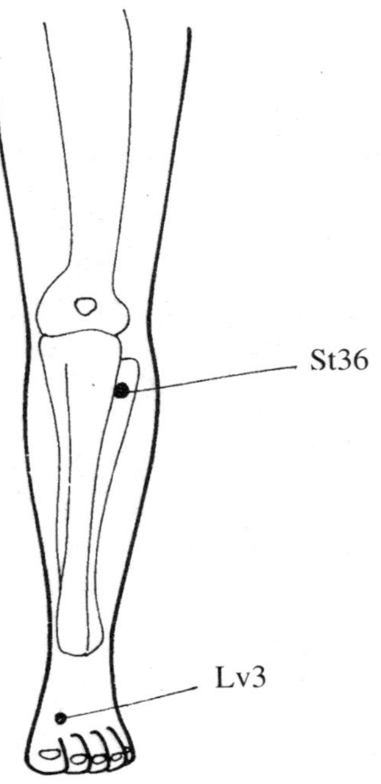

प्रश्न 56 : क्या एक्यूप्रेशर बेहोश व्यक्ति को होश में लाने में मदद कर सकता है? क्या इस तकनीक का उपयोग करते हुए इस रोग से एक लंबे समय के लिए छुटकारा पाया जा सकता है?

उत्तर : एक्यूप्रेशर में शरीर में पुनः संतुलन स्थापित करने और शक्ति प्रदान करने के लिए प्रेशर प्वॉइंट्स का उपयोग किया जाता है, जिससे रोगी अचेतावस्था से बाहर आ जाता है। कई सशक्त

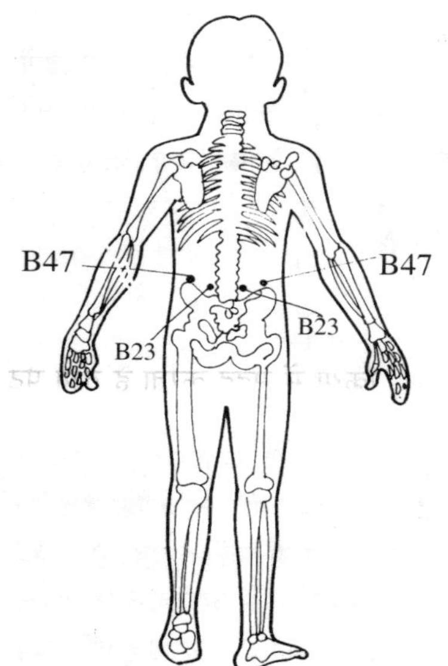

रिवाइवल प्वॉइंट्स में से Gv–26 सबसे ज्यादा उपयोगी है। यह नाक के ठीक नीचे–नीचे ऊपर के होंठ के मध्य में स्थित है। रोगी को तुरंत सामान्य बनाने के लिए इस प्वॉइंट को अकेले या कुछ अन्य प्वॉइंट्स के संयोजन से इस्तेमाल किया जा सकता है। शरीर को पुनः शक्ति प्रदान करने के लिए यह प्वॉइंट शरीर के नेचुरल मेकेनिज्म भी उद्दीप्त करता है। इस संदर्भ में सबसे महत्त्वपूर्ण है तंत्रिका तंत्र को मजबूत किया जाना। इस रोग के प्रकट होने पर मेडिकल सहायता लेना तथा निम्नलिखित प्रेशर प्वॉइंट्स को शामिल करते हुए एक्यप्रेशर चिकित्सा जारी रखना उचित होगा।

B23 रिबकेज तथा कूल्हे की हड्डी के भीतरी किनारे के बीचोंबीच, कमर के मध्य भाग में है। यह अवसाद, भय और सदमे में राहत दिलाता है।

B-47 मेरुदंड से बाहर की ओर चार अंगुल चौड़ाई जितना दूर, कमर के बीच स्थित है। यह प्वॉइंट न केवल पीठ के निचले हिस्से में दर्द में आराम देता है, बल्कि मांसपेशियों में तनाव, थकान, अवसाद, भय और सदमा भी कम करता है।

'बबलिंग स्प्रिंग्स' के नाम से ज्ञात K1 पैर के तलवे में दोनों पैड्स के बीच में स्थित है। मिरगी के कारण आई बेहोशी, ऐंठन या सदमे में राहत प्रदान करने के लिए एक महत्त्वपूर्ण प्रथम प्वॉइंट है।

St36 शिनबोन से बाहर की ओर एक उँगली की चौड़ाई जितना दूर, नीकैप से चार उँगलियों की चौड़ाई जितना नीचे स्थित है। यह प्वॉइंट पूरे शरीर को शक्ति देता है और मांसपेशियों को पुष्ट बनाता है। यह रोगी को होश में लाने में भी सहायक है।

Lv–3 पैर के ऊपरी भाग पर अँगूठे और उसके पासवाली उँगली के बीच स्थित है। इस प्वॉइंट के महत्त्व के बारे में जितना कहा जाए कम है। यह लिवर को पुष्ट और लिवर मेरिडियन में ची के प्रवाह को नियमित बनाता है। ये दोनों प्वॉइंट्स अर्थात् St 36 और Lv–3 मिलकर हौंसला बढ़ाने और भावनात्मक परेशानियों को दूर करने में सक्षम हैं। यह बेहोशी, चक्कर

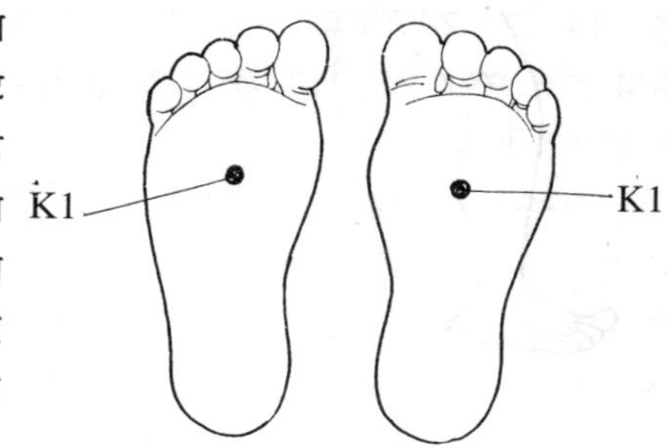

आना, थकान, स्नायु संबंधी विकारों और लंबे समय से हो रहे सिरदर्द में राहत प्रदान करता है।

लंबे समय तक राहत पाने के लिए उपरोक्त प्रेशर प्वॉइंट्स को आरंभ में दस दिनों तक और उसके बाद 2–3 महीनों तक हफ्ते में एक बार दबाना चाहिए तथा बेहोशी की घटनाएँ रुकने के बाद फॉलो–अप के तौर पर महीने में एक बार काफी होगा। अगर एक साल तक भी यह रोग दोबारा प्रकट न हो, तो फॉलो–अप को भी बंद किया जा सकता है।

प्रश्न 57 : क्या एक्यूप्रेशर हमेशा बनी रहने वाली थकान दूर करने में सहायक हो सकता है ?

उत्तर : 'क्रॉनिक फंटीग' एक ऐसा रोग है जो बहुत से लोगों को निढाल कर देता है। इस रोग में व्यक्ति हर समय थका–थका महसूस करता है। इसका कोई निश्चित कारण नहीं बताया जा सकता है। एकमात्र कारण सोचा जा सकता है, वह शायद यही है कि हर कोई आपाधापी में लगा हुआ है, जिसका परिणाम होता है शारीरिक और मानसिक थकान। एक और संभावित कारण, शरीर में विषैले पदार्थ जमा हो जाने से ऊर्जा अवरुद्ध हो सकती है, जो आपको हर समय थका–माँदा महसूस कराती है और शरीर की रोग प्रतिरोधक क्षमता कम करके उसके क्षय का मार्ग प्रशस्त करती है। बेहतर स्वास्थ्य हासिल करने और रोग प्रतिरोधक क्षमता बढ़ाने के लिए विषैले पदार्थ शरीर से बाहर निकालना एक महत्त्वपूर्ण कदम है। भरपूर पानी पीना

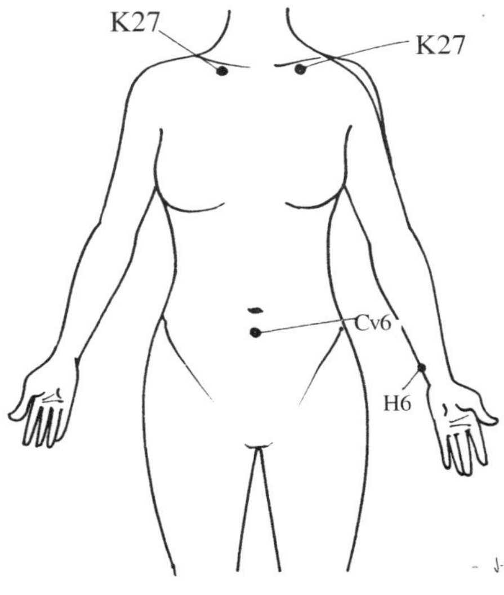

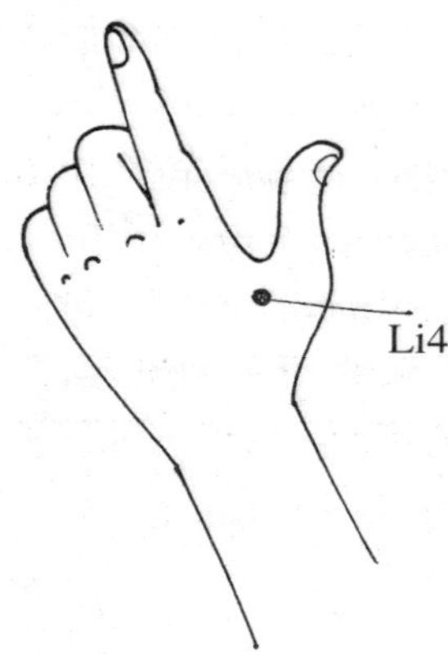

डीटॉक्सीफिकेशन की दिशा में एक अच्छा कदम है। एक्यूप्रेशर और रिफ्लेक्सोलॉजी—दोनों मिलकर बहुत लाभकारी हो सकते हैं, क्योंकि वे एक-दूसरे के पूरक हैं। निम्नलिखित प्रेशर प्वॉइंट्स की अनुशंसा की जाती है—

Lv-3 पैर के ऊपरी भाग पर अँगूठे और उसके पासवाली उँगली के बीच स्थित है। यह लिवर, को पुष्ट और लिवर मेरिडियन में 'ची' के प्रवाह को नियमित बनाता है, जो डीटॉक्सीफिकेशन के लिए सबसे शक्तिशाली अंग माना जाता है।

Sp-6 'थ्री यिन मीटिंग पॉइंट' भी कहलाता है, टखने की हड्डी से ऊपर टाँग के भीतरी और पृष्ठ भाग पर स्थित है। इसकी ठीक-ठीक स्थिति टखने की हड्डी से करीब चार उँगलियों की चौड़ाई जितनी ऊपर है। जैसा कि इसके नाम से जाहिर है, यह सबसे महत्त्वपूर्ण प्रेशर प्वॉइंट्स में से एक है, क्योंकि यह एक साथ तिल्ली, लिवर और गुरदे—तीनों मेरिडियंस के 'यिन' को पुष्ट बनाता है। यह पूरे शरीर में 'ची' और रक्त को प्रवाहित करने में सहायक है।

'एडजॉइनिंग वैली' के नाम से ज्ञात Li-4 दर्द दूर करने और शरीर में ची संचरित करने की अपनी क्षमता के लिए जाना जाता है। यह अँगूठे और तर्जनी को मिलाने पर बननेवाली क्रीज के सिरे पर स्थित है। यह मल के रास्ते विषैले पदार्थों को बाहर निकालने में सहायक है। गर्भवती महिलाओं को यह प्वॉइंट उपयोग नहीं करना चाहिए।

Cv-6 'सी ऑफ इनर्जी' के नाम से ज्ञात यह प्वॉइंट नाभि से तीन उँगलियों की चौड़ाई जितना नीचे स्थित है। इस प्वॉइंट पर रोगी के लेटे रहने की स्थिति में दबाव दिया जा सकता है। (उस समय मूत्राशय खाली होना चाहिए)। यह सामान्य थकान दूर करता है और रोग प्रतिरोधक क्षमता बढ़ाता है।

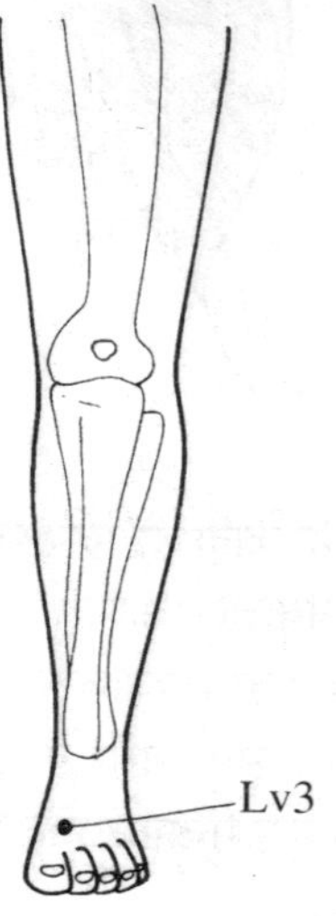

K-27 ब्रेस्टबोन की बगल में कॉलरबोन के नीचे बनी दुगदुगी (हॉलों) में स्थित है। यह गुरदों को पुष्ट करता है, जो विषैले पदार्थ बाहर निकालनेवाला एक प्रमुख अंग माना जाता है।

H-6 हाथ की हथेली की तरफवाले भाग पर, दो टेंडंस के बीच, कलाई की क्रीज से दो अँगूठों की चौड़ाई जितना ऊपर, भुजा के मध्य में स्थित है।

क्रॉनिक फॅटीग का मुकाबला करने के लिए ऊपर बताई गई एक्यूप्रेशर चिकित्सा विधि के साथ-साथ निम्नलिखित रिफ्लेक्स

क्षेत्रों पर दबाव देना अत्यधिक लाभदायक होगा :

1. पैर के अँगूठों पर पिट्युइटरी ग्लैंड से संबंधित रिफ्लेक्स एरिया

2. तलवों के पैड के नीचे और किडनी प्वॉइंट से ठीक ऊपर एड्रेनल्स क्षेत्र

3. पैर के दोनों ओर टखने की हड्डी के क्षेत्र के आसपास सेक्स ग्लैंड्स

4. तिल्ली की कंडीशनिंग, जिसका रिफ्लेक्स पॉइंट, बाएँ पैर पर हार्ट प्वॉइंट के नीचे स्थित है, क्योंकि यह अंग भी शरीर में जैविक शक्ति का भंडारगृह और लाल रक्त कणों के उत्पादन के लिए जिम्मेवार भी माना जाता है।

5. साथ ही लिवर, जो शरीर में 'ची' का संचरण बढ़ाने के लिए जाना जाता है, 'क्रॉनिक फटीग' का मुकाबला करने के लिए बहुत लाभकारी सिद्ध होगा।

प्रश्न 58 : चेहरे पर लकवा (फेशियल पैरालिसिस) क्या है ? क्या यह तंत्रिका तंत्र (नर्वस सिस्टम) में आई किसी गड़बड़ी के कारण होता है ? क्या एक्यूप्रेशर/रिफ्लेक्सोलॉजी किसी तरह उपयोगी हो सकता है ?

उत्तर : तंत्रिका तंत्र शरीर की सबसे जटिल व्यवस्था है, यह एक ही समय में कई गतिविधियों को नियमित करता है। वह हमें दूसरों से संवाद स्थापित करने और महसूस करने में सक्षम बनाता है। वह हमारे शरीर की सभी गतिविधियों पर निगरानी और उन पर नियंत्रण रखता है। तंत्रिका तंत्र से जुड़े हुए रिफ्लेक्स एरियाज पैर के अँगूठों, हाथ के अँगूठों और उँगलियों पर स्थित हैं। दि सेंसरी मोटर कॉर्टिक्स हमारी सायास (कांशस) हरकतों की पहचान और उन्हें निर्देशित करता है। मास्टर ग्लैंड, अर्थात् हरकतों की पहचान और उन्हें निर्देशित करता है। मास्टर ग्लैंड, अर्थात् पिट्यूइटरी सभी गतिविधियों को निर्देशित करती है। अनुमस्तिष्क (सेरिबेलम) हमारी गतिविधियों और संतुलन के लिए जिम्मेवार है। 'ब्रेन स्टेम' कॉमन पाथ है तथा ब्रेन से आनेवाली और ब्रेन की ओर जानेवाली सूचनाओं के प्रवाह का समन्वय करता है। उद्दीपन का अभाव समग्र तंत्रिका तंत्र को प्रभावित करता है।

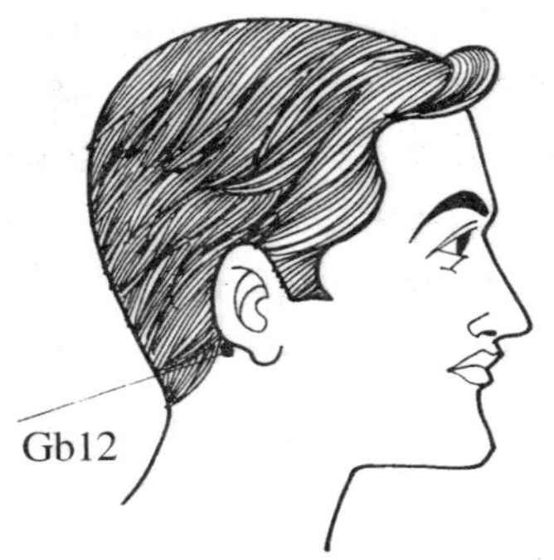

'फेशियल पैरालिसिस', को बेल्स पाल्सी भी कहा जाता है, फेशियल नर्व के अतिक्रमण (इंपिंजमेंट) के कारण चेहरे के एक तरफ होनेवाला पक्षाघात है। चूँकि सबकी नजर पहले उसी पर पड़ती है, रोगी के लिए वह बहुत ही लज्जाजनक और मानसिक संताप का कारण बन जाता है। आमतौर पर इसके साथ-साथ शरीर के कम-से-कम एक तरफ पक्षाघात हो जाता है। अंगों में रिजिडिटी के रूप में प्रकट होनेवाले लकवे के इलाज के लिए रिफ्लेक्सोलॉजी की तकनीक विशेष

रूप से ब्रेन क्षेत्र पर इस्तेमाल की जाती है। अपने अंगों पर व्यक्ति का नियंत्रण समाप्त हो जाने के रूप में प्रकट होनेवाले लकवे के लिए हमें मेरुदंड को टारगेट बनाना होगा। पैर और हाथ के अँगूठों के क्षेत्र पर दबाव देने के अतिरिक्त अगर हम आँख और कान के रिफ्लेक्स एरियाज पर भी दबाव दें तो वह लाभदायक होगा। क्योंकि ये क्षेत्र भी क्रेनियल नर्ब्स को रिफ्लेक्स करते हैं। जहाँ सेरेब्रल पाल्सी के मामले में हमें इस तकनीक का इस्तेमाल चेहरे के दोनों तरफ करना होगा, (अन्य मामलों में) इस तकनीक का उपयोग लकवाग्रस्त साइड के दूसरी ओर करना होगा।

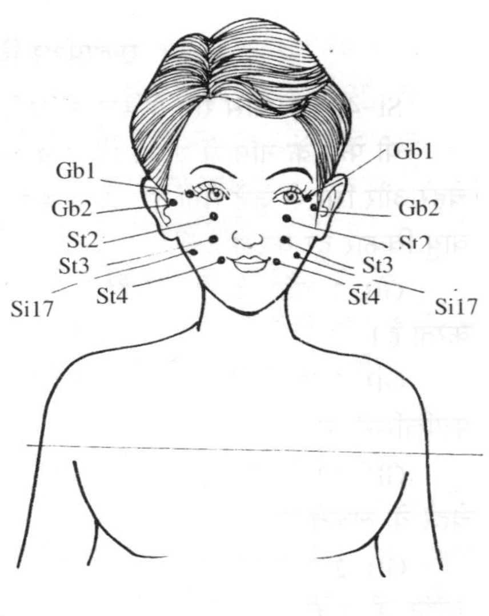

इस रोग में सुधार के लिए संबंधित प्रेशर प्वॉइंट्स पर दबाव देने के लिए निम्नलिखित कार्यसूची का अनुसरण करें। कभी-कभी तो रोगी पंद्रह दिनों या एक महीने के भीतर ही ठीक हो जाता है। परंतु कभी-कभी पूरी तरह से ठीक होने में 6 से लेकर 9 महीनों तक लग सकते हैं। फिर भी, रोगी पूरी तरह ठीक होता जरूर है। जरूरत सिर्फ इस बात की है कि उसमें ठीक होने की इच्छा शक्ति और धैर्य हो।

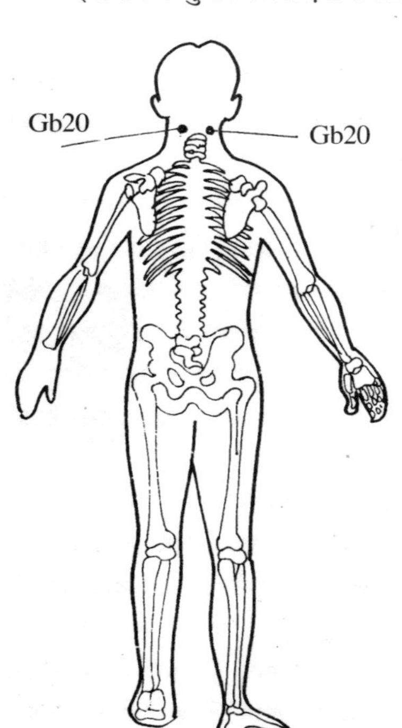

'फोर व्हाइट्स' के नाम से ज्ञात St-2 नेत्रकोटर (आइ सॉकेट) के लोअर रिज से एक उँगली की चौड़ाई जितना नीचे आइरिस के मध्य भाग की सीध में, गाल के गड्ढे में स्थित है। यह वायु विकार दूर करता है तथा चारों दिशाओं में दृष्टि में सुधार लाता है।

'फेशियल ब्यूटी' के नाम से ज्ञात St-3 पुतली और गालों की हड्डी के नीचे स्थित है। पिचके हुए गालों में उभार लाता है तथा फेशियल सर्क्युलेशन में सुधार लाता है।

St-4, यह खास रोग के इलाज के लिए एक लोकल प्वॉइंट है।

यी फेंग के नाम से ज्ञात Si-17 कान की हड्डी के पीछे बने गड्ढे में स्थित है। चेहरे और सिर से जुड़े रोगों के इलाज के लिए इसे एक महत्त्वपूर्ण प्वॉइंट माना जाता है। वायु विकार दूर करता है।

GB-1 आँख के बाहरी कोण की बगल में बने गड्ढे में स्थित है। वायु विकार दूर करता है।

GB-2 जबड़े के जॉइंट पर कान के ठीक सामने स्थित है। यह प्वॉइंट फेशियल पेरालिसिस के इलाज में विशेष रूप से उपयोगी है।

GB-12 मेस्टॉइड बोन के पीछे और नीचे, कान के पीछे बने गड्ढे में स्थित है। चेहरे के लकवे के इलाज के लिए खास प्वॉइंट है।

GB-20 खोपड़ी के बेस के नीचे बने गड्ढे में स्थित है। दोनों ओर स्थित इस प्वॉइंट पर एक साथ हल्के से लेकर मध्यम दरजे तक का स्थिर दबाव दिया जाना चाहिए। इसका प्रभाव उसके नाम 'गेट्स ऑफ कांशसनेस' के अनुसार ही है। गरदन के क्षेत्र में आई अकड़न को ठीक करने के लिए अत्यंत लाभदायक है। यह वायु विकार और जुकाम दूर करता है।

प्रश्न 59 : फायब्रॉइड्स क्या हैं? क्या एक्यूप्रेशर/रिफ्लेक्सोलॉजी उनके इलाज में किसी काम आ सकते हैं?

उत्तर : फायब्रॉइड्स सामान्य, हानिरहित ट्यूमर्स हैं, जो गर्भाशय के भीतर विकसित होते हैं। वे छोटे या एक अंगूर के आकार तक विकसित होते हैं। एक वृहद्तर फायब्रॉइड उदर के निचले हिस्से में दर्द के साथ-साथ भारी, लंबे समय तक चलनेवाली या अनियमित रजोनिवृत्ति के रूप में सामने आ सकता है, जिसका परिणाम रक्ताल्पता होता है। अन्य समस्याओं में पीठ का दर्द, कब्ज तथा बार-बार पेशाब आना या पेशाब करने में कठिनाई शामिल हैं। अगर आपके उदर के निचले हिस्से में तेज क्रॉनिक दर्द हो, तो तुरंत अपने डॉक्टर से मिलें।

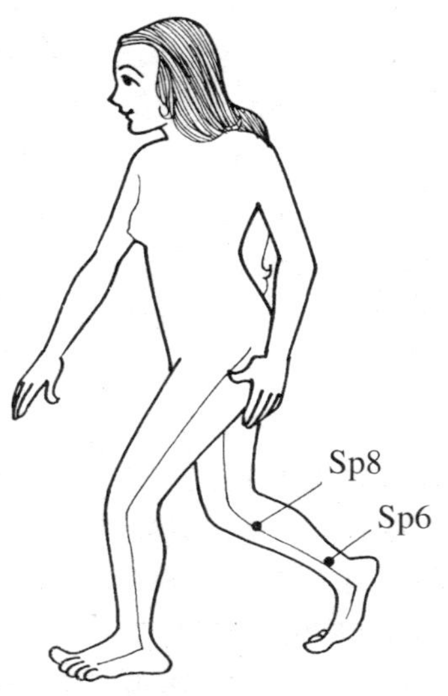

विशेष रूप से गर्भाशय में या उस पर होनेवाले फायब्रॉइड्स ट्यूमर्स होते हैं जो विभिन्न आकारों के होते हैं और आमतौर पर धीरे-धीरे विकसित होते हैं तथा इनका कोई बुरा प्रभाव नहीं पड़ता। वे 35 वर्षों से

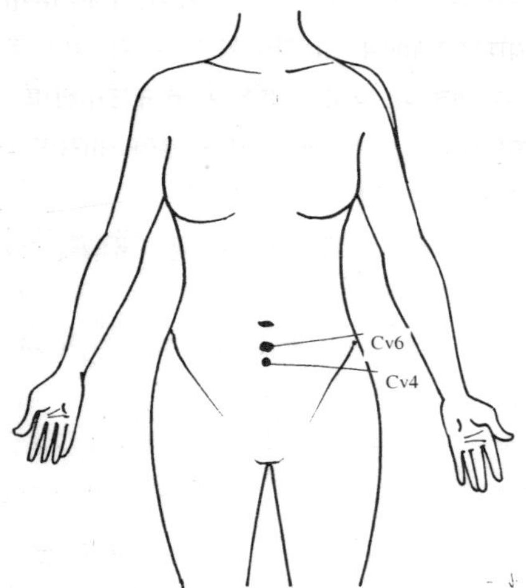

अधिक आयु की 20 प्रतिशत से अधिक महिलाओं में प्रकट होते हैं। यद्यपि वे समस्या मूलक नहीं हैं, वे गर्भाशय का आकार बढ़ने और विकृत होने का कारण बन सकते और गर्भधारण करने में बाधा पहुँचा सकते हैं। आमतौर पर एक महिला को फायब्रॉइड्स होने का पता तब चलता है, जब किसी रुटीन पेल्विक एक्जामिनेशन के दौरान उसका डॉक्टर उनकी उपस्थिति महसूस करता है, अल्ट्रासाउंड स्कैन के जरिए इनकी पुष्टि कराई जा सकती है। कभी-कभी, आपके गर्भाशय में फायब्रॉइड और अधिक न बढ़े, उसके लिए आपका डॉक्टर आपको गर्भनिरोधक गोलियाँ न लेने या किसी तरह की हार्मोन रिप्लेसमेंट चिकित्सा जारी न रखने के लिए कह सकता है।

एक्यूप्रेशर और रिफ्लेक्सोलॉजी जैसी वैकल्पिक चिकित्सा विधियाँ गर्भाशय के इस रोग के लक्षणों, विशेष रूप से उससे होनेवाले दर्द को दूर करने में सहायक हो सकती हैं, परंतु बेहतर यह होगा कि बेहतर नतीजे हासिल करने के लिए उनका उपयोग पारंपरिक चिकित्सा के पूरक के तौर पर किया जाए।

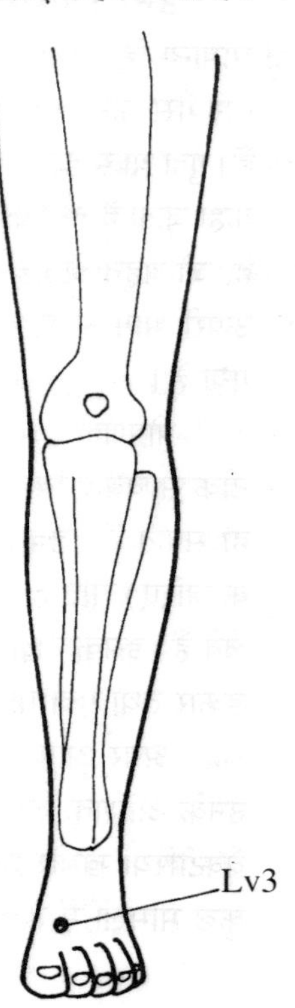

Lv-3 पैर के ऊपरी भाग में अँगूठे और उसके पासवाली उँगली के बीच स्थित है। यह लिवर, डीटॉक्सीफिकेशन के लिए सबसे शक्तिशाली अंग माना जाता है, यह इस अंग को पुष्ट और लिवर मेरिडियन में ची के प्रवाह को नियमित करता है।

SP-6 को थ्री यिन मीटिंग प्वॉइंट भी कहा जाता है। यह टखने की हड्डी से ऊपर, टाँग के भीतरी और पृष्ठ भाग पर स्थित है। इसकी ठीक-ठीक स्थिति टखने की हड्डी से करीब चार उँगलियों की चौड़ाई जितनी ऊपर है। जैसा कि इसके नाम से जाहिर है, यह सबसे महत्त्वपूर्ण प्रेशर प्वॉइंट्स में से एक है, क्योंकि यह एक साथ तिल्ली, लिवर और गुरदे, तीनों मेरिडियंस के यिन को पुष्ट करती है। यह पूरे शरीर में ची और रक्त को प्रवाहित करने में सहायक है।

CV-4 अर्थात् 'गेट ओरिजिन' नाभि से चार उँगलियों की चौड़ाई जितना नीचे स्थित है। नपुंसकता दूर करने तथा अनियमित रजोधर्म को ठीक करने में सहायक है।

CV-6 'सी ऑफ इनर्जी' के नाम से ज्ञात यह प्वॉइंट नाभि से तीन उँगलियों की चौड़ाई जितना नीचे स्थित है। यह प्रजनन संबंधी समस्याओं, अनियमित मासिक धर्म और नपुंसकता को ठीक करता है। पूरे प्रजनन तंत्र को पुष्ट करता है।

SP-8 'लोअर लेग' के भीतरी ओर, घुटने से चार उँगलियों की वौड़ाई जितना नीचे बने गड्ढे में स्थित है। पिंडली और 'लेग बोन' के बीच मजबूती से दबाव डालें।

रिफ्लेक्सोलॉजी तकनीक द्वारा फायब्रॉइड्स का इलाज करते समय हमें गर्भाशय, ओवरीज, फेलोपियन ट्यूब्स, पिट्यूइटरी ग्लैंड, लिंफेटिक सिस्टम, मेरुदंड, किडनी और ब्लैडर एरिया तथा पाचन तंत्र से जुड़े सभी क्षेत्रों से संबंधित रिफ्लेक्स के एरियाज पर ध्यान केंद्रित करना होगा। प्रत्येक रिफ्लेक्स एरिया पर 2-3 मिनट तक दबाव डालें। कई सैशन में इलाज कराने से काफी आराम मिलेगा।

प्रश्न 60 : उदर-वायु (फ्लेट्युलेंस) से क्या तात्पर्य है और उसके कारण क्या हैं ? क्या एक्यूप्रेशर/रिफ्लेक्सोलॉजी से उसके इलाज में मदद मिल सकती है ?

उत्तर : गैस बनना हमारी पाचन प्रक्रिया का एक सामान्य हिस्सा है। लोग एक दिन में दस या उससे ज्यादा बार गैस पास करके भी पूरी तरह तंदुरुस्त बने रह सकते हैं। गुदा या मलद्वार के जरिए गैस पास करने को फ्लेट्युलेंस कहा जाता है तथा कभी-कभी बहुत बदबूदार गैस निकलती है, जो बहुत अरुचिकर और लज्जाजनक होती है। पेट के ऊपरी भाग से निष्कासित गैस को डकार का नाम दिया गया है।

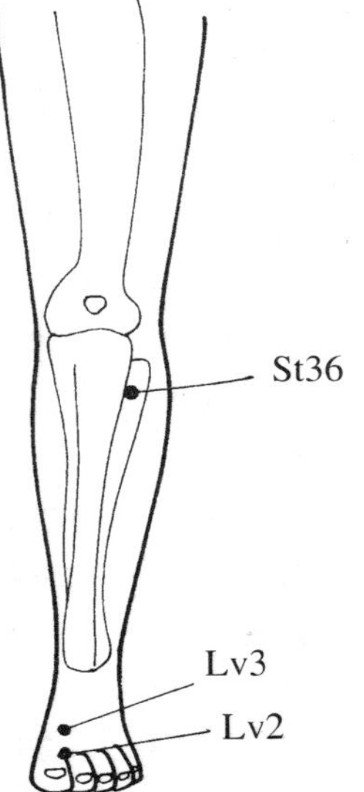

पोषणहीन आहार, बेमेल खाद्य पदार्थों का सेवन तथा ठीक से चबाए बिना, जल्दी-जल्दी खाना इस रोग के कारण हो सकते हैं। जब हम कुछ खाते या (विशेष रूप से स्ट्रॉ के जरिए) पीते हैं या कार्बोनेटेड पेय पीते हैं तो वायु अंदर लेते हैं। इसके लक्षणों में पेट फूलना, पेट में ऐंठन, खट्टी डकार तथा गुदा मार्ग से गैस पास करना शामिल हैं।

अगर आप बींस, सब्जियाँ, फल और अनाज जैसे हाइ फाइबर फूड खाते हैं तो उनके आंशिक रूप से पचे सैल के बाहरी हिस्से आपकी आँतों में चले जाते हैं। जहाँ बैक्टीरिया खमीर उठाने की अपनी प्रक्रिया शुरू कर देते हैं, जिससे गैस पैदा होती है। कुछ मामलों में डेयरी उत्पादों जैसे दूध और दही के सेवन से भी गैस पैदा होती है। यह

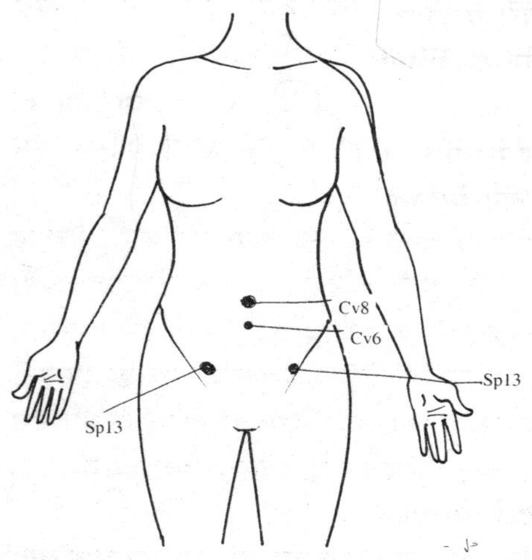

रोग किसी पेशेवर चिकित्सक की सहायता के बिना, नीचे बताए गए एक्यूप्रेशर शेड्यूल और रिफ्लेक्सोलॉजी के उपयोग से स्वयं आपके द्वारा ठीक किया जा सकता है।

Sp-6, को 'थ्री यिन मीटिंग पॉइंट' भी कहा जाता है। यह टखने की हड्डी से ऊपर, टाँग के भीतरी और पृष्ठ भाग पर स्थित है। इसकी ठीक-ठीक स्थिति टखने की हड्डी से करीब चार उँगलियों की चौड़ाई जितनी ऊपर है। जैसा कि इसके नाम से जाहिर है, यह सबसे महत्त्वपूर्ण प्रेशर प्वॉइंट्स में से एक है, क्योंकि यह एक साथ तिल्ली, लिवर और गुरदे, तीनों मेरिडियंस के यिन को पुष्ट करता है। यह पूरे शरीर में ची और रक्त को प्रवाहित करने में सहायक है।

'एडजॉइनिंग वैली' के नाम से ज्ञात Li-4 दर्द दूर करने और शरीर में 'ची' संचारित करने की अपनी क्षमता के लिए जाना जाता है। यह अँगूठे और तर्जनी को मिलाने पर बनने वाली क्रीज के सिरे पर स्थित है। यह मल के रास्ते विषैले पदार्थों को बाहर निकालने में सहायक है। गर्भवती महिलाओं को यह प्वॉइंट उपयोग नहीं करना चाहिए।

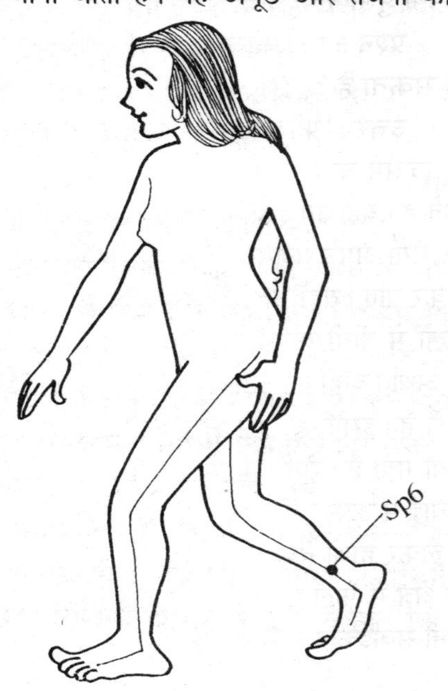

Cv-6 : 'सी ऑफ इनर्जी' के नाम से ज्ञात यह प्वॉइंट नाभि से तीन उँगलियों की चौड़ाई जितना नीचे स्थित है। इस प्वॉइंट पर, रोगी के लेटे रहने की स्थिति में दबाव दिया जा सकता है। उस समय मूत्राशय खाली होना चाहिए। यह सामान्य थकान दूर करता है और रोग प्रतिरोधक क्षमता बढ़ाता है।

St-36 'शिन बोन' से बाहर की ओर एक उँगली की चौड़ाई जितनी दूरी पर नीकैप

से चार उँगलियों की चौड़ाई जितना नीचे स्थित है। यह प्वॉइंट पूरे शरीर को शक्ति देता है और मांसपेशियों को पुष्ट बनाता है।

St-27 शरीर के सामनेवाले भाग में 'मिडिल एक्सिस' की साइड से कुछ दूर, नाभि से तीन उँगलियों की चौड़ाई जितना नीचे स्थित है। यह उदर-वायु से छुटकारा दिलाता है। Cv-8 बेली बटन पर स्थित है। यह नाभि के क्षेत्र में दर्द तथा आँतों में संक्रमण (दोनों तीव्र तथा क्रॉनिक) से छुटकारा दिलाने में सहायक है।

Sp-13 जघनास्थि (प्यूबिक बोन) से थोड़ा ऊपर मिडिल एक्सिस के साइड में चार अँगूठों की चौड़ाई जितना दूर स्थित है। यह उदर/आँतों में तनाव, पेट फूलना और वायु में आराम देता है।

रिफ्लेक्सोलॉजी के द्वारा इस रोग का इलाज करने के लिए छोटी और बड़ी आँतों, मलाशय और मलद्वार, पेट, पेंक्रियाज, ड्यूअडेनम, लिवर, गॉलब्लैडर, सोलर प्लेक्सस, एड्रेनल ग्लैंड्स, डायफ्राम तथा मेरुदंड क्षेत्र, विशेष रूप से वक्ष क्षेत्र के रिफ्लेक्स एरियाज पर ध्यान केंद्रित कीजिए। इन एरियाज की ठीक-ठीक स्थिति जानने के लिए कृपया पुस्तक के अंत में दिए गए चित्र की सहायता लें।

प्रश्न 61 : 'फ्रोजन शोल्डर' क्या है ? क्या एक्यूप्रेशर इसके इलाज में सहायक हो सकता है ?

उत्तर : 'फ्रोजन शोल्डर' एक ऐसा रोग है, जिसमें कंधे सख्त और पीड़ादायक बन जाते हैं। यह रोग इस कदर बिगड़ सकता है कि रोगी अपने रोजमर्रा के सामान्य कार्य भी न कर पाए। यहाँ तक कि कपड़े पहनना या बालों में कंघी करना भी मुश्किल हो जाता है, अर्थात् बाँहों को उठाने-गिराने में कठिनाई होती है। इसीलिए, इसे फ्रोजन शोल्डर नाम दिया गया है। रोगी अपना हाथ कोहनी की ऊँचाई से ऊपर नहीं उठा पाता है। दर्द गरदन से लेकर हाथों तक तथा पीठ और सीने के पूरे क्षेत्र में फैल सकता है। यह रोग कभी-कभी सर्वाइकल स्पॉन्डिलाइटिस की एक हद

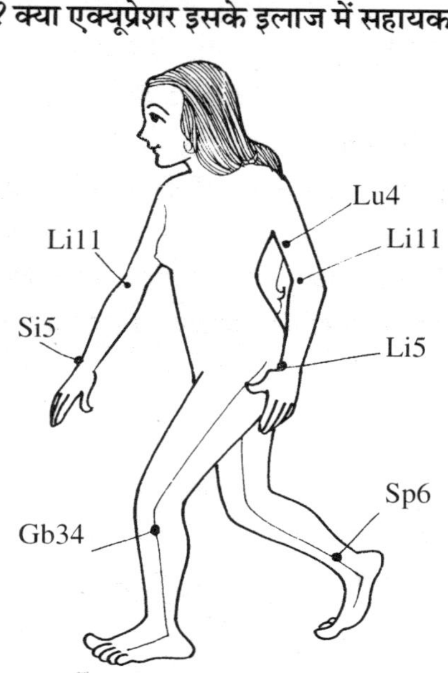

से ज्यादा उपेक्षा करने से हो सकता है। गतिविधियों तथा व्यायाम का अभाव भी इस रोग का कारण बन सकता है।

निम्नलिखित प्रेशर प्वॉइंट्स पर दबाव देने से दर्द दूर होता है और गतिशीलता में वृद्धि होती है।

Lu-2 'क्लाउड डोर' नामक यह प्वॉइंट कॉलरबोन के बाहरी सिरे के नीचे बने गड्ढे में स्थित है, जैसा चित्र में बताया गया है। कंधे से जुड़े रोगों को ठीक करने के लिए बहुत प्रभावी है।

Lu-4 : 'ब्रोकन क्लाउड्स' नामक यह प्वॉइंट कलाई पर अँगूठे की दिशा में, उठी हुई हड्डी के ऊपर स्थित है। यह फेफड़ों की 'ची' को पुष्ट करता है।

'एडजॉइनिंग वैली' के नाम से ज्ञात Li-4 दर्द दूर करने और शरीर में ची संचरित करने की क्षमता के लिए जाना जाता है। यह अँगूठे और तर्जनी को मिलाने पर बननेवाली क्रीज के सिरे पर स्थित है। यह मल के रास्ते विषैले पदार्थों को बाहर निकालने में सहायक है। यह 'ची' की निश्चलता भी दूर करता है। गर्भवती महिलाओं को यह प्वॉइंट प्रयोग नहीं करना चाहिए।

Li-5 को 'कॉर्नर ऑफ शोल्डर' नाम दिया गया है और यह कंधे के जोड़ के ठीक नीचे स्थित है। यह प्वॉइंट कंधे में जोड़ों के दर्द में विशेष रूप से लाभदायक है।

Sp-6, को 'थ्री यिन मीटिंग पॉइंट' भी कहा जाता है, यह टखने की हड्डी से ऊपर, टाँग के भीतरी और पृष्ठ भाग पर स्थित है। इसकी ठीक–ठीक स्थिति टखने की हड्डी से करीब चार उँगलियों की चौड़ाई जितनी ऊपर है। जैसा कि इसके नाम से जाहिर है, यह सबसे महत्त्वपूर्ण प्रेशर प्वॉइंट्स में से एक है, क्योंकि यह एक साथ तिल्ली, लिवर और गुरदे, तीनों मेरिडियंस के यिन को पुष्ट करता है। यह पूरे शरीर में ची और रक्त को प्रवाहित करने में सहायक है।

Si-10 : 'दि प्वॉइंट एट मसल प्रॉमिनेंस' नामक यह प्वॉइंट कंधे के जोड़ के पीछे स्थित है तथा विशेष रूप से कंधे के जोड़ों का दर्द दूर करता है।

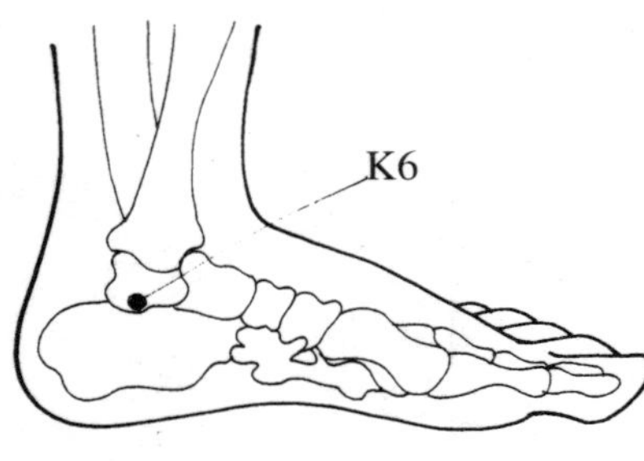

K6 : 'शाइनिंग सी' के नाम से ज्ञात यह प्वॉइंट टखने के भीतर की ओर स्थित है। यह यिन की कमी दूर करने के लिए

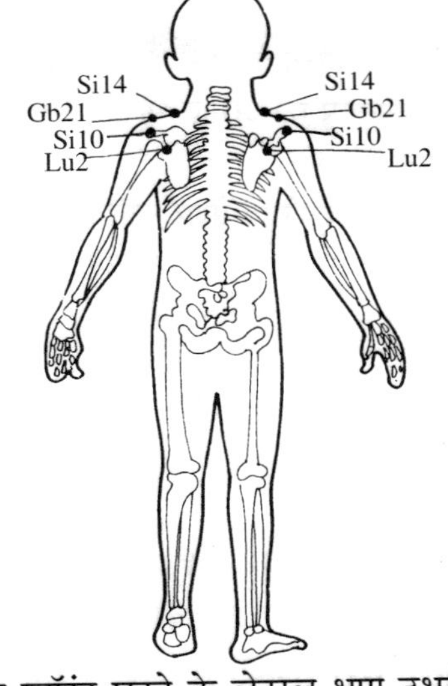

यिन–रेन मेरिडियन का मार्ग खोलता है।

Si-5 : 'लेटरल पास' नामक यह प्वॉइंट Si-4, से थोड़ा ऊपर, जो ह्यूमरस बोन के, बाजू में स्थित है, यह भी 'ची' की निश्चलता दूर करता है।

Si-14 : 'शोल्डर ओपनिंग' के नाम से ज्ञात यह प्वॉइंट कंधे के पीछे की हड्डी के नीचे बने गड्ढे में स्थित है तथा कंधे के जोड़ों में दर्द में विशेष रूप से लाभदायक है।

GB–21 : 'वेल ऑफ शोल्डर' नामक यह प्वॉइंट उस स्थल पर पाया जा सकता है, जहाँ गरदन का बेस कंधे से मिलता है, यह वायु विकार दूर करता है।

GB-34 : 'यांग माउंड स्प्रिंग' नामक यह प्वॉइंट घुटने के लेटरल भाग उभरी हड्डी के नीचे बने गड्ढे में स्थित है। यह वायु विकार दूर करता है, नमीयुक्त ऊष्मा को बाहर निकालता है तथा लिवर के यिन को उद्दीप्त करता है। चूँकि लिवर का यिन जोड़ों का पोषण करता है, इस प्वॉइंट पर दबाव देने से जोड़ों की गतिशीलता में सुधार होता है।

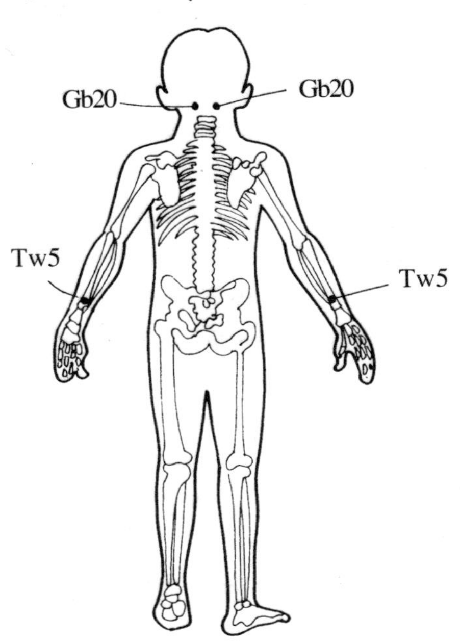

प्रश्न 62 : सबसे आम परेशानी, सिरदर्द का कारण क्या है ? क्या प्रेशर प्वॉइंट्स चिकित्सा प्रणाली (एक्यूप्रेशर) के पास इसका कोई हल है ?

उत्तर : सिरदर्द किसी तरह के तनाव (शारीरिक, मानसिक या भावनात्मक) गलत मुद्रा में उठने–बैठने, क्रोध, चिंता के कारण, सिर, गरदन या कंधों आदि की मांसपेशियों में आए तनाव के कारण हो सकता है। यह उन रक्त धमनियों को संकुचित कर सकता है जो ब्रेन के नर्व सेल्स को ऑक्सीजन उपलब्ध कराती हैं। मांसपेशियों में तनाव सिर तक

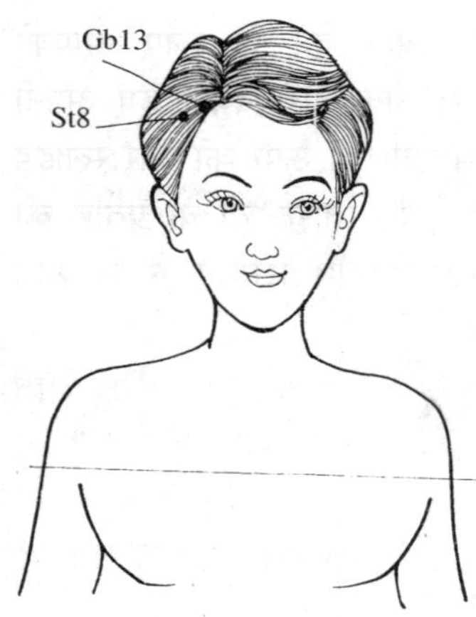

जानेवाली ऊर्जा के प्रवाह को अवरुद्ध कर सकता है। जब-जब ऑक्सीजन या जैविक ऊर्जा की अपर्याप्त आपूर्ति होती है, शरीर दर्द अर्थात् सिरदर्द के रूप में यह परेशानी उठा सकता है। अकसर लोग गोलियाँ लेकर शरीर द्वारा ऑक्सीजन या जैविक ऊर्जा की अपर्याप्त आपूर्ति की सूचना देनेवाले इन संकेतों को दबा देना पसंद करते हैं। यद्यपि ये गोलियाँ कथित रूप से सिरदर्द ठीक करती हैं, परंतु सच्चाई यह है कि वे सिरदर्द के कारण को दूर करने के लिए कुछ नहीं करतीं, केवल अस्थायी राहत पहुँचाती हैं। जहाँ दर्दनिवारक दवा दर्द का एहसास कम करने में सहायक हो सकती है, वहीं दर्द के कारण को दूर करने के लिए कुछ नहीं होता, यह कारण कब्ज, चिंता अपर्याप्त ऑक्सीजन या गलत ढंग से उठना-बैठना, कुछ भी हो सकता है।

प्रेशर प्वॉइंट थेरेपी अर्थात् एक्यूप्रेशर मांसपेशियों को शिथिल करने, ऊर्जा मार्गों में अवरुद्ध ऊर्जा को रिलीज करने, तनाव से छुटकारा दिलाने तथा मस्तिष्क की कोशिकाओं के लिए अत्यावश्यक ऑक्सीजन की आपूर्ति में सुधार करके दर्द के कारण को दूर करने में हमारी मदद करता है। इस संबंध में निम्नलिखित कार्य सूची मददगार सिद्ध होंगी:

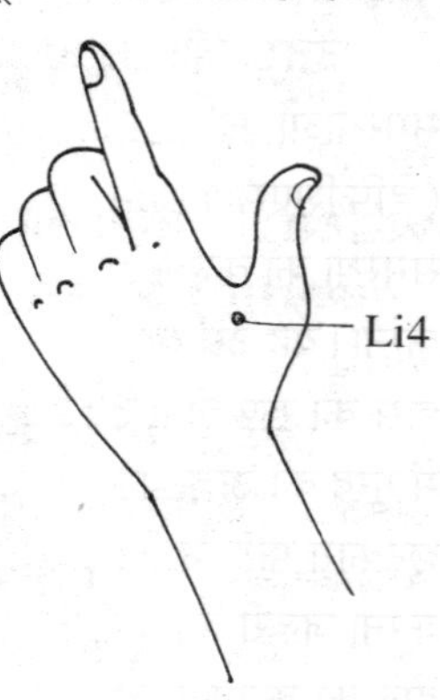

'एडजॉइनगिं वैली' के नाम से ज्ञात Li-4 दर्द दूर करने और शरीर में ची संचरित करने की अपनी क्षमता के लिए जाना जाता है। यह अँगूठे और तर्जनी को मिलाने पर बननेवाली क्रीज के सिरे पर स्थित है। यह मल के रास्ते विषैले पदार्थों को बाहर निकालने में सहायता करता है। यह ची की निश्चलता भी दूर करता है। गर्भवती महिलाओं को यह प्वॉइंट उपयोग नहीं करना चाहिए।

GB-20 खोपड़ी के बेस के नीचे बने गड्ढे में स्थित है। दोनों ओर स्थित इस प्वॉइंट पर एक साथ हल्के से लेकर मध्यम दरजे तक का स्थिर दबाव दिया जाना चाहिए।

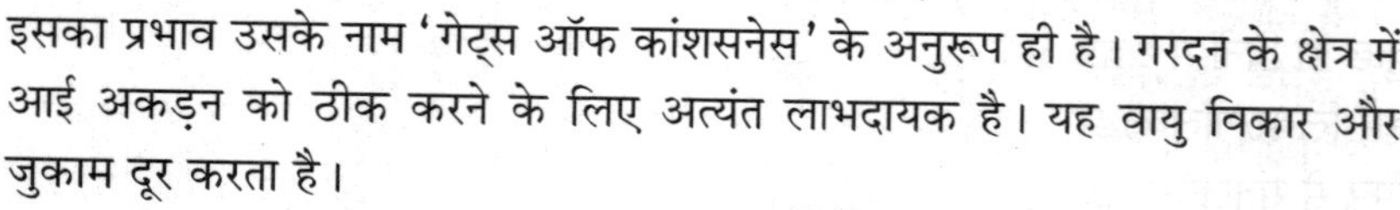

इसका प्रभाव उसके नाम 'गेट्स ऑफ कांशसनेस' के अनुरूप ही है। गरदन के क्षेत्र में आई अकड़न को ठीक करने के लिए अत्यंत लाभदायक है। यह वायु विकार और जुकाम दूर करता है।

GB-41 पैर के ऊपर चौथी और पाँचवी मेटाटर्सल बोंस के बीच स्थित है। इस

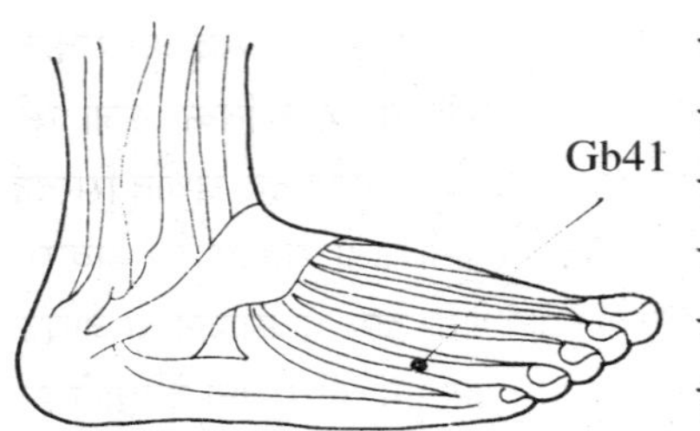

प्वॉइंट पर दबाव देने के लिए आपको संधिस्थल से ठीक नीचे दबाते हुए अपनी तर्जनी या मध्यमा को ऊपर की ओर स्लाइड करना होगा। यह प्वॉइंट ची के प्रवाह को बहाल करता है और सिरदर्द से छुटकारा दिलाता है।

GB-13 (माइंड रूट) आँख के बाहरी किनारे की सीध में माथे से ऊपर हेयर लाइन के ठीक भीतर स्थित है। यह चित्त को शांत करता है और सिरदर्द दूर करता है। एक या दो मिनट स्थिर दबाव डालें।

'स्कल सपोर्ट' के नाम से ज्ञात प्वॉइंट St–8, GB-13 के स्तर पर करीब एक इंच बाहर की ओर स्थित है। और सिरदर्द दूर करने के लिए एक अत्यंत प्रभावी प्वॉइंट है। इस प्वॉइंट पर भी एक या दो मिनट मजबूती से दबाव डालना होगा।

Tw–5 'दि आउटर गेट' नामक यह प्वॉइंट कलाई के बाहर (पीछे) की ओर, कलाई की क्रीज से करीब तीन उँगली चौड़ाई जितना ऊपर (कोहनी की दिशा में) अलना और रेडियस बोन के बीचोंबीच स्थित है। इस प्वॉइंट पर करीब एक मिनट तक दबाव डालें।

प्रश्न 63 : क्या प्रेशर प्वॉइंट थेरेपी या रिफ्लेक्सोलॉजी श्रवण संबंधी समस्याओं के इलाज में सहायक हो सकती है?

उत्तर : चीन की चिकित्सा पद्धति में श्रवण संबंधी समस्याओं को दो वर्गों में बाँटा गया है। पहला है कमी (डेफिशिएंसी) और दूसरा है आधिक्य। कमी की समस्या का कारण है गुरदे की ची का ठीक से काम न करना। यह उम्र बढ़ने के साथ श्रवण क्षमता के क्रमिक ह्रास का रूप लेता है। इसके पीछे संबंधित मेरिडियन में गुरदे की ऊर्जा का कमजोर पड़ जाना है। इस रोग से छुटकारा पाने के लिए बस किडनी की 'ची' को पुष्ट करना जरूरी है। आधिक्य लिवर या गॉलब्लैडर के मेरिडियन में अचल ची की अधिकता होने का कारण होता है, ऐसा माना जाता है कि कभी–कभी इस स्थिति के परिणामस्वरूप कुछ ही दिनों में श्रवण क्षमता अचानक कम हो जाती है। इस स्थिति से बाहर आने के लिए हमें लिवर/गॉलब्लैडर मेरिडियंस में जमा अतिरिक्त ऊर्जा को बाहर निकालना होगा, ताकि फिर से संतुलन स्थापित हो सके। प्रेशर प्वॉइंट चिकित्सा की बात करें तो प्रेशर प्वॉइंट्स की निम्नलिखित कार्यसूची उपयोगी सिद्ध होंगी:

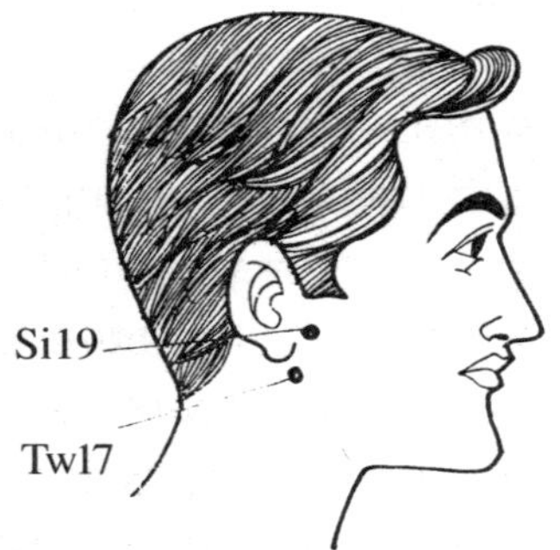

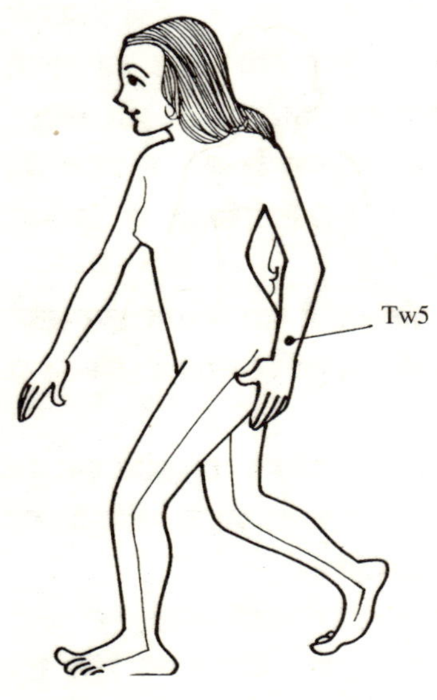

Tw-5 : 'दि आउटर गेट' नामक यह प्वॉइंट कलाई के बाहर (पीछे) की ओर, कलाई की क्रीज से करीब तीन उँगली चौड़ाई जितना ऊपर (कोहनी की दिशा में) अलना और रेडियस बोन के बीचोंबीच स्थित है। इस प्वॉइंट पर करीब एक मिनट तक दबाव डालें। इस प्वॉइंट को Tw-17 के संयोजन से उद्दीप्त करना कान में किसी भी प्रकार की समस्या में लाभकारी पाया गया है। एक्यूप्रेशर चिकित्सा में इसे एक अति प्रभावी और सशक्त प्वॉइंट माना जाता है।

Tw-17 लोलकी (इअरलोब) के पीछे बने प्राकृतिक गड्ढे में स्थित है। हल्का दबाव दें, क्योंकि यह प्वॉइंट मृदु (टेंडर) हो सकता है।

Tw-3 हाथ के पिछले भाग में, कनिष्ठा और मुद्रिका उँगलियों के बीच बने चैनल में उँगली की गाँठ और कलाई के तकरीबन बीच के गड्ढे में स्थित है। दोनों हाथों पर करीब एक मिनट तक दबाएँ।

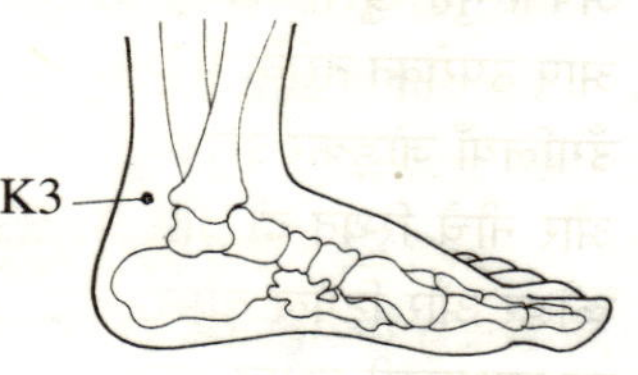

Kd-3 टखने की हड्डी और एकिलिस टेंडन के बीच, टखने के पिछले किनारे पर स्थित है। यह प्वॉइंट 'सुप्रीम स्ट्रीम' के नाम से जाना जाता है। यह पूरे शरीर के यिन और यांग के मूल के रूप में जाना जाता और किडनी मेरिडियन का मुख्य स्रोत बिंदु माना जाता है। इस प्वॉइंट का इस मेरिडियन और पूरे शरीर पर जबरदस्त पुष्टिकारक प्रभाव पड़ता है। इस रोग में इस प्वॉइंट पर दबाव डालना बहुत ही उपयोगी होगा।

B-23 पसलियों और कूल्हे की हड्डी (भीतरी किनारे) के बीचोंबीच कमर के मध्य में होता है। Kd-3 के संयोजन में यह प्वॉइंट गुरदे की ची को टोन-अप करता है।

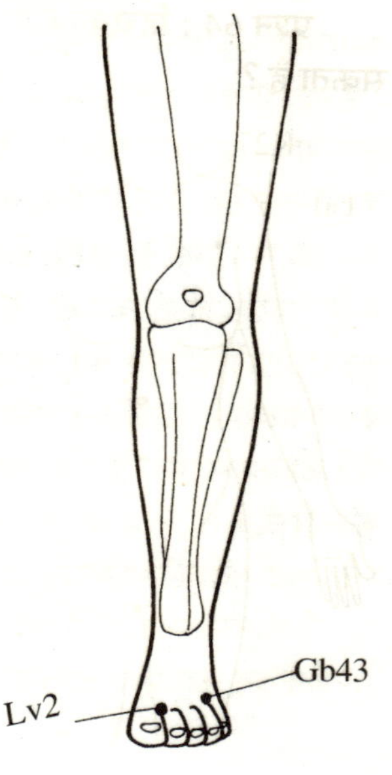

Lv-2 पैर के अँगूठे और उसके साथवाली

उँगली के संधिस्थल पर स्थित है। यह प्वॉइंट लिवर मेरिडियन से अतिरिक्त ऊर्जा बाहर निकालने के लिए सर्वोत्तम प्वॉइंट माना जाता है।

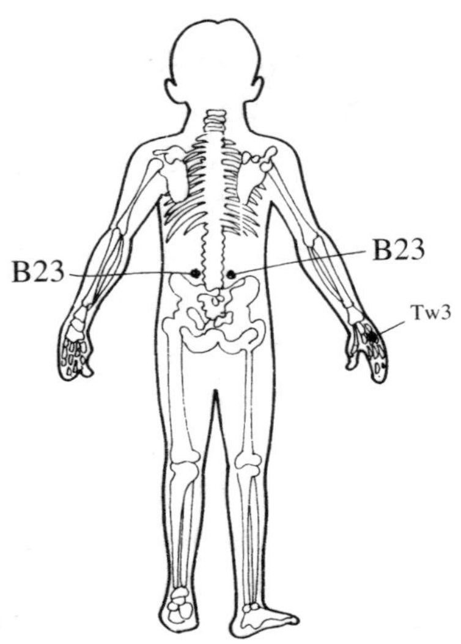

GB-43 'क्लैंप्ड स्ट्रीम' नामक यह प्वॉइंट पैर की चौथी और पाँचवीं उँगली के बीच वेब मार्जिन में स्थित है। गॉल ब्लैडर मेरिडियन में अतिरिक्त ऊर्जा बाहर निकालने और राहत पाने के लिए इस प्वॉइंट पर दबाव डालना सर्वोत्तम विकल्प है।

Si-19 मुँह खोलने पर बननेवाले गड्ढे में स्थित है। इस प्वॉइंट को उद्दीप्त करते समय अपना मुँह खुला रखें। यह सुनिश्चित करें कि आप उपरोक्त तरीके से बननेवाले गड्ढे के केंद्र पर दबाव दे रहे हैं। अपने हाथ की तीन उँगलियाँ जोड़कर इस प्वॉइंट पर दबाव दें, ताकि इस प्वॉइंट से करीब आधा इंच ऊपर और नीचे स्थित दो और प्वॉइंट्स पर भी साथ-साथ दबाव दिया जा सके। यह गॉल ब्लैडर और ट्रिपल वॉर्मर मेरिडियंस का क्रांसिंग प्वॉइंट है तथा कानों की श्रवण-शक्ति पर लाभकारी प्रभाव डालता है।

प्रश्न 64 : हिचकी क्यों आती है ? क्या एक्यूप्रेशर की मदद से उसे रोका जा सकता है ?

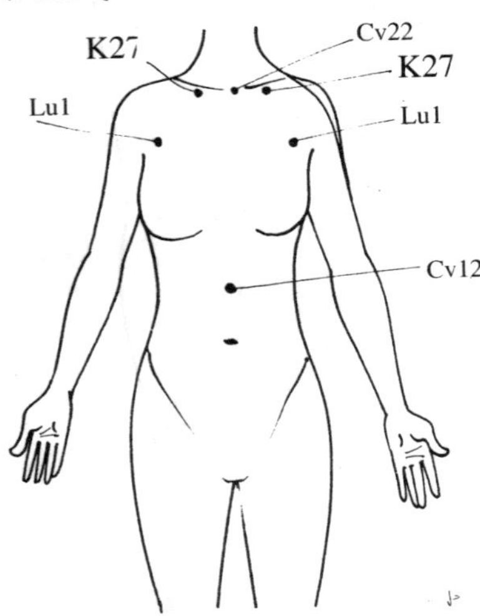

उत्तर : हिचकी से बहुत चिढ़ पैदा होती है। वे डायफ्राम, फेफड़ों और कभी-कभी गले में होनेवाले रिद्मिक स्पाज्मस हैं। हिचकी क्यों और कैसे आती है, इसका कोई स्पष्ट कारण शायद उपलब्ध नहीं है। वे शुरू होती हैं और कुछ समय बाद अपने आप रुक जाती हैं। अधिकांशतः थोड़ा सा गुनगुना पानी का घूँट लेना और आराम की मुद्रा में बैठकर गहरी साँसें लेना इस परेशानी से छुटकारा पाने का सबसे सरल उपाय हो सकता है। फिर भी, अगर यह समस्या बनी रहती है या बार-बार प्रकट होती है तो प्रेशर प्वॉइंट चिकित्सा की निम्नलिखित कार्यसूची

उपयोगी सिद्ध होगी। परंतु एक बार फिर हम निर्धारित प्रेशर प्वॉइंट्स पर दबाव डालते समय यथासंभव आरामदायक स्थिति में बैठने या लेटने तथा गहरी साँसें लेने के महत्त्व पर ध्यान आकर्षित करना चाहेंगे।

'क्लेक्टिंग बंबू' नामक प्वॉइंट B–2, B–1 से ठीक ऊपर, ठीक उस जगह पर स्थित है, जहाँ बाँसा (ब्रिज ऑफ दि नोज) से भौंहें शुरू होती हैं। 2–3 मिनट तक मध्यम दरजे का दबाव दें।

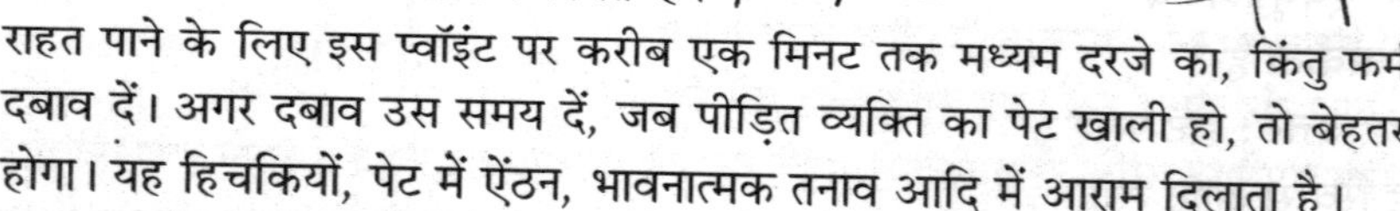

Cv–12 ब्रेस्टबोन के बॉटम पर बने खाँचे और नाभि के बीचोंबीच स्थित है। राहत पाने के लिए इस प्वॉइंट पर करीब एक मिनट तक मध्यम दरजे का, किंतु फर्म दबाव दें। अगर दबाव उस समय दें, जब पीड़ित व्यक्ति का पेट खाली हो, तो बेहतर होगा। यह हिचकियों, पेट में ऐंठन, भावनात्मक तनाव आदि में आराम दिलाता है।

K–27 ब्रेस्ट बोन की बगल में कॉलरबोन के नीचे बनी दुगदुगी (हॉलो) में स्थित है। यह गुरदों को पुष्ट करता है, जो विषैले पदार्थ बाहर निकालनेवाला एक प्रमुख अंग माना जाता है। यह हिचकियों, सीने की जकड़न और चिंता से छुटकारा दिलाता है।

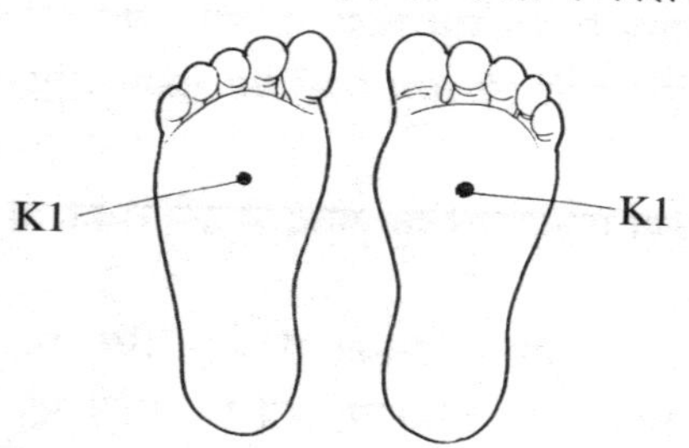

Tw-17 इअरलोब के पीछे बने प्राकृतिक धँसाव में स्थित है। हल्का दबाव दें क्योंकि यह प्वॉइंट मृदु (टेंडर) हो सकता है। दोनों तरफ स्थित इस प्वॉइंट पर धीमी, किंतु गहरी साँस लेते हुए दबाव दें। यह हिचकियों से छुटकारा पाने के सबसे तेज तरीकों में से एक माना जाता है।

Cv–22 : 'हेवन रशिंग आउट' नामक यह प्वॉइंट गले के बेस पर कॉलरबोंस के बीचोंबीच स्थित है। यह गले और सीने में जकड़न तथा हिचकियों में आराम पहुँचाता है। सी ऑफ ट्रॅन्क्विलिटी के नाम से ज्ञात प्वॉइंट सीवी–17 ब्रेस्टाबोन के बेस से करीब एक हथेली की चौड़ाई जितना ऊपर, ब्रेस्टोन के मध्य में स्थित है। यह पैनिक अटेक्स के अतिरिक्त चिंता

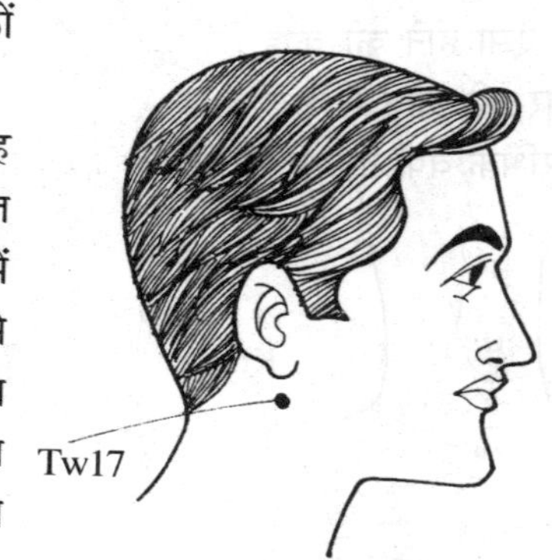

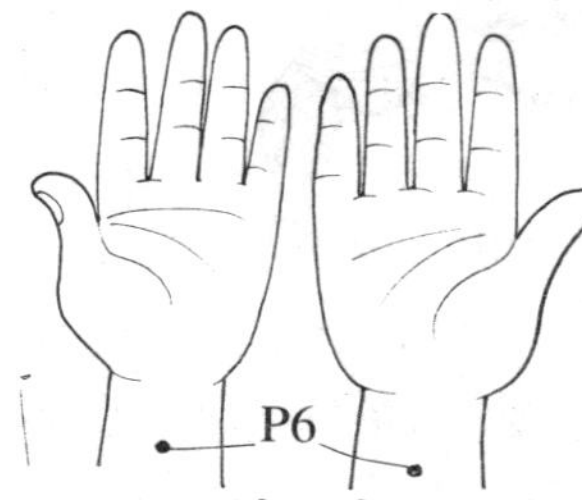

और हिचकियों से छुटकारा दिलाता है।

Lu-1 : 'लेटिंग गो' नामक यह प्वॉइंट सीने के बाहरी ओर, बगल की क्रीज से करीब ढाई उँगली चौड़ाई जितना ऊपर (करीब एक इंच भीतर) स्थित है। यह हिचकियों और साँस लेने में कठिनाई में आराम दिलाने में सहायक है।

'इनर गेट' के नाम से ज्ञात PC-6 हथेली की ओरवाली कलाई पर कलाई की क्रीज से करीब तीन उँगलियों की चौड़ाई जितना ऊपर, भुजा के मध्य में स्थित है। यह डायफ्राम की सामान्य क्रिया बहाल करके हिचकियों में राहत पहुँचाता है।

प्रश्न 65 : 'हॉट फ्लशेज' क्या हैं? क्या एक्यूप्रेशर के द्वारा इन्हें ठीक किया जा सकता है?

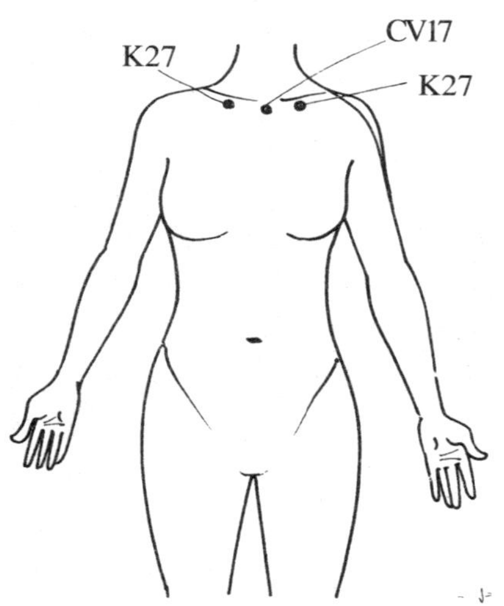

उत्तर : हॉट फ्लशेज कोल्ड फीट और मूड स्विंग्स आदि रजोनिवृत्ति के साथ साथ होनेवाले कुछ लक्षण हैं। यह एक स्त्री के जीवन का संक्रमण काल है और यह कहना गलत नहीं होगा कि रजोनिवृत्ति अर्थात् मासिक धर्म का सदा के लिए रुक जाना एक स्त्री की प्रजनन क्षमता की अवधि के समाप्त हो जाने की सूचना देता है और वह कष्टदायक मासिक धर्म, परिवार नियोजन उपाय अपनाने का झंझट और गर्भधारण के भय से मुक्त हो जाती है या यूँ कहें कि यह उसके जीवन में एक नए चरण का आरंभ है। ऐसा होने की कोई निश्चित आयु नहीं है, फिर भी, आमतौर पर यह चालीस के ऊपर की आयु में शुरू हो जाती है और कुछ मामलों में तो वह पचास के दशक के आरंभिक वर्षों तक खिंच जाती है। यदि एक स्त्री को लगातार छह महीने तक रजस्राव नहीं होता तो यह मान लिया जा सकता है कि रजोनिवृत्ति की प्रक्रिया शुरू हो चुकी है। परंतु अगर कोई स्त्री गर्भधारण करना नहीं चाहती तो उसे मासिक धर्म रुके पूरा एक साल बीतने से पहले परिवार नियोजन उपाय जारी रखने चाहिए।

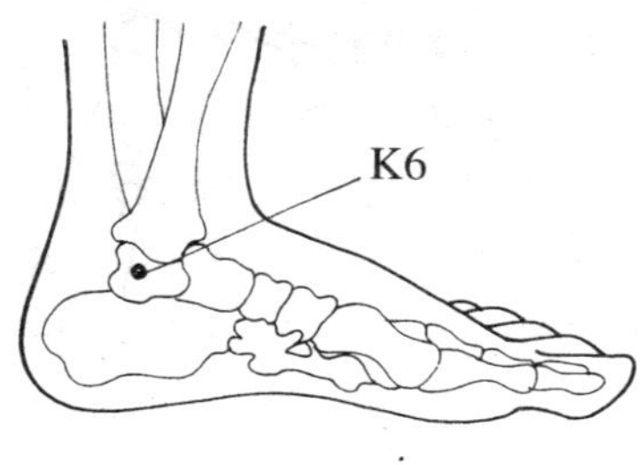

रजोनिवृत्ति के प्रभाव विभिन्न स्त्रियों में

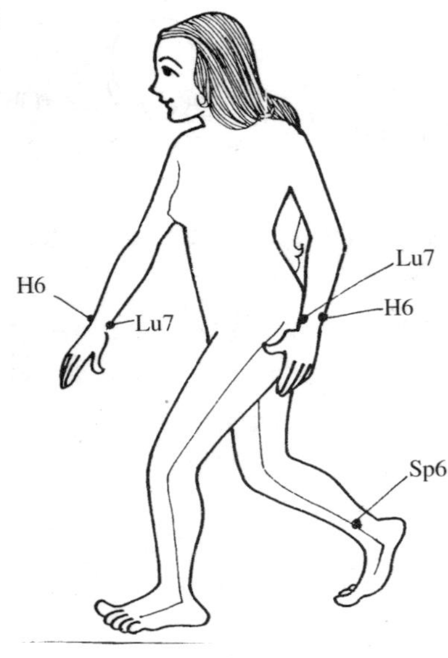

भिन्न प्रकार के होते हैं। जहाँ कुछ स्त्रियाँ इस संक्रमण काल से आसानी से गुजर जाती हैं, कई अन्य में हॉट फ्लशेज रात में पसीना आना, योनि में सूखापन, मूड जल्दी-जल्दी बदलना, चिड़चिड़ापन और कभी-कभी तो अवसाद तक के लक्षण प्रकट होने लगते हैं। यह सब शरीर में यिन की कमी के कारण होता है। रजोनिवृत्ति की आयु तक पहुँचते-पहुँचते अधिकांश फॉलिकल्स खत्म हो चुकते हैं, जिसका परिणाम होता है हॉर्मोन स्तरों का बेहद कम हो जाना। यिन की कमी के कारण शरीर को ठंडा रखने की क्षमता में आई कमी हॉट फ्लशेज़ जैसे लक्षण पैदा करती है। इस असामान्यता को दूर करने का एकमात्र तरीका उन प्रेशर प्वॉइंट्स को उद्दीप्त करना है तो यिन की कमी को पूरा करते तथा शरीर में यिन और यांग का अच्छा संतलुन स्थापित करते हैं। यदि आप उक्त संक्रमण काल को सुगमता से गुजारना चाहते हैं तो प्रेशर प्वॉइंट्स की निम्नलिखित तालिका का अनुसरण करें।

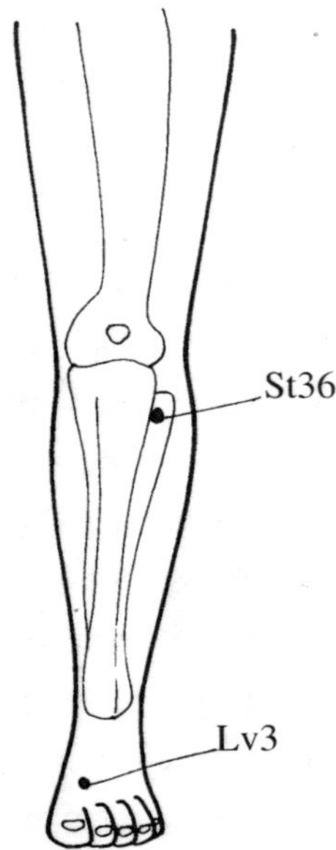

'एडजॉइनिंग वैली' के नाम से ज्ञात Li-4 दर्द दूर करने और शरीर में ची संचरित करने की क्षमता के लिए जाना जाता है। यह अँगूठे और तर्जनी को मिलाने पर बननेवाली क्रीज के सिरे पर स्थित है। यह ची की निश्चिलता को दूर करता है और इस तरह हॉट फ्लश से छुटकारा दिलाता है।

'बबलिंग स्प्रिंग्स' के नाम से ज्ञात K-1 पैर के तलवे में, दोनों पैड्स के बीच स्थित है। हॉट फ्लशेज से छुटकारा पाने के लिए यह एक बहुत उपयोगी प्वॉइंट है।

K-27 ब्रेस्टबोन की बगल में, कॉलरबोन के नीचे बनी दुगदुगी (हॉलो) में स्थित है। यह गुरदों को पुष्ट करता है, जो विषैले पदार्थ बाहर निकालनेवाला एक प्रमुख अंग माना जाता है। यह हॉट फ्लश, चिंता और अवसाद दूर करने

में सहायक है।

GB-20 खोपड़ी के बेस के नीचे बने गड्ढे में स्थित है। दोनों ओर स्थित इस प्वॉइंट पर एक साथ हल्के से लेकर मध्यम दरजे का स्थिर दबाव डाला जाना चाहिए। इसका प्रभाव इसके नाम 'गेट्स ऑफ कांशसनेस' के अनुसार ही है। हाट फ्लशेज, चिड़चिड़ापन और तनाव दूर करने के लिए यह एक अत्यंत लाभदायक प्वॉइंट है।

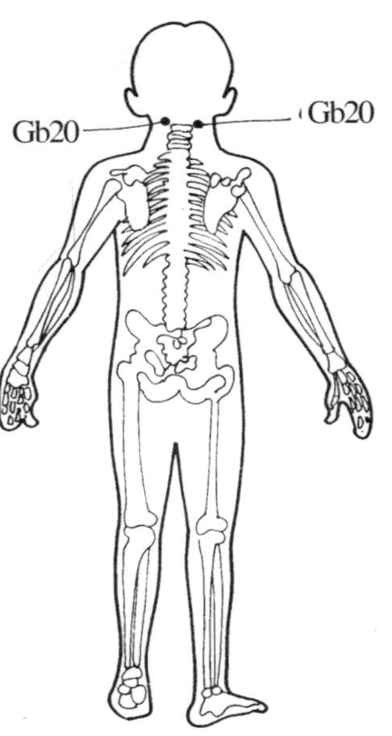

'सी ऑफ ट्रॅन्क्विलिटी' के नाम से ज्ञात प्वॉइंट Cv–17 ब्रेस्टबोन के बेस से करीब एक हथेली की चौड़ाई जितना ऊपर, ब्रेस्टबोन के मध्य में स्थित है। यह चिंता से छुटकारा दिलाता है, नर्व्स को शांत करता है और हॉट फ्लश को दूर करता है।

K-6 : 'शाइनिंग' के नाम से ज्ञात यह प्वॉइंट टखने की भीतर की ओर स्थित है। यह यिन की कमी दूर करने के लिए यिन–रेन मेरिडियन का मार्ग खोलता और इस तरह हॉट फ्लश के मूल कारण को दूर करता है।

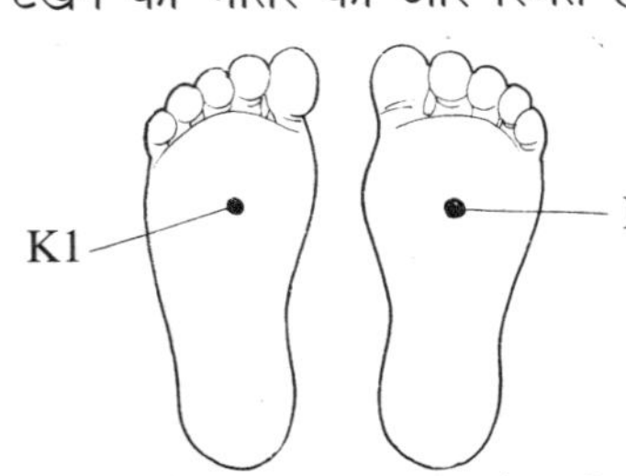

Lv–3 पैर के ऊपरी भाग पर, अँगूठे और उसके पासवाली उँगली के बीच स्थित है। यह लिवर, को पुष्ट और लिवर मेरिडियन में ची के प्रवाह को नियमित बनाता है। जो शरीर से विषैले पदार्थ बाहर निकालनेवाला सबसे सशक्त अंग माना जाता है, रजोनिवृत्ति के सभी प्रकार के लक्षणों को दूर करने के लिए इसका उपयोग किया जा सकता है।

Sp-6, को थ्री यिन मीटिंग प्वॉइंट भी कहा जाता है, यह टखने की हड्डी से करीब चार उँगलियों की चौड़ाई जितना ऊपर, टाँग के भीतरी और पृष्ठ भाग पर स्थित है। जैसा कि इसके नाम से जाहिर है, यह सबसे महत्त्वपूर्ण प्रेशर प्वॉइंट्स में से एक है, क्योंकि यह एक साथ तिल्ली, लिवर और गुरदे तीनों मेरिडियंस के यिन को पुष्ट करता है। यह पूरे शरीर में ची और रक्त को प्रवाहित करने में

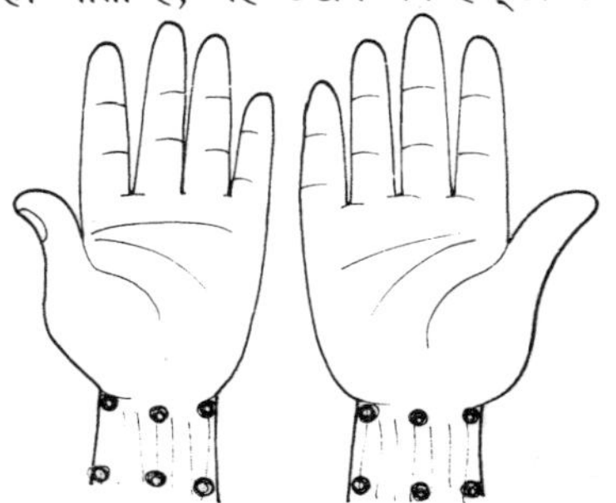

सहायक है। यह स्त्रियों की कोई भी समस्या को नियमित करनेवाले सर्वोत्तम प्वॉइंट्स में से एक है।

Lu-7 : 'ब्रोकन सीक्वेंस' नामक यह प्वॉइंट कलाई की क्रीज से (कोहनी की दिशा में) करीब दो उँगलियों की चौड़ाई जितना ऊपर अँगूठे की सीध में स्थित है। चूँकि इस स्थल पर मांस नहीं है और दबाव हड्डी पर दिया जाना है, उसका हल्का, किंतु स्थिर होना जरूरी है। इस प्वॉइंट को Kd-6 के संयोजन में उपयोग करने से कंसेप्शन वेसल चैनल खुल जाता है। जिसे 'सी ऑफ यिन' के नाम से जाना जाता है। हॉट फ्लशेज को दूर करने के लिए यह एक अत्यंत लाभदायक प्वॉइंट है।

H-6 : 'यिन क्लेफ्ट' के नाम से ज्ञात यह प्वॉइंट हथेली की तरफ, कनिष्ठा उँगली की दिशा में, कलाई की क्रीज से करीब चार उँगलियों की चौड़ाई जितना ऊपर स्थित है। यह रात में पसीना आने और चिड़चिड़ेपन से छुटकारा दिलाता है।

St-36 शिन बोन से बाहर की ओर एक उँगली की चौड़ाई जितना दूर, नीकैप से चार उँगलियों की चौड़ाई जितना नीचे स्थित है। यह प्वॉइंट पूरे शरीर को शक्ति देता है, मांसपेशियों को पुष्ट बनाता है और हॉट फ्लशेज दूर करने में सहायक पाया गया है।

प्रश्न 66 : उच्च रक्तचाप (हाइपरटेंशन) क्या है और यह क्यों होता है ? क्या एक्यूप्रेशर इस रोग को नियंत्रित करने में किसी तरह की सहायता कर सकता है ?

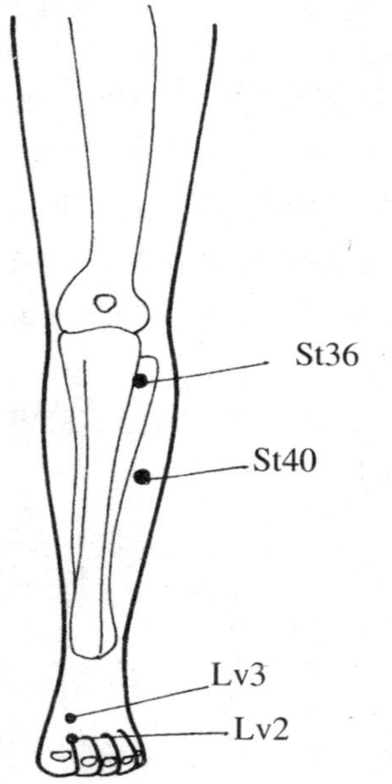

उत्तर : हृदय हमारे शरीर का एक प्रमुख अंग है। यह कार्डियक मसल नाम की एक मांसपेशी, जो शिशु के गर्भ में आने के कुछ दिनों बाद ही सिकुड़ने और फैलने की क्रिया शुरू कर देती है, तथा मृत्युपर्यंत जारी रहती है, से बना सबसे सशक्त अंग माना जाता है। जब यह मांसपेशी सिकुड़ती है, वह चैंबर्स में जमा रक्त को धक्का देकर धमनियों में प्रवाहित कर देती है, फिर फैलकर चैंबर्स में फिर से रक्त की आपूर्ति करती है। इस क्रिया को दिल की धड़कन (हार्टबीट) का नाम दिया गया है। सिकुड़ने और फैलने की गति तंत्रिका तंत्र द्वारा नियमित की जाती है। शिशुओं के मामले में यह हार्टबीट सबसे तेज होती है, जब तक एक व्यक्ति वयस्क होता है, वह 72 के आसपास धड़कन प्रति मिनट की दर पर स्थिर हो जाती है। विभिन्न स्थितियों, जैसे बुखार, क्रोध, चिंता या व्यायाम करते समय, उसकी गति बदलती रहती है। जहाँ कई तरह की स्थितियाँ हमारे हृदय को प्रभावित कर सकती हैं, एक रोग

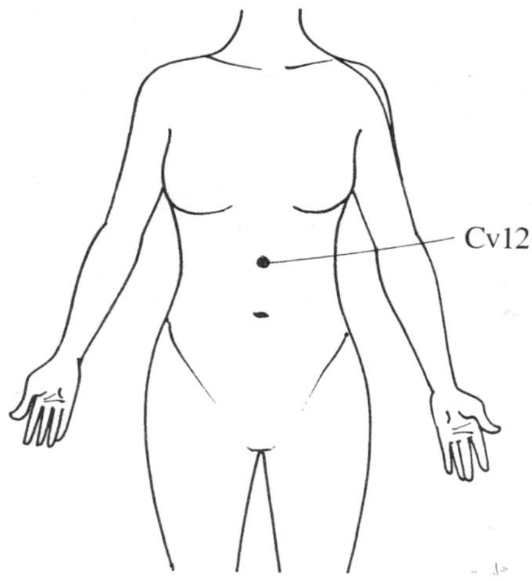

जो हृदय पर प्रतिकूल प्रभाव डाल सकता है, वह है उच्च रक्तचाप (हाइपरटेंशन)। इस रोग के लक्षणों में डल हेडेक, नाक से खून बहना, (कभी-कभी चक्कर आना, सिर भारी होना आदि शामिल हैं, परंतु कभी-कभी यह रोग किसी तरह के लक्षण प्रकट नहीं करता और इसीलिए उसे एक साइलेंट किलर भी कहा जाता है। इसे नियंत्रित रखना ही सर्वोत्तम तरीका है और समय-समय पर उसकी जाँच कराते रहना तथा जैसे ही हृदयचाप निर्धारित सीमा (सिस्टोलिक 115-130 तथा डायस्टोलिक 75-85) से कम या ज्यादा हो तो तुरंत डॉक्टर से सलाह लेना जरूरी है, क्योंकि ब्लडप्रेशर की रेंज में उतार-चढ़ाव न केवल आपके हृदय को प्रभावित कर सकता है बल्कि वह गुरदे के रोगों, ब्रेन हेमरेज, आँखों की समस्या, यहाँ तक कि लकवा जैसे रोगों का कारण भी बन सकता है।

गलत खानपान (अर्थात् अधिक चरबी और कॉलेस्ट्रॉल युक्त भोजन) मानसिक तनाव, अत्यधिक शारीरिक श्रम, व्यायाम का अभाव, मदिरापान, धूम्रपान, अपर्याप्त नींद इस रोग के कुछ कारण हो सकते हैं। उच्च रक्तचाप कथित रूप से यांग की अधिकता या कफ और नमी की अधिकता से भी हो सकता है। इस तरह की कमी गुरदे या लिवर, में हो सकती है, जो ची के संचरण को नियंत्रित करते हैं।

यहाँ जिन प्रेशर प्वॉइंट्स की चर्चा की जा रही है, उनका उपयोग करके उच्च रक्तचाप को नियंत्रण में रखा जा सकता है। अगर रोगी एक नियमित जीवन-शैली अपना ले और सुबह-शाम घूमना, अगर वह भोजन में नमक ज्यादा लेता हो तो नमक कम खाना, चरबी/कॉलेस्ट्रॉल रहित भोजन, जिसमें हरी पत्तेवाली सब्जियों, पर्याप्त पानी पीने पर जोर दिया गया हो तथा उचित व्यायाम करना शुरू कर दे तो उसके लिए मददगार होगा।

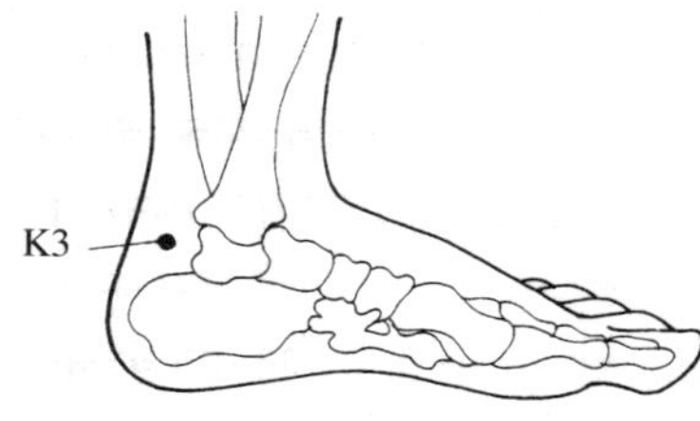

Lv-3 पैर के ऊपरी भाग पर अँगूठे और उसके पासवाली उँगली के बीच स्थित है। यह लिवर, जो शरीर से विषैले पदार्थ बाहर निकालनेवाला सबसे सशक्त अंग माना जाता है, को पुष्ट और लिवर मेरिडियन में ची के

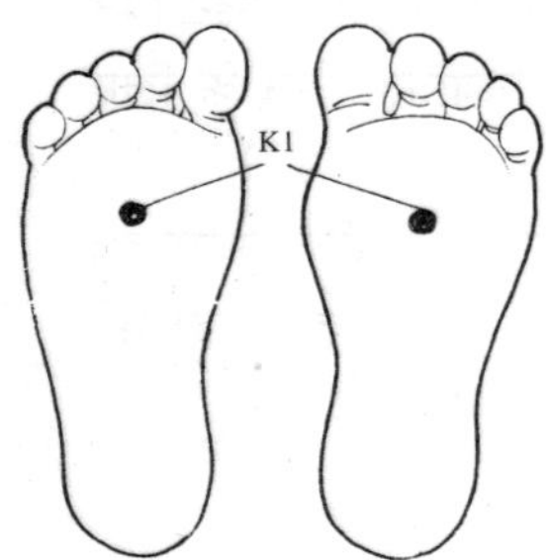

प्रवाह को नियमित करता है। उच्च रक्तचाप के प्रमुख कारणों में से एक लिवर मेरिडियन का अवरुद्ध हो जाना है और इस प्वॉइंट पर दबाव देने से यह अवरोध हट जाता है।

St-36 शिन बोन से बाहर की ओर एक उँगली की चौड़ाई जितना दूर, नीकैप से चार उँगलियों की चौड़ाई जितना नीचे स्थित है। यह पूरे शरीर को शक्ति देता है, मांसपेशियों को पुष्ट बनाता है तथा ची और रक्त में नई जान डालने में सहायक पाया गया है। Li-11 के साथ उपयोग करने से यह प्वॉइंट अच्छे परिणाम देता है।

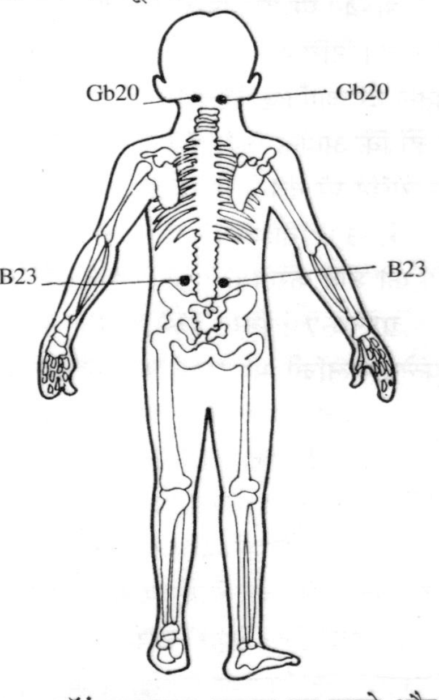

GB-20 खोपड़ी के बेस के नीचे बने गड्ढे में स्थित है। दोनों ओर स्थित इस प्वॉइंट पर एक साथ हल्के से लेकर मध्यम दरजे तक का स्थिर दबाव दिया जाना चाहिए। गरदन के क्षेत्र में आई अकड़न ठीक करने के लिए यह अत्यंत लाभदायक प्वॉइंट है।

'बबलिंग स्प्रिंग्स' के नाम से ज्ञात K-1 पैर के तलवे में, दोनों पैड्स के बीच, पैर की बॉल के नीचे स्थित है। एक मिनट तक फर्म प्रेशर दीजिए।

Li-11 कोहनी की क्रीज के बाहरी सिरे पर स्थित है। यह प्वॉइंट जुकाम, बुखार दूर करने और हमारी रोग प्रतिरोधक क्षमता बढ़ाने में बहुत प्रभावी है, ताकि शरीर भविष्य में होनेवाले जुकाम का मुकाबला कर सके। चूँकि यह प्वॉइंट स्पर्श करने पर बहुत कोमल हो जाता है, इस पर हल्का या मालिश जैसा दबाव ही दिया जाना चाहिए।

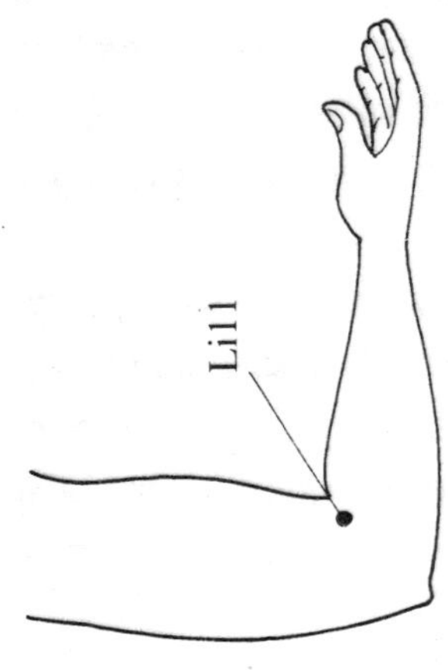

इस प्वॉइंट को Ht-3, जो कोहनी की क्रीज से कनिष्ठा उँगली की तरफ स्थित है, के साथ दबाएँ। Li-11 के ठीक सामने स्थित है।

Lv-2 : जिंग जियान के नाम से ज्ञात यह प्वॉइंट

पैर के अँगूठे और उसके पासवाली उँगली के संधिस्थल पर स्थित है। यह प्वॉइंट यिन को उद्दीप्त और यांग को शांत करता है। उच्च रक्तचाप को नियंत्रित करने के लिए इसका उपयोग Lv–3 के साथ किया जाता है।

जैसा चित्र में दरशाया गया है B–23 गुरदे की कार्यप्रणाली को उद्दीप्त करता है।

Ren–12 (Cv–12) 'जोजग्वान' नामक यह प्वॉइंट नाभि से कुछ दूर, उदर की मध्यरेखा पर स्थित है और उच्च रक्तचाप के उपचार के लिए एक खास प्वॉइंट माना जाता है।

St–40 पैर के बाहरी ओर, टखने की हड्डी और नीकैप के मध्य भाग के बीचोंबीच स्थित है। टिबिआ का पता लगाएँ और हड्डी से बाहर की ओर दो अँगूठों की चौड़ाई जितना दूर जाएँ। कंजेश्चन कम करने में यह बहुत मददगार है। अगर आप महसूस कर रहे हों कि आपके फेफड़ों में बहुत सारा बलगम जमा है तो कंजेश्चन दूर करने के लिए इस प्वॉइंट पर दबाव बहुत अच्छे परिणाम देगा।

K–3 : 'ताइक्सी' नामक यह पॉइंट लिवर और गुरदे के यिन को उद्दीप्त और यांग को शांत करता है।

प्रश्न 67 : निम्न रक्तचाप क्या है और यह क्यों होता है? क्या एक्यूप्रेशर/रिफ्लेक्सोलॉजी भी इसे ठीक करने में सहायक हो सकते हैं?

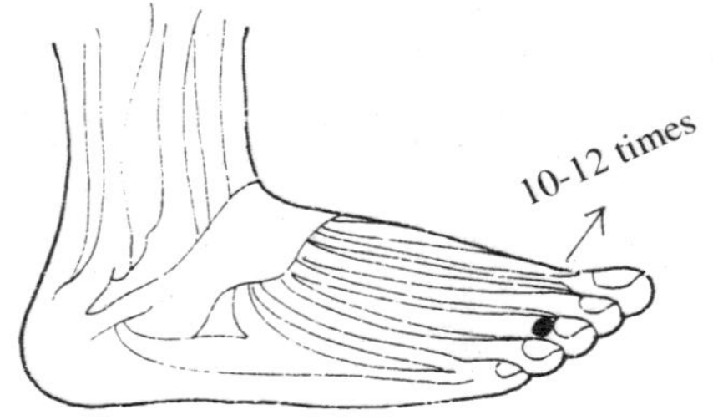

उत्तर : अगर किसी व्यक्ति का रक्तचाप 90–60 की रेंज, अर्थात् सिस्टोलिक 90 और डायस्टोलिक 60 से नीचे बना रहता है तो उसे निम्न रक्तचाप की स्थिति माना जाता है और हम कहते हैं कि वह हाइपो–टेंशन से पीड़ित है। परंतु इसपर मतभेद है कि रक्तचाप के किस स्तर को निम्न रक्तचाप की स्थिति माना जाए। यह सापेक्ष स्थिति है और एक से दूसरे व्यक्ति में भिन्न होती है। रक्तचाप को तब तो निम्न मानना ही होगा, जब वह ध्यान देने योग्य लक्षण पैदा कर रहा हो।

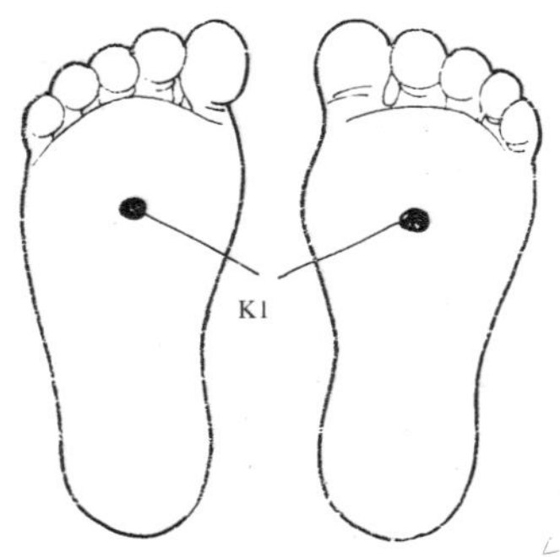

कुछ प्रमुख लक्षण, जो प्रकट हो सकते हैं, वे हैं बेहोशी, चक्कर आना या हृदय से संबंधी कोई रोग। बहुत निम्न रक्तचाप हानिकारक हो सकता है, क्योंकि वह मस्तिष्क तथा अन्य प्रमुख अंगों को ऑक्सीजन और अन्य पोषण तत्त्वों से वंचित कर

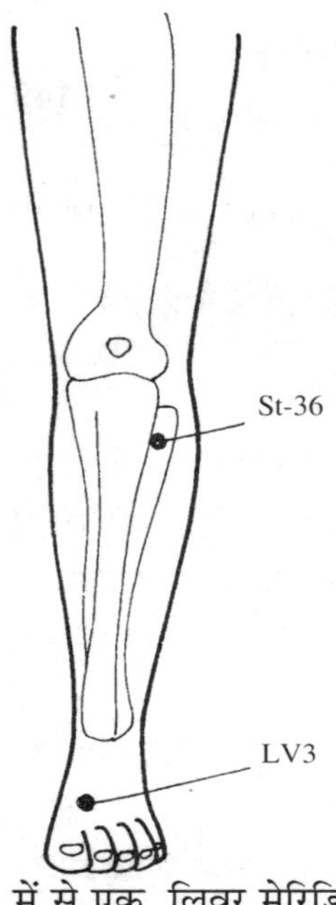

सकता है। वह घातक भी हो सकता है, इसलिए जटिलताओं से बचने के लिए इस रोग, जिसकी आमतौर पर उच्च रक्तचाप की तुलना में लोगों द्वारा अनदेखी की जाती है, में भी उतनी ही सावधानी बरती जानी चाहिए। रक्तचाप में अचानक आई गिरावट खतरनाक हो सकती है।

अधिक खून बह जाने, कुपोषण के कारण होनेवाली खून की कमी और कभी-कभी, एक झटके में शरीर की मुद्रा बदल लेने से रक्तचाप नीचे जा सकता है, जिसके परिणामस्वरूप चक्कर आना या अस्थायी मूर्च्छा जैसी परेशानियाँ खड़ी हो सकती हैं।

Lv-3 पैर के ऊपरी भाग पर, अँगूठे और उसके पासवाली उँगली के बीच स्थित है। यह लीवर को पुष्ट और लिवर मेरिडियन में 'ची' के प्रवाह को नियमित करता है, जो शरीर से विषैले पदार्थ बाहर निकालनेवाला सबसे सशक्त अंग माना जाता है। निम्न रक्तचाप के प्रमुख कारणों में से एक, लिवर मेरिडियन का अवरुद्ध हो जाना है और इस प्वॉइंट पर दबाव देने से यह अवरोध हट जाता है।

St-36 शिन बोन से बाहर की ओर एक उँगली की चौड़ाई जितना दूर, नीकैप से चार उँगलियों की चौड़ाई जितना नीचे स्थित है। यह पूरे शरीर को शक्ति देता है, मांसपेशियों को पुष्ट बनाता है तथा ची और रक्त में नई जान डालने में सहायक पाया गया है। Li-11 के साथ में उपयोग करने में यह प्वॉइंट अच्छे परिणाम देता है।

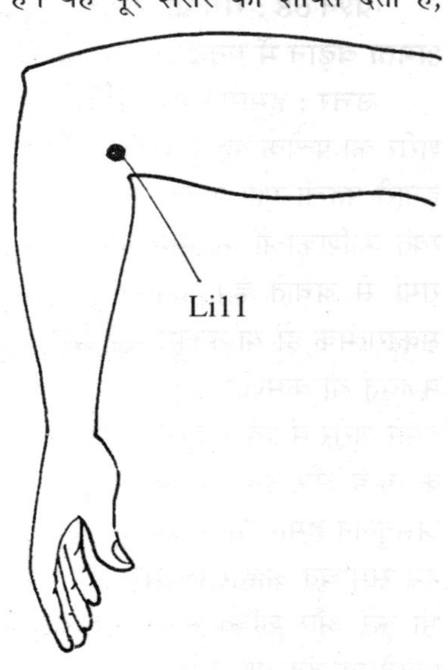

GB-20 खोपड़ी के बेस के नीचे बने गड्ढे में स्थित है। दोनों ओर स्थित इस प्वॉइंट पर एक साथ हल्के से लेकर मध्यम दरजे तक का स्थिर दबाव डाला जाना चाहिए। इसका प्रभाव इसके नाम, 'गेट्स ऑफ कांशसनेस' के अनुरूप ही है। गरदन के क्षेत्र में आई अकड़न ठीक करने के लिए यह अत्यंत लाभदायक प्वॉइंट है।

'बबलिंग स्प्रिंग्स' के नाम से ज्ञात K-

1 पैर के तलवे में, दोनों पैड्स के बीच, पैर की बॉल के नीचे स्थित है। एक मिनट तक फर्म प्रेशर दीजिए।

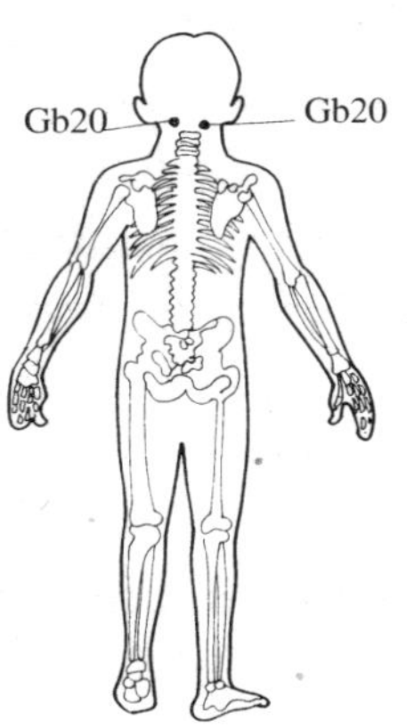

Li-11 कोहनी की सलवट के बाहरी सिरे पर स्थित है। यह प्वॉइंट जुकाम, बुखार दूर करने और रोग प्रतिरोधक क्षमता बढ़ाने, जिससे शरीर भविष्य में होनेवाले जुकाम का मुकाबला कर सकता है। चूँकि यह प्वॉइंट स्पर्श करने पर बहुत कोमल हो जाता है, इस पर हल्का या मालिश जैसा दबाव ही डाला जाना चाहिए। इस प्वॉइंट को Ht-3, के साथ दबाएँ, जो कोहनी की सलवट से कनिष्ठा उँगली की तरफ, Li-11 के ठीक सामने स्थित है।

रिफ्लेक्सोलॉजी के द्वारा इस रोग का इलाज करने के लिए हृदय से संबंधित रिफ्लेक्स एरियाज पर दबाव दीजिए। हाथ और पैर की सबसे छोटी उँगलियों के नाखून से जुड़ी त्वचा पर अँगूठों से उलटी दिशा में दबाव देने, जैसा उच्च रक्तचाप के मामले में किया जाता है, की बजाय मध्यमा उँगलियों और पैर की छोटी उँगलियों पर हाथ और पैर के अँगूठों की दिशा में औसत दबाव देते हुए इस क्षेत्र पर 10-15 बार मालिश करें। बाकी क्षेत्र, जिन्हें उद्दीप्त किया जाना है, वही होंगे जो उच्च रक्तचाप में किए जाते हैं।

प्रश्न 68 : रोग प्रतिरोधक तंत्र क्या है ? क्या एक्यूप्रेशर हमारी रोग प्रतिरोधक क्षमता बढ़ाने में मदद कर सकता है ?

उत्तर : हमारा रोग प्रतिरोधक तंत्र एक जटिल संजाल या नैटवर्क है, जिसमें हमारे शरीर का प्रत्येक पहलू शामिल है। त्वचा वायरस के खिलाफ हमारी पहली रक्षा पंक्ति होने से लिंफ ग्लैंड्स असंख्य श्वेत रक्त कोशिकाओं का निर्माण एवं भंडारण करती हैं, जो हमें रोगों से बचाते हैं। यहाँ तक कि हमारे विचार, चाहे वे सकारात्मक हों या नकारात्मक, हमारे रोग प्रतिरोधक तंत्र को मजबूत या कमजोर बना सकते हैं। जीवाणु और विषाणु के हमारे शरीर में प्रवेश करते ही वह उनका पता लगाकर पहचान करता है और उन्हें नष्ट कर देता है। हमारे शरीर में ऊर्जा का असंतुलन हमारे प्रतिरोधक तंत्र को कमजोर करता है। अगर हम समुचित आहार लें, पर्याप्त व्यायाम करें, पर्याप्त विश्राम भी करें और शक्ति से अधिक श्रम न करें, तो हमारा रोग प्रतिरोधक तंत्र अर्थात् रोगों से मुकाबला करने की हमारी क्षमता सशक्त बनी रहती है। यह पाया गया है कि निम्नानुसार किसी

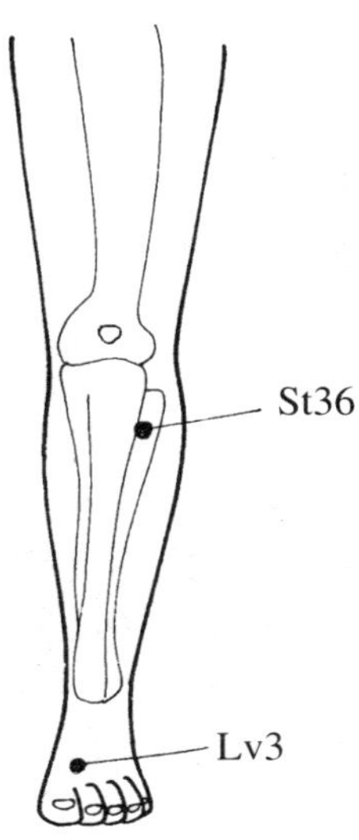

विशेष गतिविधि का आधिक्य रोग प्रतिरोधक तंत्र को कमजोर करता है:

1. अत्यधिक खड़े रहना मूत्राशय और गुरदे के मेरिडियंस को क्षति पहुँचाता है और उससे थकान एवं पीठ का दर्द हो सकता है।

2. अत्यधिक बैठे रहना उदर एवं तिल्ली के मेरिडियंस पर प्रतिकूल प्रभाव डालता है।

3. अत्यधिक लेटे रहना सीधे-सीधे बड़ी आँत और फेफड़ों के मेरिडियंस को प्रभावित करता है।

4. आँखों पर अत्यधिक जोर देना या भावनात्मक तनाव सीधे-सीधे छोटी आँत और हृदय की मेरिडियंस पर प्रतिकूल प्रभाव डालता है।

5. अत्यधिक शारीरिक श्रम गॉल ब्लैडर और लिवर के मेरिडियंस को प्रभावित करता है।

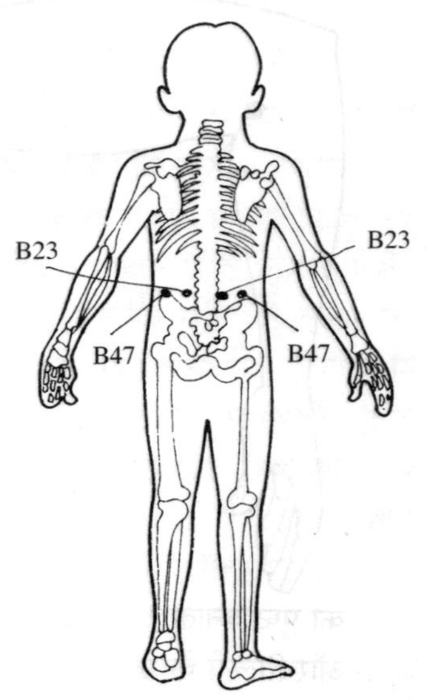

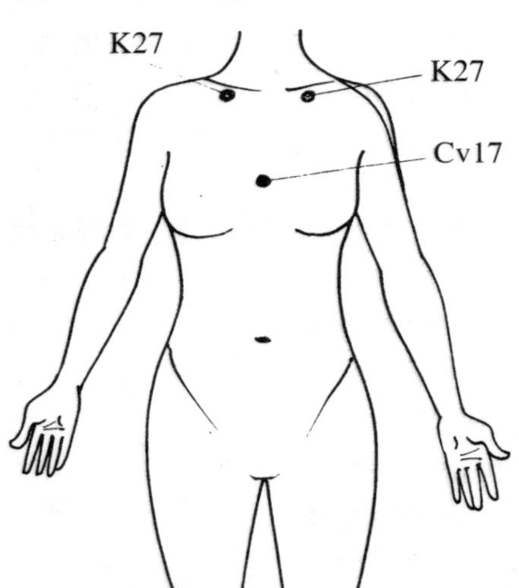

अगर प्रेशर प्वॉइंट्स की निम्नलिखित कार्यसूची का सावधानी से पालन किया जाए तो वह इस तंत्र को सर्वोत्तम तरीके से काम करने के लिए प्रेरित करके हमें स्वस्थ बनाए रखने में भारी मददगार साबित होगा :

मूत्राशय और गुरदे के मेरिडियंस को पहले की तरह सामान्य बनाने के लिए B-23 और B-47 को उद्दीप्त करें। B-23 को रिब केज और कूल्हे की हड्डी के भीतरी किनारे के बीचोंबीच, कमर के मध्य भाग में पाया जा सकता है। B-47 मेरुदंड से बाहर की ओर चार उँगलियों की चौड़ाई जितना दूर, कमर के मध्य भाग में स्थित है। ये प्वॉइंट्स न केवल पीठ के निचले हिस्से में दर्द में आराम देते हैं, बल्कि मांसपेशियों में तनाव, थकान, अवसाद,

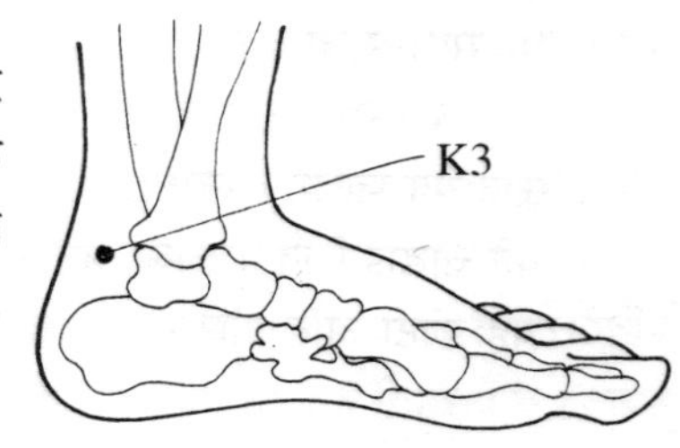

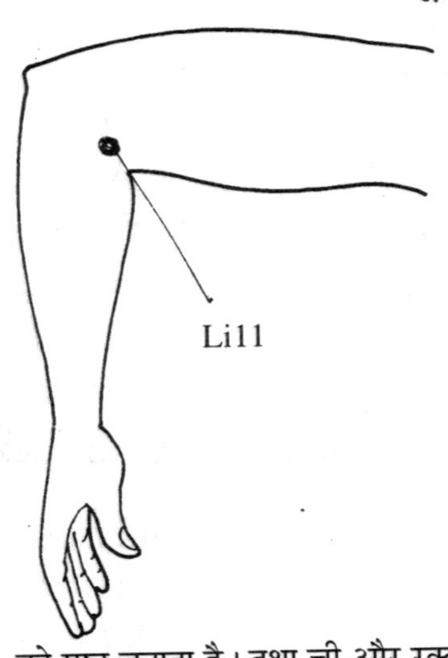

भय और सदमा भी कम करते हैं। इसके बाद एलिगेंट मेंशन प्वॉइंट K-27 जो आपकी कॉलरबोन के ठीक नीचे है, पर दबाव डालें, उसके बाद K-3 (बिगर स्ट्रीम) पर दबाव दें। यह लिवर और गुर्दे के यिन को उद्दीप्त और यांग को शांत करता है। इन प्वॉइंट्स में से प्रत्येक पर एक मिनट तक दबाव डालें। दबाव डालते समय गहरी साँसें लें और धीरे-धीरे छोड़ें।

St-36 शिन बोन से बाहर की ओर एक उँगली की चौड़ाई जितना दूर, नीकैप से चार उँगलियों की चौड़ाई जितना नीचे स्थित है। यह प्वॉइंट पूरे शरीर को शक्ति देता है, मांसपेशियों को पुष्ट बनाता है। तथा ची और रक्त में नई जान डालने में मददगार पाया गया है। उदर और तिल्ली के मेरिडियंस को लाभ पहुँचाने के लिए इसे उद्दीप्त करें।

'एडजॉइनिंग वैली' के नाम से ज्ञात Li-4 दर्द दूर करने और शरीर में ची संचरित करने की अपनी क्षमता के लिए जाना जाता है। यह अँगूठे और तर्जनी को मिलाने पर बननेवाली क्रीज के सिरे पर स्थित है। यह मल के रास्ते शरीर से विषैले पदार्थ बाहर निकालता है। यह ची की निश्चलता को भी दूर करता है। गर्भवती महिलाओं को यह प्वॉइंट उपयोग नहीं करना चाहिए।

Li-11 : 'क्रुकेड पॉन्ड' नामक यह प्वॉइंट कोहनी की ऊपरी सलवट के बाहरी सिरे पर स्थित है। इसे एलर्जी को नियंत्रित करनेवाले सबसे प्रभावी प्वॉइंट्स में से एक माना जाता है और यह अत्यधिक संवेदनशील भी है, इसलिए इस प्वॉइंट पर दबाव बहुत सावधानी से दिया जाना चाहिए, अन्यथा यह अत्यंत मृदु बन जाता है। मृदु बनने के बाद कपड़े का स्पर्श भी पीड़ादायक हो सकता है। इस प्वॉइंट पर मालिश जैसा दबाव भी दिया जा सकता है। बड़ी आँत और फेफड़ों के मेरिडियंस को लाभ पहुँचाने के लिए इन दोनों प्वॉइंट्स पर साथ-साथ दबाव दिया जाना चाहिए।

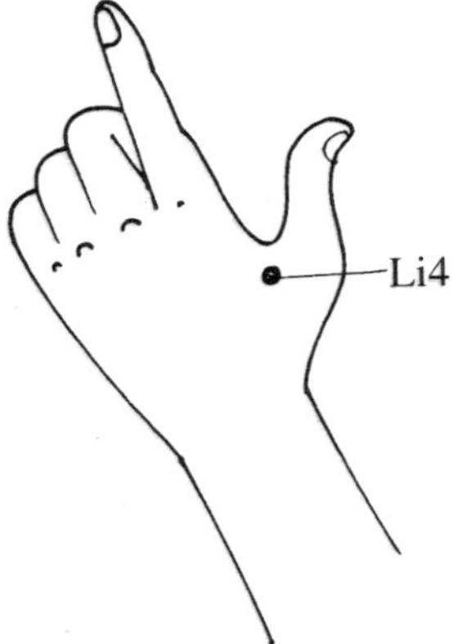

Cv-17 : 'सी ऑफ ट्रेन्क्विलिटी' के नाम से ज्ञात यह प्वॉइंट ब्रेस्टबोन के बेस से करीब एक हथेली की चौड़ाई जितना ऊपर ब्रेस्टबोन के मध्य में स्थित है। यह छोटी आँत और ह्रदय की मेरिडियंस को संतुलित

करने के लिए यह एक उत्तम प्वॉइंट है। जो हमारे शरीर में भावनात्मक संतुलन पैदा करता है।

Lv–3 पैर के ऊपरी भाग पर, अँगूठे और उसके पासवाली उँगली के बीच स्थित है। यह लिवर को पुष्ट और लिवर मेरिडियन में ची के प्रवाह को नियमित करता है। जो शरीर से विषैले पदार्थ बाहर निकालनेवाला सबसे सशक्त अंग माना जाता है। अत्यधिक शारीरिक श्रम के कारण गॉल ब्लैडर और लिवर के मेरिडियंस को हुई क्षति मोच और ऐंठन का कारण बन सकती है। इसे नियंत्रित करने के लिए इस प्वॉइंट पर दबाव दें।

प्रश्न 69 : क्या एक्यूप्रेशर याद्दाश्त सुधारने और मन को एक एकाग्र करने में सहायक हो सकता है?

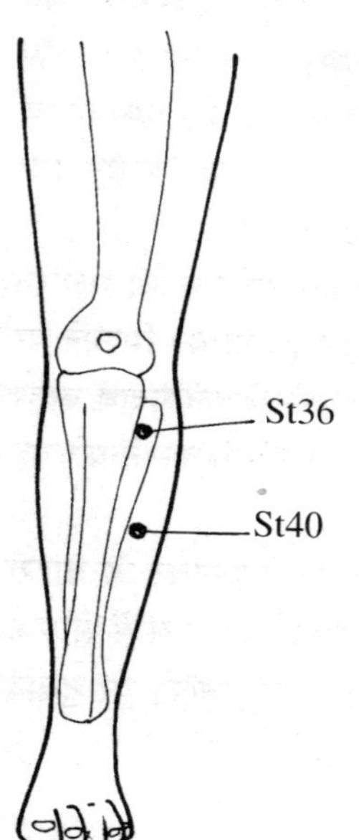

उत्तर : हाँ, एक बड़ी हद तक एक्यूप्रेशर इसमें सहायक हो सकता है। वास्तव में आज के भीषण प्रतिस्पर्द्धा के युग में हम सभी को एक तेज दिमाग और पैनी याद्दाश्त की जरूरत है ताकि हम दिए गए कार्य पर अपना ध्यान बेहतर तरीके से केंद्रित कर सकें। याद्दाश्त कमजोर होने के पीछे तनाव या गेस्ट्रोइंटेस्टाइनल सिस्टम से जुड़ी कोई समस्या हो सकती है। अगर हमारा भोजन संतुलित नहीं है तो खानपान की आदतें भी एक बड़ा कारक हो सकती हैं। कंधे या गरदन में तनाव भी एक कारक तत्त्व हो सकता है। अपनी याद्दाश्त बढ़ाने की दिशा में पहले कदम के तौर पर कार्बोहाइड्रेट्स से युक्त आहार, जैसे ताजी सब्जियाँ, साबुत अनाज, अंकुरित दालें, गेहूँ की ताजी घास का रस आदि लेना शुरू कर दें। अगर अपना खानपान दुरुस्त करने और व्यायाम करने के बाद भी आपकी याद्दाश्त न सुधरे तो इस बात की तसल्ली कर लेने के लिए कि हृदय रोग या उच्च रक्तचाप जैसे उसके रोग तो नहीं, अपने डॉक्टर की सलाह लें। चीन की पारंपरिक चिकित्सा पद्धति के अनुसार मस्तिष्क की कार्यप्रणाली सीधे–सीधे गुरदे मेरिडियन में ची के स्वस्थ प्रवाह से

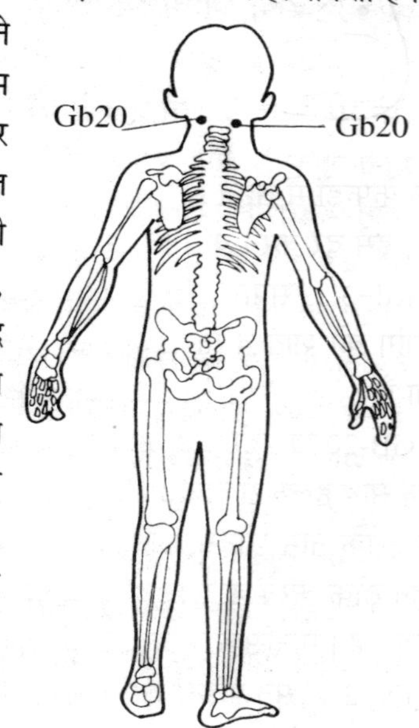

जुड़ी हुई है। प्रेशर प्वॉइंट थेरेपी (एक्यूप्रेशर) की निम्नलिखित कार्यसूची बहुत लाभदायक सिद्ध होगी क्योंकि वह गुरदे की ची को पुष्ट बनाकर याद्दाश्त और एकाग्रचित्तता बढ़ाने में सहायक होगी:

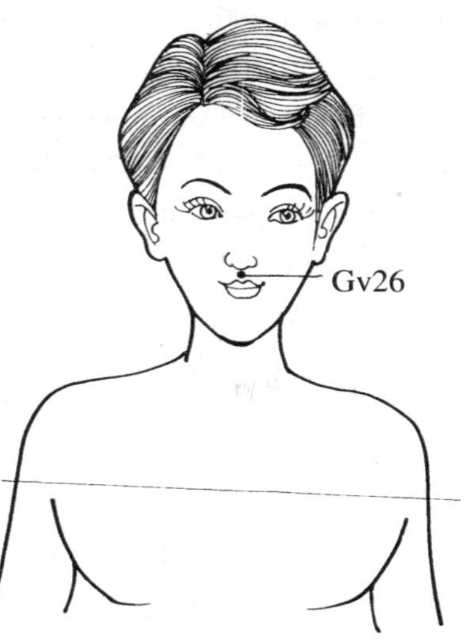

St-36 शिन बोन से बाहर की ओर एक उँगली की चौड़ाई जितना दूर नीकैप से चार उँगलयों की चौड़ाई जितना नीचे स्थित है। यह पूरे शरीर को शक्ति देता है, मांसपेशियों को पुष्ट बनाता है, तथा ची और रक्त में नई जान डालने में सहायक पाया गया है। यह शरीर में जमा अतिरिक्त नमी को भी दूर करता है और इसे ब्रेन फॉग दूर करनेवाला प्वॉइंट भी माना जाता है।

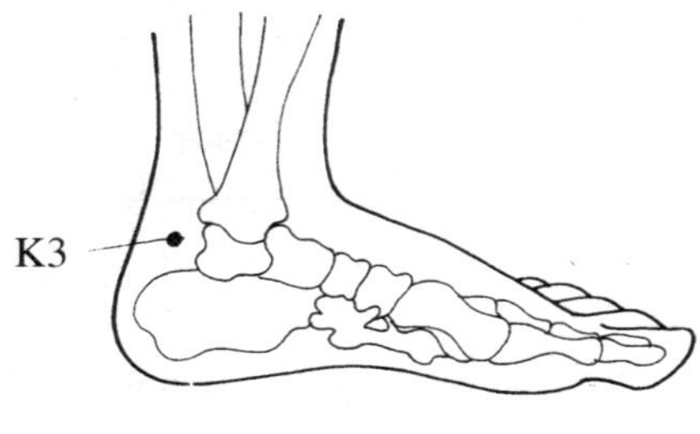

St-40 पैर के बाहरी ओर, टखने की हड्डी और नीकैप के मध्य भाग के बीचोंबीच स्थित है। टिबिआ का पता लगाएँ और हड्डी से बाहर की ओर दो अँगूठों की चौड़ाई जितना दूर जाएँ। कंजेश्चन कम करने में यह बहुत मददगार है। अगर आप महसूस कर रहे हों कि आपके फेफड़ों में बहुत सारा बलगम जमा है तो कंजेश्चन, मस्तिष्क को आच्छादित कर देता है, इसे दूर करने के लिए इस प्वॉइंट पर दबाव देना बहुत अच्छे परिणाम देगा।

Kd–3 : 'सुप्रीम स्ट्रीम' नामक यह प्वॉइंट लिवर और गुरदे के यिन को उद्दीप्त तथा यांग को शांत करता है एवं इस मेरिडियन और पूरे शरीर पर मजबूती से असर डालता है।

GB-20 खोपड़ी के बेस के नीचे बने गड्ढे में स्थित है। दोनों ओर स्थित इस प्वॉइंट पर एक साथ हल्के से लेकर मध्यम दरजे तक का स्थिर दबाव दिया जाना चाहिए। इसका प्रभाव इसके नाम 'गेट्स ऑफ कांशसनेस' के अनुरूप ही है। गरदन के क्षेत्र में आई अकड़न ठीक करने के लिए यह अत्यंत लाभदायक प्वॉइंट है। यह गैस और जुकाम भी दूर करता है। मानसिक एकाग्रता और याद्दाश्त बढ़ाने के लिए अच्छा प्वॉइंट है।

Ex–2 : 'सन पॉइंट' नामक यह प्वॉइंट भौंहों से डेढ़ इंच बाहर की ओर, कनपटी

पर बने गड्ढे में स्थित है। यह याद्दाश्त और एकाग्रता बढ़ाने में सहायक है।

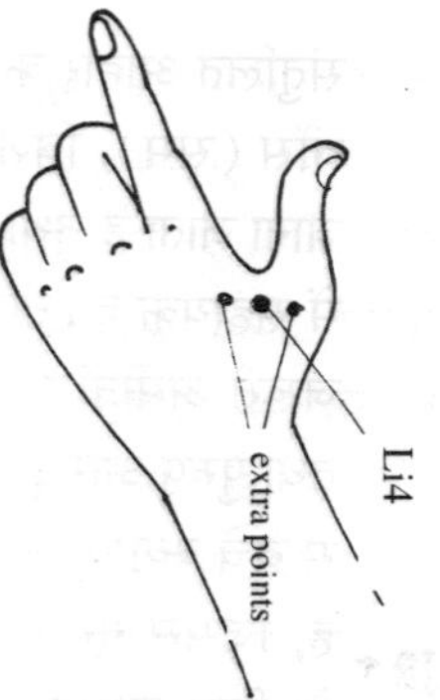

एक्यूप्रेशर में शरीर में पुनः संतुलन कायम रखने और उसमें नई जान डालने के लिए प्रेशर प्वॉइंट्स का उपयोग किया जाता है। पुनरुज्जीवन के कई सशक्त प्वॉइंट्स में Gv-26 सबसे अधिक उपयोगी है। यह नाक के ठीक नीचे, ऊपर के होंठ के मध्य में स्थित है। रोगी को तत्काल भला-चंगा बनाने के लिए इस प्वॉइंट को अकेले या कुछ अन्य प्वॉइंट्स के संयोजन में उपयोग किया जा सकता है। यह प्वॉइंट पुनः स्वास्थ्य-लाभ के लिए शरीर के प्राकृतिक तंत्र को भी उद्दीप्त करता है। इस संदर्भ में करने योग्य सबसे महत्त्वपूर्ण चीज है तंत्रिका तंत्र को मजबूत बनाना।

प्रश्न 70 : क्या एक्यूप्रेशर यौन संबंधी समस्याओं, विशेष रूप से नपुंसकता के समाधान में सहायक हो सकता है?

उत्तर : सेक्स से जुड़े मुद्दों पर खुलापन होने के बावजूद यौन जीवन में असंतुष्टि अब भी संबंधों में असामंजस्य के मूलभूत कारणों में से एक बना हुआ है। अधिकांश लोगों के लिए सेक्स प्यार और जुड़े होने के एहसास की अभिव्यक्ति है। सेक्स से संबंधित कुछ समस्याएँ कायिक (ऑर्गनिक) और जैविक (बायोलॉजिकल) हो सकती हैं, उदाहरण के लिए लो-सेक्स ड्राइव, नपंसुकता और इन-फर्टिलिटी, जो सेक्स से जुड़ी समस्याओं में शायद अधिक विषादकारी है। दूसरी ओर पुरुषों में संभोग ठीक से न कर पाने का भय और चिंता तथा स्त्रियों में भावनात्मक अवरोध, योनि में संक्रमण, क्रैंप्स, यौनेच्छा में कमी या गुप्तांगों से संबंधित अन्य समस्याओं का कारण बन सकते हैं। अगर आप इस तरह की किसी भी समस्या से पीड़ित हैं तो यह पता लगाने के लिए कि कहीं आपकी समस्या शारीरिक कारणों से तो नहीं है, सबसे पहले अपने पारिवारिक चिकित्सक से सलाह लीजिए।

चीन की पारंपरिक चिकित्सा पद्धति में माना गया है कि प्रजनन क्षमता यौन-गतिविधियाँ गुरदों से नियंत्रित होती है। गुरदों का क्षीण पड़ता ऊर्जा स्तर स्वास्थ्य पर प्रतिकूल प्रभाव डाल सकता है, जिससे यौन स्वास्थ्य भी प्रभावित होता है। थकान और पीठ के निचले हिस्से में दर्द भी असंतोषपूर्ण यौन जीवन के कारक हो सकते हैं। यह कमी न केवल गुरदों से बल्कि Ren मेरिडियन (अर्थात् शरीर के सामनेवाले भाग से गुजरनेवाला मिडलाइन चैनल, कंसप्शन वेसल) से भी संबंधित हो सकती है। अपने मार्ग के कारण रेन मेरिडियन जननांगों से जुड़ा हुआ है। नपुंसकता का इलाज बुनियादी तौर पर गुरदों के यांग को उद्दीप्त करना है, ताकि संतुलन पुनः स्थापित हो सके। नियमित व्यायाम और

संतुलित आहार के जरिए स्वास्थ्य में सुधार लाकर यौन क्षमता को बढ़ाया जा सकता है। बींस (सेम), विशेष रूप से ब्लैक बींस गुरदों संबंधी रोगों पर लाभकारी प्रभाव के लिए जाना जाता है तथा अनियमित मासिक धर्म, बाँझपन और यौन उदासीनता को ठीक करने में सहायक है। तीन भाग अनाज और एक भाग बींस से बने आटे की रोटी, जिसमें सभी जरूरी अमीनों एसिड्स मौजूद हैं, का सेवन शरीर को पर्याप्त प्रोटीन उपलब्ध कराता है तथा पुरुष और स्त्री, दोनों के प्रजनन तंत्र को भी मजबूत बनाता है। अत्यधिक मीठा खाने से बचें क्योंकि वह तिल्ली, पेंक्रियाज और लिवर की क्रियाओं को असंतुलित कर सकता है, जिससे गुरदों पर अतिरिक्त भार पड़ता है। समग्र स्वास्थ्य और ऊर्जा का स्तर बढ़ाने के लिए साबुत दालों, ताजी सब्जियों, ताजे फलों (प्रतिदिन एक सेब) का संतुलित आहार लें। यौन क्षमता बढ़ाने के लिए ये सब जरूरी हैं।

प्रेशर प्वॉइंट तकनीक कूल्हे के क्षेत्र (पेल्विक रीजन) में मांसपेशियों का तनाव दूर करने में सहायक है। जिससे नपुंसकता यौनेच्छा में कमी, वीक इरेक्शन, समयपूर्व स्खलन, योनि में संक्रमण और मासिक धर्म संबंधी समस्याओं का समाधान हो सकता है। हालिया शोध से पता चला है कि भावनात्मक तनाव के अतिरिक्त तंग कपड़े पहनने, पैंट की जेबों में मोबाइल फोन रखने (रेडिएशन इफेक्ट), व्यायाम का अभाव और गलत मुद्रा में उठने-बैठने से यह गंभीर समस्या पैदा हो सकती है। पेल्विक रीजन में तनाव दूर होने से सहवास के आनंद में वृद्धि हो सकती है। एक्यूप्रेशर की निम्नलिखित कार्यसूची का अनुसरण करें और अपने जीवन में बदलाव महसूस करें :

B-23 रिब केज और कूल्हे की हड्डी (भीतरी किनारे) के बीचोंबीच, कमर के मध्य में स्थित है। यह अवसाद और भय से छुटकारा दिलाता है। प्रजनन क्षमता, नपुंसकता और समय पूर्व स्खलन पर सकारात्मक प्रभाव डालता है।

B-47 मेरुदंड से बाहर की ओर चार उँगलियों की चौड़ाई जितना दूर, कमर के बीच स्थित है। यह प्वॉइंट न केवल पीठ के निचले हिस्से में दर्द में आराम देता है, बल्कि मांसपेशियों में तनाव, थकान, अवसाद, और भय भी कम करता है। प्रजनन क्षमता, नपुंसकता और समयपूर्व स्खलन पर सकारात्मक प्रभाव डालता है।

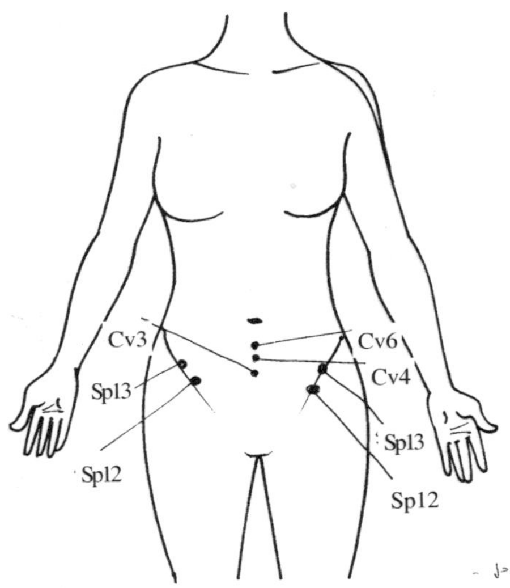

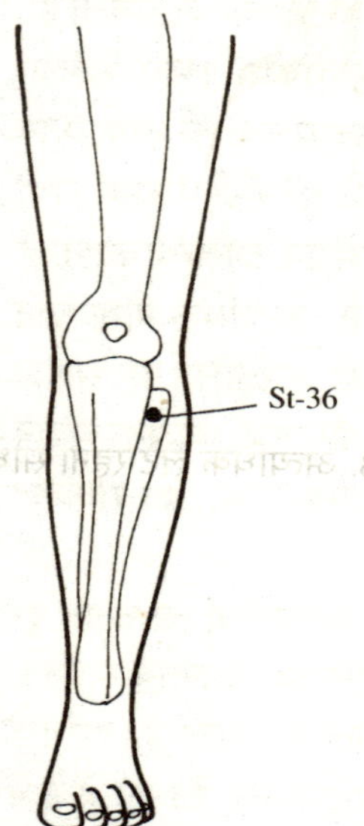

'बबलिंग स्प्रिंग्स' के नाम से ज्ञात K-1 पैर के तलवे में दोनों पैड्स के बीच स्थित है। नपुंसकता और हॉट फ्लश दूर करने के लिए यह एक महत्त्वपूर्ण प्वॉइंट है।

St-36 शिन बोन से बाहर की ओर एक उँगली की चौड़ाई जितनी दूर, नी-कैप से चार उँगलियों की चौड़ाई जितना नीचे स्थित है। यह प्वॉइंट पूरे शरीर को शक्ति देता है, मांसपेशियों और प्रजनन तंत्र को पुष्ट बनाता है। नपुंसकता दूर करता है।

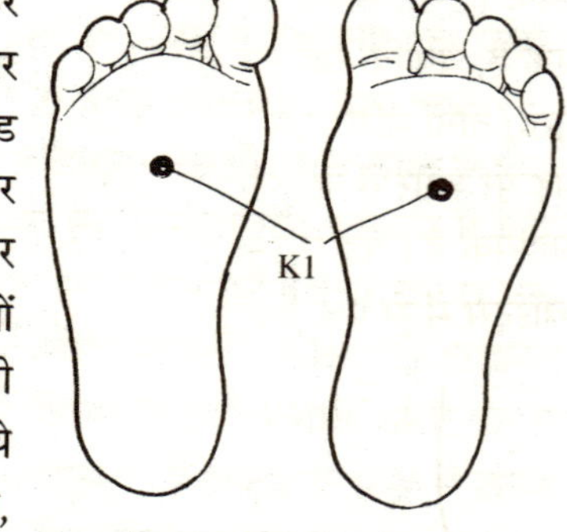

B-27 से लेकर B-34 ऐसे प्रेशर प्वॉइंट्स हैं, जो मेरुदंड के सेक्रल पार्ट पर स्थित हैं और उन पर दोनों हाथों की मुट्ठियों के जरिए भी दबाव डाला जा सकता है, जब रोगी बैठा या पेट के बल लेटा हो। वर्तमान संदर्भ में, ये प्वॉइंट्स प्रजनन तंत्र को मजबूत बनाने, नपुंसकता, बाँझपन दूर करने, योनि से अनियमित स्राव और गुप्तांगों में दर्द ठीक करने में सहायक हैं।

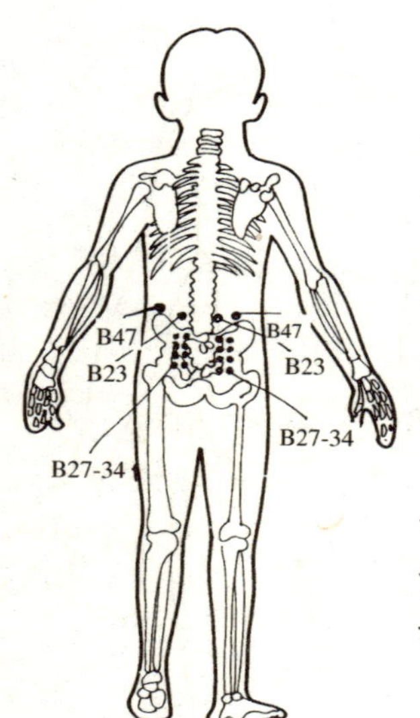

Kd-3 टखने की हड्डी और एकिलिस टेंडन के बीच, टखने के पिछले किनारे पर स्थित है। यह सेक्स संबंधी तनावों, मासिक धर्म में अनियमिता, आदि ठीक करने में सहायक है।

Cv-4 'गेट ओरिजिन' नामक यह प्वॉइंट नाभि से चार उँगलियों की चौड़ाई जितना नीचे स्थित है। नपुंसकता दूर करने और अनियमित रजोधर्म को ठीक करने में सहायक है।

Cv-6 'सी ऑफ इनर्जी' के नाम से ज्ञात यह प्वॉइंट नाभि से तीन उँगलियों की चौड़ाई जितना नीचे स्थित है। यह प्रजनन संबंधी समस्याओं, अनियमित मासिक धर्म और नपुंसकता को ठीक करता है।

Sp-12 (राशिंग डोर) और Sp-13 (मेंशन कॉटेज)

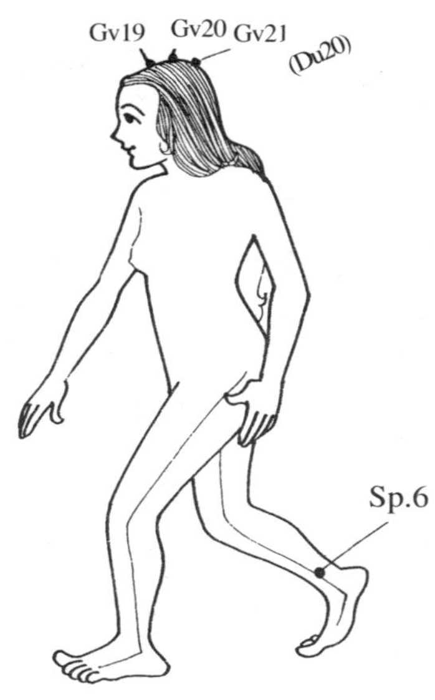

पेल्विक रीजन में उस क्रीज के बीच में स्थित हैं, जहाँ टाँगें धड़ से मिलती हैं। नपुंसकता दूर करने के लिए ये प्वॉइंट्स बहुत प्रभावकारी हैं। ये दोनों प्वॉइंट्स मासिक धर्म से जुड़ी किसी भी तरह की परेशानी दूर करने में विशेष रूप से कारगर हैं।

Sp-6, 'थ्री यिन मीटिंग पॉइंट' भी कहलाता है, यह टखने की हड्डी से ऊपर, टाँग के भीतरी और पृष्ठ भाग पर स्थित है। इसकी ठीक-ठीक स्थिति टखने की हड्डी से करीब चार उँगलियों की चौड़ाई जितनी ऊपर है। जैसा कि इसके नाम से स्पष्ट है, यह सबसे महत्त्वपूर्ण प्रेशर प्वॉइंट्स में से एक है, क्योंकि यह एक साथ तिल्ली, लिवर और गुरदे, तीनों मेरिडियंस के यिन को पुष्ट बनाता है। यह पूरे शरीर में ची और रक्त को प्रवाहित करने में सहायक है। यह स्त्रियों की किसी भी तरह की समस्या को नियमित करनेवाले सर्वोत्तम प्वॉइंट्स में से एक है। गर्भवती महिलाओं को इस प्वॉइंट पर दबाव नहीं देना चाहिए।

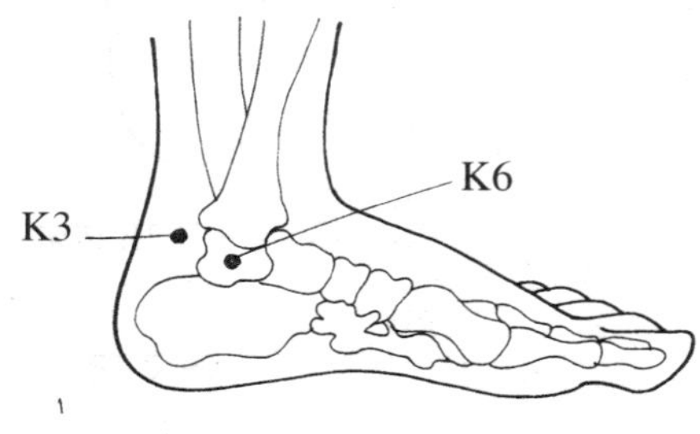

K-6 : 'शाइनिंग सी' के नाम से ज्ञात यह प्वॉइंट टखने के भीतर की ओर स्थित है। यह यिन की कमी दूर करने के लिए यिन-रेन मेरिडियन का मार्ग खोलता है।

Du-4 'गेट ऑफ लाइफ' नामक यह प्वॉइंट पीठ की मध्यरेखा पर गुरदे के स्तर पर स्थित है। गुरदों के यांग को पुनः सक्रिय बनाने करने के लिए यह महत्त्वपूर्ण प्वॉइंट है।

Du-20 : 'मेनी मीटिंग्स' नामक यह प्वॉइंट यूरिनरी ब्लैडर, लिवर और क्राउन ऑफ दि हेड के Du मेरिडियन के तिराहे पर स्थित है। यह यांग-ची को नियमित और गतिशील बनाता है।

Ren-3 यूरोजेनिटल तंत्र से जुड़े रोगों के इलाज का एक प्रमुख प्वॉइंट है तथा गुरदों पर उसके सीधे प्रभाव के लिए उसका उपयोग किया जाता है। उदर की मध्य रेखा, पर Ren-3 के ऊपर स्थित Ren-4 पर भी दबाव डालें। यह गुरदों के यांग को सशक्त बनाता है।

प्रश्न 71 : 'इनकॉन्टिनेंस' का क्या अर्थ है? एक्यूप्रेशर इस समस्या से कैसे निपट सकता है?

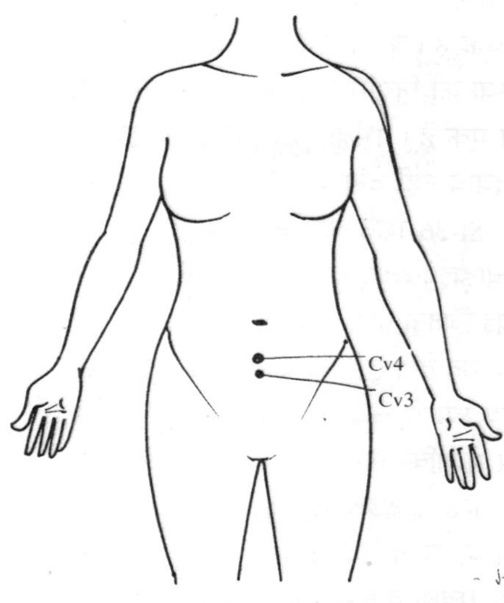

उत्तर : पेशाब रोक पाने में असमर्थता को 'इनकॉन्टिनेंस' कहा जाता है। यह समस्या बुजुर्गों, विशेष रूप से महिलाओं में अधिक पाई जाती है, क्योंकि उनका मूत्रमार्ग छोटा होता है। कुछ महिलाओं में यह समस्या प्रसव के बाद होती है। इस लज्जाजनक अवस्था, जो एक रोग नहीं है, के डर से लोगों को घर से निकलने में परेशानी होती है कि ऐसा होने पर अगर टॉयलेट तुरंत सामने न हुआ तो क्या होगा।

'इनकॉन्टिनेंस' गुरदे या तिल्ली में ऊर्जा की कमी के कारण होता है। इससे मूत्र या मल विसर्जन संबंधी परेशानी हो सकती है। तिल्ली की ऊर्जा शरीर के मसल टोन को नियमित करती है। रुग्ण मसल टोन इस परेशानी की जड़ है। अधिकांशत: यह समस्या उपरोक्त दोनों अंगों में कमी का परिणाम होती है। इसका एक सकारात्मक पहलू यह है कि इससे पीड़ित अधिकांश या लगभग सभी लोगों को एक्यूप्रेशर चिकित्सा पद्धति से लाभ हो सकता है। इस संबंध में निम्नलिखित कार्यसूची उपयोगी सिद्ध होंगी:

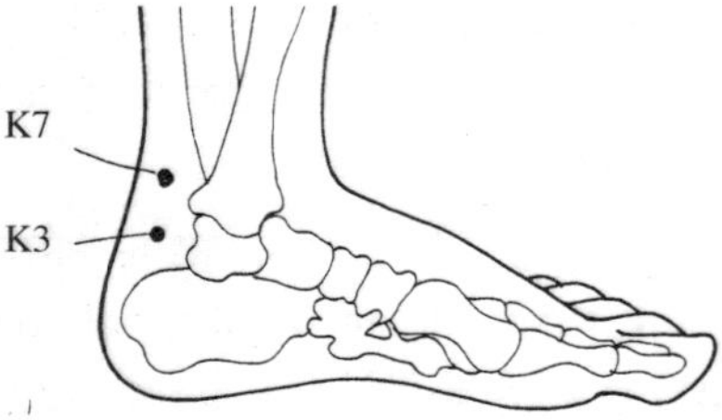

K7
K3

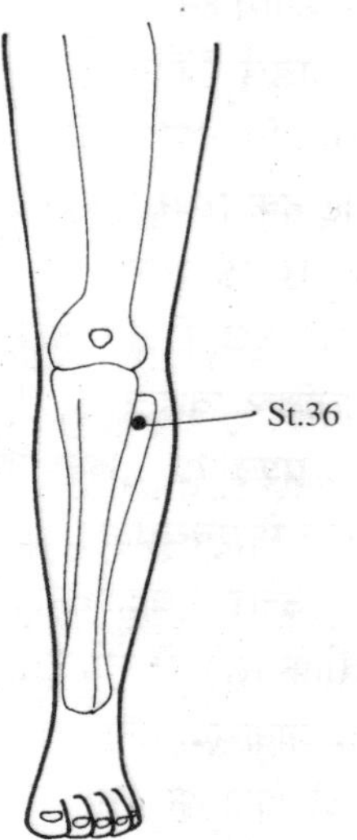

Sp-6, जिसे 'थ्री यिन मीटिंग पॉइंट' भी कहा जाता है, टखने की हड्डी से ऊपर, टाँग के भीतरी और पृष्ठ भाग पर स्थित है। इसकी ठीक-ठीक स्थिति टखने की हड्डी से करीब चार उँगलियों की चौड़ाई जितनी ऊपर है। जैसा कि इसके नाम से स्पष्ट है, यह सबसे महत्त्वपूर्ण प्रेशर प्वॉइंट्स में से एक है, क्योंकि यह एक साथ तिल्ली, लिवर और गुरदे—

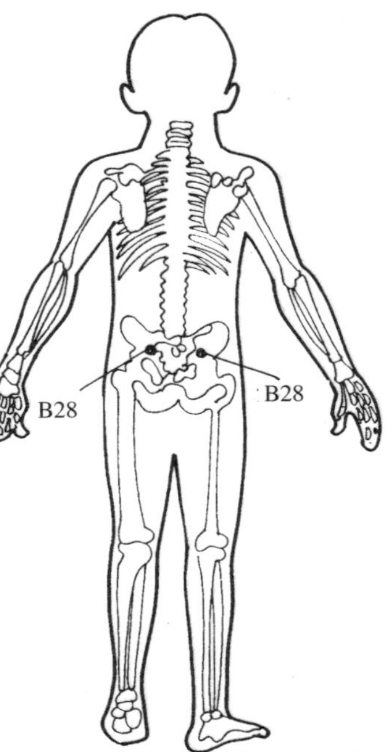

तीनों मेरिडियंस के यिन को पुष्ट बनाना है। यह पूरे शरीर में ची और रक्त को प्रवाहित करने में सहायक है। यह स्त्रियों की किसी भी तरह की समस्या को नियमित करनेवाले सर्वोत्तम प्वॉइंट्स में से एक है। गर्भवती महिलाओं को इस प्वॉइंट पर दबाव नहीं देना चाहिए।

St-36 शिन बोन से बाहर की ओर उँगली की चौड़ाई जितनी दूर नीकैप से चार उँगलियों की चौड़ाई जितना नीचे स्थित है। यह प्वॉइंट पूरे शरीर को शक्ति देता है, मांसपेशियों को पुष्ट बनाता है, विशेष रूप से Sp-6 के साथ दबाव डालने पर पूरे शरीर में शक्ति का पुनः संचार करता है।

Kd–3 टखने की हड्डी और एकिलस टेंडन के बीच, टखने के पिछले किनारे पर स्थित है। यह सेक्स संबंधी तनावों, मासिक धर्म में अनियमितता आदि को ठीक करने में सहायक है। इस प्वॉइंट से, घुटने की दिशा में, तीन उँगलियों की चौड़ाई जितना ऊपर Kd–7 प्वॉइंट है। अँगूठे से करीब एक मिनट तक दबाव डालें।

अगला प्वॉइंट जिस पर दबाव दिया जाना है, वह है Cv–3। यह प्वॉइंट Cv–4 (गेट ओरिजिन), से एक अँगूठे की चौड़ाई जितना नीचे है, जो नाभि से चार उँगलियों की चौड़ाई जितना नीचे स्थित है, ब्लैडर मेरिडियन पर अपने प्रभाव के कारण यह लगभग विशिष्ट प्वॉइंट है। अगर ब्लैडर खाली करने के बाद इस प्वॉइंट पर करीब एक मिनट तक स्थिर दबाव दिया जाए, तो बेहतर तथा और अधिक प्रभावी रहेगा।

B–28 यूरिनरी ब्लैडर का एक संबद्ध प्वॉइंट है और पीठ के मिड–सेक्रल एरिया में, मेरुदंड के दोनों ओर करीब डेढ़ इंच दूरी पर स्थित है। Cv–3 और B–28 यूरिनरी ब्लैडर के विशिष्ट प्वॉइंट्स हैं, इन्हें उद्दीप्त करने के लिए उन पर कुछ मिनट तक दबाव दें।

प्रश्न 72 : बदहजमी और हार्टबर्न क्या हैं ? उनका कारण क्या है ? उनके इलाज में एक्यूप्रेशर/रिफ्लेक्सोलॉजी किस तरह से सहायक हो सकते हैं ?

उत्तर : बदहजमी और हृदय–शूल (हार्टबर्न) दोनों का प्रमुख लक्षण ग्रासनली (इसोफेगस) से लेकर ब्रेस्टबोन तक के क्षेत्र में जलन महसूस होना है। अम्लशूल के पीछे मानसिक तनाव तथा ज्यादा खा लेने या भोजन को ठीक से चबाए बिना जल्दी–जल्दी खाने या ऐसी बासी चीजें खाने, जो हमारे सिस्टम के अनुकूल न हों, उपरोक्त

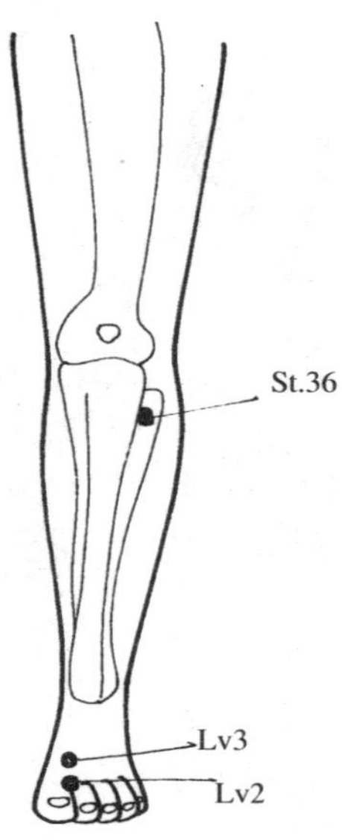

लक्षणों के कारण हो सकते हैं, जिनके साथ कभी-कभी मतली और उलटी जैसी समस्याएँ भी हो सकती हैं। बैक्टीरिया से संक्रमित खाना खाने से फूड पॉइजनिंग भी हो सकती है, जिसके कारण पेट में ऐंठन, उलटी, डायरिया और कभी-कभी चक्कर भी आ सकते हैं।

अधिकांशतः बदहजमी या पेट की गड़बड़ी ज्यादा खा लेने या डाइजेस्टिव एसिड्स का पेट से उलटी दिशा में, ग्रासनली में प्रवाहित हो जाने के कारण होती है और इसी वजह से अलशूल भी। इस रोग से छुटकारा पाने के लिए निम्नलिखित प्रेशर प्वॉइंट्स की कार्यसूची का अनुसरण करें:

St-36 शिन बोन से बाहर की ओर एक उँगली की चौड़ाई जितना दूर, नीकैप से चार उँगलियों की चौड़ाई जितना नीचे स्थित है। यह प्वॉइंट पूरे शरीर को शक्ति देता है तथा पाचन-क्रिया के साथ-साथ ची और रक्त पर विशेष रूप से लाभदायक प्रभाव डालता है।

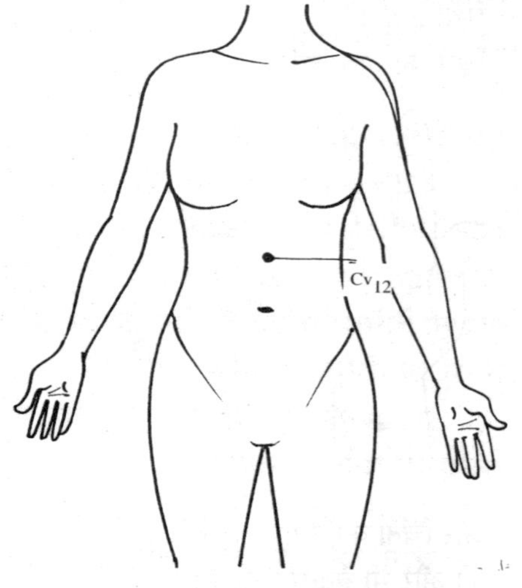

'इनरगेट' के नाम से ज्ञात Pc-6 हथेली की तरफ कलाई पर, कलाई की क्रीज से करीब तीन उँगलियों की चौड़ाई जितना ऊपर, भुजा के मध्य में स्थित है। यह पेट की गड़बड़ी में आराम देने के लिए जाना जाता है। करीब एक मिनट तक मध्यम दरजे का दबाव डालें, फिर धीरे-धीरे दबाव बढ़ाते हुए, सत्र के अंत तक धीरे-धीरे दबाव हटाएँ। यही क्रिया दूसरे हाथ पर भी दोहराएँ।

Cv-12 ब्रेस्टबोन के तले पर बने खाँचे और नाभि के बीचोंबीच स्थित है। इस प्वॉइंट पर करीब एक मिनट तक मध्यम दरजे का, किंतु फर्म दबाव डालें। इस प्वॉइंट पर दबाव देते समय अगर रोगी का पेट खाली हो तो बेहतर होगा। यह पेट में मरोड़, भावनात्मक तनाव आदि दूर करता है।

Sp-4 को 'ग्रांडफादर-ग्रांडसन' के नाम से जाना जाता है। इस प्वॉइंट तक पहुँचने के लिए उस संधिस्थल से शुरू करें, जहाँ पैर का अँगूठा पैर से मिलता है। हड्डी पर से

खिसकते हुए संधिस्थल के मध्य से टखने की दिशा में करीब तीन उँगलियों की चौड़ाई जितना दूर जाएँ। उसके ठीक नीचे Sp-4 है। पेट की ची के संतुलन के लिए यह अति महत्त्वपूर्ण प्वॉइंट है।

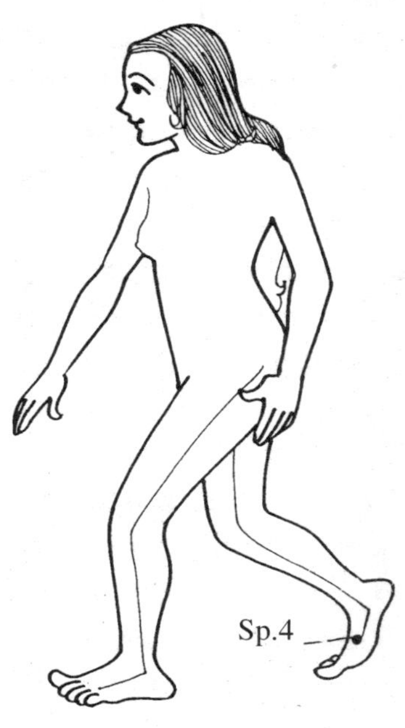

रिफ्लेक्सोलॉजी द्वारा इस रोग का इलाज करते हुए सोलर प्लेक्सस, डायफ्राम, एड्रेनल ग्लैंड्स, मेरुदंड तथा पाचन तंत्र के सभी अंगों जैसे उदर, पेंक्रियाज, ड्युओडेनम, लिवर, गॉल ब्लैडर, बड़ी और छोटी आँत इत्यादि से संबंधित रिफ्लेक्स एरियाज पर ध्यान केंद्रित कीजिए। इन सभी क्षेत्रों पर अपने अँगूठे और तर्जनी या मध्यमा उँगली को भी, अपनी सुविधा अनुसार करीब एक से लेकर दो मिनट तक दबाव देकर उद्दीप्त करें। विभिन्न अंगों से संबंधित रिफ्लेक्स एरियाज की करीबी स्थिति जानने के लिए पुस्तक के अंत में दिए गए चित्र का अवलोकन करें।

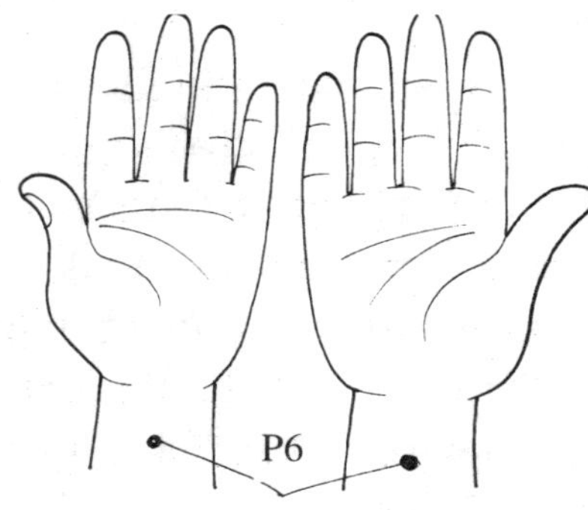

प्रश्न 73 : इनफर्टिलिटी क्या है और इसके कारण क्या हो सकते हैं ? क्या एक्यूप्रेशर/रिफ्लेक्सोलॉजी इससे निपटने में सहायक हो सकते हैं ?

उत्तर : गर्भधारण करने में अक्षमता को 'इनफर्टिलिटी' (बाँझपन) के नाम से जाना जाता है। पुरुषों और स्त्रियों, दोनों में इनफर्टिलिटी की समस्या आम है। संतान के इच्छुक दंपतियों के लिए यह समस्या तनाव और चिंता का पर्याप्त कारण है, फिर भी सच्चाई यह है कि तनाव तथा चिंता इस समस्या को और भी बदतर बना देते हैं। 'इनफर्टिलिटी' के अन्य कारण स्त्री की डिंबवाही नलियों (फेलोपियन ट्यूब्स) में अवरोध अथवा गर्भाशय या अंडाशय (ओवरी) का कोई रोग तथा पुरुष में शुक्राणुओं की कम संख्या आदि हो सकते हैं। परंतु अगर किसी स्त्री को गर्भधारण करने में समस्या आ रही हो तो आवश्यकतानुसार पति और पत्नी दोनों की जाँच करके तदनुसार इलाज किया जाना चाहिए। इस संबंध में यह भी देखा गया है कि कुछ मामलों में बहुत आम समस्याएँ जैसे पीठ के निचले हिस्से में दर्द, कंधे या गरदन में

तनाव/दर्द भी इसका कारण हो सकते हैं।

इस रोग के इलाज में एक्यूप्रेशर और रिफ्लेक्सोलॉजी दोनों ही अत्यंत लाभदायक हो सकते हैं। चीन की पारंपरिक चिकित्सा पद्धति भी 'इनफर्टिलिटी' को कई तरह के असंतुलनों का परिणाम मानती है। पेल्विक एरिया में किसी अवरोध के कारण मासिक धर्म में गड़बड़ी तथा गर्भाशय और डिंबवाही नलियों (वे नलियाँ, जो डिंबग्रंथियों को गर्भाशय से जोड़ती हैं) संबंधी कोई शारीरिक समस्याएँ भी हो सकती हैं। पेल्विस में गरमी की कमी या रक्त और ऊर्जा का सामान्य अभाव अन्य कारक हो सकते हैं। अगर उपरोक्त दोनों तकनीकों का साथ-साथ उपयोग करते हुए रोगी का इलाज किया जाए, तो बेहतर होगा। प्रजनन तंत्र से संबंधित सभी अंगों के रिफ्लेक्स प्वॉइंट्स तथा तनाव दूर करनेवाले प्वॉइंट्स को उद्दीप्त करने के अतिरिक्त निम्नलिखित प्रेशर प्वॉइंट्स पर दबाव डालना बहुत उपयोगी होगा।

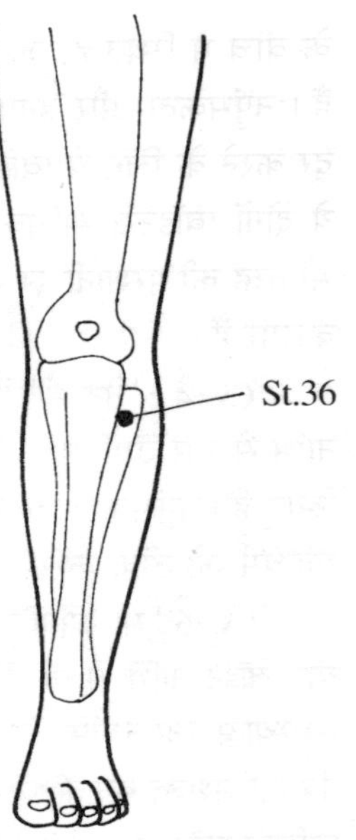

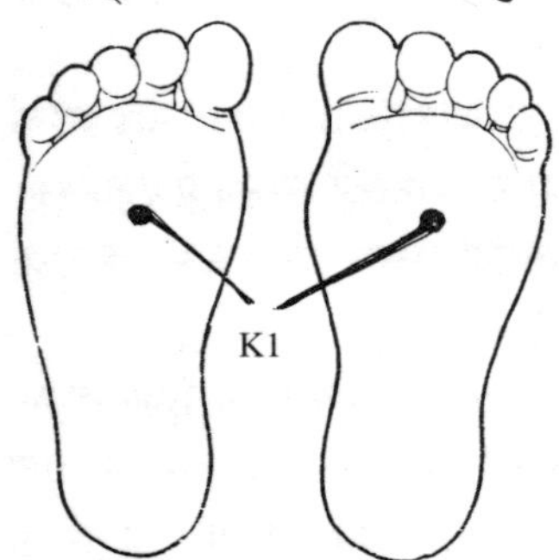

Sp-6, जिसे 'थ्री यिन मीटिंग पॉइंट' भी कहा जाता है, टखने की हड्डी से ऊपर, टाँग के भीतरी और पृष्ठ भाग पर स्थित है। इसकी ठीक-ठीक स्थिति टखने की हड्डी से करीब चार उँगलियों की चौड़ाई जितना ऊपर है। जैसा कि इसके नाम से जाहिर है, यह सबसे महत्त्वपूर्ण प्रेशर प्वॉइंट्स में से एक है, क्योंकि यह एक साथ तिल्ली, लिवर और गुरदे, तीनों मेरिडियंस के यिन को पुष्ट बनाता है। यह पूरे शरीर में ची और रक्त को प्रवाहित करने में सहायक है। यह स्त्रियों की किसी भी तरह की समस्या को नियमित करने वाले सर्वोत्तम प्वॉइंट्स में से एक है। गर्भवती महिलाओं को इस प्वॉइंट पर दबाव नहीं डालना चाहिए। यह पता चलते ही कि एक महिला ने गर्भधारण कर लिया है, इस प्वॉइंट पर दबाव नहीं दिया जाना चाहिए।

St-36 शिनबोन से बाहर की ओर एक उँगली की चौड़ाई जितनी दूर, नी-कैप से चार उँगलियों की चौड़ाई जितना नीचे स्थित है। यह प्वॉइंट पूरे शरीर को शक्ति देता है, मांसपेशियों को पुष्ट बनाता है, विशेष रूप से Sp-6 के संयोजन में तथा पूरे शरीर में शक्ति का पुनः संचार करता है।

Sp-12 (रशिंग डोर) और Sp-13 (मेंशन कॉटेज) पेल्विक रीजन में उस क्रीज

के बीच में स्थित हैं, जहाँ टाँगें धड़ से मिलती हैं। नपुंसकता और इनफर्टिलिटी की समस्या दूर करने के लिए ये प्वॉइंट्स बहुत प्रभावी हैं। ये दोनों प्वॉइंट्स मासिक धर्म से जुड़ी किसी भी तरह की परेशानी दूर करने में विशेष रूप से कारगर हैं।

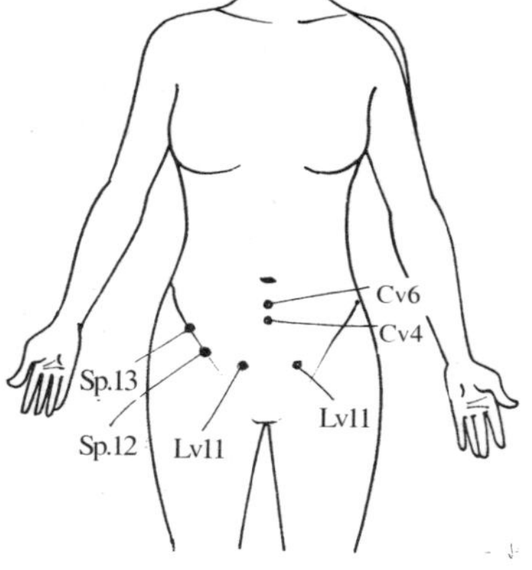

Cv–4 : 'गेट ओरिजिन' नामक यह प्वॉइंट नाभि से चार उँगलियों की चौड़ाई जितना नीचे स्थित है। नपुंसकता दूर करने और अनियमित रजोधर्म को ठीक करने में सहायक है।

Cv–6 'सी ऑफ इनर्जी' के नाम से ज्ञात यह प्वॉइंट नाभि से तीन उँगलियों की चौड़ाई जितना नीचे स्थित है। यह प्रजनन संबंधी समस्याओं, अनियमित मासिक धर्म और नपुंसकता को ठीक करता है तथा समग्र प्रजनन तंत्र को सशक्त बनाता है। उदर क्षेत्र को पुष्ट बनाने और प्रजनन क्षमता बढ़ाने के लिए यह विशिष्ट प्वॉइंट माना जाता है। इसे 10 से लेकर 15 या इससे भी ज्यादा दिनों तक हर दूसरे दिन तब तक नियमित रूप से दबाया जाना जरूरी है, जब तक कि स्त्री गर्भधारण न कर ले। (मासिक धर्म के दौरान न दबाएँ)।

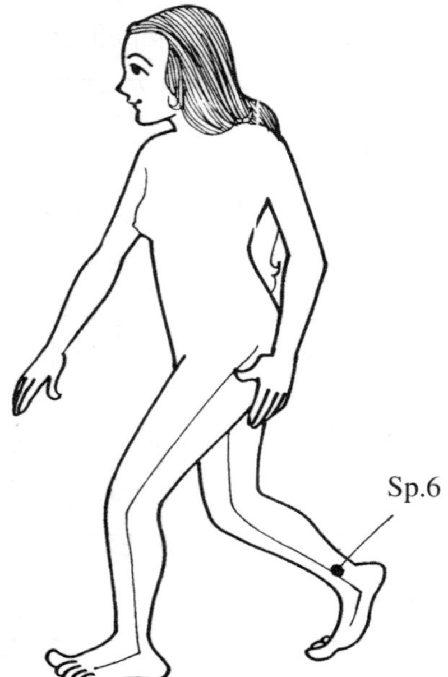

B–23 रिब केज और कूल्हे की हड्डी (भीतरी किनारे) के बीचोंबीच कमर के मध्य में पाया जाता है। यह अवसाद और भय दूर करता है तथा प्रजनन क्षमता, नपुंसकता और शीघ्रपतन पर सकारात्मक प्रभाव डालता है।

B–47 मेरुदंड से बाहर की ओर चार उँगलियों की चौड़ाई जितना दूर, कमर के बीच स्थित है। यह प्वॉइंट न केवल पीठ के निचले हिस्से में दर्द में आराम देता है, बल्कि मांसपेशियों में तनाव, थकान, अवसाद और भय भी कम करता है। प्रजनन क्षमता नपुंसकता और शीघ्रपतन पर सकारात्मक प्रभाव डालता है।

'बबलिंग स्प्रिंग्स' के नाम से ज्ञात K–1 पैर के तलवे में दोनों पैड्स के बीच स्थित

है। नपुंसकता और हॉट फ्लश दूर करने के लिए यह महत्त्वपूर्ण प्वॉइंट है।

Lv–11 : 'यिन कॉर्नर' के नाम से ज्ञात यह प्वॉइंट जाँघ की हड्डी (प्यूबिक बोन) के ऊपरी किनारे से दो अँगूठों की चौड़ाई जितना नीचे स्थित है। इनफर्टिलिटी दूर करने के लिए यह भी एक महत्त्वपूर्ण प्वॉइंट है।

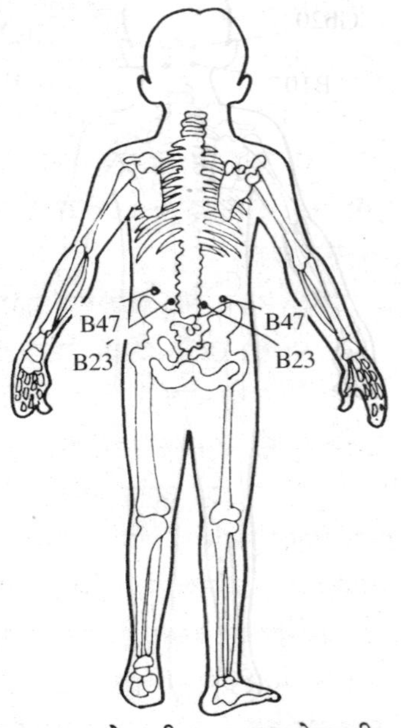

जैसे कि ऊपर चर्चा की गई है, ऐसे रोगी को रिफ्लेक्सोलॉजी सत्र देते समय जो इनफर्टिलिटी की समस्या से छुटकारा पाना चाहता/चाहती हो, प्रजनन तंत्र से संबंधित सभी अंगों के रिफ्लेक्स प्वॉइंट्स तथा तनाव दूर करनेवाले प्वॉइंट्स को उद्दीप्त करना बहुत उपयोगी होगा। ऐसा करने के लिए गर्भाशय डिंबग्रंथियों डिंबवाही नलियों से संबंधित सभी रिफ्लेक्स एरियाज को अच्छी तरह उद्दीप्त करें। अँगूठे और तर्जनी या मध्यम उँगली, जो भी सुविधाजनक लगे, की सहायता से बारी-बारी से दबाव डालें और प्रत्येक रिफ्लेक्स एरिया को पर्याप्त समय दें। दोनों हाथों पर, कलाई के दोनों ओर स्थित डिंबग्रंथियों को और गर्भाशय के रिफ्लेक्स प्वॉइंट्स जैसा पुस्तक के अंत में हथेलियों और तलवों पर शरीर के विभिन्न रिफ्लेक्स प्वॉइंट्स की स्थिति दरशानेवाले चित्रों के अनुसार उद्दीप्त करें।

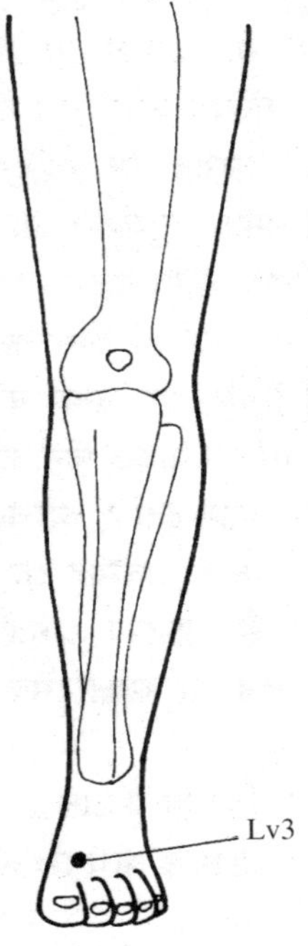

प्रश्न 74 : हम प्रेशर प्वॉइंट तकनीक और रिफ्लेक्सोलॉजी का उपयोग करते हुए कैसे अनिद्रा रोग का मुकाबला कर सकते हैं?

उत्तर : अनिद्रा रोग से पीड़ित व्यक्ति सामान्यत: छह से आठ घंटे तक चैन से सो नहीं सकता, जो उसकी आयु के अनुसार प्रत्येक मनुष्य के लिए आवश्यक है। इससे चिड़चिड़ाहट पैदा होती है और फिर दिन भर की भागदौड़ के बाद शरीर को पर्याप्त विश्राम न मिल पाने के कारण उसका स्वास्थ्य पर भी बुरा असर पड़ता है। कभी-कभी दर्द, दु:ख और चिंता जैसे कारक भी नींद में खलल डाल सकते हैं।

चीन की पारंपरिक चिकित्सा पद्धति के अनुसार ऊर्जा

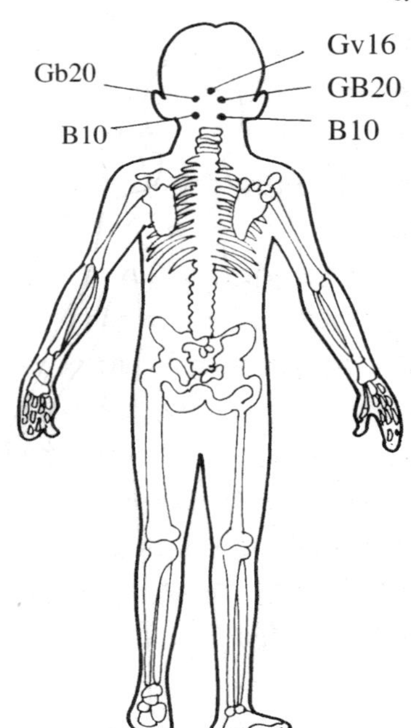

के असमान वितरण या यांग से यिन में संचरण सुगमता से न होने, या उसका प्रवाह अवरुद्ध हो जाए तो इसका परिणाम अनिद्रारोग हो सकता है। शरीर की यिन का समग्र रूप से पोषण करने तथा यांग और यिन का स्वस्थ संतुलन बनाए रखने के लिए नींद जरूरी है। नींद की कमी हमें चिड़चिड़ा और अकुशल बना देती है।

ऐसी स्थिति में कुछ मेरिडियंस पर भार बढ़ जाता है, जबकि कुछ अन्य अवरुद्ध हो जाते हैं, परंतु एक ऐसी दिनचर्या से इन्हें ठीक किया जा सकता है जिसमें तनाव और थकावट दूर करने के लिए एक्यूप्रेशर, विश्राम और उपयुक्त भोजन का समावेश हो। संक्षेप में, अनिद्रा रोग से छुटकारा पाने के लिए एक्यूप्रेशर बहुत प्रभावी है।

Lv-3 पैर के ऊपरी भाग में अँगूठे और उसके पासवाली उँगली के बीच स्थित है। लिवर, शरीर से विषैले पदार्थ बाहर निकालनेवाला सबसे सशक्त अंग माना जाता है, यह इसे पुष्ट और लिवर मेरिडियन में ची के प्रवाह को नियमित करता है। इस प्वॉइंट पर दबाव देने से सभी प्रकार के तनावों को दूर करने में मदद मिलती है और यह मन को शांत बनाए रखता है।

Sp-6 जिसे 'थ्री यिन मीटिंग पॉइंट' भी कहा जाता है, टखने की हड्डी से ऊपर टाँग के भीतरी और पृष्ठ भाग पर स्थित है। इसकी ठीक-ठीक स्थिति टखने की हड्डी से करीब चार उँगलियों की चौड़ाई जितना ऊपर है। जैसा कि इसके नाम से स्पष्ट है, यह सबसे महत्त्वपूर्ण प्रेशर पॉइट्स में से एक है, क्योंकि यह एक साथ तिल्ली, लिवर और गुरदे, तीनों मेरिडियंस के यिन को पुष्ट करता है। यह पूरे शरीर में ची और रक्त को

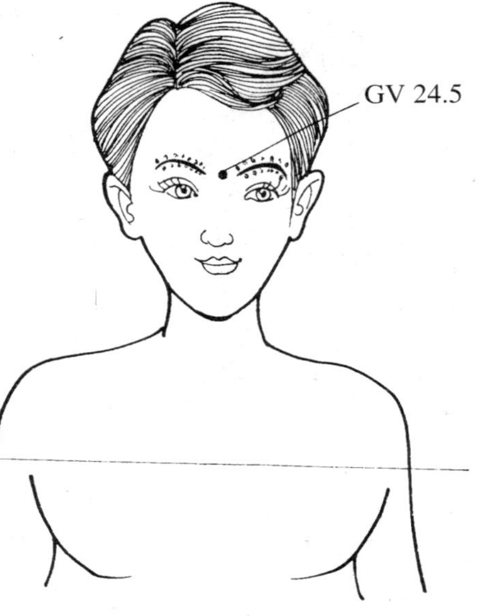

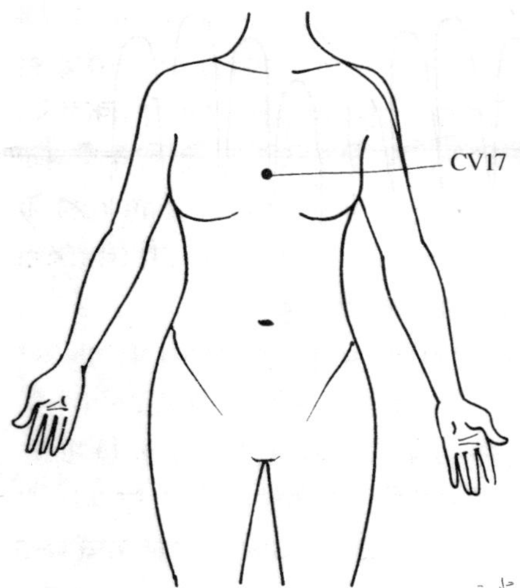

प्रवाहित करने में सहायक है। यिन का पोषण और मन को शांत करने के अपने द्विमुखी प्रभाव के कारण यह अनिद्रारोग से छुटकारा दिलानेवाला महत्त्वपूर्ण प्वॉइंट बन जाता है।

GB-20 खोपड़ी के बेस के नीचे गड्ढे में स्थित है। दोनों ओर स्थित इस प्वॉइंट पर एक साथ हल्के से लेकर मध्यम दरजे तक का स्थिर दबाव दिया जाना चाहिए। इसका प्रभाव इसके नाम 'गेट्स ऑफ कांशसनेस' के अनुरूप ही है। गरदन के क्षेत्र में आई अकड़न ठीक करने के लिए यह एक अत्यंत लाभदायक प्वॉइंट है। यह गैस और जुकाम भी दूर करता है। अनिद्रारोग ठीक करने के लिए एक अच्छा प्वॉइंट है।

'सी ऑफ ट्रॅन्क्विलिटी' के नाम से ज्ञात Cv-17 ब्रेस्टबोन के बेस से एक हथेली की चौड़ाई जितना ऊपर, ब्रेस्टबोन

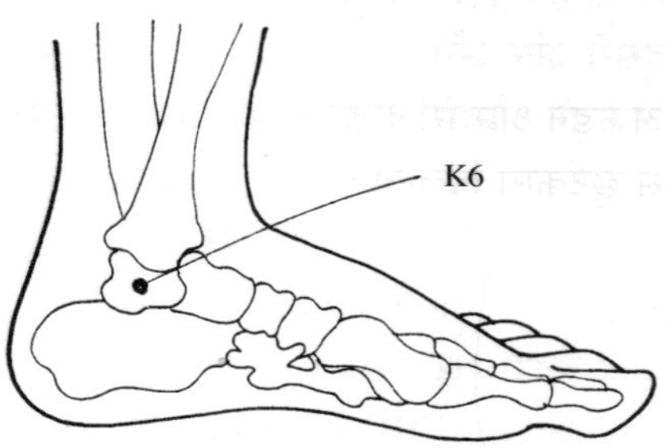

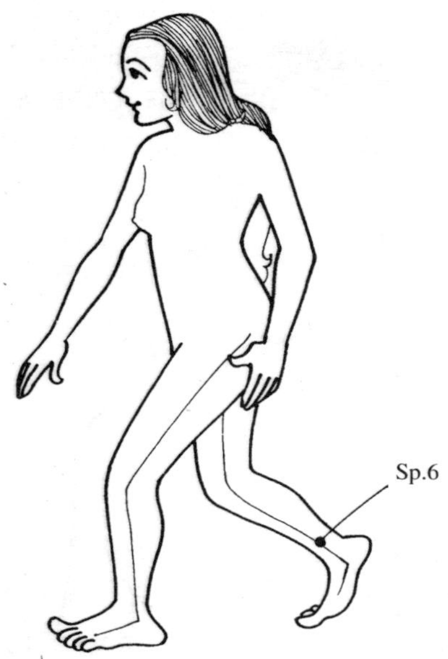

के मध्य में स्थित है। यह चिंता से छुटकारा दिलाता है, घबराहट को शांत करता है और हॉट फ्लश कम करता है। यह अनिद्रारोग ठीक करने में सहायक है।

'इनर गेट' के नाम से ज्ञात Pc-6 हथेली की तरफ कलाई की क्रीज से करीब तीन उँगलियों की चौड़ाई जितना ऊपर, भुजा के मध्य में स्थित है। मन को शांत करनेवाले प्रभाव के जरिए यह अनिद्रारोग से छुटकारा दिलाता है।

Gv-24.5 भौंहों के बीच में उस स्थल

पर बने गड्ढे में स्थित है, जहाँ बाँसा (ब्रिज ऑफ दि नोज) और माथा मिलते हैं। यह अंत:स्त्रावी तंत्र (एंडोक्राइन सिस्टम), विशेष रूप से पीयूष ग्रंथि (पिट्यूइटरी ग्लैंड) को टोन-अप करता है। यह पूरे शरीर को स्फूर्ति प्रदान करता है, तनाव कम करता है तथा हेड कंजेश्चन, बंद नाक, सिरदर्द, अवसाद और भावनात्मक असंतुलनों में भी आराम दिलाता है तथा इस तरह एक अच्छी नींद लाने के लिए रोगी को आराम पहुँचाता है।

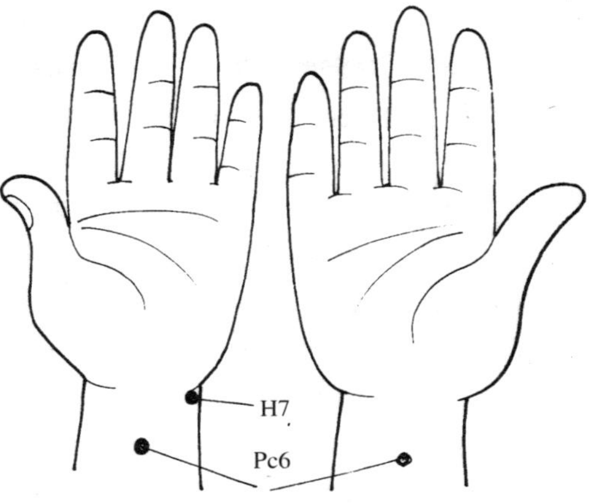

B-10 मेरुदंड से करीब एक अँगूठे की चौड़ाई जितना दूर गरदन के ऊपरी भाग में स्थित है। गरदन की मांसपेशी को भींचने के लिए अपनी सभी उँगलियाँ एक ओर तथा दूसरी ओर अँगूठे का उपयोग करते हुए गरदन के पिछले भाग को पकड़ें। यह गरदन अकड़न और रिजिडिटी दूर करनेवाला एक प्रमुख प्वॉइंट माना जाता है तथा अनिद्रारोग से छुटकारा दिलाता है।

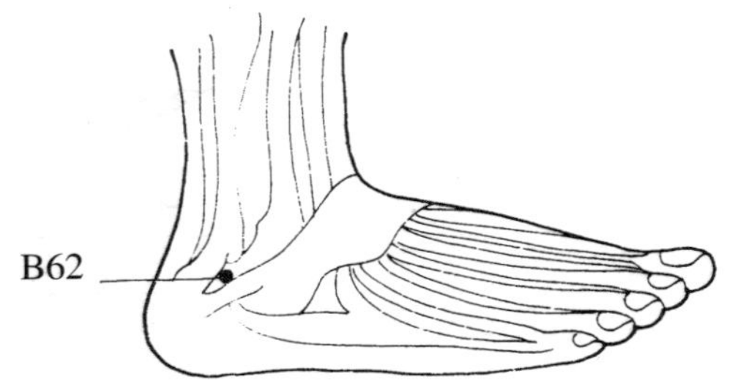

H 7 : 'स्पिरिट गेट' नामक यह प्वॉइंट कनिष्ठा उँगली की दिशा में कलाई की क्रीज सलवट के भीतर स्थित है। यह नींद न आने का कारण चिंता दूर करता है और इस तरह बहुत उपयोगी है।

Gv-16 : 'विंड मेंशन' नामक यह प्वॉइंट सिर के पिछले हिस्से के मध्य में खोपड़ी के बेस के नीचे बने धँसाव में स्थित है। यह मानसिक तनाव और अनिद्रा, रोग से छुटकारा दिलाता है।

k6 : (जॉयफुल स्लीप) टखने के भीतरी भाग के नीचे बने गड्ढे में पाया जाता है। अनिद्रा और चिंता दूर करता है।

B-62 : 'काम स्लीप' नामक यह प्वॉइंट टखने के बाहरी भाग पर बने गड्ढे में स्थित है। यह पीठ का दर्द दूर करता है, जिसके कारण सोने में कठिनाई होती है।

चूँकि बार-बार आनेवाले अनिद्रा के दौर रोगी को सुस्त बना सकते हैं, अगर सोने से पहले निम्नलिखित रिफ्लेक्स प्वॉइंट्स को उद्दीप्त किया जाए तो वह रिलेक्स महसूस

करेगा और उसे चैन की नींद आने की संभावना बढ़ेगी। दोनों पैरों और हथेलियों के सोलर प्लेक्सस एरिया को अँगूठे से धीरे-धीरे कई बार दबाकर उद्दीप्त करें। इसके बाद दोनों पैरों और दोनों हाथों के अँगूठों पर स्थित सिर और मस्तिष्क के संबंधित रिफ्लेक्स एरियाज पर अँगूठे के जरिए दबाव दें। दबाव अँगूठों की साइड् और स्टेम, दोनों पर दिया जाना चाहिए।

प्रश्न 75 : विक्षुब्ध आँतों की अवस्था 'इरिटेबल बाउल सिंड्रोम'-आइबीएस) क्या है ? क्या एक्यूप्रेशर/रिफ्लेक्सोलॉजी इसके इलाज में सहायक हो सकते हैं ?

उत्तर : आइबीएस एक ऐसा शब्द है, जो कई तरह के विकारों, को वर्णित करता है, जो आँतों को प्रभावित करते और बहुत से लक्षण पैदा करते हैं, जिनमें बारी-बारी से कब्ज और डायरिया होना, अत्यधिक उदर-वायु, मतली, भूख कम लगना, पेट में मरोड़ तथा सुस्ती और कमजोरी का एहसास शामिल हैं, इस रोग का कोई ज्ञात कारण नहीं है। फिर भी यह माना जाता है कि तनाव तथा स्वायत्त स्वचलित (Autonomic) तंत्रिका तंत्र (नर्वस सिस्टम) के कारक तत्त्व हो सकते हैं जो तनाव पर प्रतिक्रिया व्यक्त करता है, कुछ खाद्य पदार्थ भी आँतों को विक्षुब्ध कर सकते हैं। चीन के पारंपरिक चीनी चिकित्सा शास्त्र के अनुसार यह स्थिति हमारे शरीर में जमीनी ऊर्जा (अर्थ इनर्जी) जो हमारे शरीर के पाँच मूलभूत तत्त्वों में से एक है, में किसी प्रकार का असंतुलन आ जाने के कारण बनती है। अगर आपके सिस्टम पर अर्थ एनर्जी हावी है तो आप खाने के शौकीन या ज्यादा खाने की ओर प्रवृत्त हो सकते हैं और यह आपकी पाचन संबंधी समस्याओं को बढ़ा सकते हैं। इसके परिणामस्वरूप आपके लिए अपना वजन नियंत्रित करना कठिन हो सकता है। एक बार असंतुलित होने पर आपको मिठाइयों, चॉकलेट आदि की ललक हो सकती है, जो आपकी समस्याओं को और बढ़ा देगा।

कई अन्य विकार पेट और सीने में जलन, खाने के बाद पेट फूल जाना, डकार तथा खाना निगलने में कठिनाई जैसी समस्याएँ पैदा कर सकते हैं। इनमें नॉन-अल्सरेटिव, डिस्पेप्सिया, गेस्ट्राइटिस और पेप्टिक अल्सर आदि शामिल हैं। उनके शारीरिक लक्षण मिलते-जुलते लगते हैं, पेट और गले में अम्लता का एहसास तकलीफ बढ़ा देता है। पेप्टिक अल्सर अकसर एक ऐसे अल्सर को जन्म देता है जिससे पेट या ऊपर आँत की दीवार का क्षरण हो जाता है। गेस्ट्राइटिस स्टमक मेंम्ब्रेन का इरिटेशन है। एस्पिरिन का सेवन इस इरिटेशन का कारण हो सकता है। इसी तरह भारी तनाव, धूम्रपान तथा जीवन शैली से जुड़े हुए अन्य कारक भी गेस्ट्राइटिस का कारण हो सकते हैं। इसी तरह भारी तनाव, धूम्रपान तथा जीवन शैली से जुड़े हुए अन्य कारक भी ग्रेस्ट्राइटिस का कारण हो सकते हैं। पाचन संबंधी समस्याओं का एक और कारण सूक्ष्म जीवों, जैसे बेक्टीरिया का हमला है। निश्चित रूप से आइबीएस से पेट दर्द और पाचन संबंधी समस्याएँ भी पैदा

हो सकती हैं।

आदर्श समाधान तो यह होगा कि अपने खानपान को नियमित करें और इसे एक बेहतर स्वरूप दें। यह किसी भी व्यक्ति का दीर्घकालिक लक्ष्य होना चाहिए। पर्याप्त पानी पिएँ प्रतिदिन कम-से-कम 8 से 10 गिलास, वसायुक्त भोजन से बचें, हमेशा अच्छी तरह पकाया हुआ भोजन खाएँ, क्योंकि अधपका भोजन आपकी तिल्ली पर अधिक भार डालता है। यह ऐसा अंग है, जो भोजन को खंडित करता और उससे आवश्यक पोषक तत्त्व ग्रहण करता है। सूप और भाप से पके व्यंजन (स्ट्यू) तिल्ली के लिए अच्छे पोषक आहार माने जाते हैं। कॉफी, शराब,पास्ता और बेकरी उत्पादों आदि का सेवन कम करें तथा ज्यादा-से-ज्यादा पोषक तत्त्व लेने के तरीके निकालें। इसी बीच एक्यूप्रेशर और रिफ्लेक्सोलॉजी आपकी समस्याएँ कम करने में सहायक हो सकते हैं, क्योंकि ये दोनों तकनीकें तनाव दूर करने के उत्तम साधन पाए गए हैं। जो शायद इस रोग के प्रमुख कारणों में से एक है। दूसरे शब्दों में एक्यूप्रेशर और रिफ्लेक्सोलॉजी वही करने में शरीर की मदद करते हैं, जिसका प्रयास वह पहले ही कर रहा होता है, अर्थात् स्वयं को ठीक करना।

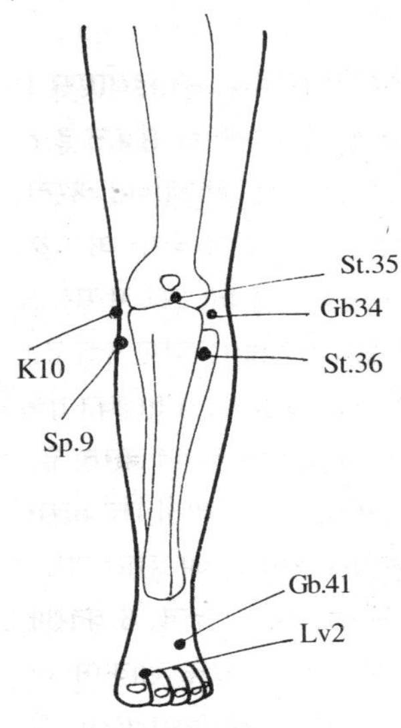

‘इनर गेट’ के नाम से ज्ञात Pc-6 हथेली की तरफ कलाई की क्रीज से करीब तीन उँगलियों की चौड़ाई जितना ऊपर, भुजा के मध्य में स्थित है। अपने शांतकारी प्रभाव के द्वारा यह आईबीएस (विशेष रूप से मतली, गर्भवती महिलाओं से लेकर कीमोथेरेपी के रोगियों और समुद्री यात्रा करनेवाले लोगों में) से छुटकारा दिलाने में सहायक है।

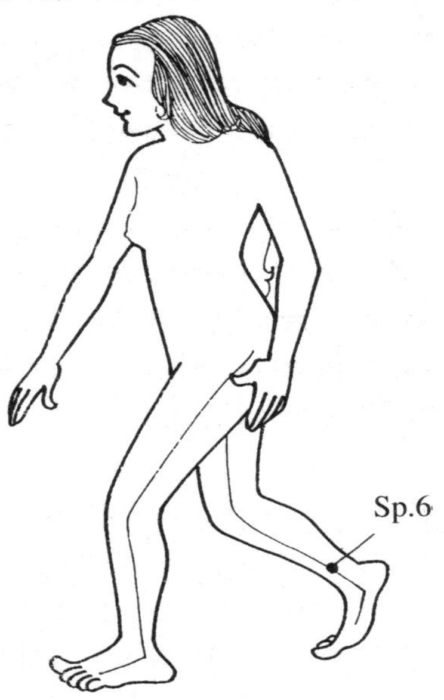

Sp-6 ‘थ्री यिन मीटिंग पॉइंट’ भी कहलाता है, यह टखने की हड्डी से ऊपर टाँग के भीतरी और पृष्ठ भाग पर स्थित है। इसकी ठीक-ठीक स्थिति टखने की हड्डी से करीब चार उँगलियों

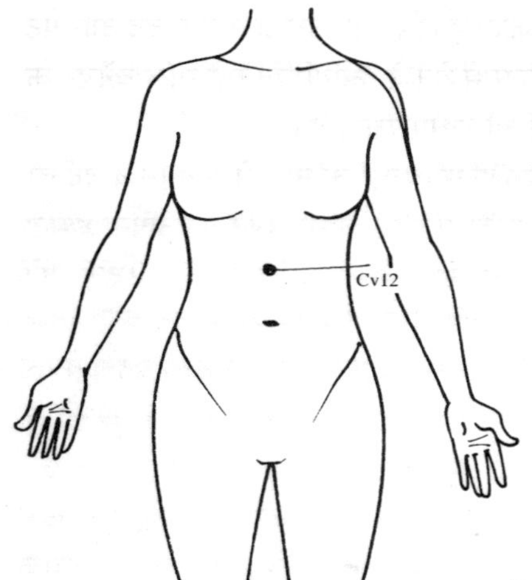

की चौड़ाई जितनी ऊपर है। जैसा कि इसके नाम से स्पष्ट है, यह सबसे महत्त्वपूर्ण प्रेशर प्वॉइंट्स में से एक है क्योंकि यह साथ तिल्ली, लिवर और गुरदे, तीनों मेरिडियंस के यिन को पुष्ट बनाता है। यह पूरे शरीर में ची और रक्त को प्रवाहित करने में सहायक है। यह स्त्रियों की किसी भी प्रकार की समस्या नियमित करनेवाले सर्वोत्तम प्वॉइंट्स में से एक माना जाता है। गर्भवती महिलाओं को इस प्वॉइंट पर दबाव नहीं देना चाहिए।

St-36 शिन बोन से बाहर की ओर एक उँगली की चौड़ाई जितना दूर, नी–कैप से चार उँगलियों की चौड़ाई जितना नीचे स्थित है। यह प्वॉइंट पूरे शरीर को शक्ति देता है, मांसपेशियों को पुष्ट बनाता है, विशेष रूप से Sp-6 के संयोजन में तथा पूरे शरीर में शक्ति का पुन: संचार करता है।

St-40 पैर के बाहरी ओर, टखने की हड्डी और नी–कैप के मध्य रोग के बीचोंबीच स्थित है। टिबिआ का पता लगाएँ और हड्डी से बाहर की ओर दो अँगूठों की चौड़ाई जितना दूर जाएँ। कंजेश्चन कम करने में यह बहुत मददगार है। अगर आप महसूस कर रहे हैं कि आपके फेफड़ों में बहुत सारा बलगम जमा है, तो कंजेश्चन, जो दिमाग को आच्छादित कर देता है, दूर करने के लिए इस प्वॉइंट पर दबाव डालने से बहुत अच्छे परिणाम सामने आएँगे। यह प्वॉइंट 'अर्थ इनर्जी' में असंतुलन दूर करने की क्षमता के लिए जाना जाता है।

Cv–12 ब्रेस्टबोन के तले पर बने खाँचे और नाभि के बीचोंबीच स्थित है। इस प्वॉइंट पर करीब एक मिनट तक मध्यम दरजे का, किंतु फर्म दबाव डालें। इस प्वॉइंट पर दबाव डालते समय अगर रोगी का पेट खाली हो, तो बेहतर होगा। यह हिचकियाँ, पेट में मरोड़, भावनात्मक तनाव दूर करता है और 'अर्थ इनर्जी' में संतुलन बहाल करने में सहायक है।

Lv–3 पैर के ऊपरी भाग में अँगूठे और उसके पासवाली उँगली के बीच स्थित है। यह लिवर को पुष्ट और लिवर मेरिडियन में ची के प्रवाह को नियमित करता है, जो शरीर से विषैले पदार्थ बाहर निकालने के लिए सबसे सशक्त

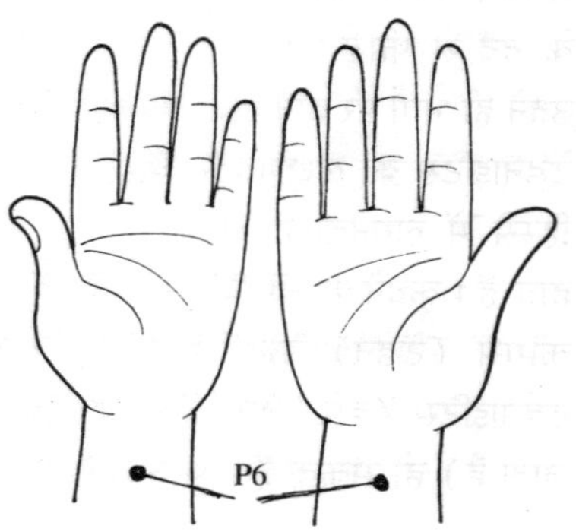

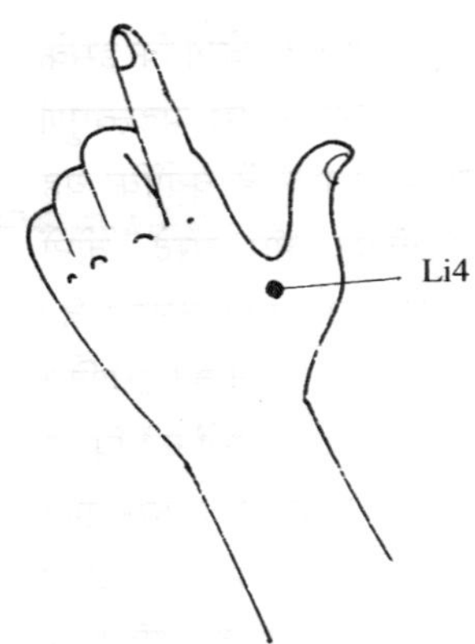

अंग माना जाता है। मितली, उलटी, पेट में दर्द और पेट फूलने में आराम देने के अतिरिक्त यह गॉल ब्लैडर के स्वास्थ्य में भी सुधार लाता है।

'एडजॉइनिंग वैली' के नाम से ज्ञात Li-4 दर्द दूर करने और शरीर में ची संचरित करने की अपनी क्षमता के लिए जाना जाता है। यह अँगूठे और तर्जनी को मिलाने पर बननेवाली क्रीज के सिरे पर स्थित है। यह मल के रास्ते से शरीर से विषैले पदार्थ बाहर निकालता है। डायरिया, कब्ज और पेटदर्द सहित आँतों की समग्र क्रियाशीलता में सुधार के लिए एक अच्छा प्वॉइंट है। यह ची की निश्चलता भी दूर करता है। गर्भवती महिलाओं को इस प्वॉइंट का उपयोग नहीं करना चाहिए।

रिफ्लेक्सोलॉजी के द्वारा इस रोग का इलाज करने के लिए पाचन तंत्र के सभी क्षेत्रों से जुड़े निम्नलिखित रिफ्लेक्स प्वॉइंट्स पर ध्यान केंद्रित करें : सोलर प्लेक्सस, एड्रेनल ग्लैंड्स, डायफ्राम, रीढ़ की हड्डी (विशेष रूप से वक्षीय क्षेत्र), कलाई के चारों ओर लिंफेटिक सिस्टम से गुरदे और मूत्राशय के क्षेत्रों पर। इनमें से प्रत्येक क्षेत्र पर करीब 2–3 मिनट तक घड़ी की सुइयों की गति की दिशा में मालिश जैसा दबाव डालें। यह प्रक्रिया कुछ दिनों तक दोहराई जानी चाहिए तथा रोग की स्थिति गंभीर होने पर तो दिन में दो बार ऐसा किया जाना चाहिए। जिन क्षेत्रों पर दबाव दिया जाना है, उनकी स्थिति जानने के लिए पुस्तक के अंत में दिए गए हथेलियों और तलवों के चित्रों का अवलोकन करें।

प्रश्न 76 : क्या एक्यूप्रेशर/रिफ्लेक्सोलॉजी घुटनों का दर्द ठीक कर सकते हैं?

उत्तर : जब हम खड़े होते या चलते हैं तो घुटनों के जोड़ शरीर का काफी भार जज्ब (एब्जॉर्ब) करते हैं। खेलों से जुड़ी गति–विधियों में भाग लेने या अधिक वजनवाले लोग अकसर घुटनों के दर्द से पीड़ित रहते हैं। नी–कैप से ठीक नीचे, उतने ही भाग पर होनेवाला (लोकलाइज्ड) दर्द पेटलर टेंडनाइटिस का लक्षण हो सकता है। शरीर के निचले हिस्से में लगनेवाली आम चोटों से घुटने प्रभावित होते हैं। कूदने से नी–कैप या पैटेलर के ठीक नीचे कीगस (टेंडन) फट सकती है, जिससे पैटेलर टेंडनाइटिस (इसे 'जंपर्स' नी के नाम से भी जाना जाता है) हो सकता है। घुटने के जोड़ों में दर्द, फेमर

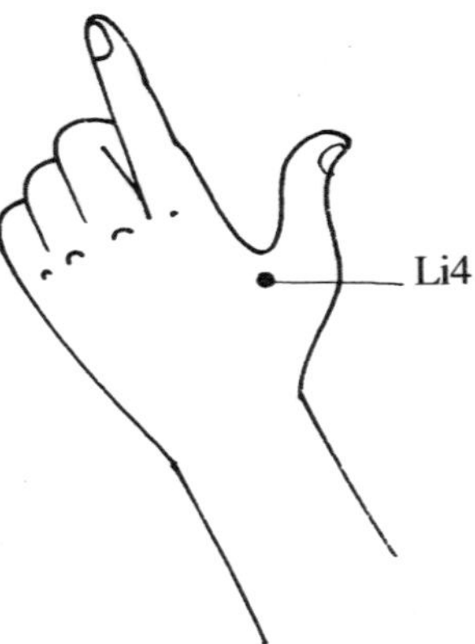

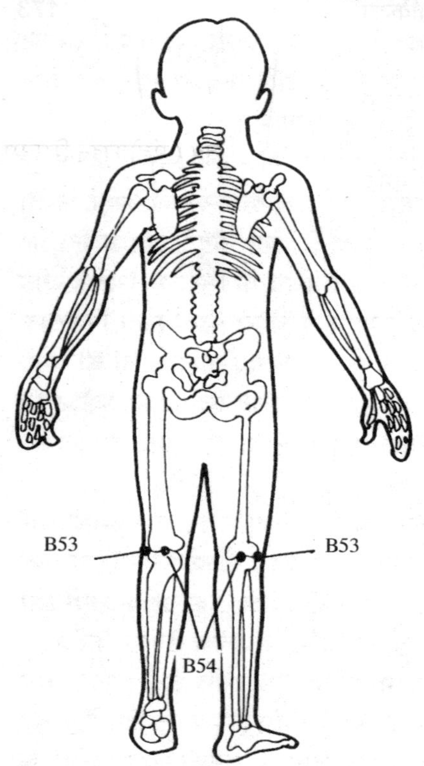

और टिबिआ के बीच, कार्टिलेज में टूटन के कारण भी हो सकता है। अत्यधिक खेलकूद या व्यायाम के मसल फायबर्स फट सकते हैं, जिसके परिणामस्वरूप मांसपेशियों में फ्लूड जमा हो सकता है, जिससे घुटनों में दर्द, सूजन और मृदुता आदि हो सकते हैं। अत्यधिक चलना-फिरना (जोगिंग) भी इस जोड़ पर प्रतिकूल प्रभाव डाल सकता है।

एक्यूप्रेशर और रिफ्लेक्सोलॉजी दोनों, घुटने में दर्द दूर करने सूजन कम करने तथा घुटनों के क्षेत्र में रक्त संचरण बढ़ाने में मदद कर सकते हैं। प्रेशर प्वॉइंट्स की निम्नलिखित कार्यसूची सहायक होगी:

'एडजॉइनिंग वैली' के नाम से ज्ञात Li-4 दर्द दूर करने और शरीर में ची संचरित करने की अपनी क्षमता के लिए जाना जाता है। यह अँगूठे और तर्जनी को मिलाने पर बननेवाली क्रीज के सिरे पर स्थित है। यह मल के रास्ते शरीर से विषैले पदार्थ बाहर निकालता है। यह ची की निश्चलता को भी दूर करता है। गर्भवती महिलाओं को यह प्वॉइंट प्रयोग नहीं करना चाहिए।

St-36 शिनबोन से बाहर की ओर एक उँगली की चौड़ाई जितना दूर, नी-कैप से चार उँगलियों की चौड़ाई जितना नीचे स्थित है। यह प्वॉइंट पूरे शरीर को शक्ति देता है, मांसपेशियों को पुष्ट बनाता है, विशेष रूप से Sp-6 के संयोजन में तथा पूरे शरीर में शक्ति का पुनः संचार करता है। यह उदर के प्रतिकूल ची को भी शांत करता है। यह घुटनों का दर्द भी दूर करता है।

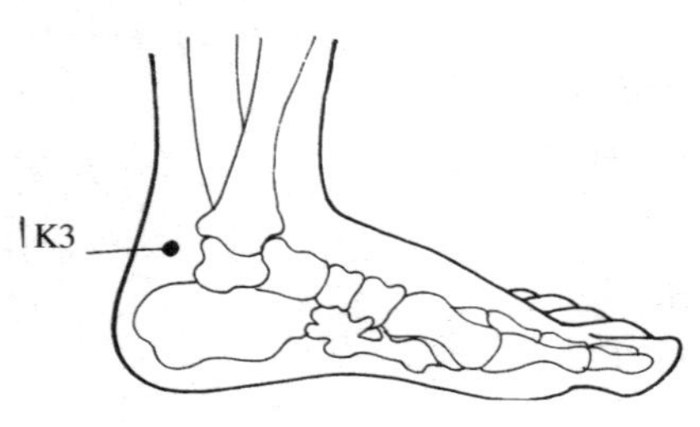

Lv-2 जिंग-जियान के नाम से ज्ञात यह प्वॉइंट पैर के अँगूठे और उसके पासवाली उँगली के संधिस्थल पर स्थित है। यह यिन को उद्दीप्त और यांग को शांत करता है। बेहतर परिणाम के लिए अगर संभव हो तो दोनों पैरों पर स्थित इस प्वॉइंट

पर साथ-साथ दबाव देने की कोशिश करें।

Kd-3 टखने की हड्डी और एकिलिस टेंडन के बीच, टखने के पिछले किनारे पर स्थित है।

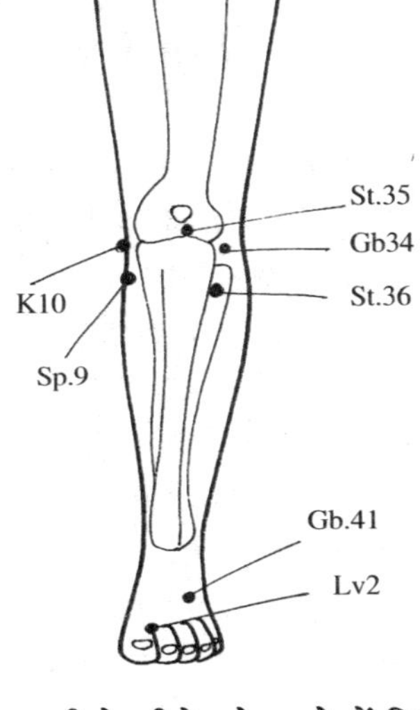

GB-41 : 'फॉलिंग टिअर्स' नामक यह प्वॉइंट पैर के ऊपरी भाग में चौथी और पाँचवीं उँगली के बीच बने चैनल में, इन दोनों उँगलियों के बीच बने वेब मार्जिन के लगभग बीचोंबीच स्थित है। यह ऊर्जा के प्रवाह को बहाल करके दर्द और तकलीफ से छुटकारा दिलाता है। चूँकि यह प्वॉइंट बहुत ही कोमल हो जाता है, शुरुआत हल्के दबाव से करें और उसके बाद, दर्द सहने की रोगी की क्षमता के अनुसार दबाव धीरे-धीरे बढ़ाएँ, होल्ड करें एवं धीरे-धीरे दबाव हटाएँ।

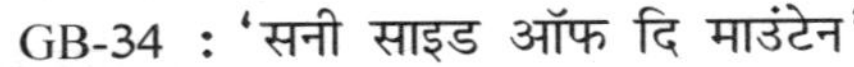

GB-34 : 'सनी साइड ऑफ दि माउंटेन' नामक यह प्वॉइंट घुटने के बाजू की तरफ उठी हुई हड्डी के नीचे बने गड्ढे में स्थित है। वायु विकार दूर करता है, नमीयुक्त उष्णता शरीर से बाहर निकालता तथा लिवर के यिन को उद्दीप्त करता है। चूँकि लिवर का यिन जोड़ों का पोषण करता है, इस प्वॉइंट पर दबाव देने से जोड़ों की गतिशीलता बढ़ जाती है। घुटनों में अत्यधिक दर्द, मांसपेशियों में तनाव आदि दूर करता है।

St-35 : 'काफ्स नोज' नामक यह प्वॉइंट नी-कैप के नीचे बने बाहरी गड्ढे में स्थित है। यह घुटनों का दर्द, अकड़न और सूजन (इडीमा) को कम करने में सहायक है।

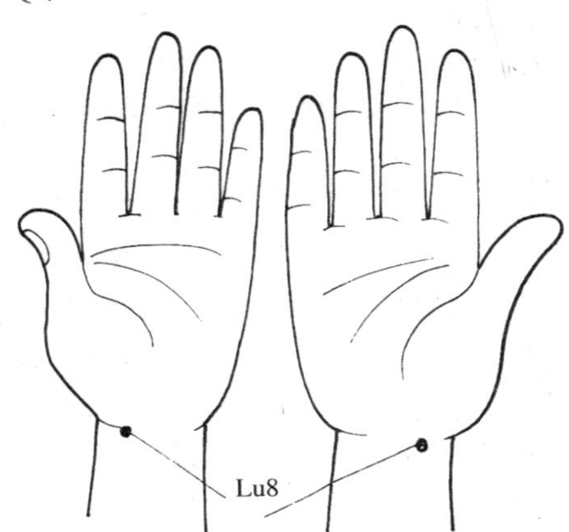

B-53 : 'कमांडिंग एक्टिविटी' नामक यह प्वॉइंट घुटने के बाहरी ओर घुटना मोड़ने पर बनने वाली क्रीज के सिरे पर स्थित है। यह घुटने में अकड़न और दर्द दूर करने में सहायक है।

B-54 : घुटने के पिछले भाग के मध्य में, घुटना मोड़ने पर बननेवाली सलवट पर स्थित है। यह घुटनों (और पीठ) में अकड़न और दर्द दूर करने के लिए बहुत ही लाभदायक प्वॉइंट है।

साइटिका का दर्द कम करने के लिए भी यह बहुत उपयोगी प्वॉइंट है।

K–10 : 'नरिशिंग वैली' के नाम से ज्ञात यह प्वॉइंट घुटने की क्रीज के भीतरी किनारे पर दो टेंडंस के बीच बने गड्ढे में स्थित है। यह घुटने के दर्द से छुटकारा दिलाने में सहायक है।

Sp-9 टाँग के भीतरी भाग में, शिन बोन के नीचे उठी हुई मांसपेशी के ठीक नीचे स्थित है। यह इडीमा, वॉटर रिटेंशन, सूजन और घुटनों की अन्य समस्याओं को कम करने में सहायक है।

Lv–8 : 'क्रुकेड स्प्रिंग' घुटने के भीतरी भाग में घुटना मोड़ने पर बननेवाली क्रीज के छोर पर स्थित है। यह घुटनों में दर्द और सूजन से छुटकारा दिलाता है।

रिफ्लेक्सोलॉजी के द्वारा इस रोग का इलाज करने के लिए गुरदे, लिवर, और तिल्ली के रिफ्लेक्स एरियाज को उद्दीप्त करें। उदर और मूत्राशय के रिफ्लेक्स पॉइंट्स को भी उद्दीप्त करें। दोनों पैरों की छोटी और दूसरी उँगली के बीच बने चैनल में, दोनों उँगलियों के बीच की दूरी के आधे से कुछ कम दूरी पर, पैर के पिछले भाग पर टखने के चारों ओर (आगे और पीछे, दोनों तरफ) दबाव देना बहुत ही लाभदायक है। घुटने के पिछले भाग पर, पैटेला बोन के ठीक नीचे, बाहर की ओर करीब चार उँगलियों की चौड़ाई जितना नीचे पैर की छोटी उँगली की दिशा में दबाव देना भी बहुत लाभकारी माना जाता है। इन क्षेत्रों को दो दिनों तक नियमित रूप से और अगर आप स्वयं दबाव दे रहे हों तो दिन में दो बार उद्दीप्त करें ताकि अधिकतम लाभ हो सके।

प्रश्न 77 : प्रसव वेदना और प्रसव का क्या अर्थ है ? क्या एक्यूप्रेशर संकुचनों को प्रेरित करने और प्रसव-पीड़ा को कम करने में सहायक हो सकता है ?

उत्तर : उस चिंता और भय से निपटने के लिए, जो अकसर आपके पहले बच्चे के जन्म के समय और उससे पहले मन में होता है, अपनी देखभाल स्वयं करें जैसे कार्यक्रमों में भाग लें, इससे आपमें आपके लिए जरूरी आत्मविश्वास में वृद्धि होती है। प्रसव-पूर्व के प्रथम लक्षणों का पता लगाना कठिन हो सकता है क्योंकि वे विभिन्न महिलाओं में भिन्न-भिन्न होते हैं। कुछ महिलाओं को नियत समय

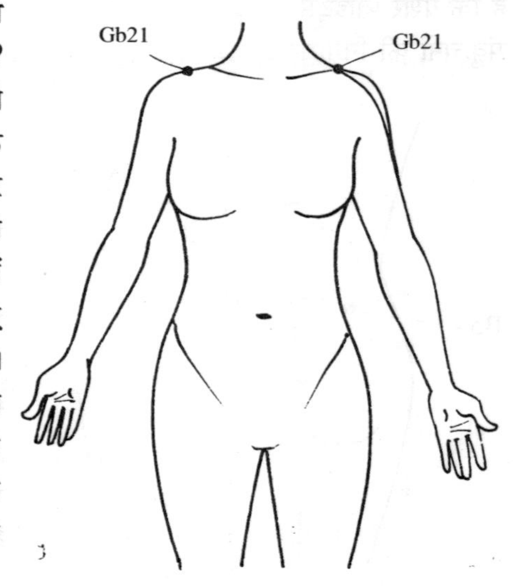

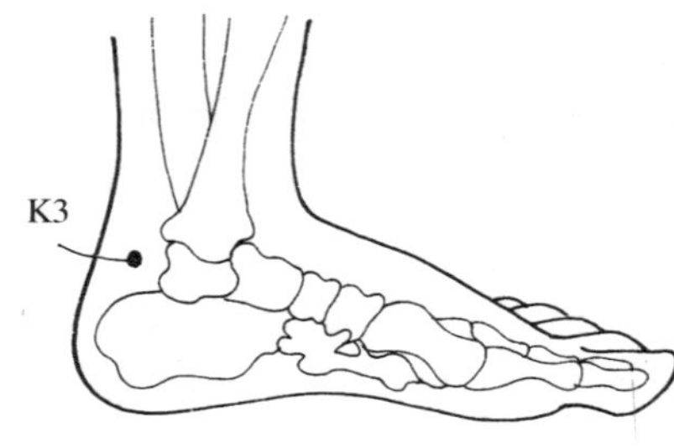

से कुछ हफ्ते पहले संकुचन शुरू हो जाते हैं। मध्यम तीव्रता जो बढ़ती नहीं है, वाले ये संकुचन अनियमित रूप से आते हैं और कुछ समय बाद कम या शांत हो जाते हैं। एक्टिव लेबर की अवस्था तब कही जाती है जब 'वॉटर ब्रेक' होता है, योनि से निकलनेवाला यह फ्लूड, गर्भस्थ शिशु को संरक्षण देता है, यह केवल एक टपकन या धारा के रूप में हो सकता है। अन्य लक्षणों में खून के धब्बों से युक्त म्यूकस का हल्का स्राव या गर्भ में नियमित अंतराल से होनेवाले संकुचन शामिल हैं।

सामान्य प्रसव के दौरान जरूरी होने पर 'इपिसियोटॉमी' नामक एक क्रियाविधि के जरिए योनिमार्ग को, सर्जिकली बढ़ाया जा सकता है। एक 'सिजेरियन सेक्शन' में सर्जरी के द्वारा शिशु को गर्भ से निकाल लिया जाता है। यह क्रियाविधि आमतौर पर किसी आपातकाल में अपनाई जाती है। जब शिशु या माँ को जान का खतरा हो। सामान्यत: आपका डॉक्टर आपके केस की स्थिति और विकल्पों के बारे में आपको अवगत कराता रहता है।

एक कालावधि में बहुत से मामलों में यह देखा गया है कि प्रेशर प्वॉइंट्स को उद्दीप्त किए जाने से प्रसव-पूर्व संकुचनों की नियमितता और तीव्रता में वृद्धि हुई है तथा मातृत्व-सुख की अपेक्षा कर रही महिला में तनाव, दर्द, एवं थकान काफी हद तक दूर होने से उसके आत्मविश्वास में भी वृद्धि हुई है। प्रसव-वेदना से ग्रस्त महिला के उपचार के रूप में विभिन्न प्रेशर प्वॉइंट्स उद्दीप्त किए जाने के कुछ देर बाद ही निम्नलिखित प्रभाव पड़ते हैं:

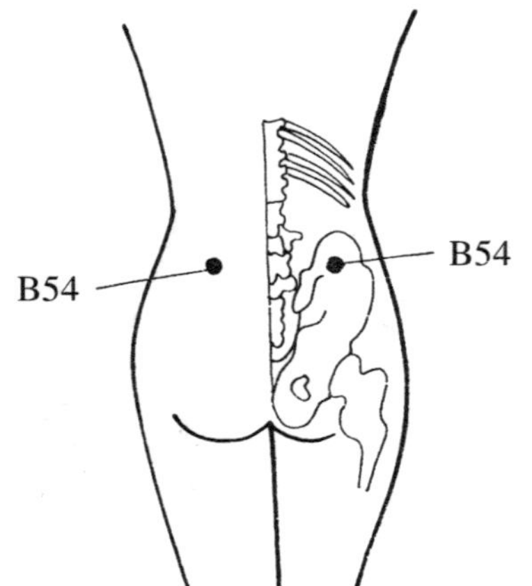

B-67 पैर की छोटी उँगली के नाखून से ठीक ऊपर त्वचा पर स्थित है। करीब एक मिनट तक फर्म दबाव दें, दबाव धीरे-धीरे हटाएँ और फिर दबाएँ। यह क्रिया 3-4 बार दोहराएँ। यह प्वॉइंट इतना कारगर है कि मिनटों में ही

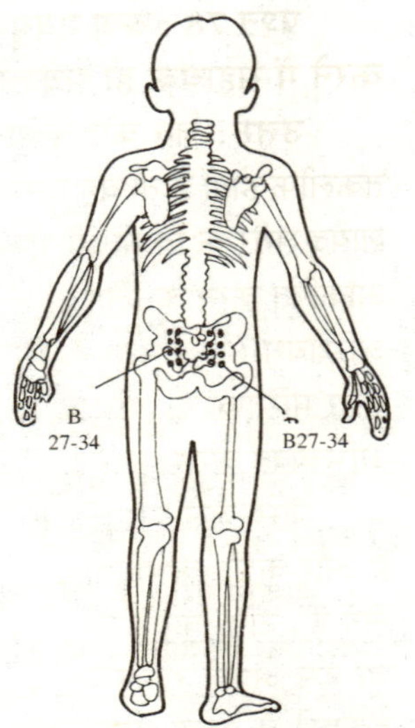

महिला महसूस करेगी कि गर्भस्थ शिशु सही पोजीशन में आ गया है। यह प्रसव के कठिन मामलों में अत्यधिक प्रभावी तथा भ्रूण की गलत स्थिति को ठीक करने में सक्षम है।

Kd-3 टखने की हड्डी के भीतरी भाग और टखने के पृष्ठ भाग में 'एकिलिस टेंडन' के बीच स्थित है। यह प्रसव-पीड़ा, थकान और पीठ का दर्द दूर करता है।

'एडजॉइनिंग वैली' के नाम से ज्ञात Li-4 दर्द दूर करने और शरीर में ची संचरित करने की अपनी क्षमता के लिए जाना जाता है। यह अँगूठे और तर्जनी को मिलाने पर बननेवाली क्रीज के सिरे पर स्थित है। यह मल के रास्ते शरीर से विषैले पदार्थ बाहर निकालता है। यह 'ची' की निश्चलता को भी दूर करता है। यह प्वॉइंट संकुचनों को प्रेरित और प्रसव पीड़ा को कम करने में सहायक है।

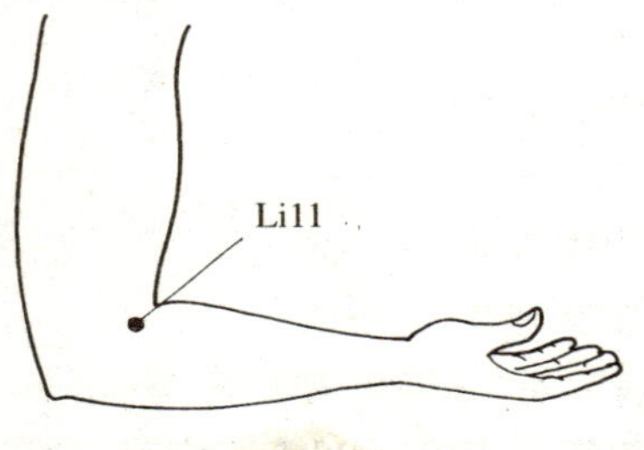

GB-21 : 'शोल्डर वेल' के नाम से ज्ञात यह प्वॉइंट गरदन और कंधे के बाहरी किनारे के बीचोंबीच स्थित है। यह प्वॉइंट अकसर बहुत मृदु पाया जाता है। इस प्वॉइंट पर कंधे के दोनों ओर एक साथ दबाव डाला जा सकता है। विभिन्न प्वॉइंट्स पर दबाव देते समय अगर रोगी धीमी और गहरी साँसें लेता रहे तो यह और अधिक लाभकारी हो जाता है। यह प्वॉइंट फेफड़ों (शरीर के ऊपरी भाग) में ची का सामान्य प्रवाह बहाल करता है। यह प्रसव में सहायक है तथा घबराहट और दर्द, थकान, हाथ-पैर ठंडे पड़ जाना जैसी परेशानियों से छुटकारा दिलाता है।

B-27 से लेकर B-34 तक वे प्रेशर प्वॉइंट्स हैं, जो मेरुदंड के सेक्रल पार्ट पर स्थित हैं और उन पर दोनों हाथों की मुट्ठियों के जरिए भी दबाव डाला जा सकता है, जब रोगी बैठा या पेट के बल लेटा हो। प्रसव के दौरान पीड़ा को कम करने के उद्देश्य से यह गर्भाशय और पेल्विक क्षेत्र को शिथिल करने में सहायक है।

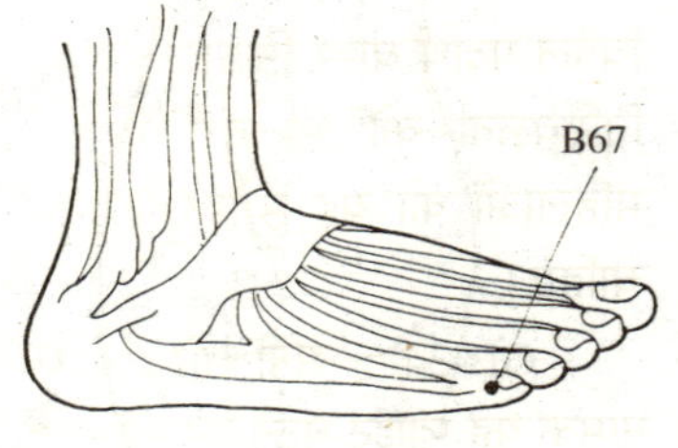

प्रश्न 78 : क्या एक्यूप्रेशर टाँग के निचले भाग, जाँघ और कूल्हे का दर्द दूर करने में सहायक हो सकता है ?

उत्तर : जब कोई बच्चा भूखा या प्यासा होता या उसके शरीर के किसी भी भाग में तकलीफ होती है तो वह दूसरों का ध्यान आकर्षित करने के लिए रोता है, उसी तरह दर्द भी शायद शरीर के किसी भी भाग, जिस पर ध्यान दिया जाना जरूरी है, की ओर हमारा ध्यान आकर्षित करने के लिए शरीर की एक अभिव्यक्ति है। दर्द छोटी–बड़ी चोट लगने, किसी अस्थिबंध (लिगामेंट) के खिंच या फट जाने या मोच आ जाने के कारण होता है। हमारा शरीर मस्तिष्क या शरीर के किसी भी भाग में रक्त की बाधित आपूर्ति को भी दर्द के रूप में अभिव्यक्त कर सकता है। दर्द हल्का, स्पंदनशील, टीस उठनेवाला या तीव्र हो सकता है।

जैसे–जैसे हम बड़े होते हैं, वह हमारा साथी या जीवन का एक हिस्सा बन जाता है और कभी–कभी लोग उसके इतने आदी हो जाते हैं कि वे उसके साथ जीना सीख लेते हैं। टाँग, कूल्हे और जाँघ में होनेवाला दर्द भी शायद बहुत आम तरह का दर्द है, जो हम अपनी रोजमर्रा की जिंदगी में अनुभव करते हैं। उसे बहुत अधिक प्रयास या दवाइयों के बिना ठीक किया जा सकता है, जब तक कि वह हमारी हड्डियों पर लगी एक बड़ी चोट या किसी मांसपेशी के टिश्यूज के बुरी तरह फट जाने के कारण न हो रहा हो। एक्यूप्रेशर टाँगों, कूल्हे और जाँघों में रुटीन टाइप के दर्द को दूर करने तथा एक्सीडेंट, ऊँचाई से गिरने आदि के परिणामस्वरूप किसी बड़ी चोट से उपजे दर्द को भी कम करने में सहायक हो सकता है। प्रेशर प्वॉइंट्स की निम्नलिखित कार्यसूची मददगार साबित होगी।

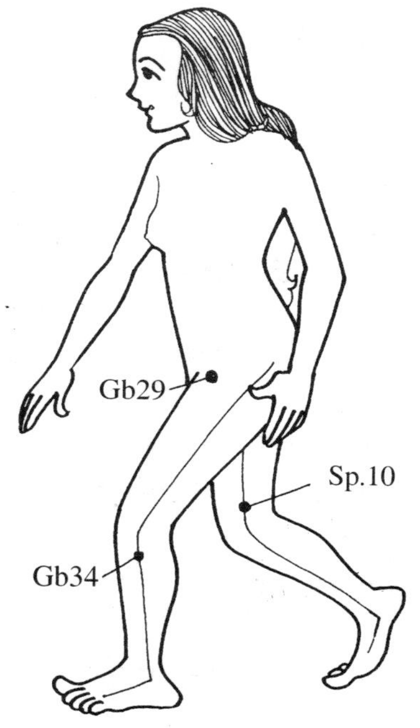

'एडजॉइनिंग वैली' के नाम से ज्ञात Li-4 दर्द दूर करने और शरीर में 'ची' संचारित करने की अपनी क्षमता के लिए जाना जाता है। यह अँगूठे और तर्जनी को मिलाने पर बननेवाली क्रीज के सिरे पर स्थित है। यह मल के रास्ते शरीर से विषैले पदार्थ बाहर निकालता है। यह 'ची' की निश्चलता को भी दूर करता है। गर्भवती महिलाओं को यह प्वॉइंट उपयोग नहीं करना चाहिए।

GB-34 : 'सनी साइड ऑफ दि माउंटेन' नामक यह प्वॉइंट घुटने की साइड की तरफ उठी हुई हड्डी के नीचे बने गड्ढे में स्थित है। यह

वायु दूर करता है, नमीयुक्त उष्णता शरीर से बाहर निकालता है तथा लिवर के यिन को उद्दीप्त करता है। चूँकि लिवर का यिन जोड़ों का पोषण करता है, अत: इस प्वॉइंट पर दबाव देने से जोड़ों की गतिशीलता बढ़ जाती है। यह घुटनों में अत्यधिक दर्द, मांसपेशियों में तनाव, आदि दूर करता है।

GB-30 : 'जंपिंग सर्कल' नामक यह प्वॉइंट कूल्हे के दर्द ठीक करने के लिए सबसे महत्त्वपूर्ण प्वॉइंट है। टाँग और पीठ के निचले भाग के पूरे क्षेत्र में रक्त-संचरण उद्दीप्त करता है। यह कूल्हे की हड्डी और टेलबोन के बीच की कुल दूरी के करीब एक-तिहाई भाग दूर नितंब पर स्थित है। इसे पर्याप्त दबाव के साथ दबाया जाना चाहिए, जरूरी हो तो अपनी कोहनी के जरिए दोनों तरफ के प्वॉइंट्स पर दबाव दिया जाना चाहिए।

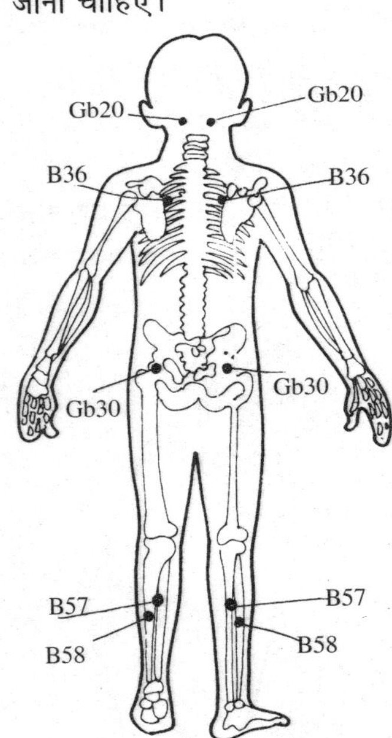

B-36 : 'रिसीविंग सपोर्ट' नामक यह प्वॉइंट कूल्हे की मांसपेशी के नीचे जाँघ के पिछले भाग पर ठीक मध्य में स्थित है। अँगूठों के द्वारा दोनों प्वॉइंट्स पर एक साथ दबाव दिया जा सकता है। अपने आप दबाव देने के लिए फर्श या सख्त बेड पर पीठ के बल लेट जाएँ और इस प्वॉइंट के नीचे मुट्ठी रखकर करीब तीन मिनट तक लेटे रहें।

B-57 : 'सपोर्ट दि माउंटेन' नामक यह प्वॉइंट टखने की हड्डी और घुटने के पीछे मिडप्वॉइंट के तकरीबन बीचोंबीच, 'काफ मसल' के निचले बॉर्डर के बीच बने अंग्रेजी के 'V' आकार के मध्य में स्थित है। यह प्वॉइंट टाँगों में दर्द और अकड़न दूर करने में सहायक है।

B-58 : यह प्वॉइंट B-57 से कुछ बाहर की ओर, उससे करीब एक अँगूठे की चौड़ाई जितना नीचे स्थित है। यह टाँगों में दर्द में राहत देता है।

GB-29 : इस प्वॉइंट का पता लगाने के लिए अपने हाथों को कमर के स्तर पर अपनी बेल्ट के दोनों ओर रखें। हाथों को करीब एक हथेली की चौड़ाई जितना खिसकाते हुए कूल्हे की हड्डी तक लाएँ। अँगूठों से दोनों तरफ दबाएँ। कूल्हे का दर्द दूर करने के लिए यह बहुत प्रभावी प्वॉइंट है।

अगर दर्द एक से दूसरी जगह शिफ्ट हो रहा हो तो इस समस्या के समाधान के लिए निम्नलिखित दो प्वॉइंट्स मददगार होंगे:

GB-20, जिसे 'विंडपूल' भी कहा जाता है, खोपड़ी के बेस पर गरदन की हेयरलाइन से एक अँगूठे की चौड़ाई जितना ऊपर, गरदन की वर्टेब्रा के दोनों ओर बने गड्ढों में स्थित है। यह दोनों हाथों के अँगूठों में अकड़न, सिरदर्द, कंधों में दर्द/भारीपन, आदि दूर करने में बहुत उपयोगी है और ऊर्जा के आंतरिक प्रवाह को भी नियमित करता है।

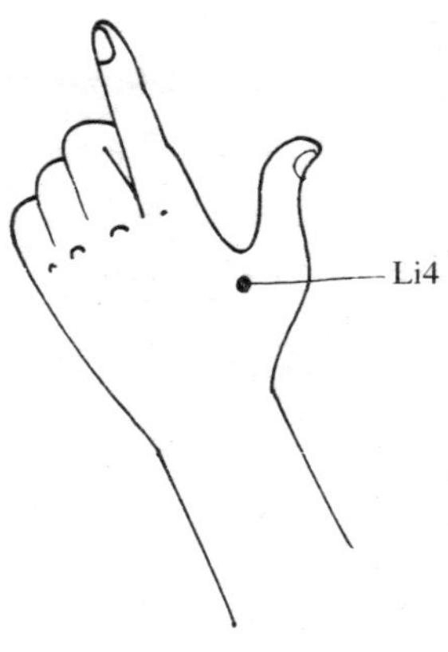

Sp-10 : (सी ऑफ ब्लड) घुटने से करीब दो अँगूठों की चौड़ाई जितना ऊपर जाँघ की उठी हुई मांसपेशी (आगे की ओर) पर स्थित है। यह प्वॉइंट रक्त की निश्चलता रोकता है, विशेष रूप से उदर के निचले क्षेत्र में।

प्रश्न 79 : रजोनिवृत्ति (मेनोपॉज) क्या है और इसके साथ कौन-से लक्षण प्रकट होते हैं ? क्या एक्यूप्रेशर या रिफ्लेक्सोलॉजी इसका सामना करने में मदद कर सकते हैं ?

उत्तर : यह एक स्त्री के जीवन का संक्रमण काल है। मासिक चक्र की समाप्ति एक स्त्री की संतानोत्पादक अवधि की समाप्ति की सूचक है और वह पीड़ाजनक मासिक चक्र, परिवार नियोजन उपायों के झंझट और गर्भधारण करने के भय आदि से मुक्त हो जाती है। किस आयु में इसका आगमन होगा, निश्चित रूप से नहीं कहा जा सकता; परंतु आमतौर पर यह चालीस प्लस की आयु में शुरू होता है और कुछ मामलों में पचास के दशक के आरंभिक वर्षों तक भी जा सकता है। अगर एक स्त्री लगातार छह महीनों तक रजस्वला नहीं होती तो यह माना जा सकता है कि रजोनिवृत्ति की प्रक्रिया शुरू हो चुकी है। फिर भी, अगर कोई स्त्री गर्भ धारण नहीं करना चाहती तो उसे मासिक धर्म बंद हुए पूरा एक साल बीतने तक परिवार नियोजन का कोई उपाय जारी रखना चाहिए। इसके लक्षण विभिन्न स्त्रियों में बहुत अलग-अलग तरह के होते हैं। जहाँ कुछ स्त्रियाँ इस संक्रमण काल से आसानी से गुजर जाती हैं, कई अन्य में हॉट फ्लश, रात में पसीना आना, योनि में सूखापन, मूड जल्दी-जल्दी बदलना, चिड़चिड़ापन और कभी-कभी तो अवसाद तक के लक्षण प्रकट होने लगते हैं। आमतौर पर यह प्रक्रिया धीरे-धीरे होती है और इससे जुड़े हुए बदलाव कई वर्षों के दौरान घटित होते हैं।

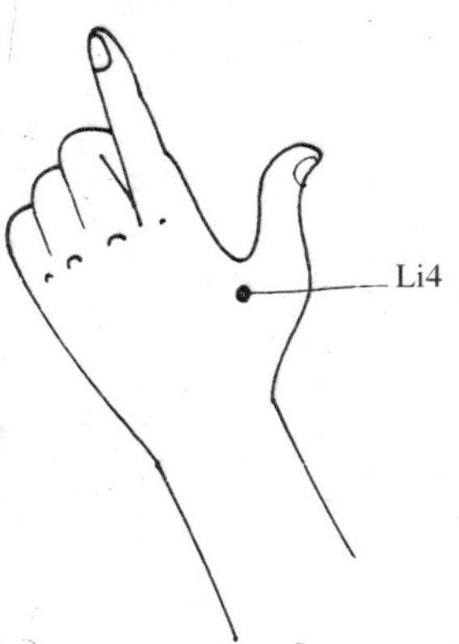

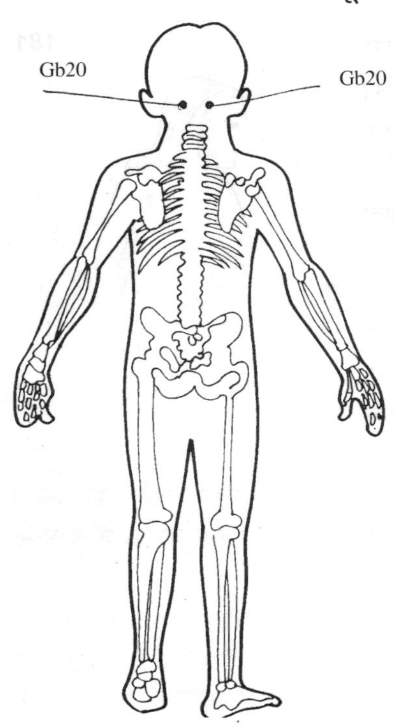

कुछ निश्चित प्रेशर प्वॉइंट्स को उद्दीप्त करने से यिन का पोषण होता है और शरीर में 'यिन और यांग' का बेहतर संतुलन स्थापित होता है, जो स्त्रियों द्वारा झेली जा रही समस्याओं की तीव्रता कम करता है।

प्रेशर प्वॉइंट थेरेपी अर्थात् 'एक्यूप्रेशर' मांसपेशियों को शिथिल बनाकर ऊर्जा के प्रवाह में आए अवरोध दूर करके, तनाव दूर करके और मस्तिष्क की कोशिकाओं के लिए अत्यावश्यक ऑक्सीजन की आपूर्ति में सुधार करके दर्द का कारण दूर करने में हमारी मदद करता है। निम्नलिखित कार्यसूची मददगार सिद्ध होंगी।

'एडजॉइनिंग वैली' के नाम से ज्ञात Li-4 दर्द दूर करने और शरीर में 'ची' का संचार करने की क्षमता के लिए जाना जाता है। यह अँगूठे और तर्जनी को मिलाने पर बननेवाली क्रीज के सिरे पर स्थित है। यह मल के रास्ते शरीर से विषैले पदार्थ बाहर निकालता है। यह 'ची' की निश्चिलता भी दूर करता है। गर्भवती महिलाओं को यह प्वॉइंट उपयोग नहीं करना चाहिए।

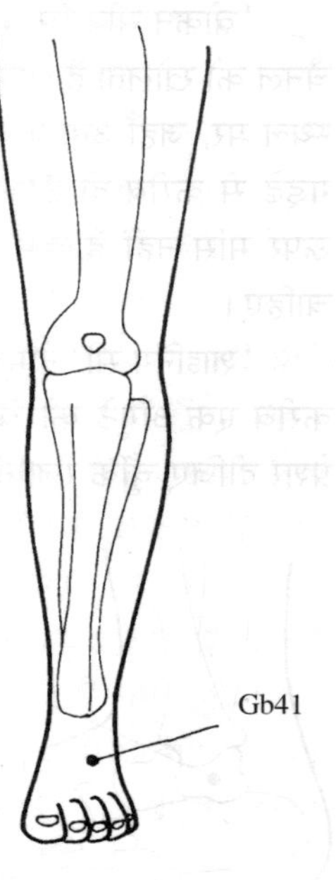

GB-20 : खोपड़ी के बेस के नीचे बने गड्ढे में स्थित है। दोनों ओर स्थित इस प्वॉइंट पर एक साथ हल्के से लेकर मध्यम दरजे तक का स्थिर दबाव डाला जाना चाहिए। इसका प्रभाव इसके नाम 'गेट्स ऑफ कांशसनेस' के अनुसार ही है। गरदन के क्षेत्र में अकड़न दूर करने के लिए अत्यंत लाभदायक प्वॉइंट है। वह वायु विकार और जुकाम भी दूर करता है।

GB-41 : पैर के ऊपरी भाग में चौथी और पाँचवीं मेटाटर्सल हड्डियों के बीच स्थित है। इस प्वॉइंट पर फर्म प्रेशर देने के लिए आपको अपनी तर्जनी या मध्यम उँगली द्वारा इस संधिस्थल के ठीक नीचे दबाव देते हए उसे ऊपर

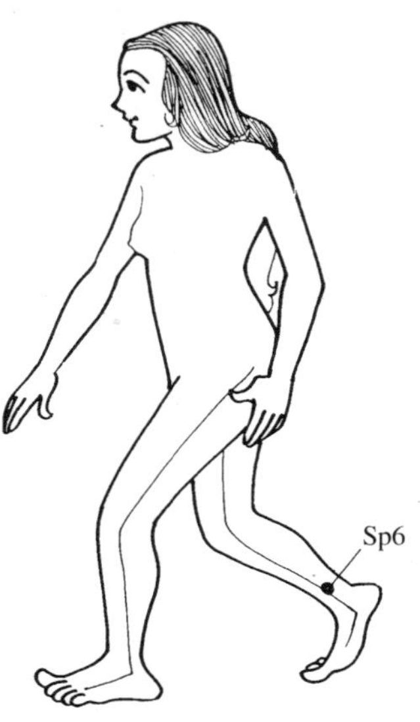

की ओर खिसकाना होगा। यह प्वॉइंट 'ची' का प्रवाह बहाल करता है और रजोनिवृत्ति के दौरान होनेवाला सिरदर्द ठीक करता है।

Sp-6 'थ्रीन यिन मीटिंग पॉइंट' भी कहलाता है यह टखने की हड्डी से ऊपर, टाँग के भीतरी और पृष्ठ भाग पर स्थित है। इसकी ठीक-ठीक स्थिति टखने की हड्डी से करीब चार उँगलियों की चौड़ाई जितनी ऊपर है। जैसा कि इसके नाम से ही विदित होता है कि यह सबसे महत्त्वपूर्ण प्रेशर प्वॉइंट्स में से एक है क्योंकि यह एक साथ तिल्ली, लिवर और गुरदे, तीनों मेरिडियंस के यिन को पुष्ट बनाता है। यह पूरे शरीर में 'ची' और रक्त को प्रवाहित करने में सहायक है। यह स्त्रियों की कोई भी समस्या को नियमित करनेवाले सर्वोत्तम प्वॉइंट्स में से एक माना जाता है। गर्भवती महिलाओं को इस प्वॉइंट्स पर दबाव नहीं डालना चाहिए।

'ब्रोकन सीक्वेंस' के नाम से ज्ञात Lu-7 का विशेष महत्त्व है। यह कंसेप्शन वेसल चैनल को खोलता है। इसे 'सी ऑफ यिन' के नाम से भी जाना जाता है, यह प्वॉइंट उस स्थल पर, जहाँ अँगूठा कलाई से मिलता है, कलाई की क्रीज के पास बने प्राकृतिक गड्ढे से करीब दो उँगलियों की चौड़ाई जितना ऊपर स्थित है। चूँकि इस प्वॉइंट के ऊपर मांस नहीं है, इसलिए हल्के से लेकर मध्यम दरजे तक का दबाव दिया जाना चाहिए।

'शाइनिंग सी' नामक प्वॉइंट Kd-6 पैर के तलवे की दिशा में टखने की हड्डी से करीब एक अँगूठे की चौड़ाई जितना नीचे (अँगूठे की ओर) स्थित है। इस पर फर्म प्रेशर दीजिए चूँकि रजोनिवृत्ति के लक्षणों में गुरदे के यिन की निश्चलता भी एक कारक है, इसलिए इस प्वॉइंट पर दबाव देने से वह पुष्ट होता है। अगर इसे Lu-7 के बाद दबाया जाए, तो यह 'सी ऑफ यिन' खोलने में भी सहायक होता है।

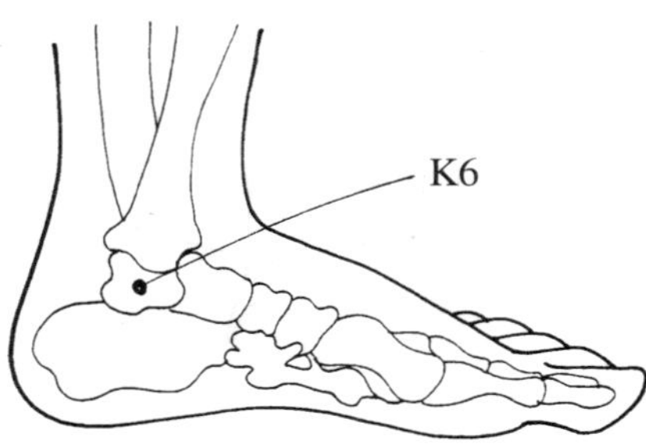

रिफ्लेक्सोलॉजी द्वारा इस समस्या का इलाज करते समय पिट्यूइटरी, गर्भाशय, एड्रेनल्स, लिंफेटिक सिस्टम, लिवर,

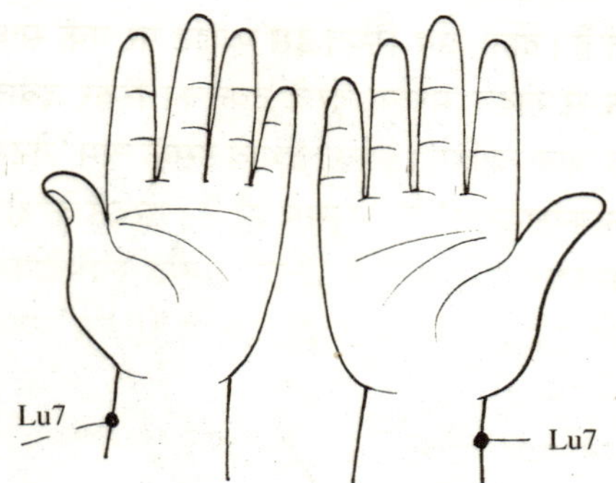

मेरुदंड, हृदय, मस्तिष्क, थायरॉइड और पैराथायरॉइड से संबंधित रिफ्लेक्स एरियाज उद्दीप्त करें। थायरॉइड को छोड़कर सभी प्वॉइंट्स पर घड़ी की दिशा में दबाव दीजिए। विभिन्न रिफ्लेक्स एरियाज की स्थिति जानने के लिए पुस्तक के अंत में दिए गए हथेलियों और तलवों के चित्रों का अवलोकन करें।

प्रश्न 80 : क्या एक्यूप्रेशर या रिफ्लेक्सोलॉजी माइग्रेन का दर्द कम करने में किसी प्रकार से सहायक हो सकते हैं? इस रोग के साथ प्रकट होनेवाले लक्षण क्या हैं?

उत्तर : माइग्रेन अत्यंत कष्टदायक रोग है जो कभी-कभी सिर के केवल एक हिस्से पर होता है और उसके साथ अकसर चक्कर, उलटी और दृष्टि विकार जैसी समस्याएँ भी आती हैं। उसके कारणों में आनुवंशिकता, किसी खास तरह का भोजन, जो रोगी के सिस्टम के अनुकूल न हो, शामिल हैं तथा बहुत अधिक समय तक धूप या तीव्र प्रकाश में रहने से भी यह रोग हो सकता है। तनाव, थकान रहने से भी यह रोग हो सकता है। इनके अतिरिक्त, तनाव थकान और खानपान संबंधी गलत आदतें (खानपान और खाने का समय दोनों) अन्य प्रेरक कारक हो सकते हैं। कभी-कभी इस रोग में पारंपरिक मेडिकल सहायता की जरूरत हो सकती है। फिर भी, मेडिकल सहायता के साथ-साथ एक्यूप्रेशर और रिफ्लेक्सोलॉजी को निरापद रूप से उपयोग किया जा सकता है।

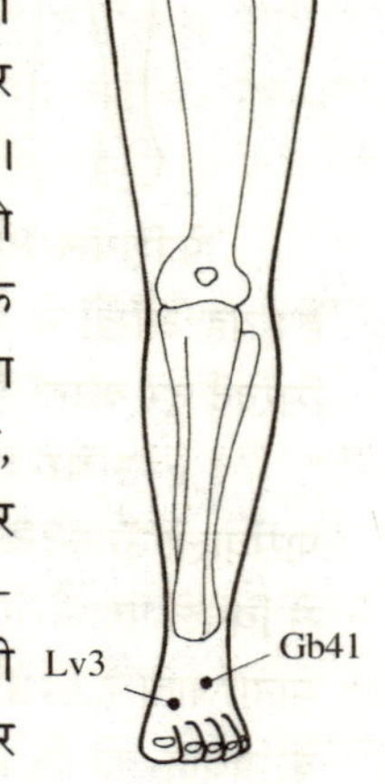

प्रेशर प्वॉइंट थेरेपी अर्थात् एक्यूप्रेशर मांसपेशियों को शिथिल बनाकर, ऊर्जा के प्रवाह में आए अवरोध दूर करके, तनाव कम करके और मस्तिष्क की कोशिकाओं के लिए अत्यावश्यक ऑक्सीजन की आपूर्ति में सुधार लाकर दर्द का कारण दूर करने में हमारी मदद करता है। निम्नलिखित कार्यसूची मददगार सिद्ध होगी:

'एडजॉइनिंग वैली' के नाम से ज्ञात Li-4 दर्द दूर करने और शरीर में 'ची' संचारित करने की क्षमता के लिए जाना जाता है। यह अँगूठे और तर्जनी को मिलाने पर बननेवाली क्रिज पर स्थित है। यह मल के रास्ते शरीर से विषैले पदार्थ बाहर निकालता है। यह 'ची' की निश्चलता भी दूर करता है। गर्भवती महिलाओं को यह प्वॉइंट उपयोग नहीं करना चाहिए।

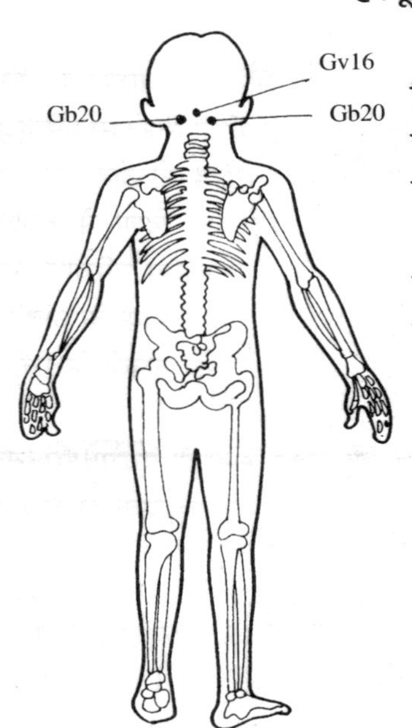

GB-20 खोपड़ी के बेस के नीचे बने गड्ढे में स्थित है। दोनों ओर स्थित इस प्वॉइंट पर एक साथ हल्के से लेकर मध्यम दरजे तक का स्थिर दबाव डाला जाना चाहिए। इसका प्रभाव इसके नाम 'गेट्स ऑफ कांशसनेस' के अनुसार ही है। गरदन के क्षेत्र में अकड़न दूर करने के लिए अत्यंत लाभदायक प्वॉइंट है। वायु विकार और जुकाम भी दूर करता है।

GB-41 पैर के ऊपरी भाग में, चौथी और पाँचवीं मेटाटर्सल हड्डियों के बीच स्थित है। इस प्वॉइंट पर फर्म प्रेशर देने के लिए आपको अपनी तर्जनी या मध्यमा उँगली द्वारा उस संधिस्थल के ठीक नीचे दबाव देते हुए उसे ऊपर की ओर खिसकाना होगा। यह प्वॉइंट 'ची' का प्रवाह बहाल करता है और माइग्रेन से आराम दिलाता है।

'फेशियल ब्यूटी' के नाम से ज्ञात St-3 पुतली और गालों की हड्डी के नीचे स्थित है। यह आँखों में थकान और भारीपन दूर करता है, सिर और आँखों में खिंचाव और सिरदर्द दूर करता है।

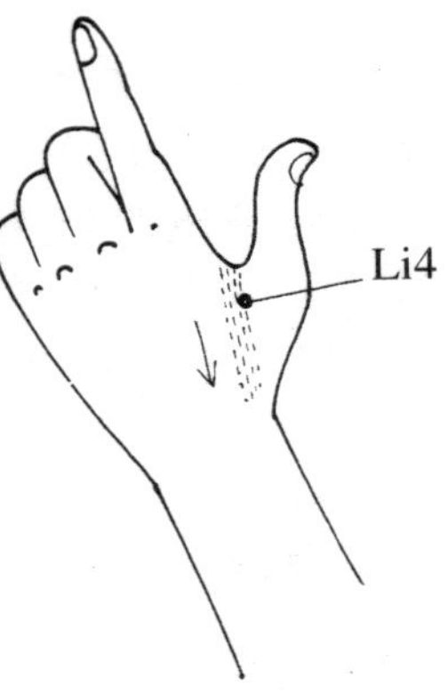

Lv-3 पैर के ऊपरी भाग में अँगूठे और उसके पासवाली उँगली के बीच स्थित है। यह लिवर, जो शरीर से विषैले पदार्थ बाहर निकालनेवाला सबसे सशक्त अंग माना जाता है, इसे पुष्ट और लिवर मेरिडियन में 'ची' के प्रवाह को नियमित करता है। मितली, उलटी, पेट दर्द और पेट फूलने में आराम देने के अतिरिक्त यह गॉलब्लैडर के स्वास्थ्य में भी सुधार लाता है।

Gv-16 : 'विंड मेंशन' नामक यह प्वॉइंट सिर के पिछले हिस्से के मध्य में, खोपड़ी के बेस के नीचे बने धँसाव में स्थित है। यह मानसिक तनाव और अनिद्रारोग से छुटकारा दिलाता है।

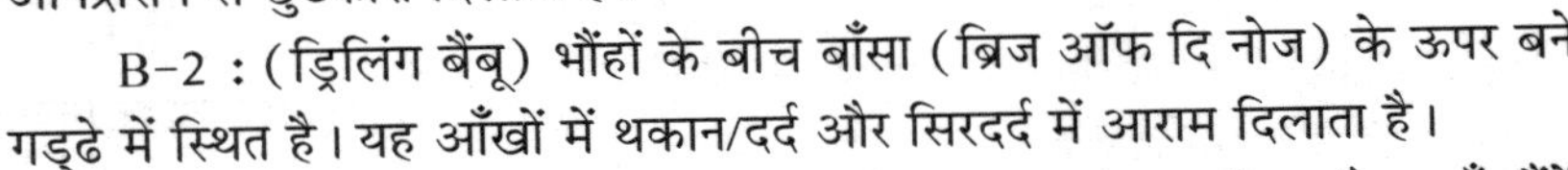

B-2 : (ड्रिलिंग बैंबू) भौंहों के बीच बाँसा (ब्रिज ऑफ दि नोज) के ऊपर बने गड्ढे में स्थित है। यह आँखों में थकान/दर्द और सिरदर्द में आराम दिलाता है।

Gv-24.5 (थर्ड आइ पॉइंट) भौंहों के बीच, उस जगह पर स्थित है, जहाँ भौंहें

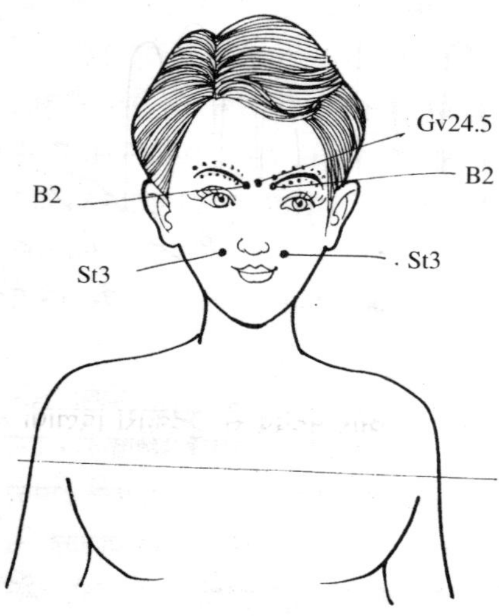

और बाँसा मिलते हैं। यह पिट्युइटरी ग्लैंड को टोन-अप करता है तथा सिरदर्द और आँखों में थकान दूर करता है।

रिफ्लेक्सोलॉजी के जरिए इस रोग का इलाज करने के लिए शरीर के निम्नलिखित अंगों/अवयवों के रिफ्लेक्स एरियाज को प्रत्येक रिफ्लेक्स प्वॉइंट पर अँगूठे से 2-3 मिनट तक दबाव देते हुए, उद्दीप्त किया जाना जरूरी है : सिर और मस्तिष्क, गरदन, एड्रेनल्स, पिट्यूइटरी, लिंफेटिक सिस्टम पाचन तंत्र का पूरा क्षेत्र मेरुदंड (विशेष रूप से पैर के अँगूठे के अंतर्गत आनेवाला क्षेत्र)। सोलर, प्लेक्सस, सोलर प्लेक्सस, डायफ्राम आँखें, गुर्दें, और मूत्राशय आदि। भौंहों को अँगूठे और तर्जनी के बीच दबाकर, बाँसा, जहाँ से भौंहें शुरू होती हैं, से लेकर अंत तक पूरी भौंहों पर भी दबाव दें। अँगूठे और तर्जनी के बीच मांसल हिस्से पर दबाव दें। इस क्षेत्र में जहाँ-जहाँ गाँठें आएँगी, रोगी को दर्द महसूस होगा। जैसे-जैसे ये गाँठे डिजॉल्व होती जाएँगी, दर्द की तीव्रता और अवधि में कमी आती जाएगी।

प्रश्न 81 : क्या एक्यूप्रेशर 'मॉर्निंग सिकनेस' और 'मोशन सिकनेस' जैसी समस्याओं के समाधान में मदद कर सकता है ?

उत्तर : स्टमक अल्सर्स, गैस्ट्राइटिस, डायबिटीज, मेनिंजाइटिस यहाँ तक कि विभिन्न प्रकार के कैंसर के दौरान दिया जानेवाला कीमोथेरेपी उपचार भी मितली पैदा कर सकता है। गर्भावस्था के दौरान मार्निंग सिकनेस और यात्रा के दौरान मोशन सिक़नेस हो सकते हैं। इन विकारों से पीड़ित व्यक्ति लज्जित महसूस करता है और उसे उलटी हो जाएगी, ऐसा भय लगा रहता है। यह परेशानी तब और बढ़ जाती है जब पेट में टेंशन जमा हो जाती है और उदर की सामान्य कार्यप्रणाली में बाधा आती है।

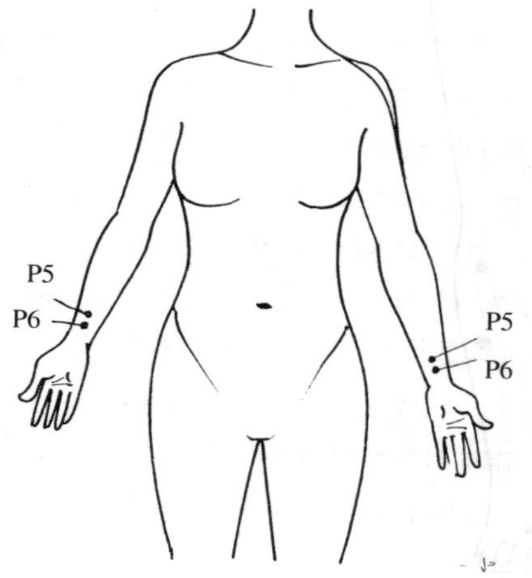

इससे पाचन तंत्र और संबंधित अंगों

पर दबाव पड़ता है तथा आप अस्वस्थ महसूस करने लगते हैं। एक्यूप्रेशर इस समस्या से मिनटों में छुटकारा दिला सकता है। शोध ने गर्भावस्था, कीमोथेरेपी-जनित मतली और मोशन सिकनेस से पैदा हुई समस्याओं के इलाज में इस चिकित्सा-विधि की प्रभावकारिता की पुष्टि की है। वर्तमान में पारंपरिक चिकित्सा के कई डॉक्टरों ने इस और कई अन्य रोगों के इलाज के लिए इस गैर-पारंपरिक चिकित्सा-विधि (प्रेशर प्वॉइंट थिरेपी) को अपनाना शुरू कर दिया है।

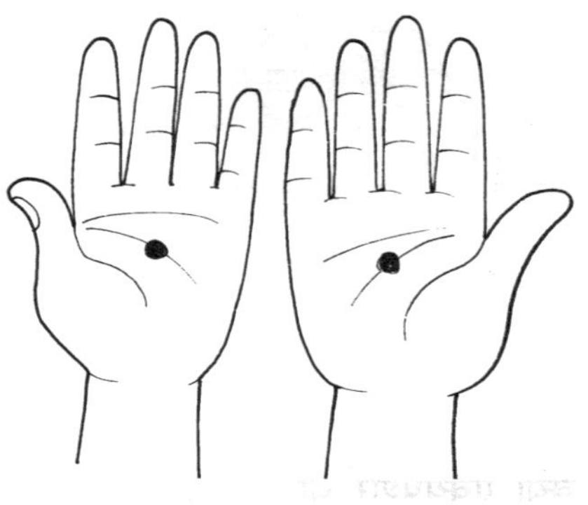

निम्नलिखित प्रेशर प्वॉइंट्स पर दबाव देना बहुत मददगार सिद्ध होगा:

'इनर गेट' के नाम से ज्ञात Pc-6 हथेली की ओरवाली कलाई पर, कलाई की क्रीज से करीब तीन उँगलियों की चौड़ाई जितना ऊपर, भुजा के मध्य में स्थित है। अपने शांतकारी प्रभाव के जरिए यह आईबीएस इरीटेवल बाउल सिंड्रोम (विशेष रूप से मतली-गर्भवती महिलाओं, कीमोथेरेपी के रोगियों और समुद्री यात्रा करनेवाले लोगो में भी) से छुटकारा दिलाने में सहायक है।

St-36 शिनबोन से बाहर की ओर एक उँगली की चौड़ाई जितना दूर, नीकैप से चार उँगलियों की चौड़ाई जितना नीचे स्थित है। यह प्वॉइंट पूरे शरीर को शक्ति देता है, मांसपेशियों को पुष्ट बनाता है, विशेष रूप से Sp-6 के संयोजन में तथा पूरे शरीर में शक्ति का पुनः संचार करता है। पेट की उद्विग्न 'ची' जो मतली और उलटी का कारण है, को भी शांत करता है।

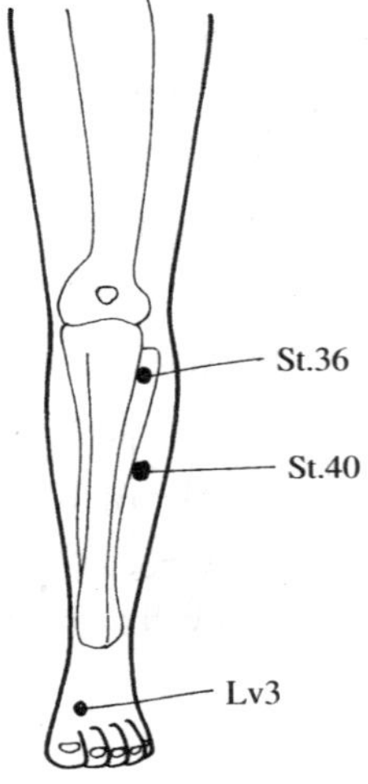

St-40 पैर के बाहरी ओर, टखने की हड्डी और नीकैप के मध्य भाग के बीचोंबीच स्थित है। टिबिआ का पता लगाएँ और हड्डी से बाहर की ओर दो अँगूठों की चौड़ाई जितना दूर जाएँ। कंजेश्चन कम करने में यह बहुत मददगार है। अगर आप महसूस कर रहे हैं कि आपके फेफड़ों में बहुत सारा बलगम जमा है तो

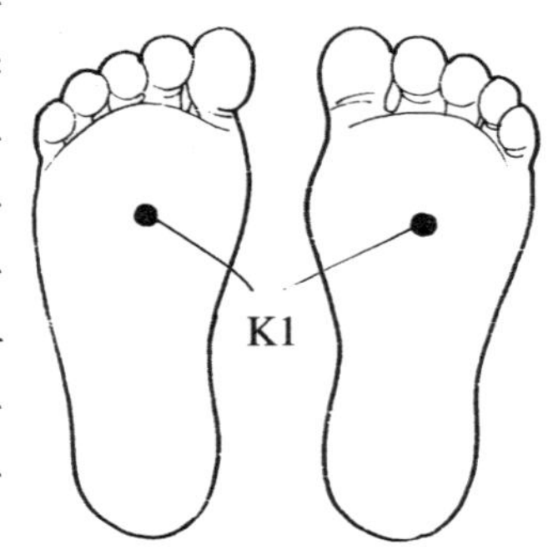

कंजेश्चन, जो दिमाग को धूमिल कर देता है, दूर करने के लिए इस प्वॉइंट पर दबाव देना बहुत अच्छे परिणाम देगा।

P–5 कलाई की भीतरी क्रीज के मध्य से चार उँगलियों की चौड़ाई जितना ऊपर, टेंडंस के बीच स्थित है। यह मतली और उलटी के अतिरिक्त पेट की गड़बड़ी से छुटकारा दिलाता है।

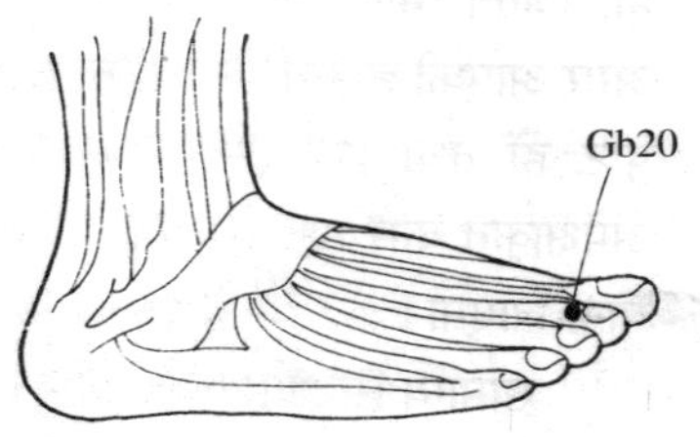

St-45 (सीवियर माउथ) पैर के अँगूठे के पासवाली उँगली में नाखून के बेस के बाहरी ओर स्थित है। यह मितली, अपच, फूड पॉइजनिंग और पेटदर्द से छुटकारा दिलाता है।

Lv–3 पैर के ऊपरी भाग में अँगूठे और उसके पासवाली उँगली के बीच स्थित है। यह लिवर, जो शरीर से विषैले पदार्थ बाहर निकालनेवाला सबसे सशक्त अंग माना जाता है, को पुष्ट और लिवर मेरिडियन में 'ची' के प्रवाह को नियमित करता है। इस प्वॉइंट को दबाने से अत्यधिक शारीरिक श्रम के कारण गॉल ब्लैडर और लिवर मेरिडियंस को हुई क्षति, को नियंत्रित करने में मदद मिलती है। जिसके परिणाम–स्वरूप मतली, ऐंठन आदि हो सकते हैं।

प्रश्न 82 : मोटापा क्या है और उसके क्या कारण हैं? क्या एक्यूप्रेशर या रिफ्लेक्सोलॉजी के द्वारा इस समस्या का समाधान किया जा सकता है?

उत्तर : आपका आदर्श वजन आपकी ऊँचाई आयु, लिंग और पेशे पर निर्भर है। अगर आपके शरीर का वजन आपके आदर्श वजन से 20 प्रतिशत अधिक है या आपके शरीर में वसा का प्रतिशत पुरुषों में 25 से अधिक और महिलाओं में 30 से अधिक है तो आप स्वयं को मोटे लोगों की श्रेणी में रखकर अपना वजन घटाने के सभी विकल्पों पर काम करना शुरू कर सकते हैं क्योंकि अन्यथा आप हृदयरोग, उच्च रक्तचाप, डायबिटीज, श्वास संबंधी समस्या, बल्कि कैंसर तक का खतरा मोल ले रहे होंगे। विशेष रूप से तब, जब आपके शरीर की प्रवृत्ति आपकी जाँघों के आसपास चरबी जमा करने की बजाय कमर के आसपास करने की हो। मोटापा आँकने का एक अधिक विश्वसनीय तरीका बीएमआई (बॉडी मास इंडेक्स) है, जो

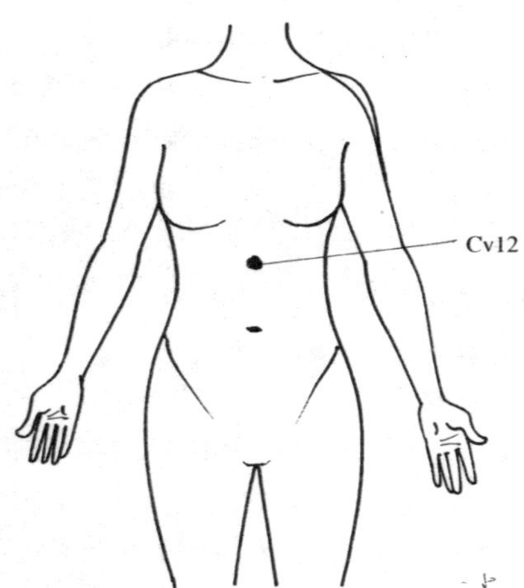

मोटापे की सीमा वजन के आधार पर तय करने की बजाय शरीर में जमा चरबी के आधार पर करता है। आपका वजन भले ही आपकी ऊँचाई के हिसाब से उतना ही हो, जितना मोटे लोगों का होता है, परंतु अगर आपकी हड्डियाँ मोटी और मांसपेशियाँ पुष्ट हों तथा शरीर में चरबी की मात्रा अपेक्षाकृत कम हो, तो आपको मोटा नहीं माना जाएगा।

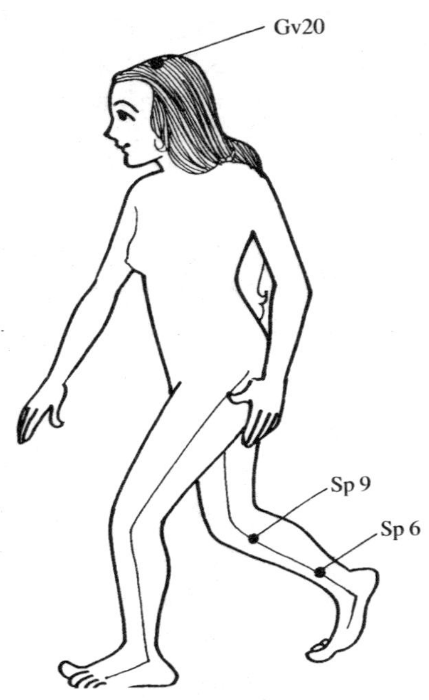

सामान्य सिद्धांत यह है कि अगर आप उससे ज्यादा कैलोरीज का उपभोग करते हैं, जितना जलाते हैं तो आपको वजन बढ़ता है। चूँकि आपकी यह प्रवृत्ति बदली नहीं जा सकती, आपको यह समझना चाहिए कि आपकी समस्या के अनुसार चल रहे इलाज के अतिरिक्त आपको अपने खानपान को लेकर सावधान रहना होगा और नियमित रूप से व्यायाम करना होगा।

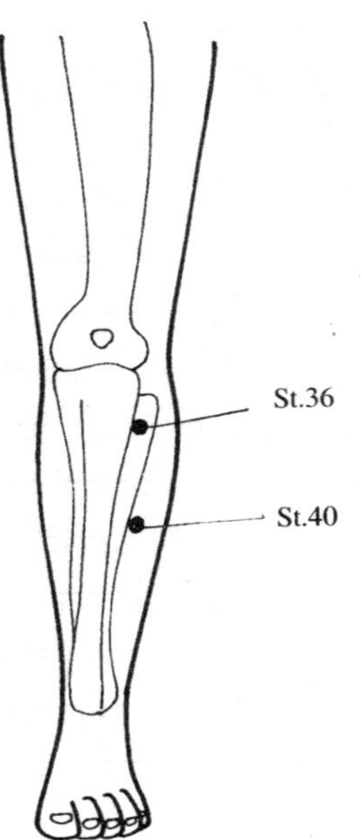

इस समस्या के प्रमुख कारण हैं—गलत खानपान, अपर्याप्त व्यायाम, आनुवांशिकता और थायरॉइड से उपजी समस्याएँ। कभी-कभी मधुमेह भी वजन बढ़ने या घटने का कारण होता है। दुष्प्रभाव के रूप में कुछ दवाइयाँ भी मोटापा बढ़ा सकती हैं। उपरोक्त कारकों के अतिरिक्त, एक हालिया अध्ययन ने दरशाया है कि मांसपेशियों और वसा कोशिकाएँ मोटापे में एक अहम भूमिका निभाती हैं। जब आप अपना वजन घटाने की कोशिश करते हैं, आपकी मांसपेशियाँ अधिक कार्यकुशल हो जाती हैं और कैलोरीज को कम मात्रा में जलाती हैं एक और अध्ययन में यह निष्कर्ष सामने आया कि अगर उन्होंने वजन घटाने की अपनी कवायद में व्यायाम को शामिल न किया हो। खानपान के द्वारा अपना वजन घटाने वाले लोगों में से 95 प्रतिशत लोग फिर से मोटे हो गए, यद्यपि आपके खानपान में वसा और फाइबर की मात्रा एक अहम भूमिका निभाती है,

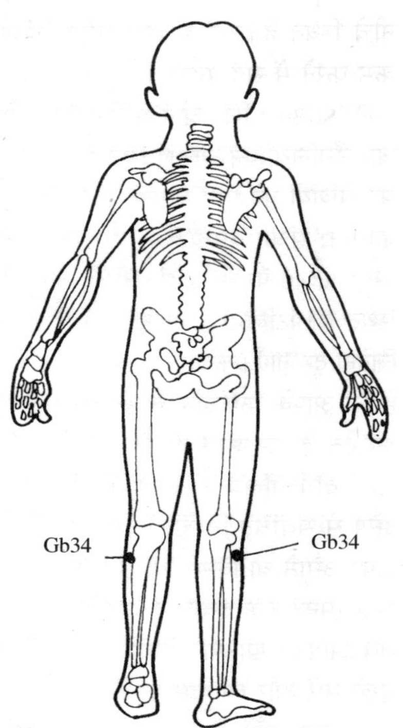

व्यायाम जितना महत्त्वपूर्ण और कुछ नहीं है।

इसलिए आपको मोटापा नियंत्रित करने के त्वरित कार्यक्रमों, जिनके बंद करते ही आपका वजन फिर से बढ़ने लगता है, की बजाय स्थायी बदलाव के बारे में सोचना चाहिए, जिसे आप जारी रख सकें और जिससे दीर्घकालिक लाभ हो। अपने डॉक्टर, की सलाह से खानपान का एक कार्यक्रम तैयार करें और उस पर दृढ़ता से चलें। जो आपके लिए एक लंबे समय के लिए कम वसा, कम शुगर और अधिक फायबर-युक्त भोजन के द्वारा कम कैलोरीवाला भोजन निर्धारित करेगा, इसके अतिरिक्त, नियमित व्यायाम का भी एक कार्यक्रम बनाएँ। हमारी समझ में अगर सुबह घूमना संभव न हो, तो लंच के बाद आधे घंटे टहलना पर्याप्त और प्रभावी होगा।

अगर खानपान और व्यायाम के उपरोक्त कार्यक्रमों के पूरक के रूप में वैकल्पिक
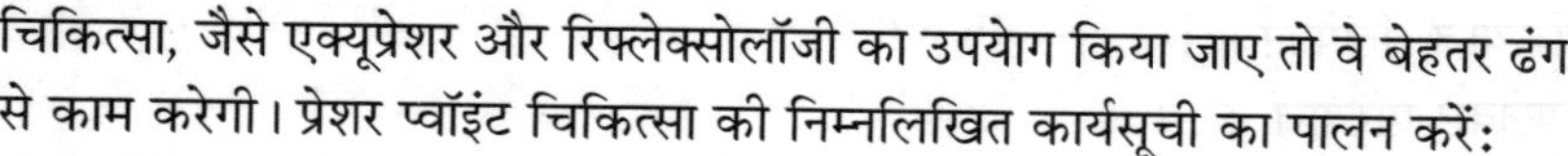
चिकित्सा, जैसे एक्यूप्रेशर और रिफ्लेक्सोलॉजी का उपयेाग किया जाए तो वे बेहतर ढंग से काम करेंगी। प्रेशर प्वॉइंट चिकित्सा की निम्नलिखित कार्यसूची का पालन करें:

Sp-6 'थ्री यिन मीटिंग पॉइंट' भी कहलाता है, यह टखने की हड्डी से ऊपर, टाँग के भीतरी और पृष्ठ भाग पर स्थित है। इसकी ठीक-ठीक स्थिति टखने की हड्डी से करीब चार उँगलियों की चौड़ाई जितनी ऊपर है। जैसा कि इसके नाम से स्पष्ट है, यह सबसे महत्त्वपूर्ण प्रेशर पॉइंट्स में से एक है क्योंकि यह एक साथ तिल्ली, लिवर और गुर्दें, तीनों मेरिडियंस के यिन को पुष्ट बनाता है। यह पूरे शरीर में 'ची' और रक्त को प्रवाहित करने में सहायक है। यह स्त्रियों की कोई भी समस्या को नियमित करनेवाले सर्वोत्तम प्वॉइंट्स में से एक माना जाता है। गर्भवती महिलाओं को इस प्वॉइंट पर दबाव नहीं देना चाहिए।

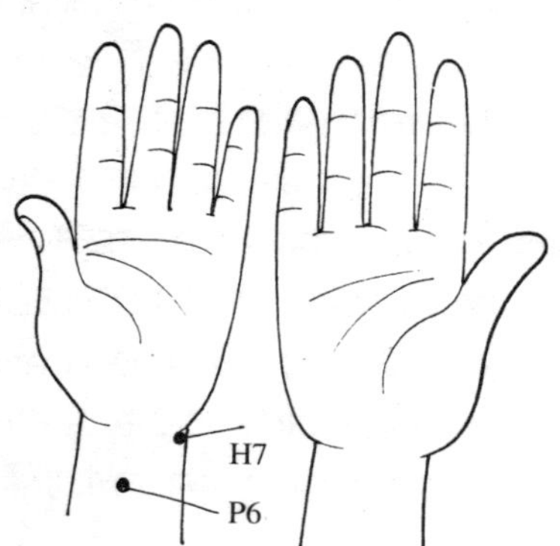

Sp-9 टाँग के भीतरी भाग में, शिन बोन के नीचे, उभरी हुई मांसपेशी के ठीक नीचे स्थित है। यह इडिमा, वॉटर रिटेंशन सूजन तथा घुटनों की अन्य समस्याओं को कम करने में सहायक है।

St-36 : शिन बोन से बाहर की ओर एक उँगली की चौड़ाई जितना दूर, नीकैप से चार उँगलियों की चौड़ाई जितना नीचे स्थित है। यह प्वॉइंट पूरे शरीर को शक्ति देता है, मांसपेशियों को पुष्ट बनाता है, विशेष रूप से Sp-6 के संयोजन से पूरे शरीर में शक्ति का पुनः संचार करता है। पेट की उद्विग्न प्रतिकूल 'ची' को भी शांत करता है।

St-40 पैर के बाहरी ओर, टखने की हड्डी और नीकैप के मध्य भाग के बीचोंबीच स्थित है। टिबिआ का पता लगाएँ और हड्डी से बाहर की ओर दो अँगूठों की चौड़ाई जितना दूर जाएँ। कंजेश्चन कम करने में यह बहुत मददगार है। अगर आप महसूस कर रहे हैं कि आपके फेफड़ों में बहुत सारा बलगम जमा है, तो कंजेश्चन जो, दिमाग को धूमिल कर देता है, दूर करने के लिए इस प्वॉइंट पर दबाव देना बहुत अच्छे परिणाम देगा।

दीर्घकालिक आधार पर कुछ वजन घटाने में मदद करने के लिए शरीर के विभिन्न अंगों से संबंधित निम्नलिखित रिफ्लेक्स एरियाज पर ध्यान केंद्रित करें। प्रत्येक क्षेत्र पर अपने अँगूठे या किसी उपकरण, जो आपको सुविधाजनक लगे, की सहायता से करीब 1–2 मिनट तक दबाव दें। परंतु, जैसा ऊपर बताया गया है, नतीजे तभी हासिल होंगे, जब आपका खानपान नियंत्रित (संतुलित) होगा। हम नहीं चाहते कि आप स्वयं को भूखों मारें और व्यायाम का भी समुचित ध्यान रखा जाए।

उदर, आँतें, लिवर, पिट्यूइटरी, एड्रेनल्स, गुरदे, मूत्राशय थायरॉइड और पैराथायरॉइड, पेंक्रियाज, लिंफेटिक सिस्टम तथा सोलर प्लेक्सस जैसे पाचन तंत्र से संबंधित सभी रिफ्लेक्स एरियाज को उद्दीप्त किया जाना चाहिए। इन रिफ्लेक्स एरियाज की स्थिति जानने के लिए पुस्तक के अंत में दिए गए हथेलियों और तलवों के चित्रों का अवलोकन करें।

सुबह और शाम दोनों समय फूट रोलर पर 3 मिनट तक ब्रिस्क रोलिंग करने से आपको हर महीने 2–3 किलो वजन घटाने में मदद मिलेगी। विस्तृत विवरण के लिए प्रश्न–9 देखें।

प्रश्न 83 : ओस्टियोपोरोसिस क्या है ? क्या एक्यूप्रेशर इस रोग के इलाज में किसी तरह की मदद कर सकता है ?

उत्तर : ऑस्टियोपोरोसिस का अर्थ है 'छिद्रित हड्डी'। यह एक ऐसा रोग है जिसके कारण हड्डियाँ धीरे–धीरे कमजोर हो जाती हैं और उनमें फ्रेक्चर होने का खतरा बढ़ जाता है। यद्यपि इससे पूरे शरीर की हड्डियाँ प्रभावित होती हैं। फिर भी कूल्हे, रीढ़ और कलाइयों की हड्डियाँ सबसे ज्यादा प्रभावित होती हैं। बुजुर्गों में कूल्हे की हड्डी

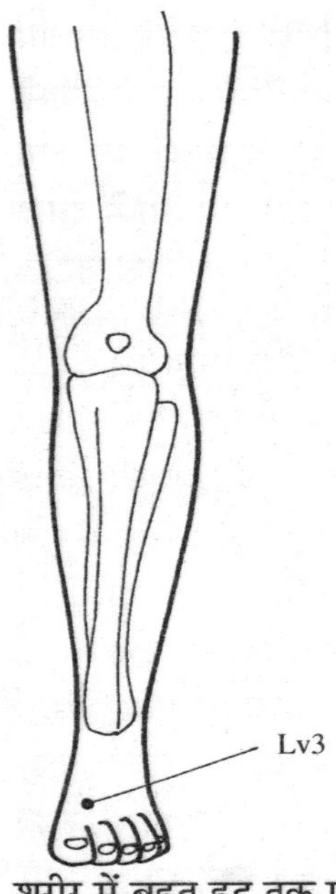

टूटना बहुत आम है। आमतौर पर ऊर्वस्थि (नेक आफ फेमर) की गरदन पर टूट-फूट होती है। लंबे समय तक लेटे रहने से घाव (बेडसोर्स) हो जाते हैं, जो इस रोग को और जटिल बना देते हैं।

अध्ययनों से पता चला है कि स्त्रियों की हड्डियाँ अपेक्षाकृत हलकी होने और उनके शरीर में हार्मोनल बदलावों (विशेष रूप से रजोनिवृत्ति के बाद) से होनेवाली क्षति के कारण उनमें इस रोग की संभावना अधिक होती है। उनकी तुलना में पुरुषों में इस रोग की संभावना कम होती है।

इस रोग का ठीक-ठीक कारण तो ज्ञात नहीं है, लेकिन हड्डियों में उनके सार तत्त्व कैल्शियम की कमी होने लगती है। अधिकांश मामलों में 35 से 40 वर्ष की आयु में ऐसा होता है। स्त्रियों में रजोनिवृत्ति के बाद हड्डियों के घनत्व (बोनडेंसिटी) में कमी आने लगती है। क्योंकि शरीर में बहुत हद तक एस्ट्रोजन का उत्पादन कम हो जाता है। जो हड्डियों में कैल्शियम बनाए रखता है। यद्यपि हड्डियों के घनत्व में कुछ कमी उम्र बढ़ने के साथ होती ही है, फिर भी कुछ महिलाओं में यह रोग आनुवांशिक कारणों से भी होता है। उन महिलाओं, में यह रोग होने का खतरा अधिक होता है जो चालीस वर्ष की आयु से पहले किसी कारणवश अपने अंडाशय निकलवा लेती हैं। एक शोध अध्ययन के निष्कर्षों के अनुसार जिन स्त्रियों के बाल चालीस वर्ष की आयु से पहले 50 प्रतिशत से अधिक सफेद हो जाते हैं, उनमें दूसरों की अपेक्षा इस रोग की संभावना चार गुना अधिक होती है।

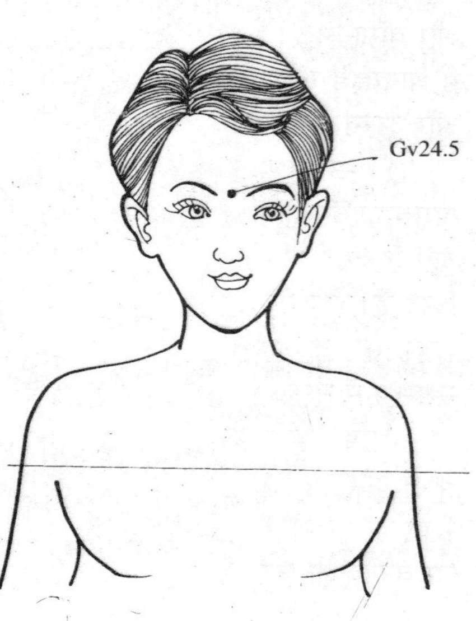

गुरदे के रोग या हायपरथायरोडिज्म जैसे रोग, भी ऑस्टियोपोरोसिस का कारण हो सकते हैं। जो कैल्शियम जज्ब करने की शरीर की क्षमता को प्रभावित करते हैं, चूँकि ऑस्टियोपोरोसिस एक ऐसा रोग है, जिससे सामान्य अवस्था में लौटना

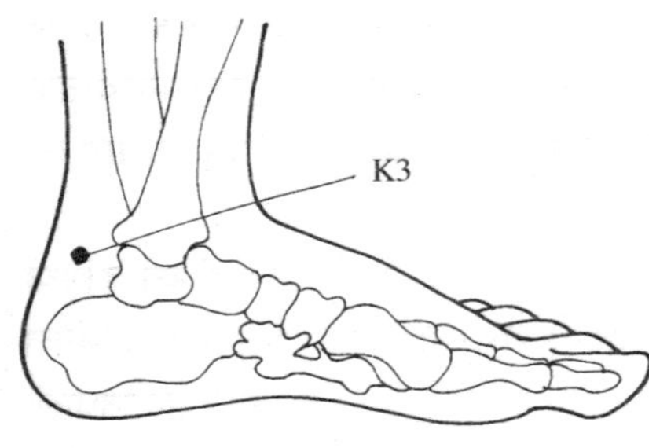

कठिन है, सर्वोत्तम विकल्प उसकी रोकथाम है, जो एक्यूप्रेशर और रिफ्लेक्सोलॉजी जैसी वैकल्पिक चिकित्सा पद्धतियों के द्वारा बिलकुल संभव है। परंतु इस रोग में दबाव अत्यधिक सावधानी से दिया जाना चाहिए क्योंकि हड्डियाँ बहुत कमजोर हो जाती हैं और अधिक दबाव से हड्डी टूट भी सकती है, विशेष रूप से कलाई, मेरुदंड, आदि के क्षेत्र में दबाव देते समय।

इस रोग के आगमन से बहुत पहले ही इसकी रोकथाम के लिए निम्नलिखित प्रेशर प्वॉइंट्स पर दबाव दें:

Sp-6, 'थ्री यिन मीटिंग पॉइंट' भी कहलाता है। यह टखने की हड्डी से ऊपर, टाँग के भीतरी और पृष्ठ भाग पर स्थित है। इसकी ठीक-ठीक स्थिति टखने की हड्डी से करीब चार उँगलियों की चौड़ाई जितनी ऊपर है। जैसा कि इसके नाम से स्पष्ट है, यह सबसे महत्त्वपूर्ण प्रेशर प्वॉइंट्स में से एक है क्योंकि यह एक साथ तिल्ली, लिवर और गुरदे, तीनों मेरिडियंस के यिन को पुष्ट बनाता है। यह पूरे शरीर में 'ची' और रक्त को प्रवाहित करने में सहायक है। यह स्त्रियों की कोई भी समस्या को नियमित करनेवाले सर्वोत्तम प्वॉइंट्स में से एक माना जाता है। गर्भवती महिलाओं को इस प्वॉइंट पर दबाव नहीं देना चाहिए।

Gv-24.5 (थर्ड आइ पॉइंट) भौंहों के बीच उस जगह पर स्थित है, जहाँ भौंहों और बाँसा मिलते हैं। यह प्वॉइंट पिट्यूइटरी ग्लैंड को संतुलित करता है, जो इसी क्रम में थायरॉइड ग्लैंड की कार्य-प्रणाली को भी उद्दीप्त और दुरुस्त करता है।

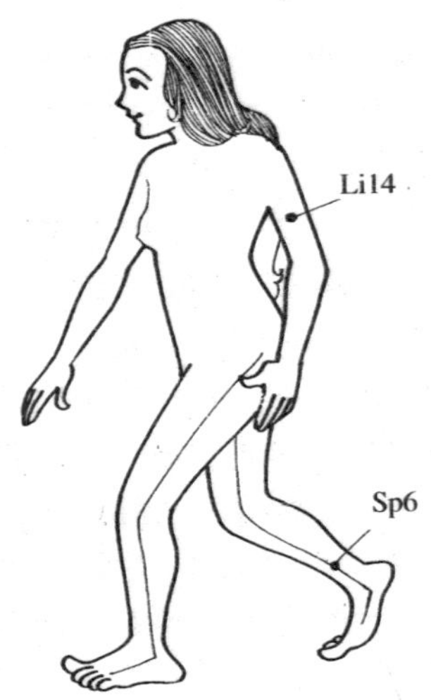

Lv-3 पैर के ऊपरी भाग में अँगूठे और उसके पासवाली उँगली के बीच स्थित है। यह लिवर को पुष्ट और लिवर मेरिडियन में 'ची' के प्रवाह को नियमित करता है। जो शरीर से विषैले पदार्थ बाहर निकालनेवाला सबसे सशक्त अंग माना जाता है, यह गॉल ब्लैडर के स्वास्थ्य में सुधार करता है।

'एडजॉइनिंग वैली' के नाम से ज्ञात Li-4 दर्द दूर करने और शरीर में 'ची' संचरित करने की क्षमता के लिए जाना जाता है। यह अँगूठे और तर्जनी को मिलाने पर बननेवाली क्रीज के सिरे पर स्थित है। यह मल के

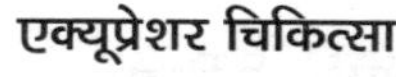

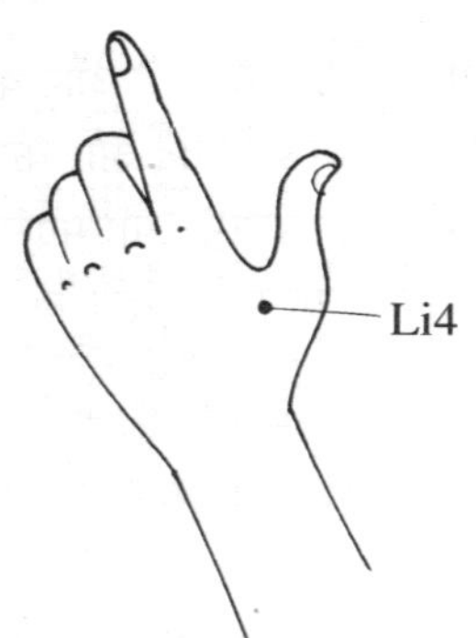

रास्ते शरीर से विषैले पदार्थ बाहर निकालता है। यह 'ची' की निश्चलता भी दूर करता है। गर्भवती महिलाओं को यह प्वॉइंट उपयोग नहीं करना चाहिए।

Kd–3 टखने की हड्डी के भीतरी भाग और टखने के पृष्ठ भाग में एकिलिस टेंडन के बीच स्थित है। यह गुरदों को उद्दीप्त करने के अलावा सेक्स से जुड़े तनावों और मासिक धर्म की अनियमितता ठीक करने में सहायक है।

TH–13 बाँह के ऊपरी भाग में पीछे की ओर कंधे से ठीक नीचे स्थित है। यह थॉयरॉराइड ग्लैंड से संबंधित समस्याओं गरदन, गले या बगल में लिंफ क्षेत्र में लिंफ मार्गों के संक्रमणों को ठीक करता है। यह इस रोग की रोकथाम में सहायक है।

Si-10 शोल्डर ब्लेड के ऊपरी किनारे के नीचे, Si-9 की सीध में पाया जाता है। यह गरदन और गले के क्षेत्रों में लिंफ ड्रेनेज से जुड़ी समस्याओं को दूर करने में सहायक है।

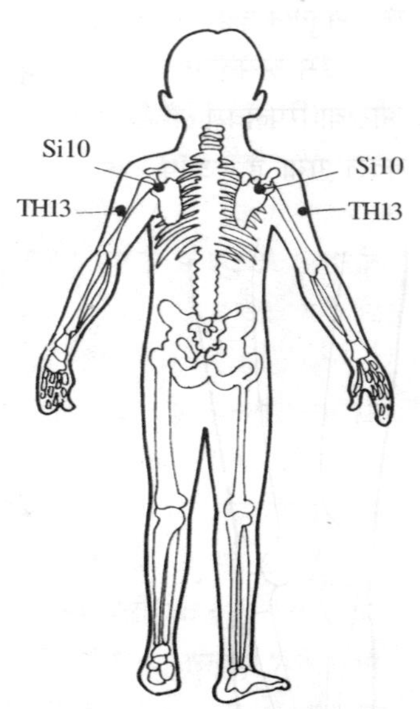

Li-14 बाँह के ऊपरी भाग में बाहर की ओर Li-11 से करीब सात अँगूठों की चौड़ाई जितना ऊपर स्थित है। यह गरदन, गले या बगल आदि में लिंफ ड्रेनेज से जुड़ी समस्याओं में उपयोगी है।

रिफ्लेक्सोलॉजी के द्वारा इस रोग की रोकथाम के लिए पिट्यूइटरी, थायरॉइड और पैराथायरॉइड मेरुदंड (सर्वाइकल और वक्षीय क्षेत्र पर विशेष जोर देते हुए) एड्रेनल्स सोलर प्लेक्सस, गर्भाशय डिंबग्रंथियों चेस्ट और फेफड़ों आदि के रिफ्लेक्स एरियाज पर ध्यान केंद्रित करें। प्रत्येक रिफ्लेक्स एरिया पर अपने अँगूठे से दोनों तलवों और हथेलियों पर 1–2 मिनट तक दबाव दें। उपरोक्त रिफ्लेक्स एरियाज की स्थिति जानने के लिए पुस्तक के अंत में दिए गए हथेलियों और तलवों के चित्रों का अवलोकन करें।

प्रश्न 84 : मासिक धर्म शुरू होने से पहले की परेशानियाँ (प्रीमेंस्टुअल सिंड्रोम) क्या है? क्या एक्यूप्रेशर या रिफ्लेक्सोलॉजी के जरिए इससे होनेवाली परेशानियों और संबंद्ध रोगों को ठीक किया जा सकता है?

उत्तर : जैसा हम जानते हैं, मासिक चक्र स्त्रियों में प्राकृतिक प्रक्रिया है और यह चक्र शुरू होने से पहले इससे जुड़े मानसिक और शारीरिक दोनों तरह के दर्द और कष्ट विभिन्न लड़कियों में अलग-अलग तीव्रता के होते हैं। प्रीमेंस्टुअल सिंड्रोम (पीएमएस) के लक्षणों में चिड़चिड़ापन, अवसाद किसी चीज में मन न लगना, स्तनों में मृदुता, बार-बार मूड बदलना, वजन बढ़ना और फ्लूइड रिटेंशन शामिल हैं। यद्यपि अधिकांश लड़कियाँ इसे जीवन का एक हिस्सा मानकर उसे स्वीकार कर लेती हैं, जो लड़कियाँ जिनका खानपान ठीक नहीं है और जो ज्यादा समय बैठे-ठाले बिताती हैं, वे उन लड़कियों की तुलना में अधिक कष्ट उठाती हैं जो नियमित रूप से टहलती/व्यायाम करती हैं और संतुलित आहार लेती हैं। अपनी जीवनशैली में कुछ बदलाव लाकर इस दौर से जुड़े हुए कष्टों से काफी हद तक बचा जा सकता है। टीसीएम के अनुसार लिवर और पूरा लिवर मेरिडियन मासिक चक्र शुरू करते हैं। इसलिए पीएमएस के लक्षणों के लिए लिवर मेरिडियन में असंतुलन तथा लिवर 'ची' की निश्चिलता जिम्मेदार हैं।

इस असंतुलन को दूर करने के लिए उपरोक्त के अतिरिक्त अगर आप एक्यूप्रेशर और/या रिफ्लेक्सोलॉजी की निम्नलिखित कार्यसूची का पालन करें तो पाएँगे कि जीवन बदल गया है। आप इस कार्य-सूची को अपने साप्ताहिक कार्यक्रम (आपके पास उपलब्ध समय के अनुसार हफ्ते में कम-से-कम तीन से चार बार) के रूप में अपना सकते हैं।

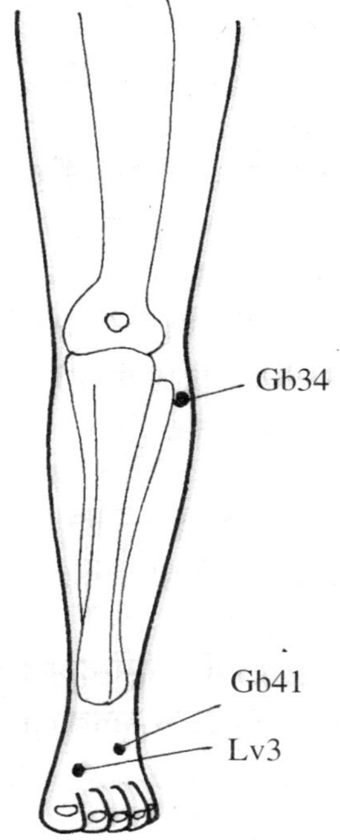

Lv-3 पैर के ऊपरी भाग में अँगूठे और उसके पासवाली उँगली के बीच स्थित है। यह लिवर को पुष्ट और लिवर मेरिडियन में 'ची' के प्रवाह को नियमित करता है, जो शरीर से विषैले पदार्थ बाहर निकालने वाला सबसे सशक्त अंग माना जाता है। इस प्वॉइंट पर दबाव देने से समस्या का कारण दूर होगा और बहुत राहत महसूस होगी।

Sp-6, 'थ्री यिन मीटिंग पॉइंट' भी कहलाता है, यह टखने की हड्डी से ऊपर, टाँग के भीतरी और पृष्ठ भाग पर स्थित है। इसकी ठीक-ठीक स्थिति टखने की हड्डी से करीब चार उँगलियों की चौड़ाई जितनी ऊपर है। जैसा कि इसके नाम से जाहिर है, यह सबसे महत्त्वपूर्ण प्रेशर प्वॉइंट्स में से एक है क्योंकि यह एक साथ तिल्ली, लिवर और गुरदे तीनों मेरिडियंस के यिन को पुष्ट बनता है। यह पूरे शरीर में 'ची' और रक्त को प्रवाहित करने में

सहायक है। यह स्त्री रोगों से जुड़ी किसी भी समस्या को नियमित करनेवाले सर्वोत्तम प्वॉइंट्स में से एक माना जाता है। गर्भवती महिलाओं को इस प्वॉइंट पर दबाव नहीं देना चाहिए।

GB-41 पैर के ऊपरी भाग में, चौथी और पाँचवीं मेटाटर्सल हड्डियों के बीच स्थित है। इस प्वॉइंट पर फर्म प्रेशर देने के लिए आपको अपनी तर्जनी या मध्यमा उँगली के द्वारा उस संधिस्थल के ठीक नीचे दबाव देते हुए उसे ऊपर की ओर खिसकाना होगा। यह प्वॉइंट 'ची' का प्रवाह बहाल करता है और पी एम एस में आराम दिलाता है।

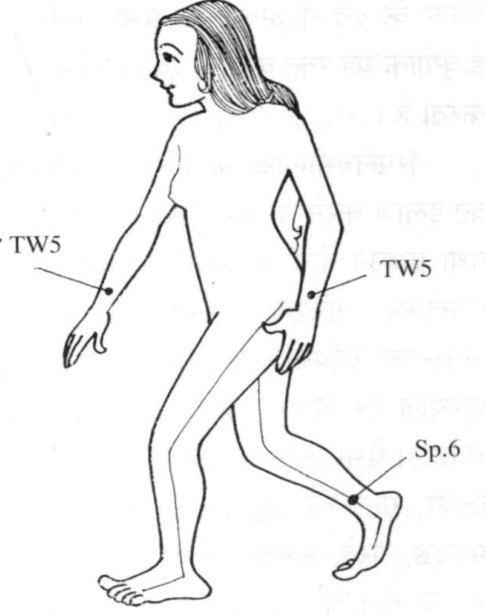

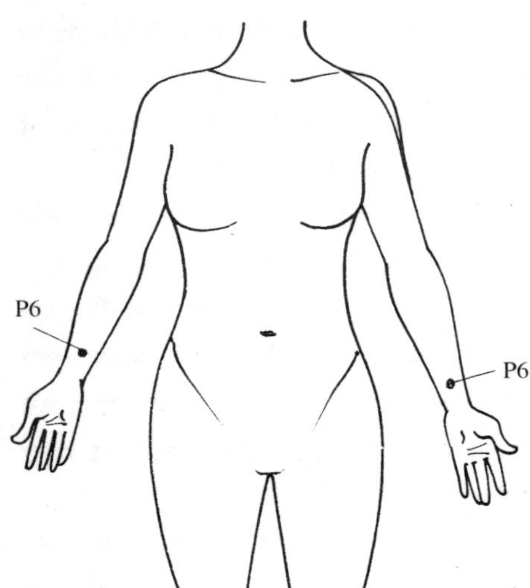

GB-34 : 'सनी साइड ऑफ दि माउंटेन' नामक यह प्वॉइंट घुटने के उभार की तरफ उठी हुई हड्डी के नीचे बने गड्ढे में स्थित है। वायु दूर करता है, नमीयुक्त उष्णता शरीर से बाहर निकालता है तथा लिवर के यिन को उद्दीप्त करता है। चूँकि लिवर का यिन जोड़ों का पोषण करता है, इस प्वॉइंट पर दबाव देने से जोड़ों की गतिशीलता बढ़ जाती है। यह घुटनों में अत्यधिक दर्द, मांसपेशियों में तनाव, आदि दूर करता है।

Tw-5 : 'दि आउटर गेट' नामक यह प्वॉइंट कलाई के बाहर की ओर, कलाई की क्रीज से करीब तीन उँगलियों की चौड़ाई जितना ऊपर (कोहनी की दिशा में) अलना और रेडियस बोन के बीचोंबीच स्थित है। इस प्वॉइंट पर करीब एक मिनट तक दबाव डालें।

अगर स्तनों में अत्यधिक मृदुता हो तो प्रेशर प्वॉइंट Pc-6 (इनर गेट) का उपयोग करें। यह हथेली की ओर वाली कलाई पर, कलाई की क्रीज से करीब तीन उँगलियों की चौड़ाई जितना ऊपर, भुजा के मध्य में स्थित है। Pc-6 चेस्ट के क्षेत्र में किसी भी

प्रकार के दर्द में अत्यधिक प्रभावकारी है क्योंकि यह रक्त की 'ची' को नियमित करता है।

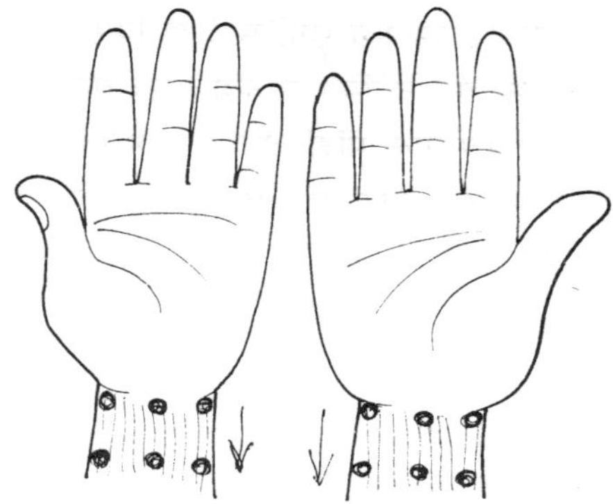

रिफ्लेक्सोलॉजी के जरिए इस रोग का इलाज करने के लिए पाचन तंत्रिका तथा प्रजनन तंत्रों के अंतर्गत आनेवाले रिफ्लेक्स एरियाज और साथ ही अंत:स्रावी ग्रंथियों से संबंधित रिफ्लेक्स एरियाज पर ध्यान केंद्रित किया जाना चाहिए। ऐसा करने के लिए पिट्यूइटरी, पेंक्रियाज, थायरॉइड पैराथायरॉइड, एड्रेनल्स, लिवर, गॉल ब्लैडर, छोटी और बड़ी आँतें गर्भाशय, डिंबग्रंथियों, फेलोपियन ट्यूब्स, मेरुदंड, गुरदे, सोलर प्लेक्सस आदि से संबंधित रिफ्लेक्स प्वॉइंट्स पर दबाव डालें। प्रत्येक क्षेत्र पर अपने अँगूठे तर्जनी या मध्यमा उँगली, जो भी आपको सुविधाजनक लगे, के द्वारा करीब एक से दो मिनट तक दबाव डालें। उपरोक्त रिफ्लेक्स एरियाज की स्थिति जानने के लिए पुस्तक के अंत में दिए गए हथेलियों और तलवों के चित्रों का अवलोकन करें।

प्रश्न 85 : प्रोलेप्स या स्लिप डिस्क क्या है? इसके लक्षण क्या हैं? क्या एक्यूप्रेशर या रिफ्लेक्सोलॉजी इस रोग में लाभदायक सिद्ध हो सकते हैं?

उत्तर : प्रोलेप्स्ड या स्लिप डिस्क एक बहुत ही कष्टदायक रोग है। दर्द इतना तीव्र होता है कि बिस्तर पर करवट लेना भी मुश्किल हो जाता है। खाँसने या छींकने से भी भयंकर दर्द होता है। रोगी को बिस्तर पकड़ने के लिए मजबूर होना पड़ता है। इस रोग की उपेक्षा करना मुश्किल ही नहीं, नामुमकिन है, परंतु अगर आपने ऐसा किया तो उससे स्थायी क्षति हो सकती है, यहाँ तक कि, लकवा भी हो सकता है।

'इंटर-वर्टिब्रल डिस्क्स' असल में लचीले पैड्स हैं, जो कशेरुकाओं (वर्टेब्रा) के बीच मजबूती से सटे रहते हैं और मेरुदंड की रचना करते हैं। प्रत्येक पैड एक चपटा, गोलाकार कैप्सूल जैसा होता है, जो मजबूत फायब्रस आउटर मेंम्ब्रेन से बना होता है। ये डिस्क्स कशेरुकाओं के बीच मजबूती से सटे रहते हैं और लिगामेंट्स द्वारा जकड़े रहते हैं। उनके अपनी जगह से हिलने या खिसकने की गुंजाइश बहुत कम होती है। ये कशेरुकाएँ जिन प्वॉइंट्स पर वास्तव में टर्न होती हैं, फेसेट जॉइंट्स कहलाते हैं, जो वर्टेब्रा के दोनों ओर पंखों की तरह फैले होते हैं, और वर्टेब्रा को उतना अधिक झुकने या मुड़ने से बचाते हैं कि रीढ़ की हड्डी ही क्षतिग्रस्त हो जाए। कभी-कभी इन डिस्कस को मेरुदंड के शॉक एब्जॉर्बर्स भी कहा जाता है। ये डिस्कस कशेरुकाओं को एक-दूसरे

से अलग भी रखती हैं जिससे वे आपस में रगड़ खाकर क्षतिग्रस्त होने से बची रहती हैं। परंतु उम्र बढ़ने के साथ वे सख्त होने लगती हैं क्योंकि उनको रक्त की आपूर्ति काफी हद तक कम हो जाती है। कभी-कभी दबाव पड़ने पर इनर मेटीरियल या तो सूज जाता है या हर्निया हो जाता है और डिस्क के आउटर मेंम्ब्रेन को तोड़कर बाहर निकल जाता है। एक कमजोर स्थल पर यह मेटीरियल पूरी तरह या आंशिक रूप से आउटर केसिंग को तोड़कर बाहर निकल आता है जिससे आसपास की नर्व्स पर दबाव आता है। और अधिक गतिविधि या चोट में ब्रेन को तोड़ सकता है, डिस्क मेटीरियल मेरुदंड या फैली हुई नर्व्स को क्षति पहुँचा सकता है। यह क्षति लाइलाज भी हो सकती है। जहाँ सभी हर्निया युक्त डिस्कस नर्व्स पर दबाव नहीं डालतीं, यह संभव है कि किसी व्यक्ति की डिस्कस का आकार बिगड़ गया हो और उसे कोई दर्द या तकलीफ भी न होती हो।

यह रोग आमतौर पर गलत तरीके से भारी सामान उठाने, कसकर अँगड़ाई लेने, खेलकूद में किसी दुर्घटना के दौरान या ऊँचाई से कूदने से लगने, यहाँ तक कि गलत ढंग से लेटे-लेटे फोन रिसीवर उठाने जैसी सामान्य गतिविधियों के कारण होता है। परंतु कभी-कभी यह समस्या बिना किसी स्पष्ट कारण के भी प्रकट हो सकती है। मोटापा भी स्पाइन और डिस्क्स को अपनी जगह स्थिर रखनेवाले लिगामेंट्स पर अत्यधिक दबाव डाल सकता है।

इस रोग में पारंपरिक मेडिकल उपचार, के साथ-साथ एक्यूप्रेशर या रिफ्लेक्सोलॉजी चिकित्सा अति प्रभावी पाई गई है, जो आमतौर पर विश्राम और दर्दनाशक दवाओं पर आधारित होता है, इस चिकित्सा के कुछ ही सत्र रोगी को दर्द से इस हद तक राहत देते हैं कि वह 30 से 40 प्रतिशत तक राहत महसूस करता है। उपचार के पहले या दूसरे सत्र में ही दर्द में काफी आराम प्रतीत होता है।

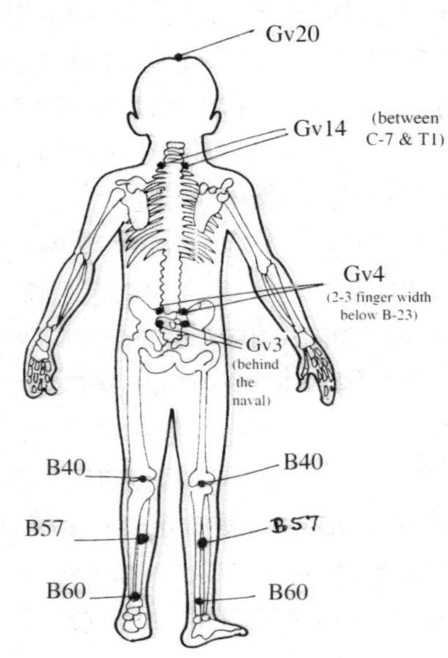

निम्नलिखित प्रेशर प्वॉइंट्स लाभदायक होंगे:

Gv-3 मेरुदंड के निचले भाग पर चौथे नंबर वर्टेब्रा के ठीक नीचे स्थित है। कूल्हे की हड्डी के ऊपरी किनारे को टटोलें और स्पाइन के उत्तम क्षेत्र में इस प्वॉइंट की तलाश करें। इस प्वॉइंट पर अपने अँगूठे के द्वारा घड़ी की सुई की दिशा में करीब

एक मिनट तक दबाव दें। इसके बाद आप अपनी हथेली की गद्दी से एक या दो मिनट मालिश जैसा दबाव दे सकते हैं। अगर रोगी गर्भवती महिला हो तो इस प्वॉइंट को उद्दीप्त नहीं किया जाना चाहिए।

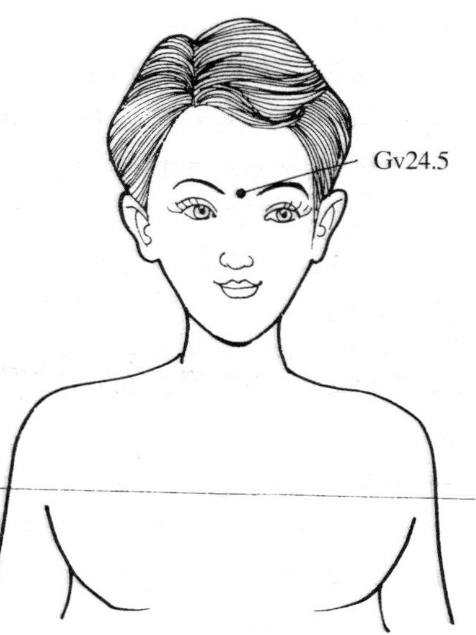

Gv-4 : यह प्वॉइंट दूसरी और तीसरी कशेरुकाओं के बीच, बेली बटन की सीध में पीछे की ओर स्थित है। अपने अँगूठे के मेरुदंड की मध्यरेखा के दोनों ओर एक अँगूठे की चौड़ाई जितना दूर तक मध्यम से लेकर भारी (रोगी की सहनशीलता के अनुसार) दबाव दें।

GV-14 सातवीं सर्विकल वर्टेब्रा और पहली थोरेसिक वर्टेब्रा के बीच स्थित है तथा अपना सिर नीचे झुकाकर आसानी से इसका पता लगाया जा सकता है। आपके सिर झुकाने पर (आपकी गरदन के नीचे) सबसे ज्यादा दिखाई देनेवाली हड्डी सातवीं वर्टेब्रा है। करीब एक मिनट तक C-7 और T-1 के बीच मध्यम दरजे का, किंतु फर्म दबाव दें।

GV-20 आपके सिर के ऊपर, कानों के ऊपरी भागों को जोड़नेवाली काल्पनिक रेखा के बीचोंबीच स्थित है। अपने अँगूठे या तर्जनी के जरिए दबाव दें। अगर आप उच्च रक्तचाप से पीड़ित हैं, तो इस प्वॉइंट पर दबाव न दें।

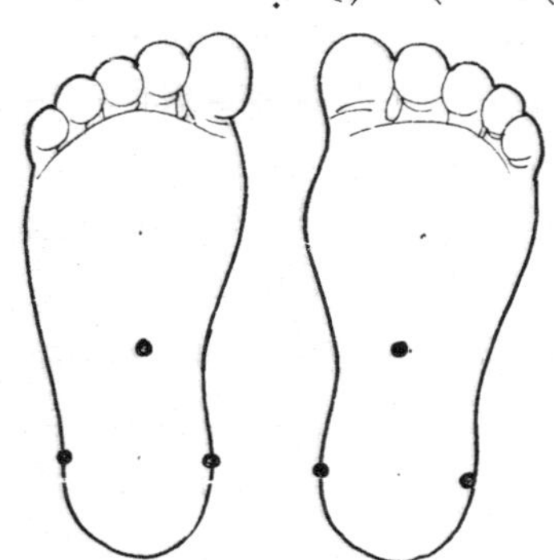

GV-24.5 (थर्ड आइ पॉइंट) भौंहों के बीच उस जगह पर स्थित हैं, जहाँ भौंहें और बांसा मिलते हैं। यह प्वॉइंट पिट्युइटरी ग्लैंड को संतुलित करता है, जो इसी क्रम में थायरॉइड ग्लैंड की कार्यप्रणाली को भी उद्दीप्त और दुरुस्त करता है। इस प्वॉइंट पर करीब 30 सेकेंड्स तक हल्के से लेकर मध्यम दरजे तक का दबाव दिया जा सकता है।

B-60 एकिलिस टेंडन और टखने की बाहरी हड्डी के बीच स्थित है। यह पीठ के निचले और ऊपरी हिस्से तथा टाँगों में दर्द में आराम पहुँचाता है। दर्द से छुटकारा पाने के लिए GV-4, पर भी दबाव दीजिए, जो कमर पर बी-23 प्वॉइंट से 2-3 उँगलियों की चौड़ाई

जितना नीचे स्थित है।

चूँकि पीठ पर स्थित कुछ प्वॉइंट्स को दबाने में कठिनाई महसूस हो सकती है, हाथ के पृष्ठ भाग में स्थित निम्नलिखित प्वॉइंट्स पर दबाव दिया जा सकता है, जो अत्यंत लाभदायक पाया गया है :

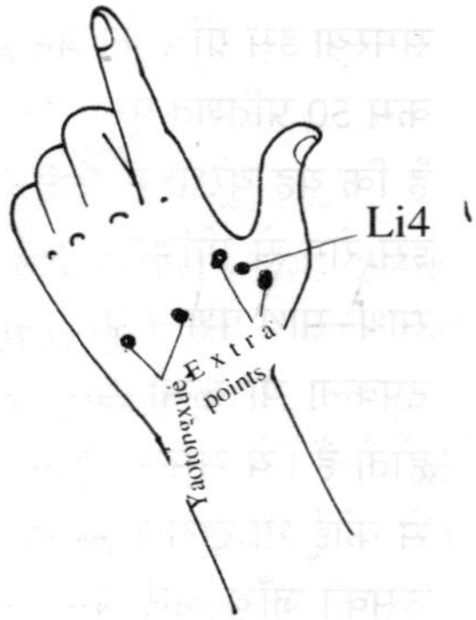

Li-4 : 'एडजॉइनिंग वैली' के नाम से ज्ञात यह दर्द से राहत देने और शरीर में 'ची' संचरित करने की अपनी क्षमता के लिए जाना जाता है। यह अँगूठे और तर्जनी को मिलाने से बननेवाली क्रीज के छोर पर स्थित है। गर्भवती महिलाओं को इस प्वॉइंट का उपयोग नहीं करना चाहिए। इस प्वॉइंट से बस आधा इंच ऊपर और नीचे दो और प्वॉइंट्स हैं, जो पीठ दर्द से राहत देने में अति लाभदायक हैं। इन प्वॉइंट्स पर दूसरे हाथ के अँगूठे की सहायता से पर्याप्त रूप से भारी दबाव दीजिए। इसी प्रक्रिया को दूसरे हाथ पर भी दोहराएँ। हाथ के पृष्ठ भाग में दो और प्वॉइंट्स हैं। पहला पोर या उँगली की गाँठ (नकल) और कलाई के बीच, दूसरी और तीसरी फिंगर बोंस के बीच तथा दूसरा वहीं पर, चौथी और पाँचवीं फिंगर बोन्स के बीच स्थित है। अगर दर्द वापस आता है तो कुछ सत्रों तक यहीं प्रक्रिया दोहराएँ क्योंकि वह पूरी तरह ठीक होने में कुछ समय ले सकता है।

Li4

Extra points

Yaotongxue

B–40 : 'मिडिल ऑफ दि क्रुक' नामक यह प्वॉइंट पीठ के निचले हिस्से में दर्द दूर करने में बहुत मददगार है। यह आपके घुटने के पीछे, दो टेंडंस के ठीक बीच में और घुटना मोड़ने पर बननेवाली क्रीज पर स्थित है। निचली पीठ से जुड़ी सभी समस्याओं पर इसके सशक्त प्रभाव के कारण इस प्वॉइंट को कमांड प्वॉइंट भी कहा जाता है।

रिफ्लेक्सोलॉजी के द्वारा इस रोग का इलाज करने के लिए मेरुदंड के रिफ्लेक्स एरिया के अंतर्गत आनेवाले अंगों (विशेष रूप से लंबर और सेक्रल रीजन) के रिफ्लेक्स एरियाज घुटनों की क्रीज के पीछे टखने की हड्डी के दोनों ओर घड़ी की सुई की दिशा में और इससे उलटी दिशा में भी मालिश जैसा दबाव दें। एड़ियों की बेस पर स्थित और एकिलिस टेंडन के ऊपरी क्षेत्र के प्रेशर पॉइंटस को भी एड़ी के बेस से डेढ़ इंच की ऊँचाई पर, उद्दीप्त करें। बहुत मृदु होने के बावजूद इस क्षेत्र को उद्दीप्त करने से बहुत राहत मिलती है। इन विशिष्ट रिफ्लेक्स एरियाज की स्थिति जानने के लिए पुस्तक के अंत में दिए गए हथेलियों और तलवों के चित्रों का अवलोकन करें।

प्रश्न 86 : क्या एक्यूप्रेशर या रिफ्लेक्सोलॉजी प्रॉस्टेट ग्रंथि से जुड़ी समस्याओं के समाधान में सहायक हो सकते हैं?

उत्तर : प्रॉस्टेट पुरुषों के मूत्राशय के नीचे, अंडाशय और मलद्वार के बीचों-बीच स्थित ग्रंथि है। यह उस फ्लुड का उत्पादन और स्रवण करती है, जो सर्विक्स की ओर जाते हुए शुक्राणु (स्पर्म) को संरक्षण प्रदान करता है। यह यूरेथ्रा नामक ट्यूब को घेरे रहती है, जो मूत्र को मूत्राशय से लिंग की ओर ले जाती है। पुरुषों में सबसे ज्यादा आम समस्या इस ग्रंथि का बढ़ जाना है और 45-50 वर्ष से अधिक आयु-समूह के कम-से-कम 50 प्रतिशत पुरुष इससे प्रभावित होते हैं। बढ़ी हुई प्रॉस्टेट ग्रंथि का प्रभाव यह होता है कि यह यूरेथ्रा में से मूत्र के सुगम प्रवाह को बाधित करती है। जिसके परिणामस्वरूप इस रोग से पीड़ित पुरुषों को रात में कई बार पेशाब के लिए उठना पड़ता है। इसके साथ-साथ पेशाब धीरे-धीरे आना, कठिनाई से शुरू होना, पेशाब करने के बाद बूँद-बूँद टपकना या कभी-कभी पेशाब करते समय जलन महसूस करना, जैसी समस्याएँ भी होती हैं। ये समस्याएँ प्रॉस्टेट ग्रंथि की वृद्धि की सूचक हैं। अगर आपके शरीर में इनमें से कोई भी लक्षण प्रकट हो तो बुद्धिमानी इसी में है कि आप अपने फैमिली डॉक्टर से उसकी जाँच और जरूरी परीक्षण कराने के बाद इलाज कराएँ, ताकि उसके गंभीर रूप धारण करने की संभावना न रहे।

उपरोक्त चिकित्सा के साथ-साथ या वैसे भी एक्यूप्रेशर या रिफ्लेक्सोलॉजी के द्वारा इस रोग का उपचार बहुत लाभदायक होगा। निम्नलिखित प्रेशर प्वॉइंट्स को दबाएँ :

Lv-3 पैर के ऊपरी भाग में अँगूठे और उसके पासवाली उँगली के बीच स्थित है। यह लिवर, जो शरीर से विषैले पदार्थ बाहर निकालनेवाला सबसे सशक्त अंग माना जाता है, को पुष्ट करता है। इस पर दबाव देने से मूल कारण दूर होगा और बहुत राहत महसूस होगी।

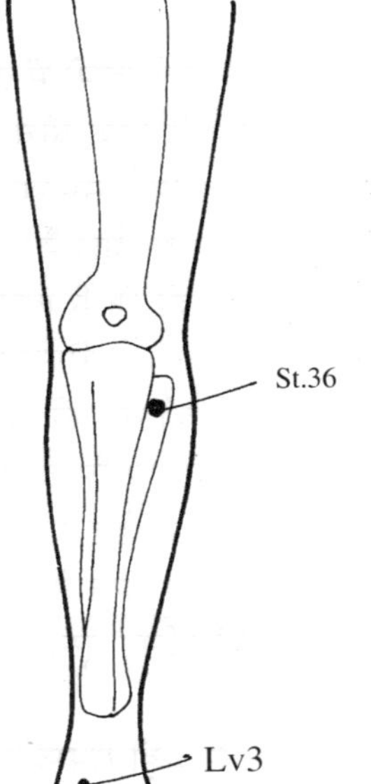

Sp-6, 'थ्री यिन मीटिंग पॉइंट' भी कहलाता है, यह टखने की हड्डी से ऊपर, टाँग के भीतरी और पृष्ठ भाग पर स्थित है। इसकी ठीक-ठीक स्थिति टखने की हड्डी से करीब चार उँगलियों की चौड़ाई जितनी ऊपर है। जैसा कि इसके नाम से स्पष्ट है, यह सबसे महत्त्वपूर्ण प्रेशर प्वॉइंट्स में से एक है, क्योंकि यह एक साथ तिल्ली, लिवर और गुरदे, तीनों मेरिडियंस के 'यिन' को पुष्ट बनाता है। यह पूरे शरीर में 'ची' और रक्त को प्रवाहित करने में सहायक है।

St-36 : 'शिनबोन' से बाहर की ओर एक उँगली की चौड़ाई जितनी दूर, नी-कैप से चार उँगलियों की चौड़ाई

जितना नीचे स्थित है। यह प्वॉइंट पूरे शरीर को शक्ति देता है, मांसपेशियों को पुष्ट बनाता है, विशेष रूप से Sp-6 के संयोजन में तथा पूरे शरीर में शक्ति का पुनः संचार करता है। यह पेट की प्रतिकूल 'ची' को भी शांत करता है।

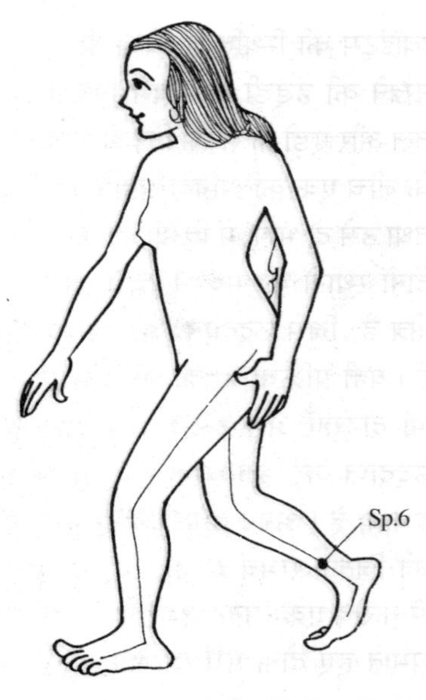

अगला प्वॉइंट जिसे दबाया जाना है, वह है CV-3। यह प्वॉइंट CV-4 (गेट ओरिजिन) जो नाभि से चार उँगलियों की चौड़ाई जितना नीचे स्थित है, से करीब एक अँगूठे की चौड़ाई जितना नीचे स्थित है। यह ब्लैडर मेरिडियन पर अपने प्रभाव के मामले में तकरीबन विशिष्ट है। अगर मूत्राशय खाली करने के बाद इस प्वॉइंट पर करीब एक मिनट तक स्थिर दबाव दिया जाए तो यह बेहतर तथा और अधिक प्रभावी होगा।

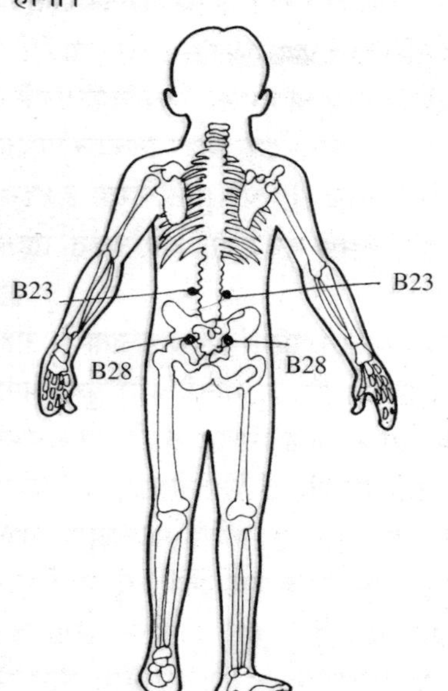

B-28 यूरिनरी ब्लैडर का संबद्ध प्वॉइंट है और पीठ के मिड-सेक्रल एरिया में, मेरुदंड के दोनों ओर करीब डेढ़ इंच दूरी पर स्थित है। CV-3 और B-28, यूरिनरी ब्लैडर के लगभग विशिष्ट प्वॉइंट्स हैं, इन्हें उद्दीप्त करने के लिए उन पर कुछ मिनट तक दबाव दें।

B-23 रिबकेज और कूल्हे की हड्डी (भीतरी किनारे) के बीचोंबीच कमर के मध्य में स्थित है। यह अवसाद और भय से छुटकारा दिलाता है। प्रजनन अंगों पर सकारात्मक प्रभाव डालता है, इसलिए प्रॉस्टेट, नपुंसकता और समय पूर्व स्खलन जैसी व्याधियों को ठीक करने में सहायक है।

रिफ्लेक्सोलॉजी के द्वारा इस रोग का इलाज करने के लिए गुरदे, एड्रेनल्स, यूरेटर्स आदि से संबंधित रिफ्लेक्स एरियाज को उद्दीप्त करें। दो क्षेत्र और भी हैं, जिन्हें उद्दीप्त किया जाना है और जो बहुत लाभदायक हैं, विशेष रूप से प्रॉस्टेट संबंधी समस्याओं में। इन

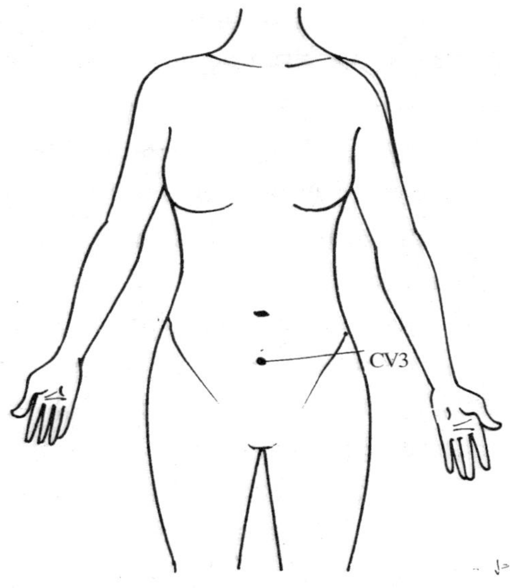

प्वॉइंट्स की स्थिति जानने के लिए टखने की हड्डी के सबसे निचले तल और एड़ी के सबसे निचले भाग के बीच एक काल्पनिक रेखा खींचें तथा उसे दो भागों में विभाजित करें। दोनों स्थानों का मध्य बिंदु ही वह क्षेत्र है, जिसे उद्दीप्त किया जाना है। यही प्रक्रिया पैर के दूसरी ओर भी दोहराएँ और उस क्षेत्र को भी उद्दीप्त करें। जो बहुत मृदु, किंतु प्रभावी है। अपने अँगूठों के पैड्स को जितना संभव हो उतनी गहराई से करीब एक मिनट तक धीरे-धीरे घुमाते हुए दोनों पैरों पर स्थित इन प्वॉइंट्स पर दबाव डालें। इसके बाद एड़ी के पिछले भाग के बेस से 4-5 इंच ऊपर, एकिलिस टेंडन की सीध में इस क्षेत्र को उद्दीप्त करें। एकिलस टेंडन को अपने अँगूठे और तर्जनी से इस क्षेत्र को उद्दीप्त करें। एकिलिस टेंडन को अपने अँगूठे और तर्जनी से पकड़कर इस पूरे क्षेत्र पर मालिश जैसा दबाव डालें। सर्वाधिक लाभ के लिए दोनों पैरों पर करीब 1-2 मिनट तक दबाव देते हुए इस पूरे क्षेत्र को उद्दीप्त करें। इस खास रिफ्लेक्शन एरियाज की स्थिति जानने के लिए पुस्तक के अंत में दिए गए हथेलियों और तलवों के चित्रों का अवलोकन करें।

प्रश्न 87 : साइटिका होने के क्या कारण हैं? क्या एक्यूप्रेशर या रिफ्लेक्सोलॉजी इस रोग को ठीक करने में सहायक हो सकते हैं?

उत्तर : साइटिका या पीठ के निचले हिस्से से जुड़ी समस्याओं में से अधिकांश में पीठ और उसके बाजुओं में भयकर दर्द होता है, जो अधिकांशतः हिप जॉइंट क्षेत्र से टखने की हड्डी की ओर जाता है। कभी-कभी तो स्थिति इतनी गंभीर हो जाती है कि रोगी को कदम उठाने में भी कठिनाई होती है और साथ ही पूरे पाँव में भयंकर दर्द होता है। साइटिका की अधिकांश समस्याओं के मूल कारण होते हैं तनाव, गलत मुद्रा में उठना-बैठना, चोट या कमजोर मासपेशियाँ। चूँकि पीठ की मांसपेशियों और लिगामेंट्स में खिंचाव भी संभावित कारणों में से एक है तो बेहतर यह होगा कि अपनी रीढ़ और पीठ की मांसपेशियों को सशक्त और साथ ही लचीला बनाए रखा जाए। यह लक्ष्य एक रुटीन के तौर पर हफ्ते में तीन बार भी हल्का व्यायाम करने से आसानी से हासिल किया जा सकता है।

साइटिका अकसर निचले लंबर एरिया में टूटी या खिसकी हुई डिस्क के कारण होता है। जब चोटग्रस्त डिस्क नर्व से टकराती है तो एक बर्निंग पेन नितंबों के रास्ते जाँघों तक पहुँच जाती है। ये दो साइटिका तंत्रिकाएँ हमारे शरीर की सबसे बड़ी स्नायु तंत्रिकाएँ (Nerve) हैं, जो मेरुदंड के निचले हिस्से से दोनों पाँवों से गुजरती हैं, जहाँ से तंत्रिका के दोनों ओर कई शाखाएँ निकलती हैं। इसीलिए यह संभव है कि एक पैर पर स्थित कोई रिफ्लेक्स प्वॉइंट दूसरे पैर के समकक्ष रिफ्लेक्स प्वॉइंट से अधिक मृदु और संवेदनशील हो।

एक्यूप्रेशर मांसपेशियों में तनाव और खिंचाव दूर करने में अत्यधिक प्रभावी पाया गया है। जो यह तनाव और खिंचाव साइटिका का मूल कारण है, दूर करने में अत्यधिक प्रभावी पाया गया है। दूरगामी प्रभाव के लिए एक्यूप्रेशर के साथ-साथ हीटिंग पैड्स या गरम पानी की बोतल के इस्तेमाल (अगर सूजन न हो तो) से प्रेशर प्वॉइंट्स का प्रभाव बढ़ाया जा सकता है। निम्नलिखित प्रेशर प्वॉइंट्स पर दबाव कारगर होगा:

B-40 : 'मिडिल ऑफ दि क्रुक' नामक यह प्वॉइंट पीठ के निचले हिस्से में दर्द दूर करने में बहुत मददगार है। यह आपके घुटने के पीछे, दो टेंडंस के ठीक बीच में और घुटना मोड़ने पर बननेवाली क्रीज पर स्थित है। निचली पीठ से जुड़ी सभी समस्याओं पर इसके सशक्त प्रभाव के कारण इस प्वॉइंट को 'कमांड पॉइंट' भी कहा जाता है।

B-23 रिब केज और कूल्हे की हड्डी (भीतरी किनारे) के बीचोंबीच, कमर के मध्य में स्थित है। यह अवसाद और भय दूर करता है। प्रजनन अंगों पर सकारात्मक प्रभाव डालता है और इस तरह पीठ के निचले हिस्से में दर्द तथा भयंकर दर्द के कारण होनेवाले साइटिका और थकान कम करने में सहायक है।

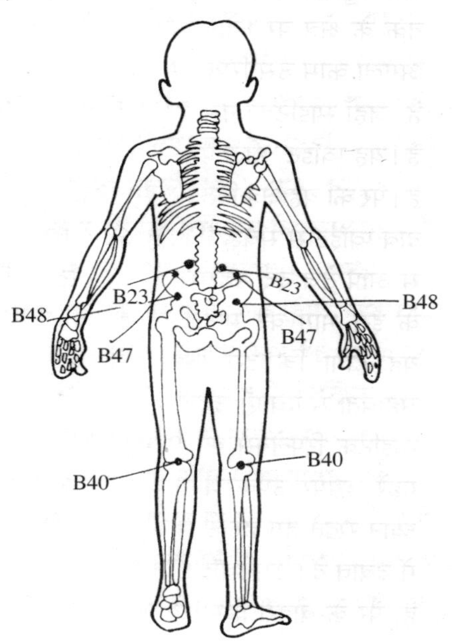

CV-6 (सी ऑफ इनर्जी) नाभि से तीन उँगलियों की चौड़ाई जितना नीचे स्थित है। यह प्वॉइंट उदर क्षेत्र को पुष्ट बनाने के लिए एक विशिष्ट प्वॉइंट माना जाता है।

B-47 : मेरुदंड से बाहर की ओर चार उँगलियों की चौड़ाई जितना दूर, कमर के बीच स्थित है। यह प्वॉइंट न केवल पीठ के निचले हिस्से में दर्द में आराम

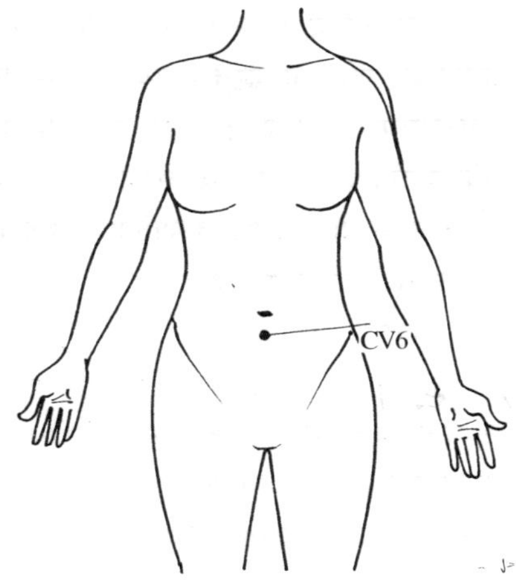

देता है, बल्कि मांसपेशियों में तनाव, थकान, अवसाद, भय तथा B–23 के संयोजन से साइटिका दर्द भी कम करता है।

B–48 सेक्रल रीजन से 1–2 उँगलियों की चौड़ाई जितना बाहर की ओर कूल्हे की हड्डी के शीर्ष तथा नितंबों के बेस के बीचोंबीच स्थित है। यह साइटिका, कूल्हे और पीठ के निचले हिस्से में दर्द, तथा इस क्षेत्र में तनाव दूर करता है।

रिफ्लेक्सोलॉजी द्वारा इस रोग का इलाज करने हेतु यह सुनिश्चित करने के लिए कि कोई दबी हुई नस न हो, हमें मेरुदंड के निचले भाग के रिफ्लेक्स एरिया, विशेष रूप से लंबर और सेक्रल रीजंस पर दबाव डालना होगा। अपने दोनों अँगूठों का उपयोग करते हुए दोनों ओर दबाव डालें। क्योंकि साइटिका नस स्पाइन से नीचे की ओर आती है। उपचारात्मक शक्तियों को लोअर लंबर रीजन के सभी सूजे और खिंचे हुए हिस्सों तक पहुँचाने के लिए कमर से लेकर एड़ी तक के क्षेत्र पर ध्यान केंद्रित करें। हमारा अगला काम उस रिफ्लेक्स का पता लगाना है, जहाँ साइटिका नस पैर को क्रॉस करती है। यह प्वॉइंट 'हील पैड' के बेस पर स्थित है। पैर का यह क्षेत्र नितंब में साइटिक तंत्रिका दाब प्वॉइंट से संबद्ध है। इस क्षेत्र को दबाने से आप तेज दर्द महसूस करेंगे। परंतु एड़ी के इस भाग की मोटाई के कारण बेहतर यह होगा कि इसे किसी उपकरण की सहायता से दबाएँ, उद्दीप्त करें क्योंकि अँगूठे का दबाव पर्याप्त नहीं भी हो सकता है। साइटिक रिफ्लेक्स की स्थिति जानने के बाद आप जितना दर्द सहन कर सकें, उतना गहरे उसपर उपकरण रोल करें। धीरे–धीरे दबाव कम करें और संभावित मृदुता का ध्यान रखते हुए हल्के से रोल करें। इसके बाद हिप और बटक के रिफ्लेक्सेज के बीच में दबाव दें। उस प्वॉइंट पर दबाव देते हुए, जहाँ साइटिक तंत्रिका एड़ी को क्रॉस करती है, पैर के बाहरी हिस्से से शुरू करते हुए अँगूठे को पूरे पैर पर घुमाएँ। यह क्षेत्र भी मृदु

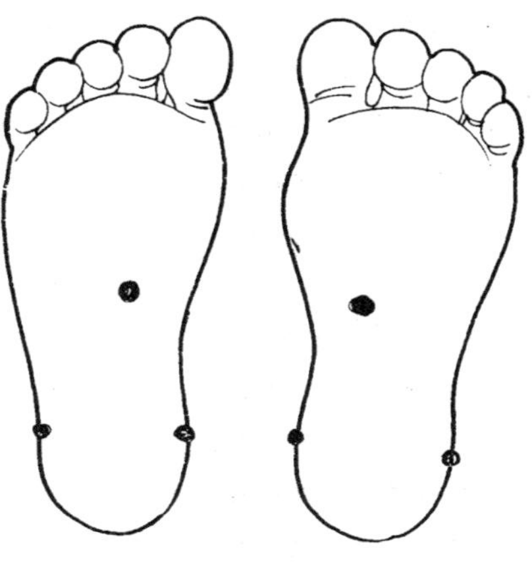

होगा इसलिए उस पर सावधानी से हल्का दबाव डालें। स्पाइन के लंबर और सेक्रल रिफ्लेक्स एरियाज पर भी दबाव डालें। दोनों पैरों पर आर्क ऑफ दि फूट के निचले हिस्से में ये स्थित हैं। इन खास रिफ्लेक्स एरियाज की पहचान करने के लिए पुस्तक के अंत में दिए गए तलवों के चित्रों का अवलोकन करें।

प्रश्न 88 : क्या एक्यूप्रेशर/रिफ्लेक्सोलॉजी कंधों में तनाव/दर्द कम करने में सहायक हो सकते हैं?

उत्तर : दर्द जीवन की एक वास्तविकता है। वह चोट लगने, घर के कामकाज में जी तोड़ मेहनत करने, सारा दिन गाड़ी चलाने, कोई भारी वस्तु उठाने से मांसपेशियों में खिंचाव या बीमारी आदि के कारण हो सकता है। वह आपकी भावनात्मक या शारीरिक परेशानी का सूचक भी हो सकता है, जिसके कारण कभी-कभी कंधों और गरदन के क्षेत्र में अकड़न महसूस हो सकती है। तनावपूर्ण जीवनशैली और भावनात्मक तनाव भी अपना योगदान दे सकते हैं। लंबे समय तक कंप्यूटर पर काम करना, टाइपिंग, मशीनों/डेस्क पर काम करना, देर तक टीवी देखना कंधों में तनाव या दर्द के अन्य कारक हो सकते हैं। एक तरह से वे हमारे कंधे ही हैं, जो हमारे अधिकांश तनावों को वहन करते हैं। यह तनाव महीनों या वर्षों की अवधि तक में इकट्ठा होता रहता है। कंधों में तनाव दूर करके, जिसमें कुछ समय लग सकता है, बाँहों और हाथों में भी बहुत राहत महसूस की जा सकती है।

कंधों में तनाव/दर्द कम करने में एक्यूप्रेशर अत्यंत प्रभावी पाया गया है। इस समस्या के समाधान के लिए प्रेशर प्वॉइंट्स की निम्नलिखित कार्यसूची का पालन करें:

Li-4 'एडजॉइनिंग वैली' भी कहलाता है, उस उभार (माउंट) की क्रीज पर स्थित है, जो अँगूठे और तर्जनी को मिलाने से बनता है। बाएँ हाथ पर दबाव दाहिने हाथ से तथा बाएँ हाथ के अँगूठे और तर्जनी द्वारा दाहिने हाथ पर दबाव डाला जा सकता है। इसे सिरदर्द और शरीर के अन्य भागों में दर्द दूर करने, मांसपेशियों को शिथिल करने तथा शरीर के निचले और ऊपरी भाग में ऊर्जा का प्रवाह संतुलित करने के लिए भी सबसे प्रभावी एक्यूप्रेशर एवं एक्यूपंक्चर प्वॉइंट्स में से एक माना जाता है। यह 'बाउल मूवमेंट' को भी सक्रिय करता है। गर्भवती महिलाओं को यह प्वॉइंट नहीं दबाना चाहिए क्योंकि ऐसा करना गर्भपात का कारण बन सकता है।

Li-11 : 'पूल एट दि क्रुक' नाम से ज्ञात यह प्वॉइंट अपने कंधे को छूने के लिए अपना हाथ मोड़ते समय बननेवाली क्रीज के बाहरी सिरे पर स्थित है। जो हाथ खाली है, उससे बारी-बारी से दोनों हाथों पर दबाव डालें। दबाने पर यह प्वॉइंट बहुत मृदु हो जाता है, इसलिए भरसक सावधानी बरती जानी चाहिए। यह शरीर से अत्यधिक गरमी और नमी दूर करने तथा कोहनी, बाँह और कंधों में दर्द दूर करने के लिए भी बहुत

उपयोगी है। एलर्जी दूर करने और टेनिस एल्बो के उपचार के लिए भी यह एक महत्त्वपूर्ण प्वॉइंट है।

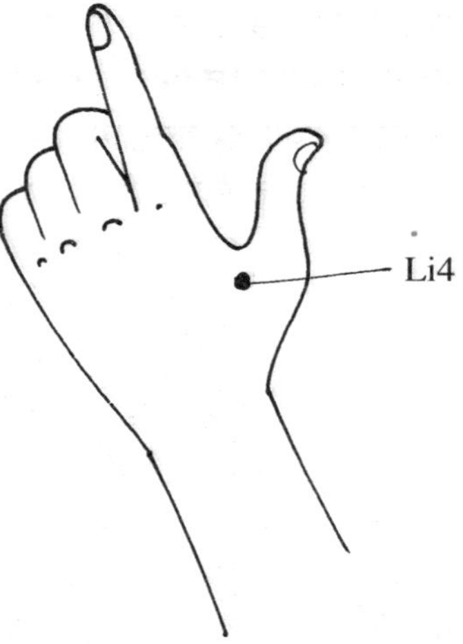

TW–5 : 'दि आउटर गेट' नामक यह प्वॉइंट कलाई के बाहर (पीछे) की ओर, कलाई की क्रीज से करीब तीन उँगलियों की चौड़ाई जितना ऊपर (कोहनी की दिशा में) अलना और रेडियस बोन के बीचोंबीच स्थित है। इस प्वॉइंट पर करीब एक मिनट तक दबाव डालें।

'दि ट्रिपल वॉर्मर चैनल' भुजा के पीछे से ऊपर कंधे और गरदन तक जाता है, फिर घूमकर गरदन की साइड में आ जाता है। इस प्वॉइंट को बाँह कंधे और गरदन से जुड़ी किसी भी प्रकार की समस्या के इलाज के लिए व्यापक रूप से उपयोग किया जाता है।

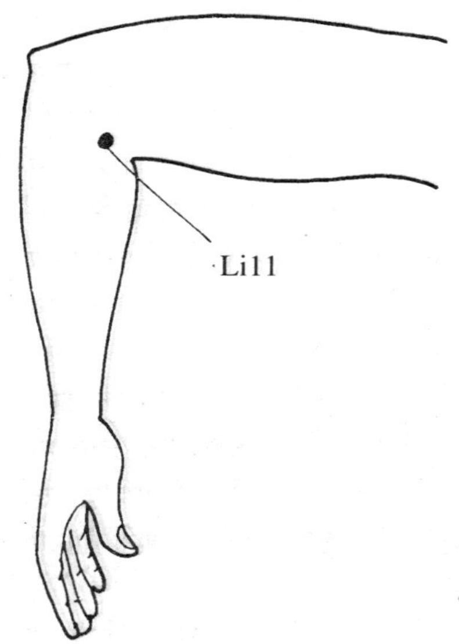

Tw-10 : (हेवनली वेल) कोहनी के सिरे से (कंधे की दिशा में) एक अँगूठे की चौड़ाई जितना ऊपर स्थित है। यह प्वॉइंट कोहनी में दर्द तथा कोहनी और कंधे में अकड़न दूर करने में सहायक है। अपने अँगूठे या मध्यमा द्वारा करीब एक मिनट तक फर्म दबाव डालें, फिर धीरे-धीरे दबाव हटाएँ। अगर साथ-साथ गहरी साँसें भी ली जाएँ तो इस प्वॉइंट का प्रभाव और भी बढ़ जाता है।

GB-20, 'विंड पूल' भी कहलाता है, खोपड़ी के बेस पर, गरदन और हेयरलाइन से एक अँगूठे की चौड़ाई जितना ऊपर, आपकी गरदन की वर्टेब्रा के दोनों ओर बने गड्ढों में स्थित है। दोनों हाथों के अँगूठों से आसानी से एक साथ दबाव दिया जा सकता है। यह प्वॉइंट गरदन में अकड़न, सिरदर्द, कंधों में दर्द/भारीपन आदि दूर करने में बहुत उपयोगी है और ऊर्जा के आंतरिक प्रवाह को भी नियमित करता है।

GB-21 : 'शोल्डर वेल' के नाम से ज्ञात यह प्वॉइंट गरदन और कंधे के बाहरी

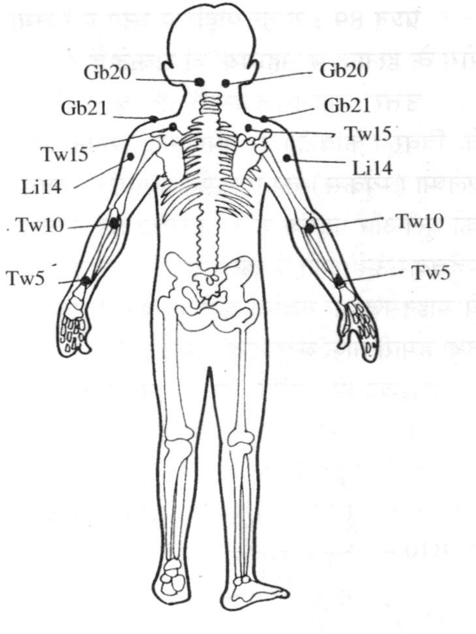

किनारे के बीचोंबीच स्थित है। यह प्वॉइंट अकसर बहुत कोमल होता है। इस प्वॉइंट पर कंधे के दोनों ओर एक साथ दबाव डाला जा सकता है। विभिन्न प्वॉइंट्स पर दबाव डालते समय अगर रोगी धीमी और गहरी साँसें लेता रहे तो यह और अधिक लाभकारी होगा। यह प्वॉइंट फेफड़ों (शरीर के ऊपरी भाग) में 'ची' का सामान्य प्रवाह बहाल करता है। यह कंधों में तनाव, घबराहट, और थकान से छुटकारा दिलाता है। गर्भवती महिलाओं को इस प्वॉइंट पर दबाव नहीं देना चाहिए।

Tw-15 (हेवनली रीजुविनेशन) गरदन के बेस और कंधों के बाहरी किनारे के बीचोंबीच, कंधे के शीर्ष से आधा इंच नीचे, कंधों पर स्थित है। यह मांसपेशियों में तनाव, गरदन की अकड़न और कंधे के दर्द से छुटकारा दिलाता है।

Li-14 (आउटर आर्म बोन) कंधे के शीर्ष से कोहनी तक की कुल दूरी ऊपर से एक-तिहाई दूरी पर, बाँह के ऊपरी भाग की बाहरी सतह पर स्थित है। यह बाँहों में दर्द, कंधों में तनाव और गरदन में अकड़न से छुटकारा दिलाता है।

रिफ्लेक्सोलॉजी के द्वारा इस रोग का इलाज करने के लिए पैर के अँगूठे के ठीक नीचे, उस प्राकृतिक क्रीज के ऊपर स्थित रिफ्लेक्स एरिया पर दबाव डालें, जो अँगूठे और पैर के तलवे के पैड के मिलन-स्थल पर बनती है। पैड के ऊपर और इर्दगिर्द भी दबाव डालें तथा यही प्रक्रिया दोनों तलवों पर दोहराएँ। तलवों के उच्चतम भाग पर स्थित रिफ्लेक्स एरिया को भी उद्दीप्त करें, जहाँ पैर की छोटी उँगली तलवों पर, पैर के निचले हिस्से से मिलती है। यह क्षेत्र कंधों से जुड़ा है और उसे उद्दीप्त करने से कंधे के क्षेत्र में तनाव काफी हद तक कम होता है। उस प्वॉइंट से दो उँगलियों की चौड़ाई जितना नीचे, जहाँ पाँव का निचला हिस्सा पैर से मिलता है, दोनों पैरों के ऊपरी भाग की मालिश करें। यह क्षेत्र भी कंधों की स्केपुला ब्लेड्स के बीच के क्षेत्र से जुड़ा है और इन ब्लेड्स के बीच के स्थल पर तनाव/दर्द दूर करने में काफी लाभदायक है। पैर के अँगूठे के इर्दगिर्द मालिश-जैसा दबाव देना भी मददगार सिद्ध होगा।

प्रश्न 89 : साइनसाइटिस क्या है ? क्या एक्यूप्रेशर या रिफ्लेक्सोलॉजी इस रोग के इलाज में सहायक हो सकते हैं ?

उत्तर : साइनसेज हमारी नाक के दोनों ओर छोटे-छोटे वायु से भरे स्थल हैं। नाक के विवर (केविटी) में नमी बनाए रखने और उस वायु को फिल्टर करने के लिए श्लेष्मा (म्यूकस) का एक सँकरा मार्ग है। जिसे हम साँस के जरिए भीतर लेते हैं, नाक को धूल औरं प्रदूषण के अन्य स्वरूपों से मुक्त रखने, ताकि यह सब हमारे फेफड़ों तक पहुँचकर उन्हें क्षति न पहुँचा सकें, बैक्टीरिया के संक्रमण, जुकाम, पराग जैसे कारकों से ये साइनसेज अवरुद्ध या सूज जाते हैं और हम सिर में भारीपन या दर्द महसूस करते हैं तथा हमारी नाक बंद हो जाती है या बहने लगती है। कुछ मामलों में कैविटी सूख जाती है, नाक बंद हो जाती है और उसमें पपड़ी बन जाती है।

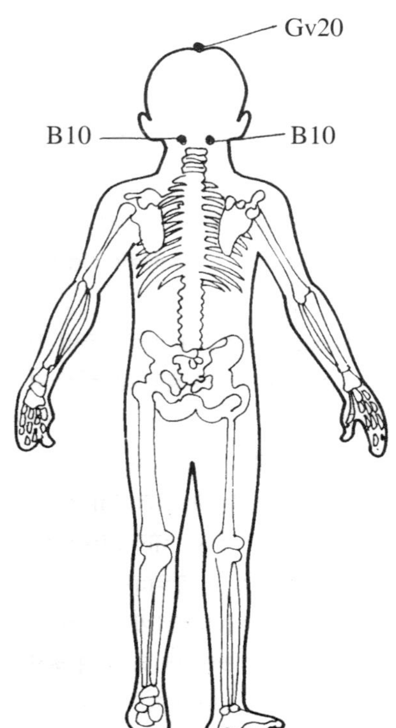

आपके साइनसेज संबंधी दीर्घकालिक समस्याओं, जैसे स्वाद या गंध की संवेदना समाप्त हो जाना आदि के मामले में अपने डॉक्टर की सलाह लें क्योंकि उसके पीछे कुछ अन्य कारण हो सकते हैं जैसे कब्ज, अपौष्टिक खानपान, जिसे डॉक्टर की सलाह से ठीक किया जाना जरूरी हो। इस समस्या के समाधान में एक्यूप्रेशर और रिफ्लेक्सोलॉजी दोनों सहायक हो सकते हैं और अधिकांश मामलों में मेडिकल हस्तक्षेप जरूरी नहीं होगा और सर्जरी जिसकी ऐसे मामलों में आमतौर पर सिफारिश की जाती है आवश्यक नहीं होगी। अपना असर दिखाने के लिए इस चिकित्सा विधि को उचित समयावधि दो या तीन हफ्ते-दीजिए और आमतौर पर आप ठीक हो जाएँगे। प्रेशर पॉइंट्स की निम्नलिखित कार्यसूची का पालन किया जा सकता है:

Li-4 'एडजॉइनिंग वैली' के नाम से भी ज्ञात है, उस उभार (माउंड) की क्रीज पर स्थित है, जो अँगूठे और तर्जनी को मिलाने से बनता है। बाएँ हाथ पर दबाव दाहिने हाथ से तथा बाएँ हाथ के अँगूठे और तर्जनी द्वारा दाहिने हाथ पर दबाव डाला सकता है। इसे सिर दर्द और शरीर के अन्य अंगों में दर्द दूर करने, मांसपेशियों को शिथिल करने तथा

शरीर के निचले और ऊपरी भाग में ऊर्जा का प्रवाह संतुलित करने के लिए भी सबसे प्रभावी एक्यूप्रेशर एवं एक्यूपंक्चर प्वॉइंट्स में से एक माना जाता है। यह बाउल मूवमेंट को भी सक्रिय करता है। गर्भवती महिलाओं को यह प्वॉइंट नहीं दबाना चाहिए क्योंकि इससे गर्भपात हो सकता है।

GV–20 आपके सिर के ऊपर कानों के ऊपरी भागों को जोड़नेवाली काल्पनिक रेखा के बीचोंबीच वर्टेक्स पर स्थित है। अपने अँगूठे या तर्जनी के जरिए दबाव डालें। अगर आप उच्च रक्तचाप से पीड़ित हैं तो इस प्वॉइंट पर दबाव न दें।

GV–24.5 (थर्ड आइ पॉइंट) भौंहों के बीच उस जगह पर स्थित है, जहाँ भौंहें और बाँसा मिलते हैं। यह प्वॉइंट पिट्यूइटरी ग्लैंड को संतुलित करता है, जो इसी क्रम में थायरॉइड ग्लैंड की कार्यप्रणाली को भी उद्दीप्त और दुरुस्त करता है और साथ ही साइनस कंजेश्चन, सिरदर्द और आँखों की थकान भी दूर करता है। इस प्वॉइंट पर करीब 30 सेकेंड्स तक हल्के से लेकर मध्यम दरजे तक का दबाव दिया जा सकता है।

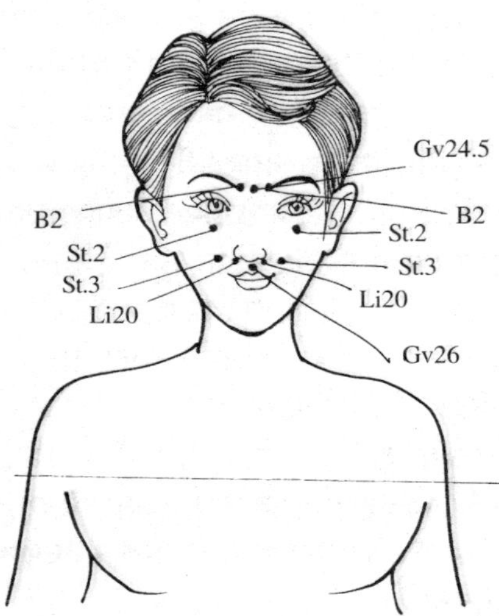

B–10 मेरुदंड के दोनों ओर आधा इंच दूर, खोपड़ी के बेस से करीब डेढ़ इंच नीचे स्थित है। इसे 'हेवनली पिलर्स' नाम दिया गया है और यह आँखों में सूजन, सिरदर्द, थकान आदि जैसे एलर्जिक रिएक्शंस से छुटकारा दिलाता है। अपने सिर के पीछे अपनी उँगलियों को एक-दूसरे से फँसाकर और गरदन को उनकी पकड़ में लेकर करीब एक मिनट तक कसकर दबाव दिया जा सका है।

B–2 : 'गेदर्ड बैंबू' नाम से ज्ञात यह पाइंट आपके आइसॉकेट के भीतरी सिरे पर बाँसा के पास बने एक छोटे से गड्ढे में स्थित है। यह सिरदर्द, साइनस कंजेश्चन तथा एलर्जी के अन्य लक्षणों को ठीक करने में सहायक है।

St-3 पुतली की सीध में, गालों की हड्डी के सबसे निचले भाग पर स्थित है। यह

स्टफी नोज, हेड कंजेश्चन, आँखों में जलन और सूजन जैसी परेशानियों से छुटकारा दिलाता है।

GV-26 नाक के मध्य भाग के ठीक बीच में, ऊपर के होंठ पर स्थित है। इस प्वॉइंट को अकसर रोगी को होश में लाकर खड़ा करने के लिए प्राथमिक उपचार के तौर पर उपयोग किया जाता है। मोच, बेहोशी, चक्कर आने में भी इसका उपयोग किया जाता है, यह सिरदर्द, साइनस पेन और हेड कंजेश्यन भी ठीक करता है।

Li-20 (वेलकमिंग परफ्यूम) ऊपर के होंठ के ऊपर, नथुनों के साइड में (नीचे, उससे सटा होता है।) साइनस दर्द, नाक में कंजेश्चन और चेहरे पर सूजन दूर करता है।

रिफ्लेक्सोलॉजी के जरिए इस रोग का इलाज करने के लिए दोनों हाथों और पैरों की सभी उँगलियों (अँगूठों सहित) के सिरों पर प्वॉइंट्स उद्दीपन करें, प्रत्येक उँगली की अगली पोर पर घड़ी की सुई की दिशा में 20-30 सेकेंड्स तक दबाव डालें। उँगलियों के बीच के चैनल्स को भी उद्दीप्त करें। एड्रेनल्स हाथों और पैरों के अँगूठों के बाहरी किनारों को भी उद्दीप्त करें क्योंकि इन क्षेत्रों को उद्दीप्त करने से नाक और सिर में कंजेश्चन दूर करने में मदद मिलती है।

प्रश्न 90 : क्या एक्यूप्रेशर त्वचा से जुड़ी समस्याओं के समाधान में भी सहायक हो सकता है ?

उत्तर : त्वचा हमारे शरीर की अग्रणी रक्षा पंक्ति के रूप में काम करती है। वह हमारी शरीर को एक तरह का आवरण प्रदान करती है और पसीने की लघु, ग्रंथियों द्वारा विषैले पदार्थों को बाहर निकालने में मदद करती है एवं इस तरह शरीर को शुद्ध बनाए रखती है। अगर किसी कारण से गुरदे मूत्र के जरिए विषैले पदार्थों को बाहर नहीं निकाल पाते हैं या कोई व्यक्ति कब्ज से पीड़ित है तो बचे- खुचे विषैले पदार्थ त्वचा में दाखिल हो जाते हैं। हमारी त्वचा में कई तरह की समस्याएँ पैदा होती हैं और हर एक समस्या का भिन्न कारण होता है। आमतौर पर त्वचा शुष्क या तैलीय प्रकार की होती है। किसी दवाई से उपजे एलर्जिक रिएक्शन या किसी अन्य कारण से त्वचा पर ददौरे (रैशेज) उभर आते हैं, मुहाँसे और त्वचाशोथ (डर्मिटाइटिस) भी बहुत आम हैं।

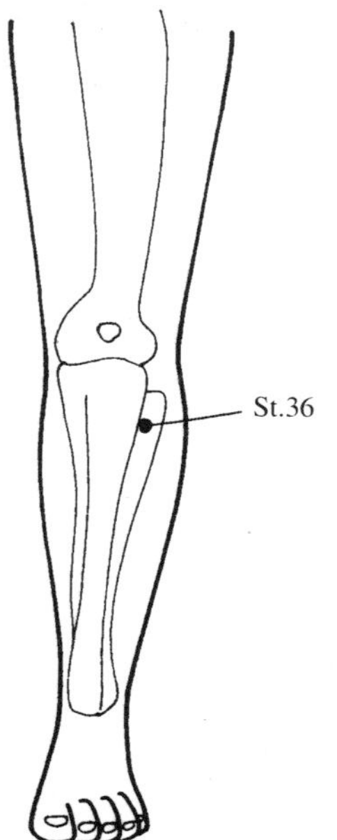

इन समस्याओं के मूल कारणों में अपौष्टिक खानपान, कमजोर पाचन शक्ति, गुरदे, लिवर आदि जैसे कुछ आंतरिक

अंगों का ठीक से काम न करना, हार्मोन संबंधी गड़बड़ी आदि शामिल हैं। अन्य रोगों की तरह तनाव भी हमारी त्वचा की प्रकृति तय करने में एक प्रमुख भूमिका निभाता है।

इन समस्याओं के समाधान के लिए बहुआयामी एप्रोच सर्वोत्तम होगी। छोटी-मोटी समस्याओं में तनाव पर नियंत्रण पाने के लिए पर्याप्त व्यायाम, योग और ध्यान या अन्य कोई तरीका, प्रेशर प्वॉइंट्स की निम्नलिखित कार्यसूची के साथ-साथ संतुलित आहार लेना काफी होगा। परंतु अगर रोग बढ़ गया हो तो तेज गति से और दीर्घकालिक परिणाम हासिल करने के लिए किसी त्वचा रोग विशेषज्ञ से सलाह लेना और उनके इलाज के साथ एक्यूप्रेशर जारी रखना उचित होगा।

Sp-6 : इसे 'थ्री यिन मीटिंग पॉइंट' भी कहा जाता है, टखने की हड्डी से ऊपर, टाँग के भीतरी और पृष्ठ भाग पर स्थित है। इसकी ठीक-ठीक स्थिति टखने की हड्डी से करीब चार उँगलियों की चौड़ाई जितनी ऊपर है। जैसा कि इसके नाम से स्पष्ट है, यह सबसे महत्त्वपूर्ण प्रेशर प्वॉइंट्स में से एक है क्योंकि यह एक साथ तिल्ली, लिवर और गुरदे तीनों मेरिडियंस के 'यिन' को पुष्ट बनाता है। यह पूरे शरीर में 'ची' और रक्त को प्रवाहित करने में सहायक है। गर्भवती महिलाओं को इस प्वॉइंट पर दबाव नहीं देना चाहिए।

St-36 शिन बोन से बाहर की ओर एक उँगली की चौड़ाई जितनी दूर, नीकैप से चार उँगलियों की चौड़ाई जितनी नीचे स्थित है। यह प्वॉइंट पूरे शरीर को शक्ति देता है, मांसपेशियों को पुष्ट बनाता है, विशेष रूप से Sp-6 के संयोजन से यह पूरे शरीर में शक्ति का पुन: संचार करता है। यह पेट की प्रतिकूल 'ची' को भी शांत करता है। जो मतली और उलटी का कारण है।

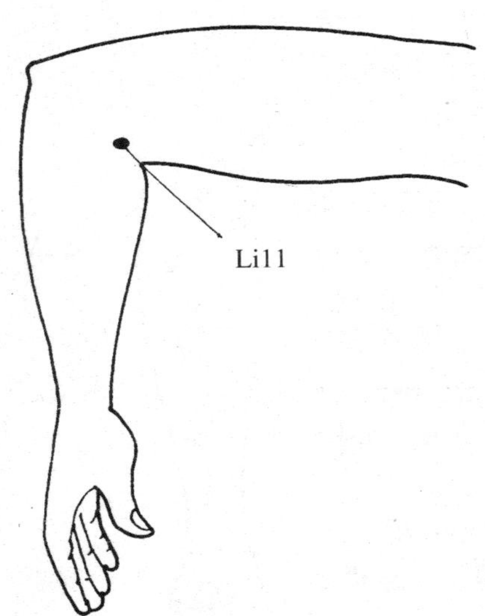

Li-11 'पूल एट दि क्रुक' नाम से ज्ञात यह प्वॉइंट अपने कंधे को छूने के लिए अपना हाथ मोड़ते समय बनने वाली क्रीज के बाहरी सिरे पर स्थित है। जो हाथ खाली है, उससे बारी-बारी से दोनों हाथों पर दबाव डालें। दबाने पर यह प्वॉइंट बहुत मृदु हो जाता है। इसलिए भरसक सावधानी बरती जानी चाहिए। यह शरीर से अत्यधिक गरमी और नमी दूर करने तथा कोहनी, बाँह और कंधों में दर्द दूर करने के लिए भी उपयोगी है। एलर्जी दूर करने और टेनिस एल्बो के उपचार के लिए भी यह महत्त्वपूर्ण प्वॉइंट है।

TW-5 'दि आउटर गेट' नामक यह प्वॉइंट कलाई के बाहर (पीछे) की ओर, कलाई की क्रीज से करीब तीन उँगलियों की चौड़ाई जितना ऊपर (कोहनी की दिशा में) अलना और रेडियस बोन के बीचोंबीच स्थित है। इस प्वॉइंट पर करीब एक मिनट तक दबाव डालें।

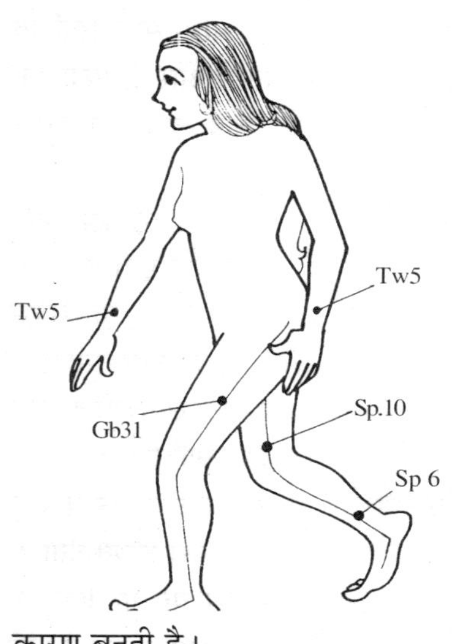

'दि ट्रिपल वॉर्मर चैनल' बाँह के पीछे से ऊपर कंधे और गरदन तक जाता है, फिर घूमकर गरदन की साइड में आ जाता है। इस प्वॉइंट को बाँह, कंधे और गरदन से जुड़ी किसी भी प्रकार की अकड़न/तनाव के इलाज के लिए व्यापक रूप से उपयोग किया जाता है। यह शरीर से वायु और गरमी बाहर निकालने में सहायक है।

Sp-10 एक और महत्त्वपूर्ण प्वॉइंट है। इसे रक्त के प्रवाह में निश्चलता दूर करने में सफलतापूर्वक उपयोग किया जा सकता है, जो क्रमश: रक्त से अतिरिक्त गरमी को बाहर निकालने में सहायक है, जो त्वचा रोगों का कारण बनती है।

GB-31, विंड मार्केट : इसे खड़े होकर जब आपके हाथ जाँघों को दोनों तरफ से छू रहे हों, ढूँढ़ा जा सकता है। यह प्वॉइंट उस जगह पर स्थित है, जहाँ आपकी तर्जनी जाँघ को छू रही हो। इस प्वॉइंट पर कसकर दबाव डाला जा सकता है। यह शरीर से अतिरिक्त वायु बाहर निकालने और इस तरह खुजली की परेशानी दूर करने में सहायक है।

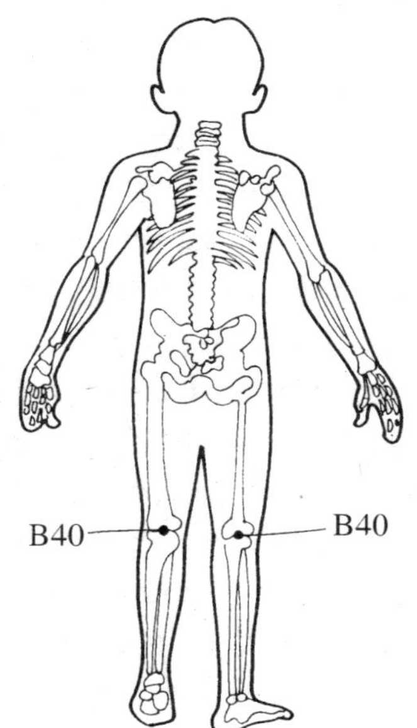

बी-40 : 'मिडिल ऑफ दि क्रुक' नामक यह प्वॉइंट पीठ के निचले हिस्से में दर्द दूर करने में बहुत मददगार है। यह आपके घुटने के पीछे दो टेंडंस के ठीक बीच में और घुटना मोड़ने पर बननेवाली पीछे दो टेंडंस के ठीक बीच में बननेवाली क्रीज पर स्थित है। निचली पीठ से जुड़ी सभी समस्याओं पर इसके सशक्त प्रभाव के कारण इस प्वॉइंट को कमांड

प्वॉइंट भी कहा जाता है। यह प्वॉइंट रक्त से अतिरिक्त गरमी बाहर निकालने और इस तरह त्वचा रोगों को ठीक करने में भी सहायक है। यह एक्जिमा के इलाज में विशेष रूप से उपयोगी पाया गया है।

प्रश्न 91 : गल-शोथ (सोर थ्रोट) के क्या कारण हैं ? क्या एक्यूप्रेशर इसके इलाज में मदद कर सकता है ?

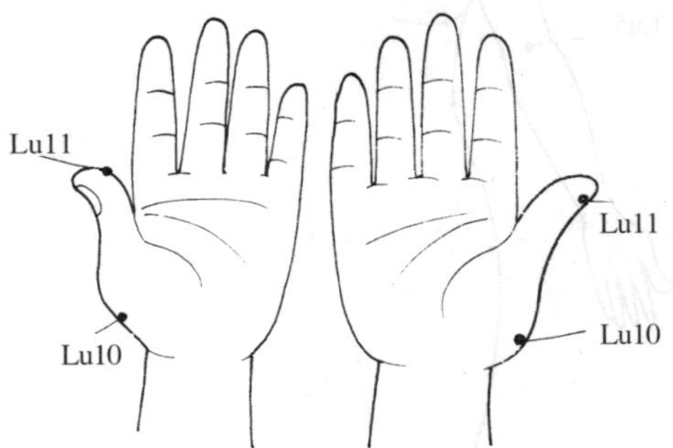

उत्तर : जीवाणु संक्रमण शायद गल-शोध का मुख्य कारण हो सकता है यद्यपि बहुत ज्यादा ठंडा पानी पीना, बहुत ठंडे कमरे से निकलकर यकायक तेज धूप में आ जाना, स्वर-तंत्रियों पर बहुत भार आ जाना, पराग या एलर्जी पैदा करनेवाली अन्य चीजें, आदि जैसे कई अन्य कारण भी हो सकते हैं। यह रोग प्रेशर प्वॉइंट चिकित्सा से आसानी से ठीक हो सकता है। सिवाय उस सूरत में, जब गल-शोध जीवाणु संक्रमण से हुआ हो। उस स्थिति में एक एलोपैथिक डॉक्टर की सहायता लेना जरूरी होगा, क्योंकि रोगी को कोई एंटीबायोटिक दवा देना जरूरी होता है। परंतु तुरंत आराम पाने और भविष्य में इस रोग से बचने के लिए रोग-प्रतिरोधक क्षमता विकसित करने के लिए डॉक्टर के इलाज के साथ-साथ एक्यूप्रेशर द्वारा भी सहायता ली जानी चाहिए। प्रेशर प्वॉइंट्स की निम्नलिखित कार्यसूची की अनुशंसा की जाती है, जो उपयोगी सिद्ध होगी:

Li-4, 'एडजॉइनिंग वैली' के नाम से भी जाना जाता है, उस उभार (माउंड) की क्रीज पर स्थित है, जो अँगूठे और तर्जनी को मिलाने से बनती है। बाएँ हाथ पर दबाव दाहिने हाथ से तथा बाएँ हाथ के अँगूठे और तर्जनी द्वारा दाहिने हाथ पर दबाव डाला जा सकता है। इसे सिरदर्द और शरीर के अन्य अंगों में दर्द दूर करने, मांस-पेशियों को शिथिल करने तथा शरीर के निचले और ऊपरी भाग में ऊर्जा का प्रवाह संतुलित करने के लिए भी सबसे प्रभावी एक्यूप्रेशर एवं एक्यूपंक्चर प्वॉइंट्स में से एक माना जाता है। यह 'बाउल मूवमेंट' को भी सक्रिय करता है। यहाँ इस प्वॉइंट का सुझाव इसलिए दिया जा रहा है कि इस मेरिडियन का मार्ग सीधे गरदन से होकर जाता है। गर्भवती महिलाओं को इस प्वॉइंट पर दबाव नहीं देना चाहिए, क्योंकि उससे गर्भपात हो सकता है।

Li-11 : 'पूल एट दि क्रुक' नाम से ज्ञात यह प्वॉइंट अपने कंधे को छूने के लिए अपना हाथ मोड़ने पर बननेवाली क्रीज के बाहरी सिरे पर स्थित है। जो हाथ खाली है, उससे बारी-बारी से दोनों हाथों पर दबाव डालें। दबाने पर यह प्वॉइंट बहुत मृदु हो

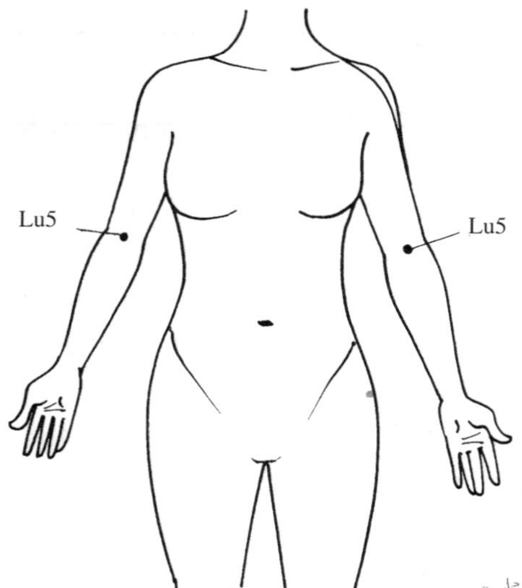

जाता है इसलिए भरसक सावधानी बरती जानी चाहिए। यह प्वॉइंट शरीर से अत्यधिक गरमी और नमी दूर करने में बहुत उपयोगी है और इसीलिए गले से भी गरमी दूर करने में सहायक है। Li-4 के संयोजन से इस्तेमाल किए जाने पर यह प्वॉइंट इस रोग को ठीक करने में बहुत मददगार है।

Lu-10 अँगूठे के पैड के मध्य में, हाथ की हथेलीवाली साइड पर स्थित है। इसे 'फिश बॉर्डर' कहा जाता है और साँस लेने में कठिनाई, खाँसी और गले में सूजन में आराम देता है।

Kd6 : 'शाइनिंग सी' नामक यह प्वॉइंट पैर के तलवे की दिशा में, टखने की हड्डी से करीब एक अँगूठे की चौड़ाई जितना नीचे (अँगूठे की ओर) स्थित है। इस पर कसकर दबाव डालें। चूँकि, रजोनिवृत्ति के लक्षणों में गुरदे के 'यिन' की निश्चलता भी एक कारक है, इसलिए इस प्वॉइंट पर दबाव देने से गुरदे का 'यिन' पुष्ट होता है और वह गले को भी नम और शीतल बनाए रखता है।

Lu-5 : 'क्युबिट मार्श' नामक यह प्वॉइंट Li-11 से अँगूठे की दिशा में करीब एक अँगूठे की चौड़ाई जितना दूर, कोहनी की क्रीज में स्थित है। यह प्वॉइंट गले से गरमी बाहर निकाल कर उसमें नमी लाता है। क्रॉनिक सोर थ्रोट के इलाज में यह बहुत उपयोगी है।

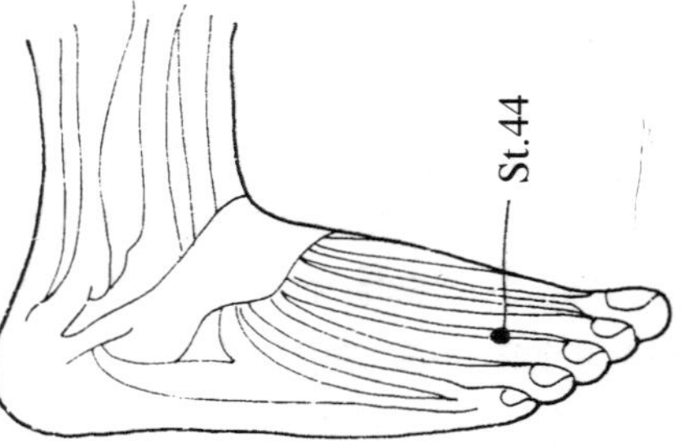

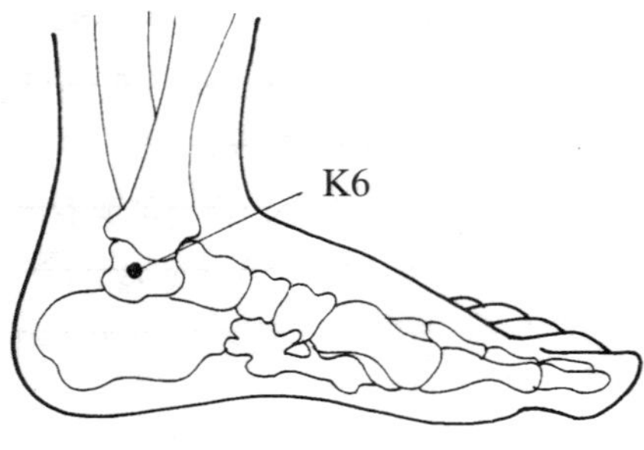

Lu-11 : 'लेसर मेटल' नामक यह प्वॉइंट अँगूठे पर उसके नाखून के नीचे कॉर्नर में स्थित है। यह प्वॉइंट भी शरीर से अतिरिक्त गरमी बाहर निकालता है और इस तरह 'क्रॉनिक सोर थ्रोट' को ठीक करने में सहायक है।

St-44 : (इनर कोर्टयार्ड) पैर के

ऊपरी भाग में दूसरी और तीसरी उँगली के मार्जिन में बने गड्ढे के मध्य में स्थित है। इस प्वॉइंट को अँगूठे और तर्जनी में से एक माना जाता है, जो शरीर से अतिरिक्त गरमी बाहर निकालने में सहायक है। गल-शोध ठीक करने के लिए एक उपयोगी प्वॉइंट है।

रिफ्लेक्सोलॉजी द्वारा इस रोग के इलाज के लिए हाथ के अँगूठे के जॉइंट के नीचे का क्षेत्र और पैर के अँगूठे की उस जगह को उद्‌दीप्त करें, जहाँ अँगूठा पैर के तलवे पर पैर के निचले हिस्से में मिलता है। दूसरे पैर पर भी यही प्रक्रिया दोहराएँ। पैर की पहली और दूसरी उँगली के बीच अंग्रेजी अक्षर V के आकार में बने क्षेत्र को भी करीब एक उँगली की चौड़ाई जितनी गहराई तक उद्‌दीप्त करें। यह क्षेत्र गले और श्वासनली के क्षेत्र से संबंधित है और गले को आराम पहुँचाता है, यद्यपि इस क्षेत्र पर दबाव बहुत पीड़ादायक होता है। विभिन्न रिफ्लेक्स एरियाज की स्थिति जानने के लिए पुस्तक के अंत में दिए गए हथेली और तलवे के चित्रों का अवलोकन करें।

प्रश्न 92 : क्या एक्यूप्रेशर/रिफ्लेक्सोलॉजी किसी व्यक्ति में बार-बार मोच आने की प्रवृत्ति दूर करने में सहायक हो सकते हैं?

उत्तर : इस समस्या के समाधान में एक्यूप्रेशर और रिफ्लेक्सोलॉजी एक बड़ी हद तक मदद कर सकते हैं। इन दोनों के पीछे यही सिद्धांत निहित है कि तनाव दूर करके चोट का इलाज करना, ऐसी स्थिति में मोच दूर करना तथा तदनुरूपी रिफ्लेक्स क्षेत्रों को उद्‌दीप्त करके प्रभावित अंग का उपचार तथा दर्द से आराम दिलाना है। चूँकि किसी अंग के प्रभावित भाग पर सीधे दबाव नहीं दिया जा सकता, उससे संबंधित अंग में स्थित रिफ्लेक्स प्वॉइंट्स/एरियाज की मदद ली जाती है, अर्थात् बाएँ पैर के टखने में चोट लगने/मोच आ जाने के मामले में बाएँ हाथ की कलाई पर स्थित संबंधित रिफ्लेक्स प्वॉइंट्स/एरियाज आराम देंगे और दाएँ पैर के टखने में मोच आने पर इससे उलट होगा।

हमारे शरीर का अधिकांश भार हमारी एड़ी और टखनों पर टिका होता है। जीवन की एक और सच्चाई यह है कि हमें बहुत सा समय खड़े-खड़े या चलते हुए बिताना होता है और अगर हमारी एड़ी या टखने में दर्द, चोट या तनाव हो, तो हिलना-डुलना, चलना-फिरना कठिन हो जाता है। कमजोर टखने कूल्हे की हड्डी और घुटनों पर बहुत दबाव डालते हैं। यह आनेवाले डीजेनरेटिव ऑस्टियोआर्थराइटिस का एक कारक हो सकता है। एक्यूप्रेशर में प्रेशर प्वॉइंट्स और रिफ्लेक्सोलॉजी में रिफ्लेक्स एरियाज टखने और घुटनों के जोड़ों को मजबूत बना सकते हैं, जो क्रमशः उपरोक्त संभावना से हमें बचा सकते हैं। अगर टखने में मोच आती है तो शरीर की स्वाभाविक प्रतिक्रिया उसे अपने तरीके से संरक्षण देने की होती है और हम देखते हैं कि उसके आसपास की मांसपेशियाँ सख्त हो जाती हैं तथा उस क्षेत्र में सूजन आ जाती है, जो एकल जॉइंट को लगभग निश्चल बना देते हैं। ऐसी स्थिति में अगर आप किसी डॉक्टर से सलाह लेने के

लिए जाएँ तो शायद वह भी यही राय देगा तथा हो सकता है कि प्रभावित टखने को और अधिक विश्राम देने के लिए वह कुछ सूजन-रोधी और दर्दनाशक दवाइयाँ बताने के साथ-साथ उसपर 'क्रेप बेंडेज' भी बाँध दें।

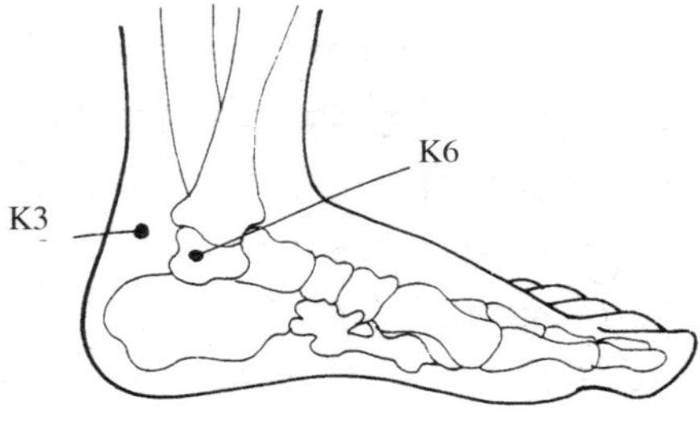

इस समस्या में एक्यूप्रेशर और रिफ्लेक्सोलॉजी, दोनों पर्याप्त राहत पहुँचा सकते हैं। इसका सर्वोत्तम पहलू यह है कि दोनों विधियों से आप टखने के क्षेत्र को मजबूत बना सकते हैं ताकि यह समस्या बार-बार न खड़ी हो, जैसा उन लोगों के मामले में होता है, जिनमें इन जोड़ों में किसी कमजोरी के कारण अकसर टखने मुड़ने और मोच खाने की प्रवृत्ति होती है। प्रेशर प्वॉइंट्स की निम्नलिखित कार्यसूची का पालन किया जा सकता है:

Gb-40 : 'विल्डरनेस माउंड' के नाम से ज्ञात यह प्वॉइंट टखने की बाहरी हड्डी से आगे की ओर बने गड्ढे में स्थित है। यह प्वॉइंट टखने में मोच, पैर की उँगलियों में ऐंठन आदि में आराम देता है।

Kd-3 टखने की हड्डी के भीतरी भाग और टखने के पृष्ठ भाग में एकिलिंस टेंडन के बीच स्थित है। यह प्वॉइंट टखने में दर्द, पैरों में सूजन में राहत देता है तथा टखने के जोड़ों को मजबूत भी बनाता है।

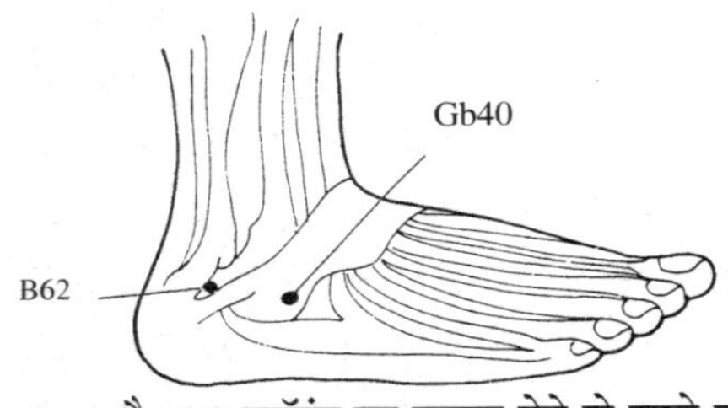

Kd-6 : 'शाइनिंग सी' नामक यह प्वॉइंट जो पैर के तलवे की दिशा में, टखने की हड्डी से करीब एक अँगूठे की चौड़ाई जितना दूर नीचे स्थित है, पर कस कर दबाव डालें। चूँकि रजोनिवृत्ति के लक्षणों में गुरदे के यिन भी निश्चिलता का एक कारण है, इस प्वॉइंट पर दबाव देने से गुरदे का 'यिन' पुष्ट होता है तथा यह एड़ी और तलवों में दर्द और टखनों में सूजन कम करने में भी सहायक है।

B-62 : 'काम स्लीप' नामक यह प्वॉइंट टखने के बाहरी भाग पर बने गड्ढे में स्थित है। यह पीठ, टखने, एड़ी और पैर में दर्द दूर करता है।

B-60 : एकिलिस टेंडन और टखने की बाहरी हड्डी के बीचोंबीच स्थित है। यह पीठ के निचले और ऊपर के हिस्से तथा टाँगों में दर्द में आराम पहुँचाता है। यह मोच के कारण टखने में दर्द व सूजन कम करता है।

अगर टखने के प्रभावित क्षेत्र में मृदुता या सूजन इतनी ज्यादा हो कि उसे स्पर्श न

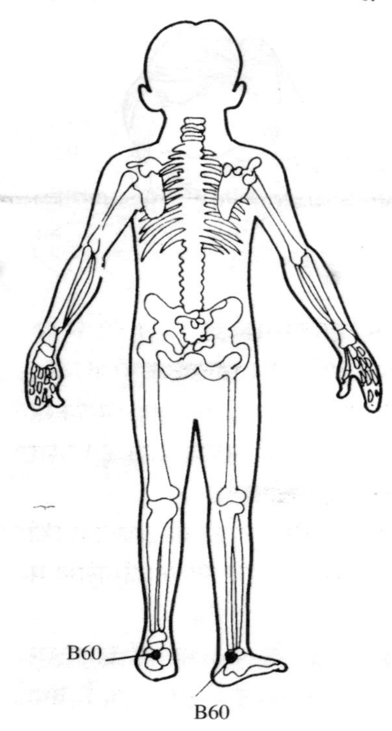

किया जा सकता हो तो प्रभावित साइड के कलाई क्षेत्र (कलाई के दोनों ओर) और साथ ही कनिष्ठा उँगली पर उभरी हुई हड्डी के क्षेत्र को भी उद्दीप्त करें। मुकम्मल मालिश जैसा दबाव डालें। प्रभावित टखने पर बारी-बारी से की गई गरम और ठंडी सिंकाई भी बहुत राहत देगी। जल्द आराम पाने के लिए सिंकाई के बाद प्रभावित हिस्से को सुखा लें और उस पर क्रेप बेंडेज बाँधने से पहले मांसपेशियों को रिलेक्स करनेवाली कोई क्रीम लगा दें। बार-बार मोच आने की प्रवृत्ति से बचने के लिए टखने और पैरों को मजबूत बनाने के लिए कुछ समय तक चलना-फिरना कम-से-कम करें।

प्रश्न 93 : गरदन में अकड़न के कारणों पर विचार करें। क्या एक्यूप्रेशर/रिफ्लेक्सोलॉजी इस रोग के इलाज में सहायक हो सकते हैं ?

उत्तर : गरदन में तनाव, गरदन और कंधे के क्षेत्र में अकड़न तथा दर्द बहुत आम एवं सामान्यत: उपेक्षित परेशानी है। आमतौर पर लोग प्रकृति द्वारा शरीर के इस भाग के द्वारा दिए गए सिगनल को तब तक महसूस नहीं करते और उसपर ध्यान देना शुरू नहीं करते, जब तक कि वह काफी बिगड़कर गंभीर रूप धारण नहीं कर लेता, उदाहरण के लिए गरदन पूरी तरह अकड़ जाती है, जिसे गरदन का ऐंठना (Wry Neck Condition)भी कहा जाता है। हमारे शरीर में बहुत से मेरिडियंस हमारी बाँहों और धड़ से होकर गुजरते हैं तथा वे गरदन पर इकट्ठे हो जाते हैं। इसीलिए, हमारे शरीर का यह भाग बहुत महत्त्वपूर्ण हो जाता है क्योंकि एक तरह से यह हमारे शरीर में 'ची' या जैविक ऊर्जा के प्रवाह का जंक्शन है। चूँकि हमारी प्रवृत्ति अपनी गरदन और कंधों में तथा उनके आसपास के क्षेत्र में बहुत सा तनाव और खिंचाव लेकर चलने की होती है, 'ची' का प्रवाह आसानी से अवरुद्ध हो जाता है और यह अवरोध इस क्षेत्र में अकड़न एवं दर्द का कारण बन जाता है। हम इस तनाव को महसूस तो करते हैं, परंतु कंधे के क्षेत्र में मांसपेशियों के अनचाहे संकुचन के द्वारा उसे इकट्ठा किए जाते हैं, जो गरदन और कंधों में इर्दगिर्द की मांसपेशियों में तनाव, खिंचाव और उनके सख्त हो जाने का कारण बनता है। एक समयावधि के बाद इसके परिणामस्वरूप

मांसपेशियाँ सख्त हो जाती हैं, जिससे सर्वाइकल स्पाइन का कर्वेचर और अलाइनमेंट प्रभावित हो सकते हैं। इस तरह की स्थिति से बचने के लिए हमें अधिक समझदारी से समय रहते कुछ करना चाहिए और इस रोग के साथ-साथ आनेवाले तनाव को एक समयावधि में इकट्ठा होने देकर अधिक पीड़ादायक स्थिति को आमंत्रित करने की बजाय उसपर काबू पाना चाहिए।

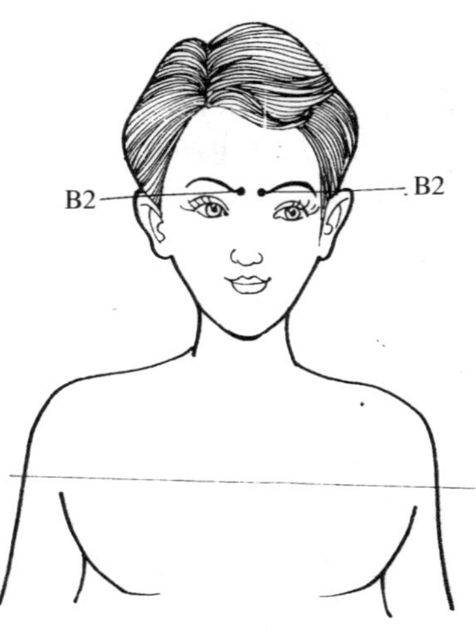

प्रेशर प्वॉइंट्स और संबंधित क्षेत्रों में पड़नेवाले रिफ्लेक्स एरियाज के उद्दीपन की निम्नलिखित कार्यसूची काफी मददगार सिद्ध होंगी:

Li-4 : 'एडजॉइंनिग वैली' के नाम से ज्ञात यह प्वॉइंट दर्द दूर करने और शरीर में 'ची' के संचार क्षमता के लिए जाना जाता है। यह अँगूठे और तर्जनी को मिलाने पर बननेवाली क्रीज के सिरे पर स्थित है। यह मल के रास्ते शरीर से विषेले पदार्थ बाहर निकालता है। यह 'ची' की निश्चलता को भी दूर करता है। गर्भवती महिलाओं को यह प्वॉइंट उपयोग नहीं करना चाहिए।

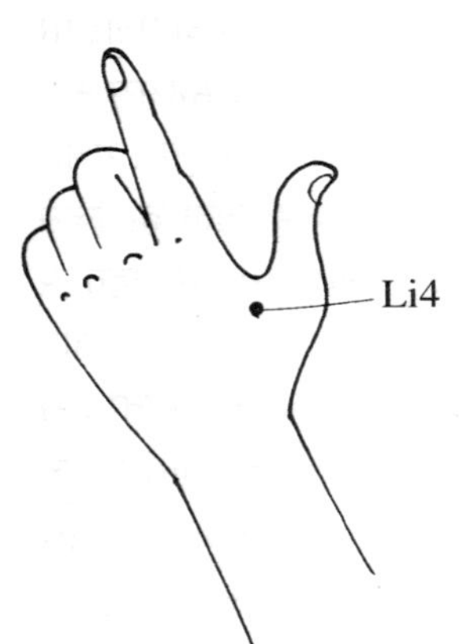

GV-16 : 'विंड मेंशन' नामक यह प्वॉइंट सिर के पिछले हिस्से के मध्य में, खोपड़ी के बेस के नीचे बने धँसाव में स्थित है। यह मानसिक तनाव और गरदन की अकड़न से छुटकारा दिलाता है।

B-2 (ड्रिलिंग बैंबू) भौंहों के बीच बाँसा पर बने गड्ढे में स्थित है। यह आँखों में थकान, गरदन और सिर में दर्द से छुटकारा दिलाता है।

GB-20 : जिसे 'विंडपूल' भी कहा जाता है, खोपड़ी के बेस पर, गरदन की हेयरलाइन से एक अँगूठे की चौड़ाई जितना ऊपर, आपकी गरदन की वर्टेब्रा के दोनों ओर बने गड्ढों में स्थित है। इसपर दोनों हाथों के अँगूठों से आसानी से एक साथ दबाव डाला जा सकता है। यह प्वॉइंट गरदन में अकड़न, सिरदर्द, कंधों में दर्द/भारीपन आदि के इलाज में बहुत उपयोगी है तथा ऊर्जा के आंतरिक प्रवाह को भी नियमित करता है।

GB-21 : 'शोल्डर वेल' के नाम से ज्ञात यह प्वॉइंट गरदन और कंधे के बाहरी किनारे के बीचोंबीच स्थित है। यह प्वॉइंट अकसर बहुत मृदु पाया जाता है। कंधे के दोनों ओर स्थित इस प्वॉइंट पर एक साथ दबाव डाला जा सकता है। विभिन्न प्वॉइंट्स पर दबाव देते समय अगर रोगी धीमी एवं गहरी साँसें लेता रहे तो यह और अधिक लाभकारी हो जाता है। यह प्वॉइंट फेफड़ों (शरीर के ऊपरी भाग) में 'ची' का सामान्य प्रवाह बहाल करता है। यह कंधे में तनाव, घबराहट और थकान दूर करता है। गर्भवती महिलाओं को यह प्वॉइंट नहीं दबाना चाहिए।

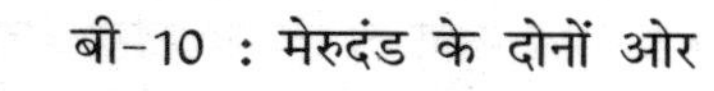

बी-10 : मेरुदंड के दोनों ओर आधा इंच दूर, खोपड़ी के बेस से करीब डेढ़ इंच नीचे स्थित है। इसे 'हेवनली पिलर्स' नाम दिया गया है और यह आँखों में सूजन, सिरदर्द, तनाव और गरदन में अकड़न, आदि जैसे एलर्जिक रिएक्शंस से छुटकारा दिलाता है। अपने सिर के पीछे अपनी उँगलियों को एक-दूसरे में फँसाकर और गरदन को उनकी पकड़ में लेकर करीब एक मिनट तक कसकर दबाव डाला जा सकता है।

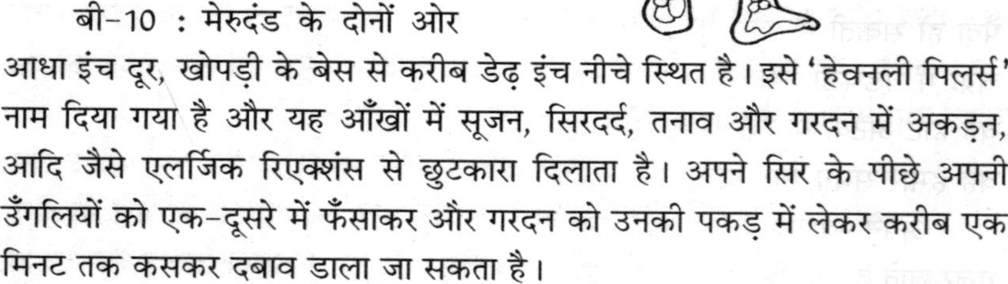

Tw-16 : खोपड़ी के बेस पर बने गड्ढे में ईयरलोब से करीब दो इंच पीछे स्थित है। खोपड़ी के आकार के अनुसार स्थिति भिन्न हो सकती है। यह गरदन में अकड़न, कंधे और गरदन में दर्द आदि से छुटकारा दिलाता है।

एक और प्वॉइंट है, जिसे अतिरिक्त प्वॉइंट के तौर पर जाना जाता है, तर्जनी और मध्यमा उँगलियों के बीच के चैनल में हाथ पर बने प्राकृतिक गड्ढे में कलाई की ओर करीब एक उँगली की चौड़ाई जितना दूर स्थित है। एक मिनट तक कसकर दबाव डालें। गरदन में दर्द और अकड़न कम करने के लिए यह एक उत्तम प्वॉइंट है।

रिफ्लेक्सोलॉजी के द्वारा इस रोग को ठीक करने के लिए पैर के इर्दगिर्द और नीचे के रिफ्लेक्स एरियाज को उद्दीप्त करें। अँगूठे के नीचे तलवे के पैड पर रोलिंग या गूँथने जैसा उद्दीपन दें। पैर की छोटी उँगली की दिशा में तलवे के ऊपरी भाग, छोटी उँगली से करीब दो इंच दूर का क्षेत्र उद्दीप्त करें। यह क्षेत्र कंधों के क्षेत्र से संबंधित है।

प्रश्न 94 : कई रोगों के पीछे तनाव को उनके मुख्य कारकों में से एक माना गया है। हमारे जीवन में तनाव क्यों आता है? क्या एक्यूप्रेशर/रिफ्लेक्सोलॉजी तनाव के कारक से निपटने में सहायक हो सकते हैं?

उत्तर : यह एक सच्चाई है कि तनाव हमारे अधिकांश रोगों के पीछे के प्रमुख कारकों में से एक है और प्रतिशत के हिसाब से कहा जाए तो एक अस्पष्ट अनुमान के अनुसार शायद हमारी शारीरिक और भावनात्मक समस्याओं में से 60–70 प्रतिशत से अधिक स्ट्रेस फैक्टर के कारण पैदा होती हैं। थकान, कार्यक्षेत्र में लगातार कड़ी धूप में काम करना, वाहन और ध्वनि प्रदूषण तथा काम का दबाव जैसे भौतिक कारणों के अतिरिक्त परीक्षाएं, पारिवारिक समस्याएँ, निराशा, आपके प्रिय व्यक्ति का बिछड़ जाना आदि जैसे भावनात्मक कारण भी तनाव के लिए जिम्मेदार हो सकते हैं। कभी-कभी हम पर लक्ष्य प्राप्त करने और निर्धारित अवधि से पहले काम पूरा कर लेने का दबाव होता है। परंतु व्यक्तियों की सहन शक्ति और स्वभाव में भिन्नता के कारण विभिन्न व्यक्तियों में इस तरह का तनाव झेलने की क्षमता भी अलग-अलग होती है।

इसके साथ ही, इन तनावों की तीव्रता हमारे शरीर की जैव-रासायनिक प्रतिक्रिया और भी बढ़ा देती है तथा इसके परिणामस्वरूप स्वास्थ्य संबंधी कई तरह की समस्याएँ पैदा हो सकती हैं, जैसे दमे का दौरा, उच्च रक्तचाप, पाचन-तंत्र में गड़बड़ी, मासिक चक्र में गड़बड़ी, डायबिटीज और कभी-कभी तो तनाव का स्तर बहुत ऊँचा होने पर वह हार्ट अटैक या विक्षिप्तता जैसे घातक रोगों को भी आमंत्रित कर सकता है। बेशक, वह हमारे समग्र रोग-प्रतिरोधक तंत्र को भी प्रभावित करता है।

अपने स्वभाव के अनुसार हममें से कुछ तनावपूर्ण परिस्थितियों से सही-सलामत गुजर जाते हैं, जबकि उन्हीं परिस्थितियों में कई अन्य टूट जाते हैं। ऐसी स्थिति से बचने के लिए एक कदम है, तनाव प्रबंधन की कला सीखना, ताकि उसके दुष्परिणाम न्यूनतम हों। इसे व्यायाम, स्वयं को ढीला छोड़ देने की तकनीकों, ध्यान, योग, आदि द्वारा हासिल किया जा सकता है। प्रेशर प्वॉइंट चिकित्सा भी तनाव प्रबंधन में बहुत लाभकारी पाई गई है क्योंकि चीनी चिकित्सा पद्धति के अनुसार हमारे शरीर पर तनाव का मुख्य प्रभाव 'ची' अर्थात् जैविक ऊर्जा के सुगम प्रवाह में गड़बड़ी के रूप में सामने आता है। चूँकि एक्यूप्रेशर इस अवरोध को प्रभावी तरीके से दूर करने और शरीर में जैविक शक्ति का प्रवाह बहाल करने में सक्षम है, वह आसानी से इस रोग का इलाज कर सकता है। प्रेशर प्वॉइंट्स की निम्नलिखित सूची मददगार

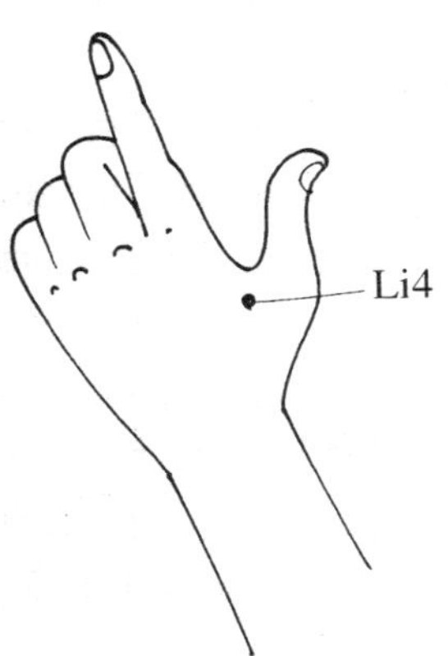

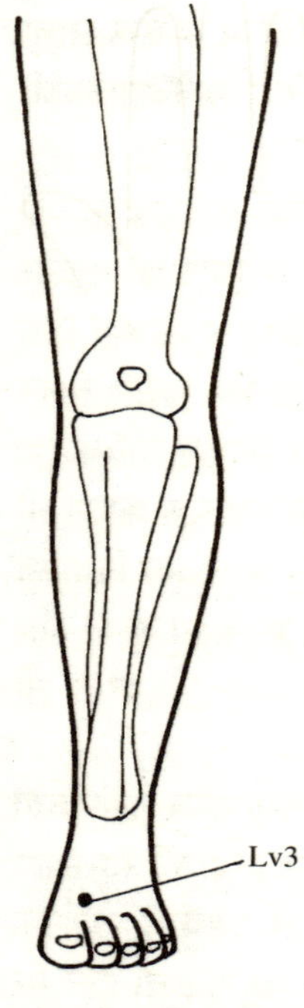

सिद्ध होगी :

Pc-6 को 'इनर गेट' के नाम से जाना जाता है। यह हथेली की ओरवाली कलाई पर कलाई की क्रीज से करीब तीन उँगलियों की चौड़ाई जितना ऊपर, भुजा के मध्य में स्थित है। डायफ्राम फिर से ठीक से काम करने लगे, इसमें मदद करता है, जिससे हिचकियाँ बंद हो जाती हैं। करीब एक मिनट तक मध्यम दरजे का दबाव डालें। फिर धीरे-धीरे दबाव बढ़ाते हुए सत्र के अंत तक धीरे-धीरे दबाव हटाएँ। यही क्रिया दूसरे हाथ पर भी दोहराएँ।

Lv-3 पैर के ऊपरी भाग में अँगूठे और उसके पासवाली उँगली के बीच स्थित है। यह लिवर, जो शरीर से विषैले पदार्थ बाहर निकालनेवाला सबसे सशक्त अंग माना जाता है, को पुष्ट और लिवर मेरिडियन में 'ची' के प्रवाह को नियमित करता है। इस तरह यह तनाव कम करने में सहायक है।

Li-4 : 'एड जॉइनिंग वैली' नाम से ज्ञात यह प्वॉइंट दर्द दूर करने और शरीर में 'ची' संचरित करने की क्षमता के लिए जाना जाता है। यह अँगूठे और तर्जनी को मिलाने पर बनने वाली क्रीज के सिरे पर स्थित है। यह मल के रास्ते शरीर से विषैले पदार्थ बाहर निकालता है। यह मांसपेशियों में तनाव कम करने में भी सहायक है। गर्भवती महिलाओं को यह प्वॉइंट उपयोग नहीं करना चाहिए।

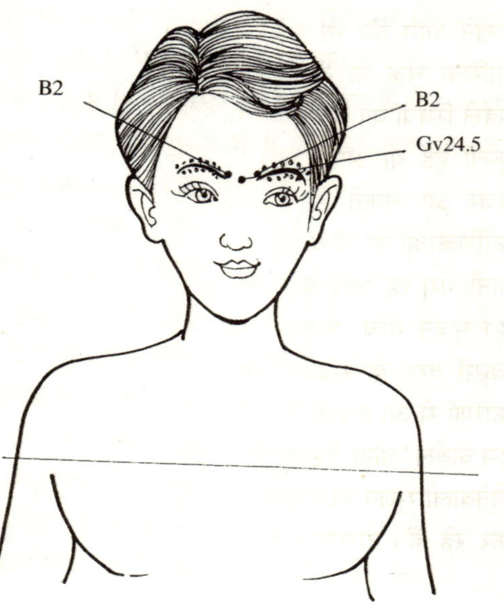

'यिन तांग' अतिरिक्त प्वॉइंट है, जो भौंहों के बीच, बाँसा से ऊपर, लगभग Gv-24.5 की पोजीशन में स्थित है और अपने शांतकारी प्रभाव के लिए जाना जाता है। करीब एक मिनट तक हल्के से लेकर मध्यम दरजे तक का दबाव डालें।

H-7 : 'स्पिरिट गेट' नामक यह प्वॉइंट कनिष्ठा उँगली की दिशा में कलाई की क्रीज के भीतर स्थित है।

यह नींद न आने का कारण, चिंता दूर करता है और इस तरह बहुत उपयोगी है। करीब आधे मिनट तक दबाएँ और धीरे-धीरे दबाव हटाएँ। इसका दिमाग और भावनाओं पर शांतकारी प्रभाव होता है तथा यह तनाव दूर करने का एक प्रभावी उपाय माना जाता है।

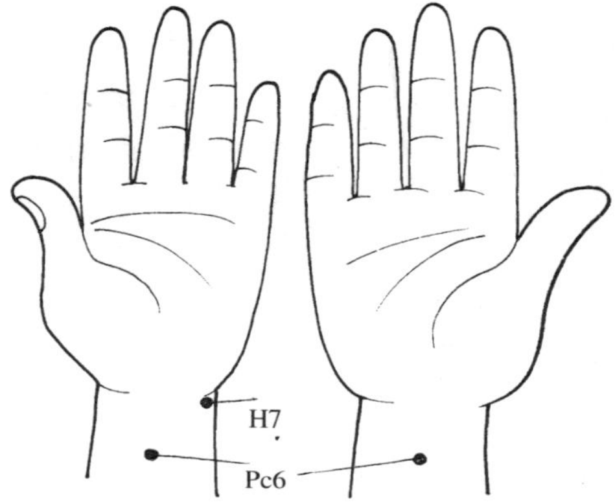

रिफ्लेक्सोलॉजी द्वारा इस समस्या के समाधान के लिए तलवों और हथेलियों पर स्थित दिमाग, साइनस सभी अंत:स्त्रावी ग्रंथियों, पाचन तंत्र लिवर, गुरदे और हृदय से संबंधित रिफ्लेक्स एरियाज पर दबाव देकर उलटे उद्दीप्त करें। अधिकतम लाभ पाने के लिए और हाथ के अँगूठों पर और उनके इर्दगिर्द के रिफ्लेक्सेज पर विशेष जोर देना जरूरी है क्योंकि सर्विकल एरिया से निकलने वाली नसें शरीर के सिर और गरदनवाले भाग का पोषण करती हैं।

प्रश्न 95 : हमारे शरीर में सूजन (इडिमा/वॉटर रिटेंशन) का कारण क्या है ? क्या एक्यूप्रेशर इसके इलाज में सहायक हो सकता है ?

उत्तर : 'वॉटर रिटेंशन' के कारण होनेवाली सूजन/इडिमा शरीर के किसी भी भाग को प्रभावित कर सकती है। पैर और टखने आम तौर पर सूज जाते हैं। मासिक चक्र के दौरान या उससे पहले स्त्रियों को अपना पेट या जाँघें फूली हुई या अपने स्तन भी मृदु नजर आ सकते हैं। यह स्थिति कोशिकाओं के बीच की जगहों में पानी भरा रह जाने के कारण होती है। सूजन मोच, फ्रेक्चर, शरीर में किसी तरह के संक्रमण जैसे कई कारणों से आ सकती है। परंतु यहाँ हम केवल 'वॉटर रिटेंशन' के कारण होनेवाली सूजन या इडिमा की चर्चा कर रहे हैं। टीसीएम के अनुसार

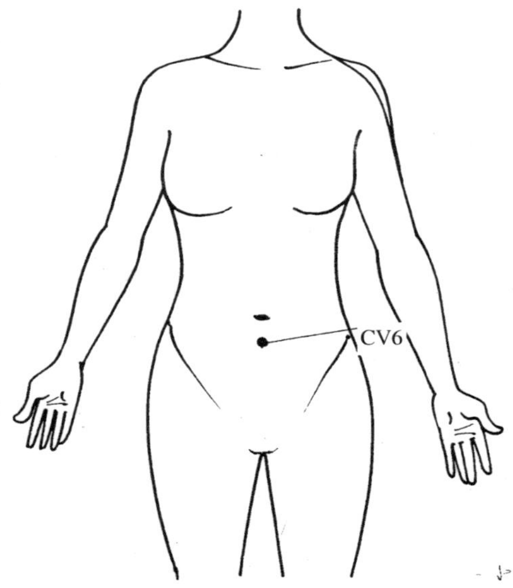

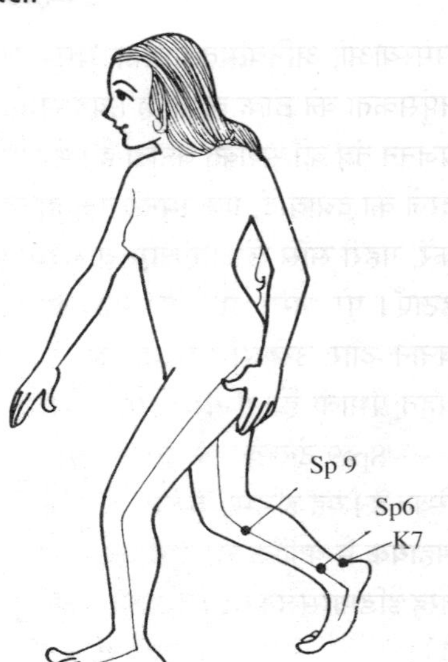

तिल्ली और गुरदे ऐसे मुख्य अंग हैं, जो हमारे शरीर में पानी के चयापचय (वॉटर मेटाबॉलिज्म) को शासित करते हैं। इस तरह, इस रोग पर काबू पाने को इन दोनों अंगों से जुड़े विभिन्न प्रेशर प्वॉइंट्स और साथ ही कुछ अन्य प्वॉइंट्स, जो इन दोनों अंगों से सीधे-सीधे परस्पर जुड़े करते हैं, उद्दीप्त करने से वॉटर रिटेंशन की समस्या पर काबू पाने में मदद मिल सकती हैं क्योंकि इन मेरिडियंस में संतुलन स्थापित करना हमारे शरीर में सहायक होता है। प्रेशर प्वॉइंट्स की निम्नलिखित सूची मददगार हो सकती है:

Sp-6, 'थ्री यिन मीटिंग पॉइंट' भी कहलाता है, यह टखने की हड्डी से ऊपर टाँग के भीतरी और पृष्ठ भाग पर स्थित है। इसकी ठीक-ठीक स्थिति टखने की हड्डी से करीब चार उँगलियों की चौड़ाई जितनी ऊपर है। जैसा कि इसके नाम से स्पष्ट है, यह सबसे महत्त्वपूर्ण प्रेशर पॉइंटस में से एक है, क्योंकि यह एक साथ तिल्ली, लिवर और गुरदे के मेरिडियन्स की 'यिन' को मजबूत बनाता है। यह पूरे शरीर में 'ची' और रक्त को प्रवाहित करने में सहायक है। यह स्त्रियों की किसी भी समस्या को नियमित करनेवाले सर्वोत्तम प्वॉइंट्स में से एक माना जाता है। गर्भवती महिलाओं को इस प्वॉइंट पर दबाव नहीं डालना चाहिए।

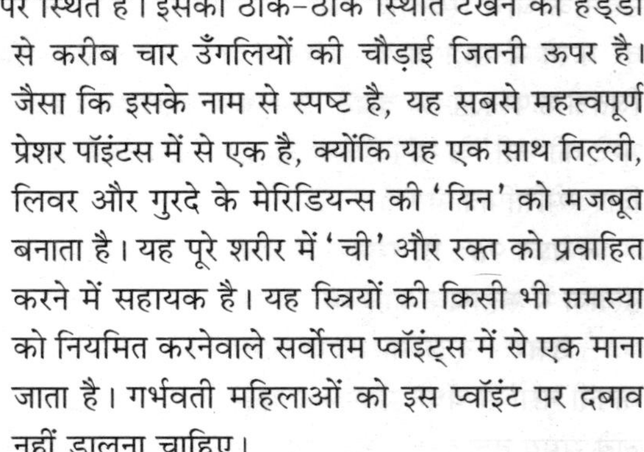

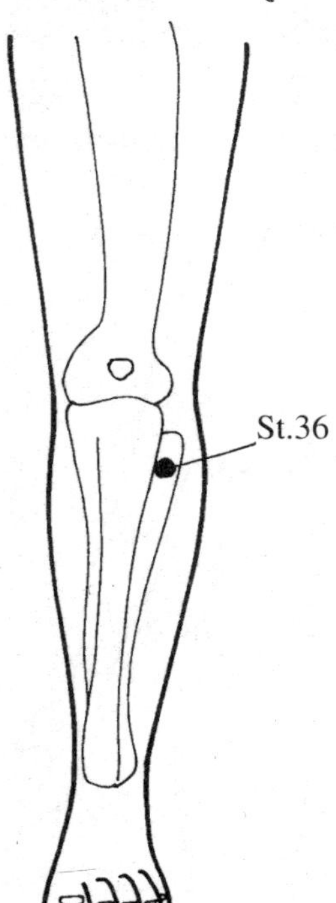

St-36 : शिन बोन से बाहर की ओर एक उँगली की चौड़ाई जितना दूर, नी-कैप से चार उँगलियों की चौड़ाई जितना नीचे स्थित है। यह प्वॉइंट पूरे शरीर को शक्ति देता है, मांसपेशियों को पुष्ट बनाता है, विशेष रूप से Sp-6 के संयोजन में तथा पूरे शरीर में शक्ति का पुनः संचार करता है।

CV-4 (सी ऑफ इनर्जी) नाभि से तीन उँगलियों की चौड़ाई जितना नीचे स्थित है। यह प्रजनन संबंधी

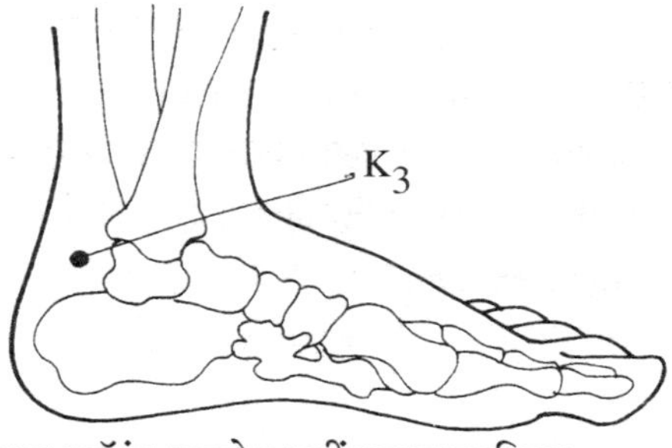

समस्याओं, अनियमित मासिक धर्म और नपुंसकता को ठीक करता है। यह समग्र प्रजनन तंत्र को सशक्त बनाता है। मध्यम दरजे का दबाव दें, एक मिनट तक होल्ड करें, गहरी साँस लें और धीरे-धीरे दबाव हटाएँ। पूरे शरीर में 'ची' को सशक्त बनाने और उसे संचरित करने में यह बहुत प्रभावी है। गर्भवती महिलाओं को यह प्वॉइंट उपयोग नहीं करना चाहिए।

Sp-9 टाँग के भीतरी भाग में, 'शिन बोन' के नीचे उभरी हुई मांसपेशी के ठीक नीचे स्थित है। यह इडिमा, वॉटर रिटेंशन सूजन तथा घुटनों की अन्य समस्याओं को कम करने में सहायक है क्योंकि यह प्वॉइंट हमारे शरीर में 'वॉटर मेटाबोलिज्म' नियमित करने और इस तरह इडिमा/सूजन दूर करने, विशेष रूप से हमारे शरीर के निचले हिस्से में अत्यंत लाभदायक है।

Kd-3, टखने की हड्डी के भीतरी भाग और टखने के पृष्ठ भाग में एकिलस टेंडन के बीच स्थित है। यह सेक्स से जुड़े तनावों, मासिक धर्म में अनियमितता आदि दूर करने में सहायक है। इस प्वॉइंट से घुटने की दिशा में, तीन उँगलियों की चौड़ाई जितना ऊपर Kd-7 प्वॉइंट है। अँगूठे में करीब एक मिनट तक दबाव डालें। यह प्वॉइंट गुरदे की 'ची' के यांग, जिसे इस रोग पर काबू पाने के लिए मजबूत बनाना जरूरी है, के लिए स्पेसिफिक है।

प्रश्न 96 : टेनिस एल्बो क्या है और यह क्यों होता है ? क्या एक्यूप्रेशर उसके इलाज में सहायक हो सकता है ?

उत्तर : कुछ मांसपेशियाँ, जो कोहनी के बाहर की ओर स्थित हड्डी पर बनी अपनी नसों से बँधी हुई हैं, उँगलियों और कलाई के मूवमेंट के लिए जिम्मेदार हैं। एक लंबे समय तक इन मांसपेशियों के लगातार अधिक इस्तेमाल से इन नसों पर अत्यधिक दबाव पड़ता है। और इस कारण कोहनी में दर्द होना शुरू हो सकता है, जो कलाई तक जाता है। यह समस्या उन गृहिणियों में, जो अपने किचन, घर की सफाई, कपड़े धोने, आदि में कड़ी मेहनत करती हैं या कारखानों में काम करनेवाले उन लोगों में, जो हथौड़े या अन्य भारी औजार इस्तेमाल करते हैं और बढ़ई में पैदा हो सकती हैं, कभी-कभी बेडमिंटन और बेसबॉल खिलाड़ी भी इस रोग से पीड़ित रहते हैं। चूँकि आम तौर पर इस समस्या का सामना टेनिस खिलाड़ियों द्वारा किया जाता है, इस रोग को टेनिस एल्बो नाम दिया गया है। इस समस्या से रह-रह कर उठनेवाला दर्द बहुत तेज होता है और उसपर आसानी से काबू नहीं पाया जा सकता।

कोहनी के क्षेत्र में लाइफ फोर्स 'ची' के संचरण को संतुलित करके इस रोग को ठीक किया जा सकता है। प्रेशर प्वॉइंट्स की निम्नलिखित कार्यसूची इस दुस्साध्य रोग की पीड़ा कम करने/उसे ठीक करने में उपयोगी पाई जाएगी:

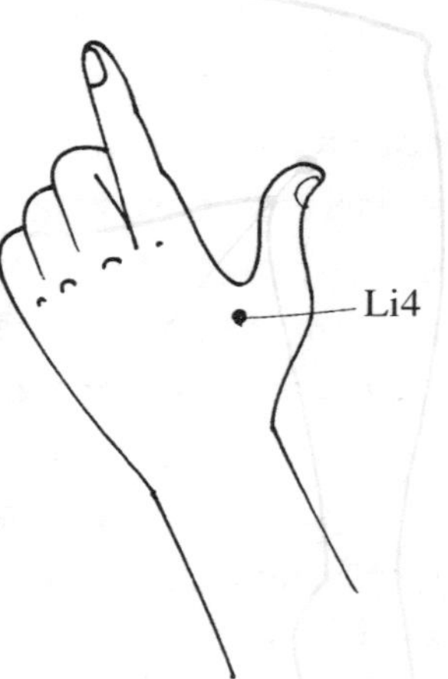

Li-4 : जिसे 'एडजॉइनिंग वैली' के नाम से भी जाना जाता है, उस उभार (Mound) की क्रीज पर स्थित है, जो अँगूठे और तर्जनी को मिलाने से बनता है। बाएँ हाथ पर दबाव दाहिने हाथ से तथा बाएँ हाथ के अँगूठे और तर्जनी द्वारा दाहिने हाथ पर दबाव डाला जा सकता है। इसे सिरदर्द और शरीर के अन्य अंगों में दर्द दूर करने, मांसपेशियों को शिथिल करने तथा शरीर के निचले और ऊपरी भाग में ऊर्जा का प्रवाह संतुलित करने के लिए भी सबसे प्रभावी एक्यूप्रेशर एवं एक्यूपंक्चर प्वॉइंट्स में से एक माना जाता है। यह 'बाउल मूवमेंट' को भी सक्रिय करता है। गर्भवती महिलाओं को इस प्वॉइंट पर दबाव नहीं देना चाहिए क्योंकि उससे गर्भपात हो सकता है।

Li-11 : 'पूल एट दि क्रुक' नाम से ज्ञात यह प्वॉइंट अपने कंधे को छूने के लिए अपना हाथ मोड़ने पर बननेवाली क्रीज के बाहरी सिरे पर स्थित है। जो हाथ खाली है, उससे बारी-बारी से दोनों हाथों पर दबाव डालें। दबाने पर यह प्वॉइंट बहुत मृदु हो जाता है, इसलिए भरसक सावधानी बरती जानी चाहिए।

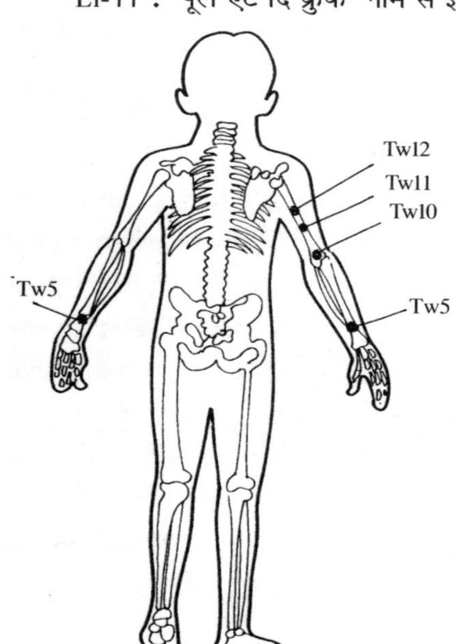

यह प्वॉइंट शरीर से अत्यधिक गरमी और नमी को बाहर निकालने तथा कोहनी, बाँह और कंधों में दर्द दूर करने में बहुत उपयोगी है। एलर्जी का मुकाबला करने और टेनिस एल्बो के इलाज के लिए भी यह एक महत्त्वपूर्ण प्वॉइंट है।

TW-5 : 'दि आउटर गेट' नामक यह प्वॉइंट कलाई के बाहर (पीछे) की ओर, कलाई की सलवट से करीब तीन

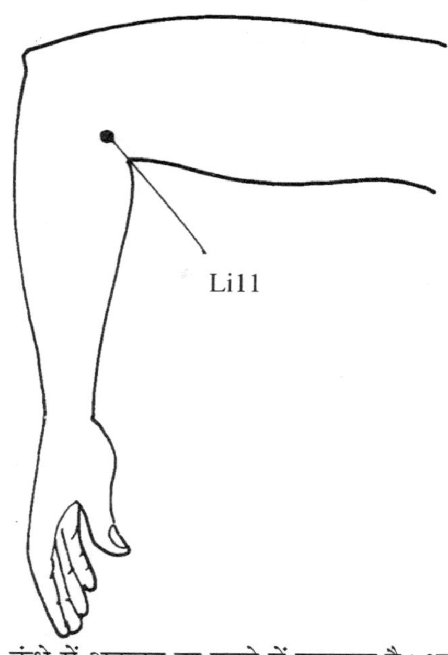

उँगलियों की चौड़ाई जितना ऊपर (कोहनी की दिशा में) अलना और रेडियस अस्थियों के बीचोंबीच स्थित है। इस प्वॉइंट पर करीब एक मिनट तक दबाव डालें। दि ट्रिपल वॉर्मर चैनल बाँह के पीछे से ऊपर कंधे और गरदन तक जाता है, फिर घूमकर गरदन की साइड में आ जाता है। इस प्वॉइंट को बाँह, कंधे, और गरदन से जुड़ी किसी भी प्रकार की समस्या के इलाज के लिए व्यापक रूप से उपयोग किया जाता है।

TW-10 (हेवनली वेल) कोहनी के सिरे से (कंधे की दिशा में) एक अँगूठे की चौड़ाई जितना ऊपर स्थित है। यह प्वॉइंट कोहनी में दर्द तथा कोहनी और कंधे में अकड़न दूर करने में सहायक है। अपने अँगूठे या मध्यमा के करीब एक मिनट तक कसकर दबाएँ, फिर धीरे-धीरे दबाव हटाएँ। अगर साथ-साथ गहरी साँसें भी ली जाएँ तो इस प्वॉइंट का प्रभाव और भी बढ़ जाता है।

St-36 : 'शिन बोन' से बाहर की ओर एक उँगली की चौड़ाई जितनी दूर, नी-कैप से चार उँगलियों की चौड़ाई जितना नीचे स्थित है। यह प्वॉइंट पूरे शरीर को शक्ति देता है, मांसपेशियों को पुष्ट बनाता है, विशेष रूप से SP6 के संयोजन से तथा पूरे शरीर में शक्ति का पुनः संचार करता है।

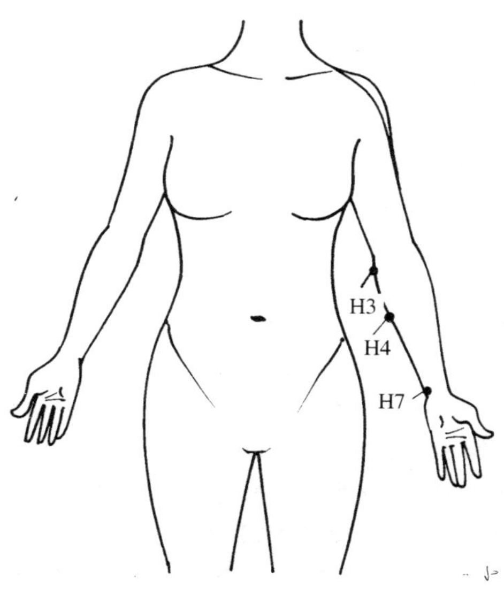

H-3 कोहनी की भीतरी क्रीज पर (कनिष्ठा उँगली की दिशा में) स्थित है। यह प्वॉइंट बहुत मृदु है और इसे हल्के मालिश जैसे दबाव से उद्दीप्त किया जाना चाहिए। यह

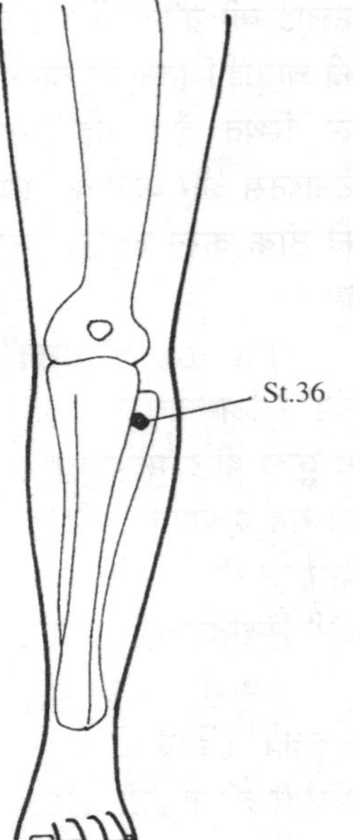

कोहनी के क्षेत्र में स्थित तंत्रिका में दर्द कम करने में विशेष रूप से उपयोगी है।

H-4 हथेली की तरफ बाँह पर कलाई की क्रीज से करीब डेढ़ अँगूठे या कहें, दो उँगलियों की चौड़ाई जितना ऊपर (कनिष्ठा उँगली की दिशा में) स्थित है। बाँहों में दर्द और मांसपेशियों में ऐंठन कम करने में सहायक है।

Tw-11 कोहनी के प्वॉइंट से (कंधे की दिशा में) तीन उँगलियों की चौड़ाई जितनी दूर, बाँह के पीछे ट्राइसेप्स मांसपेशी के टेंडन में स्थित है। बाँह, कंधे और शोल्डर ब्लेड्स में दर्द दूर करने के लिए इसका उपयोग किया जाता है।

Tw-12 कोहनी और कंधे के बीचोंबीच ट्राइसेप्स मांसपेशी में स्थित है। यह प्वॉइंट भी बाँह के ऊपरी भाग में दर्द से छुटकारा दिलाता है।

प्रश्न 97 : टिन्निटस या कान बजना क्या है ? क्या एक्यूप्रेशर/रिफ्लेक्सोलॉजी इस रोग पर नियंत्रण पाने में सहायक हो सकते हैं ?

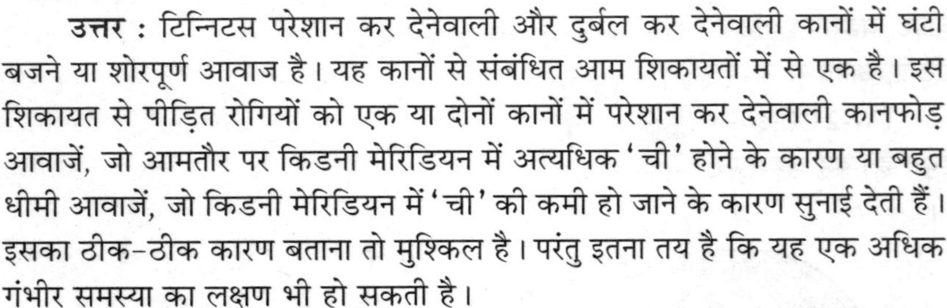

उत्तर : टिन्निटस परेशान कर देनेवाली और दुर्बल कर देनेवाली कानों में घंटी बजने या शोरपूर्ण आवाज है। यह कानों से संबंधित आम शिकायतों में से एक है। इस शिकायत से पीड़ित रोगियों को एक या दोनों कानों में परेशान कर देनेवाली कानफोड़ आवाजें, जो आमतौर पर किडनी मेरिडियन में अत्यधिक 'ची' होने के कारण या बहुत धीमी आवाजें, जो किडनी मेरिडियन में 'ची' की कमी हो जाने के कारण सुनाई देती हैं। इसका ठीक-ठीक कारण बताना तो मुश्किल है। परंतु इतना तय है कि यह एक अधिक गंभीर समस्या का लक्षण भी हो सकती है।

एक्यूप्रेशर या रिफ्लेक्सोलॉजी के जरिए तेज आवाजों के मामलो में, अर्थात् जो किडनी में अत्यधिक 'ची' होने के कारण आती हैं, बेहतर और त्वरित परिणाम हासिल किए जा सकते हैं क्योंकि 'ची' की कमी पूरी करने की तुलना में अतिरिक्त 'ची' को बाहर निकालना ज्यादा आसान है। फिर भी, 'ची' की कमीवाले मामलों में भी अच्छे नतीजे हासिल होते हैं, यद्यपि उसके लिए अधिक धैर्य, इस चिकित्सा विधि में विश्वास और अपेक्षाकृत लंबी अवधि तक इसकी लगातार प्रैक्टिस जरूरी होगी। विश्वास रखें, आपको सकारात्मक परिणाम हासिल होंगे। इस परेशान कर देनेवाले रोग पर काबू पाने के लिए प्रेशर प्वॉइंट्स की निम्नलिखित सूची का पालन किया जा सकता है:

TW-7 : 'एंसेस्ट्रल गेदरिंग' के नाम से ज्ञात यह प्वॉइंट बाँह के पीछे की ओर,

कलाई की क्रीज से एक हथेली की चौड़ाई जितना दूर बाहरी टेंडन पर स्थित है। यह बहरापन, टिनाइटस और कान के अन्य रोगों को ठीक करने के लिए उपयोगी है।

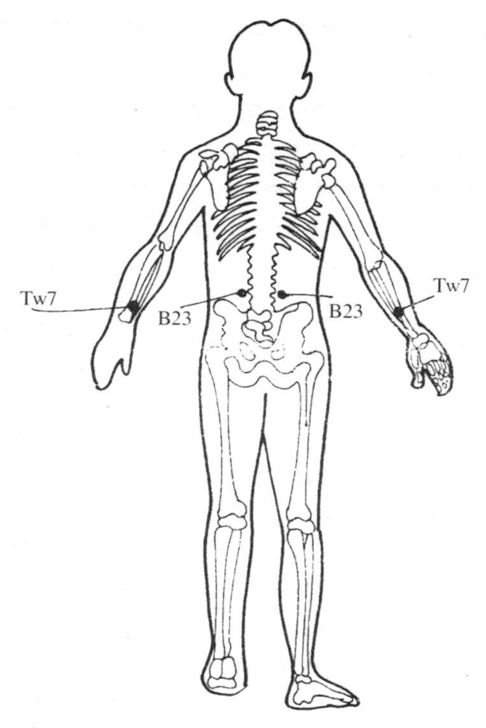

TW-16 (सेलेस्टियल विंडो) ईअरलोब के निचले हिस्से के कुछ पीछे मांसपेशी में स्थित है। यह एकाएक बहरे हो जाना, चेहरे पर सूजन और चक्कर आना जैसी स्थितियों में उपयोगी है।

TW-17 (विंड स्क्रीन) लोलकी (ईअरलोब) के नीचे खोपड़ी की हड्डी के उस स्थल पर पाया जाता है, जहाँ वह जबड़े की हड्डी से मिलती है। यह प्वॉइंट बहरापन, टिनाइटस और वर्टिगो, आदि में उपयोग किया जाता है।

TW-21 (ईअरगेट) कान के मध्य भाग के पास, गाल की हड्डी से ठीक ऊपर स्थित है। यह बहरापन, टिनाइटस, कान में संक्रमण और कान में दर्द के लिए उपयोगी है।

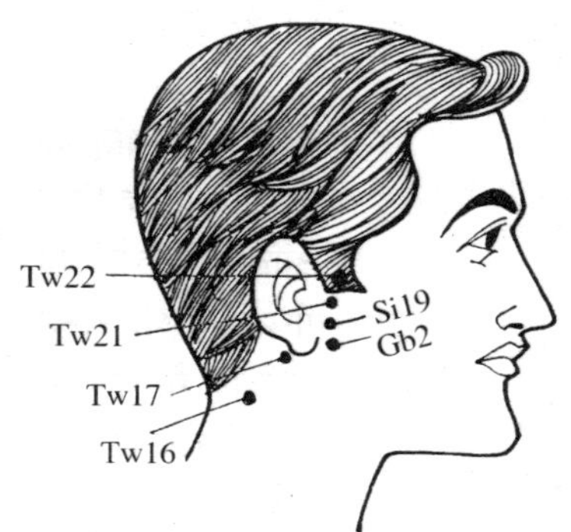

TW-22 (हार्मनी बोनहोल) जैसा कि चित्र में दिखाया गया है, कान की ओपनिंग के सामने, हड्डी पर करीब दो उँगलियों की चौड़ाई जितना दूर और गाल की हड्डी से ऊपर की मांसपेशी में करीब एक अँगूठे की चौड़ाई जितना भीतर की ओर स्थित है। यह टिनाइटस और कान में दर्द के लिए एक उपयोगी प्वॉइंट है।

SI-19 (हीयरिंग पेलेस) कान की ओपनिंग के सामने, गड्ढे में स्थित है। यह कान के बहरापन, टिनाइटस, कान में संक्रमण और वर्टिगो आदि में दबाया जाता है।

GB-2 (हीयरिंग मीटिंग) SI-19 के ठीक नीचे है। यह प्वॉइंट भी टिनाइटस, बहरापन और कान के अन्य रोगों में दबाया जाता है।

KD–3 टखने की हड्डी और एकिलस टेंडन के बीच, टखने के पिछले किनारे पर स्थित है। यह प्वॉइंट सुप्रीम स्ट्रीम के नाम से जाना जाता है। यह पूरे शरीर के 'यिन और यांग' के मूल रूप में ज्ञात है तथा किडनी मेरिडियन का मुख्य स्रोत बिंदु माना जाता है। इस प्वॉइंट का इस मेरिडियन और पूरे शरीर पर जबरदस्त पुष्टिकारक प्रभाव पड़ता है। इस प्वॉइंट पर दबाव देना टिनाइटस के लिए भी बहुत उपयोगी है।

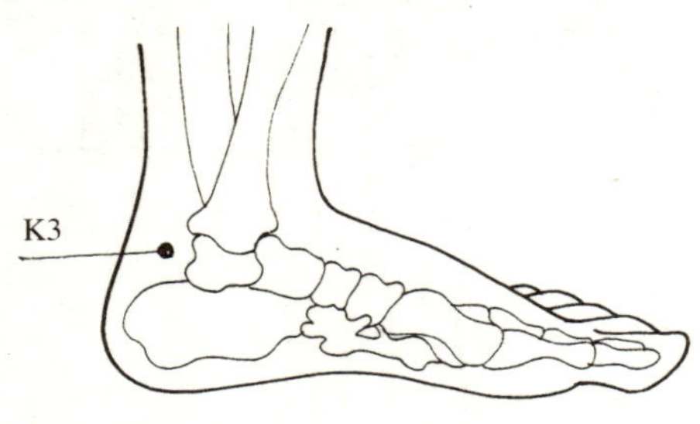

B–23 रिब केज और कूल्हे की हड्डी (भीतरी किनारे) के बीचोंबीच कमर के मध्य में स्थित है। केडी–3 के संयोजन से यह प्वॉइंट गुरदे की 'ची' को सशक्त बनाता है।

Lv–2 पैर के अँगूठे और उसके साथवाली उँगली के संधि स्थल पर स्थित है। यह प्वॉइंट लिवर मेरिडियन से अतिरिक्त ऊर्जा बाहर निकालने के लिए सर्वोत्तम प्वॉइंट माना जाता है।

Gb-43 (क्लैंप्ड स्ट्रीम) पैर की चौथी और पाँचवीं उँगली के बीच वेब मार्जिन में स्थित है। गॉलब्लैडर मेरिडियन में अतिरिक्त ऊर्जा भी इस रोग का एक प्रमुख कारण है। उक्त मेरिडियन से अतिरिक्त ऊर्जा बाहर निकालने औ़र राहत पाने के लिए इस प्वॉइंट पर दबाव देना सर्वोत्तम विकल्प है।

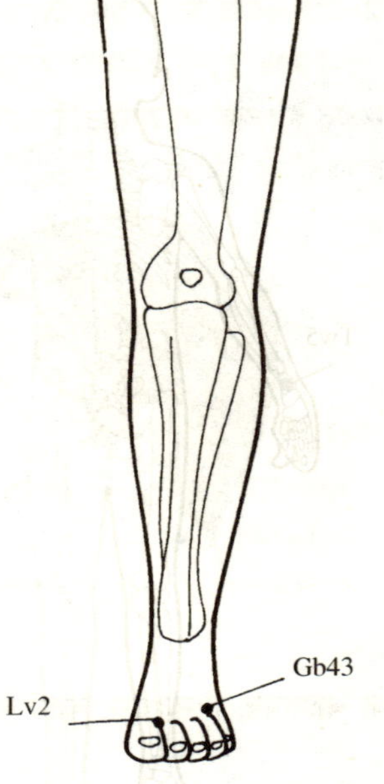

रिफ्लेक्सोलॉजी से इस रोग का इलाज करने के लिए कानों से संबंधित रिफ्लेक्स एरियाज, पैर की दूसरी और पाँचवीं उँगली के नीचे उस संधिस्थल पर हैं जहाँ ये दोनों उँगलियाँ तलवे से मिलती हैं, इन्हें उद्दीप्त करें। इसके अतिरिक्त पैर के दोनों अँगूठों पर उनके इर्दगिर्द और अँगूठे के नीचे बनी क्रीज को अच्छी तरह उद्दीप्त करें क्योंकि यह एरिया गरदन और कानों के क्षेत्र की तंत्रिकाओं को उद्दीप्त करता है। कभी–कभी बहरापन गरदन के क्षेत्र में जैविक शक्ति के मुक्त प्रवाह में निश्चलता के कारण भी होता है। इस क्षेत्र को उद्दीप्त करने से रुका हुआ प्रवाह फिर शुरू हो जाता है और

वह कानों से संबंधित कुछ समस्याओं के समाधान में भी मदद करता है।

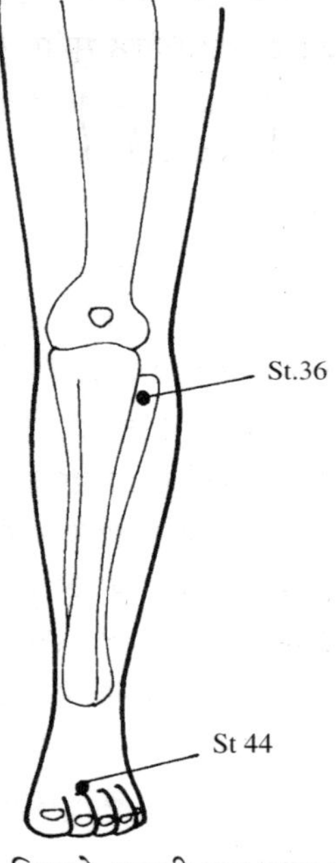

प्रश्न 98 : दाँतों में दर्द के क्या कारण हैं? क्या एक्यूप्रेशर इससे छुटकारा पाने में मदद कर सकता है?

उत्तर : दाँतों में दर्द, क्षय या ऐसी चोट के कारण हो सकता है, जो उनकी जड़ों में स्थित तंत्रिकाओं को प्रभावित करें। यह कोई अकल दाढ़ आने अथवा मसूढ़ों में किसी संक्रमण या सूजन के कारण भी हो सकता है। जहाँ एक्यूप्रेशर अस्थायी रूप से दर्द कम करने में सहायक हो सकता है, संक्रमण के कारण होनेवाला दर्द दीर्घकालिक तौर पर ठीक नहीं किया जा सकता, इसलिए सही इलाज पाने के लिए रोगी को बिना समय गँवाए किसी दंत चिकित्सक के पास जाना चाहिए, क्योंकि दाँतों में दर्द कष्टदायक होता है। इसी बीच, दर्द की तीव्रता बढ़ने से बचने के लिए ठंडे और मीठे पदार्थ खाने से बचें। प्रभावित दाँत पर लौंग या ब्रांडी का फाहा रखने से आपको अस्थायी राहत मिल सकती है, जिससे काफी हद तक दर्द कम होगा और आप सो पाएँगे।

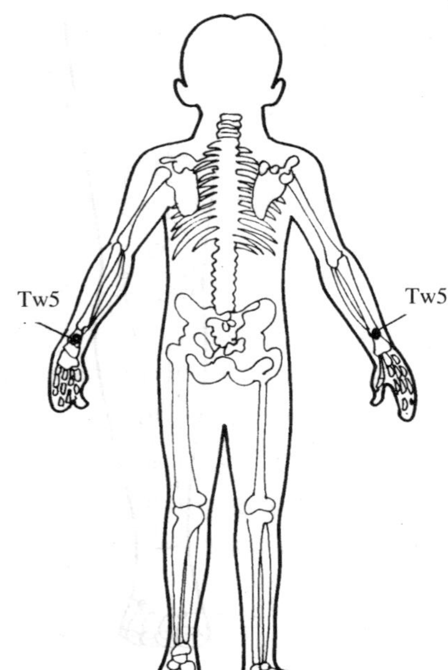

यह माना जाता है कि दाँतों में दर्द उदर मेरिडियन में अत्यधिक गरमी के कारण होता है। इसलिए दाँतों में दर्द दूर करने के लिए बड़ी आँत के मेरिडियन पर स्थित प्रेशर प्वॉइंट्स का उपयोग किया जाता है। प्रेशर प्वॉइंट्स की निम्नलिखित सूची का पालन किया जाए :

Li-4 : जिसे 'एडजॉइनिंग वैली' के नाम से भी जाना जाता है, उस उभार (Mound) की क्रीज पर स्थित है, जो अँगूठे और तर्जनी को मिलाने से बनता है। बाएँ हाथ पर दबाव दाहिने हाथ से तथा बाएँ हाथ के अँगूठे और तर्जनी द्वारा

दाहिने हाथ पर दबाव दिया जा सकता है। इसे सिरदर्द और शरीर के अन्य अंगों में दर्द दूर करने और मांसपेशियों को शिथिल करने के लिए सबसे प्रभावी एक्यूप्रेशर एवं एक्यूपंक्चर प्वॉइंट्स में से एक माना जाता है। यह शरीर के निचले और ऊपरी भाग में ऊर्जा का प्रवाह भी संतुलित करता है। यह 'बाउल मूवमेंट' को भी सक्रिय करता है। गर्भवती महिलाओं को इस प्वॉइंट पर दबाव नहीं डालना चाहिए क्योंकि उससे गर्भपात हो सकता है।

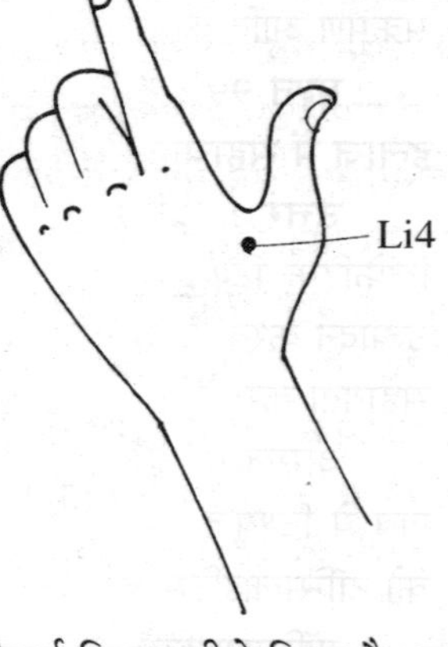

Tw-5 : 'दि आउटर गेट' नामक यह प्वॉइंट कलाई के बाहर (पीछे) की ओर, कलाई की क्रीज से करीब तीन उँगलियाँ चौड़ाई जितना ऊपर (कोहनी की दिशा में) अलना और रेडियस हड्डियों के बीचोंबीच स्थित है। इस प्वॉइंट पर करीब एक मिनट तक दबाव डालें। दि ट्रिपल वॉर्मर चैनल बाँह के पीछे से ऊपर कंधे और गरदन तक जाता है, फिर घूमकर गरदन की साइड में आ जाता है। इस प्वॉइंट को बाँह, कंधे और गरदन से जुड़ी किसी भी प्रकार की समस्या के इलाज के लिए व्यापक रूप से उपयोग किया जाता है।

St-36 शिन बोन से बाहर की ओर एक उँगली की चौड़ाई जितना दूर, नी-कैप से चार उँगलियों की चौड़ाई जितना नीचे स्थित है। यह प्वॉइंट पूरे शरीर को शक्ति देता है, मांसपेशियों को पुष्ट बनाता है, विशेष रूप से Sp-6 के संयोजन से तथा पूरे शरीर में शक्ति का पुनः संचार करता है।

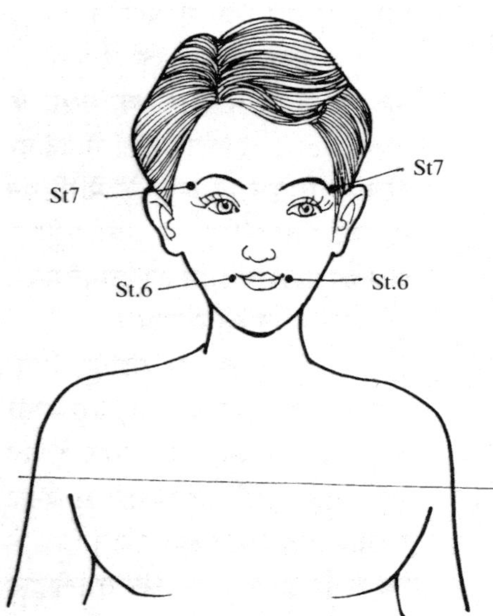

St-6 : (जॉ बोन) उस मांसपेशी के मध्य में स्थित है, जो जबड़ों पर उभरी रहती है। दोनों ओर स्थित इस प्वॉइंट पर हाथ के अँगूठे और तर्जनी उँगली या दोनों हाथों की तर्जनी उँगलियों के द्वारा एक साथ दबाव दें। करीब 30 सेकेंड तक हल्का दबाव दें।

St-7 'लोअर गेट' नामक यह प्वॉइंट कान के ऊपरी सिरे से करीब

चार उँगलियों की चौड़ाई जितना दूर भौंह के बाहरी सिरे पर स्थित है। यह प्वॉइंट अस्थायी रूप से दाँतों में दर्द दूर करने में सहायक है।

St-44 : 'इनर कोर्ट' नामक यह प्वॉइंट पैर की दूसरी और तीसरी उँगलियों के बीच, त्वचा के किनारे पर स्थित है। यह नाक और गले में संक्रमण, दाँतों और सिर में दर्द दूर करने में सहायक है।

Li-1 (मेटल यांग) तर्जनी उँगली के बाजू में (अँगूठे की तरफ) उसके नाखून के बॉटम लेवल पर स्थित है। यह मुँह और गले के क्षेत्र में भारी संक्रमण, गल-शोथ मसूड़ों में संक्रमण आदि को ठीक करने में सहायक है।

प्रश्न 99 : टॉन्सिलाइटिस क्या है? क्या एक्यप्रेशर/रिफ्लेक्सोलॉजी इसके इलाज में सहायक हो सकते हैं?

उत्तर : टॉन्सिल्स गले के पिछले भाग में स्थित लिंफेटिक टिश्यूज का गुच्छा हैं। वे उन एंटीबॉडीज का उत्पादन करते हैं, जो संक्रमणों से लड़ने में हमारे शरीर की सहायता करते हैं।

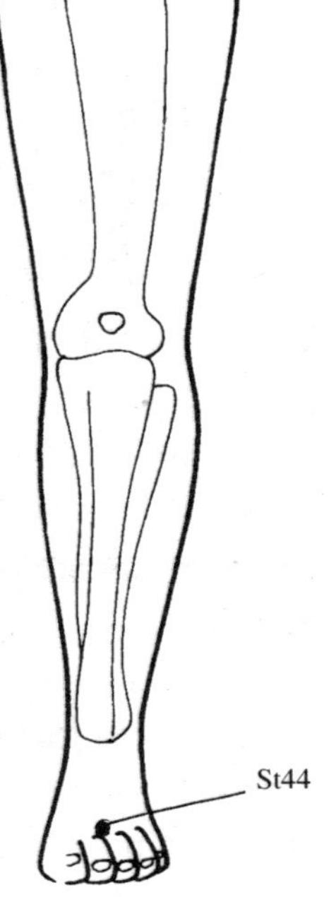

असल में, टॉन्सिल्स शरीर को संक्रमण से बचाते हैं। जब ये टिश्यूज स्वयं संक्रमित हो जाते हैं, तो उस स्थिति को टॉन्सिलाइटिस कहा जाता है।

टॉन्सिलाइटिस के प्रमुख लक्षणों में लाल सूजे हुए टॉनिसल्स, जिनसे व्हाइट डिस्चार्ज होता हो या उन पर धब्बे पड़ गए हों, के साथ भारी गल-शोथ, जबड़े के नीचे, गरदन में मृदु लिंफ नोड्स, निगलने में कठिनाई, कान में दर्द जैसे अन्य लक्षणों के साथ हल्का बुखार और सिरदर्द शामिल हैं। इस रोग में एक बड़ी हद तक रिफ्लेक्सोलॉजी मदद कर सकता है। परंतु अगर टॉन्सिलाइटिस के दौरे भयंकर और बार-बार आते हों, तो वे बच्चे के स्वास्थ्य पर असर डाल सकते हैं। ऐसी स्थिति में ऑपरेशन द्वारा टॉन्सिल्स को निकलवा देना सर्वोत्तम विकल्प हो सकता है।

एक्यूप्रेशर के द्वारा इसका इलाज करने के लिए प्रेशर प्वॉइंट्स की सूची उपयोगी हो सकती है, जिसकी चर्चा नीचे की गई है:

Li-4 को 'एडजॉइनिंग वैली' के नाम से भी जाना जाता है, उभार की क्रीज पर स्थित है, जो अँगूठे और तर्जनी को मिलाने पर बनता है। बाएँ हाथ पर दबाव दाहिने हाथ से तथा बाएँ हाथ के अँगूठे और तर्जनी द्वारा दाहिने हाथ पर दवाब डाला जा सकता है। मुँह और गले के क्षेत्र में संक्रमण के इलाज के लिए यह सबसे प्रभावी प्रेशर प्वॉइंट्स

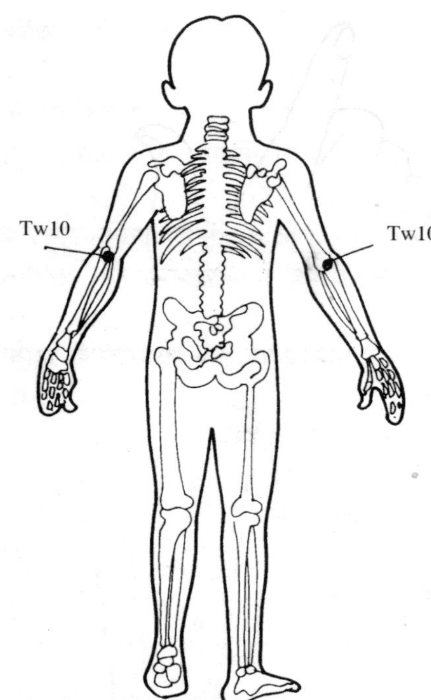

में से एक माना जाता है। गर्भवती महिलाओं को इस पॉइंट पर दबाव नहीं देना चाहिए क्योंकि उससे गर्भपात हो सकता है।

Li-11 : 'पूल एट दि क्रुक' नाम से ज्ञात यह प्वॉइंट अपने कंधे छूने के लिए अपना हाथ मोड़ने पर बननेवाली क्रीज के बाहरी सिरे पर स्थित है। जो हाथ खाली है, उससे दबाव डालें, बारी-बारी से दोनों हाथों से क्रिया दोहराएँ दबाने पर यह प्वॉइंट बहुत मृदु हो जाता है इसलिए भरसक सावधानी बरती जानी चाहिए। यह प्वॉइंट शरीर से अत्यधिक गरमी और नमी बाहर निकालने में बहुत उपयोगी है। एलर्जी और गल-शोध का मुकाबला करने के लिए भी यह महत्त्वपूर्ण प्वॉइंट है।

Kd-3 टखने की हड्डी के भीतरी भाग और टखने के पृष्ठ भाग में एकिलिस टेंडन के बीच स्थित है। यह गले और मुँह से जुड़ी समस्याओं का समाधान करने और टॉन्सिलाइटिस ठीक करने में सहायक है।

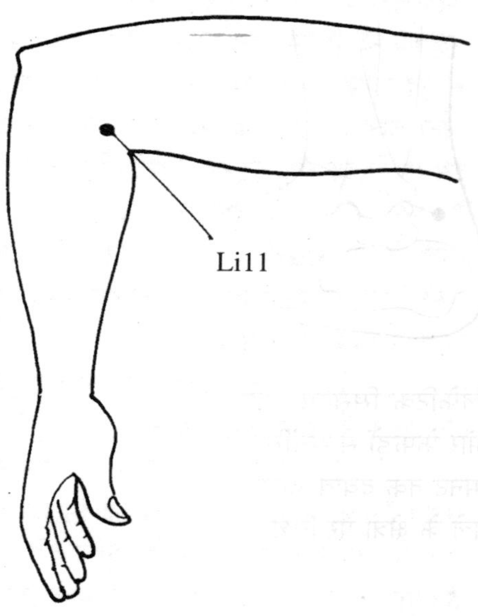

TW-10 (हेवनली वेल) कोहनी के सिरे से (कंधे की दिशा में) एक अँगूठे की चौड़ाई जितनी ऊपर स्थित है। यह प्वॉइंट कोहनी में दर्द तथा कोहनी और कंधे में अकड़न दूर करने में सहायक है। अपने अँगूठे या मध्यमा उँगली के द्वारा करीब एक मिनट तक कसकर दबाएँ, फिर धीरे-धीरे दबाव हटाएँ। अगर साथ गहरी साँसें भी ली जाएँ तो इस प्वॉइंट का प्रभाव और भी बढ़ जाता है। यह

गरदन और गले में 'लिंफ पैसेज' की सूजन कम करने में मदद करता है। अगर टॉन्सिलाइटिस से पीड़ित हैं तो यह एक मददगार प्वॉइंट है।

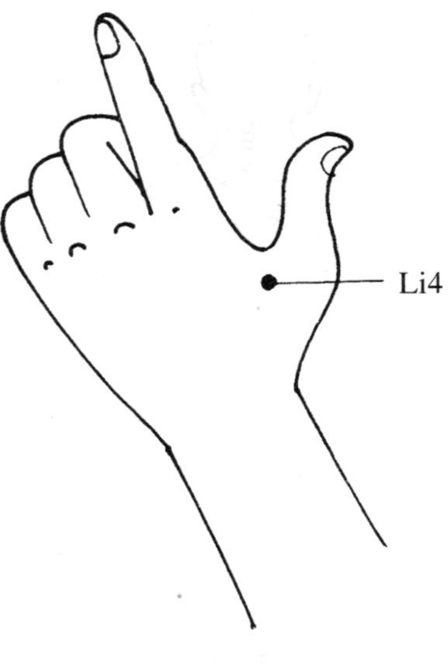

St-44 : 'इनरकोर्ट' नामक यह प्वॉइंट पैर की दूसरी और तीसरी उँगलियों के बीच, त्वचा के किनारे पर स्थित है। यह नाक और गले में संक्रमण, दाँतों और सिर में दर्द दूर करने में सहायक है।

Li-1 (मेटल यांग) तर्जनी उँगली के बाजू में (अँगूठे की तरफ) उसके नाखून के बॉटम लेवल पर स्थित है। यह मुँह और गले के क्षेत्र में भारी संक्रमण, गल-शोध मसूड़ों में संक्रमण, आदि को ठीक करने में सहायक है।

Li-14 (अपर आर्म) बाँह के ऊपरी हिस्से में बाहर की ओर स्थित है। गरदन, गले और बगल में लिंफ ड्रेनेज तथा आँखों से जुड़ी समस्याओं के समाधान में सहायक है।

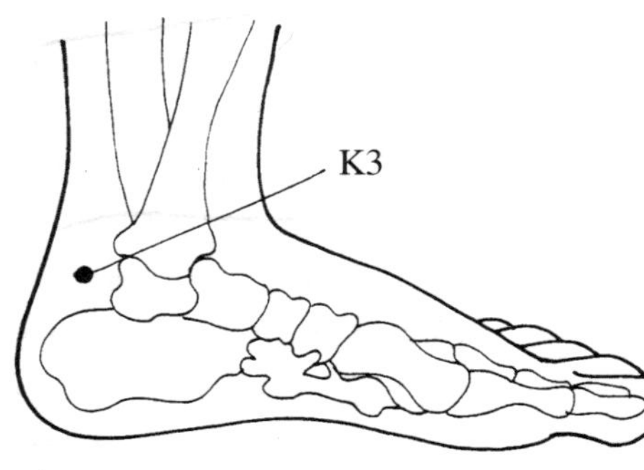

St-9 (मेंस प्रॉग्नोसिस) 'एडम्स' एपल के दोनों ओर करीब एक अँगूठे की चौड़ाई जितना दूर स्थित है। गले और मुँह में संक्रमण को नियंत्रण में रखता है।

रिफ्लेक्सोलॉजी का उपयोग करते हुए इस रोग का इलाज करने के लिए निम्नलिखित रिफ्लेक्स प्वॉइंट्स पर फोकस हो: गले, टॉनिसल्स, लिंफेटिक सिसटम, कान, सिर, मस्तिष्क, एड्रेनल्स सोलर प्लेक्सस, डायफ्राम गरदन और फेफड़ों से संबंधित रिफ्लेक्स एरियाज को उद्दीप्त करें। प्रत्येक क्षेत्र पर एक से दो मिनट तक दबाव डाला जा सकता है। लिंफेटिक सिस्टम, एड्रेनल्स, कान, गरदन और गले के क्षेत्रों पर विशेष ध्यान दिया जा सकता है।

प्रश्न 100 : ट्राइजेमिनल न्यूरल्जिया के लक्षण क्या हैं ? क्या एक्यूप्रेशर इस रोग के नियंत्रण में सहायक हो सकता है ?

उत्तर : जैसा कि उसके नाम से स्पष्ट है, न्यूरल्जिया या तंत्रिका में दर्द एक तंत्रिका या स्नायु के अतिसंवेदी होने या सूज जाने के कारण होता है। तंत्रिका मार्गों से प्रवाहित होनेवाला यह दर्द तीव्र या दीर्घकालिक तथा हल्के से लेकर असह्य तक हो सकता है। चेहरे में दर्द के साथ-साथ होनेवाले न्यूरल्जिया को बहु-शाखीय क्रेनियल नर्व, जो प्रभावित होती है, के 50 वर्ष से अधिक आयु के लोगों में होता है और महिलाओं में इस रोग की संभावना अधिक होती है। नितंब और टाँगों की तंत्रिकाओं को भी इस रोग का खतरा होता है। साएटिक नर्व में अति संवेदना (रिटेशन) सायटिका के नाम से ज्ञात न्यूराल्जिया को जन्म देती है। इसका एक और स्वरूप परिसृप (हर्पीज) पश्चात् न्यूराल्जिया है, जो अकसर उस प्रकार के हर्पीज इन्फेक्शन के बाद अपना कोप प्रकट करती है जिसके विशिष्ट लक्षणों में लगातार जलन होना शामिल हैं।

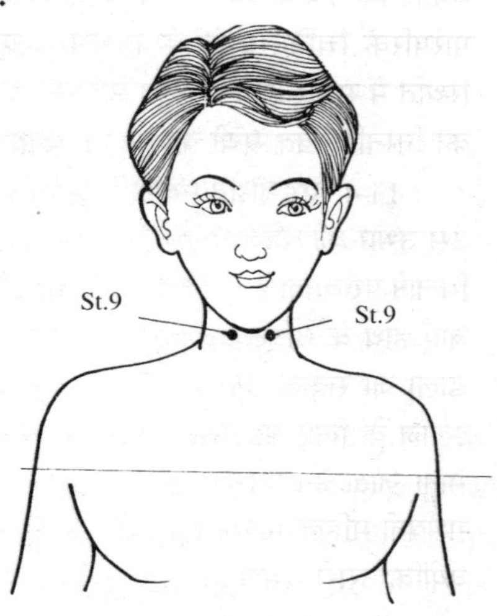

तंत्रिका में यह दर्द अचानक, तेज टीस देने या जलनवाला हो सकता है। कभी-कभी इसके साथ खुजली भी हो सकती है। यह शरीर के केवल एक साइड में होता है। दर्द रुक-रुककर या लगातार हो सकता है। यह कई दिनों या हफ्तों तक जारी रह सकता है और बाद में भी यदा-कदा आ सकता है। अगर उसका इलाज ठीक से न किया जाए। चेहरे का न्यूराल्जिया किसी आँख तक पहुँचकर उसे क्षति भी पहुँचा सकता है, दर्द असह्य हो जाता है।

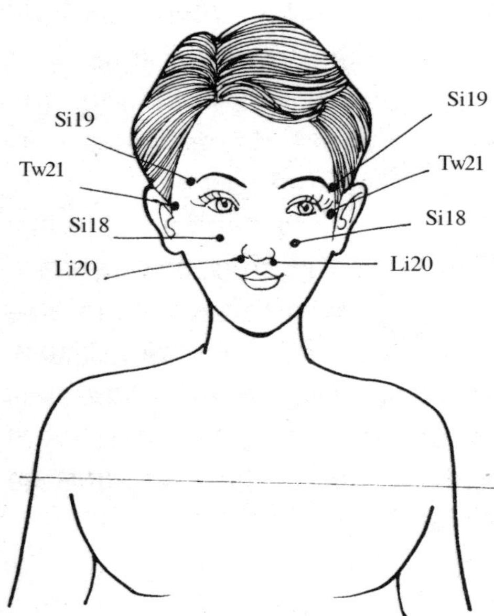

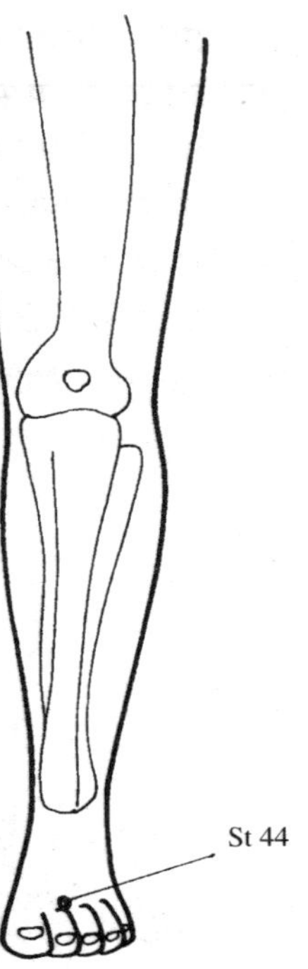

किसी को इस तरह के रोग के इलाज के लिए केवल वैकल्पिक चिकित्सा पर निर्भर नहीं रहना चाहिए। परंतु पारंपरिक चिकित्सा के पूरक रूप में एक्यूप्रेशर रोगी की स्थिति में सुधार लाने में बहुत मददगार होगा। प्रेशर प्वॉइंट्स की निम्नलिखित सूची का पालन किया जा सकता है:

Li-4 'एडजॉइनिंग वैली' के नाम से भी जाना जाता है, उस उभार की क्रीज पर स्थित है, जो अँगूठे और तर्जनी को मिलाने पर बनता है। बाएँ हाथ पर दबाव दाहिने हाथ से तथा बाएँ हाथ के अँगूठे और तर्जनी द्वारा दाहिने हाथ पर दबाव डाला जा सकता है। मुँह और गले के क्षेत्र में संक्रमण के इलाज के लिए यह सबसे प्रभावी प्रेशर प्वॉइंट्स में से एक माना जाता है। दर्द निवारण में भी यह बहुत मददगार है। गर्भवती महिलाओं को इस प्वॉइंट पर दबाव नहीं देना चाहिए क्योंकि उससे गर्भपात हो सकता है।

St-44 'इनर कोर्ट' नामक यह प्वॉइंट पैर की दूसरी और तीसरी उँगलियों के बीच त्वचा के किनारे पर स्थित है। यह नाक और गले में संक्रमण, दाँतों और सिर में दर्द दूर करने में सहायक है।

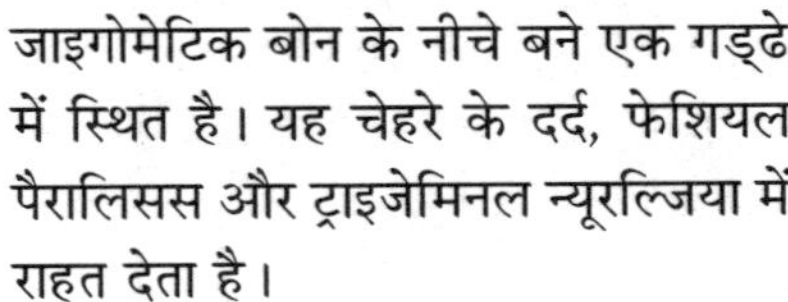

Si-18 : 'चीक बोन होल' नामक यह प्वॉइंट आँख के बाहरी किनारे के नीचे, जाइगोमेटिक बोन के नीचे बने एक गड्ढे में स्थित है। यह चेहरे के दर्द, फेशियल पैरालिसस और ट्राइजेमिनल न्यूरल्जिया में राहत देता है।

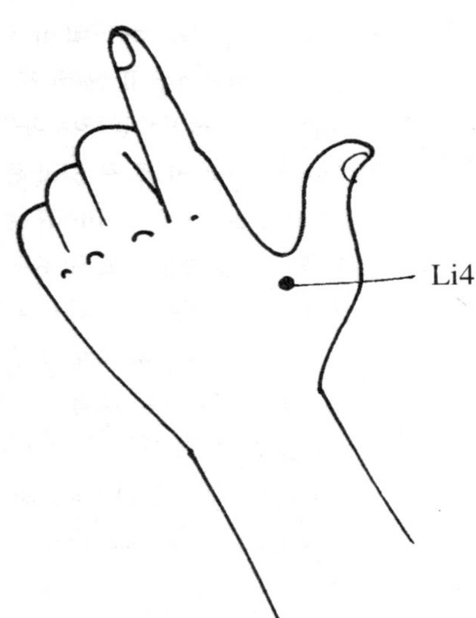

Si-19 : मुँह खोलने पर बनने वाले गड्ढे में स्थित है। इस प्वॉइंट को मुँह खुला रखकर उद्दीप्त करें। यह सुनिश्चित करें कि आप इस तरह बनने वाले गड्ढे के मध्य में दबाव डाल रहे हैं। इस प्वॉइंट पर अपनी तीन उँगलियों को साथ रखकर दबाव डाल दें, ताकि उस प्वॉइंट से आधा इंच ऊपर और नीचे स्थित दो और प्वॉइंट्स पर भी साथ-साथ दबाव डाला जा सके। यह गॉल ब्लैडर और ट्रिपल वॉर्मर

मेरिडियन की क्रॉसिंग पर स्थित है तथा कानों की श्रवण-शक्ति और ट्राइजेमिनल तंत्रिका पर इसका प्रभाव लाभदायक है। यह तंत्रिका में दर्द दूर करता है।

Li-20 प्रत्येक नथुने से बाहर, गाल पर स्थित है। इस प्वॉइंट पर दबाव डालने से नाक में संक्रमण, साइनस और चेहरे पर सूजन में लाभ होता है।

TH-21 : 'ईअर गेट' नामक यह प्वॉइंट कान के सामने उस प्वॉइंट पर स्थित है, जहाँ जाइगोमेटिक बोन का किनारा कान से मिलता है। यह ट्राइजेमिकल तंत्रिका में संक्रमण के अतिरिक्त कानों से जुड़ी समस्याओं (संक्रमण और ध्वनि, दोनों से संबंधित) का समाधान करता है।

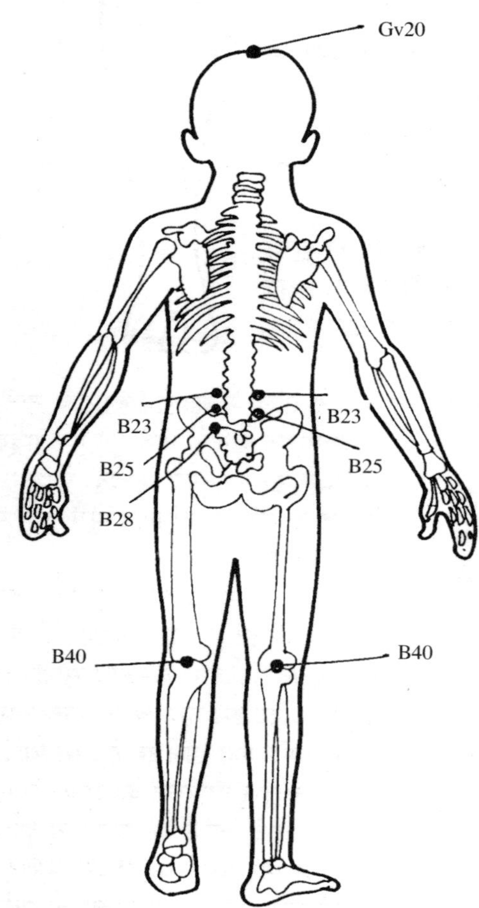

प्रश्न 101 : यूरिनरी ट्रैक्ट में संक्रमण (यूटीआइ) क्या है और इसके कारण क्या हैं? क्या एक्यूप्रेशर/रिफ्लेक्सोलॉजी इसके इलाज में सहायक हो सकते हैं?

उत्तर : यूरीनरी ट्रैक्ट के मुख्य आवश्यक अंग हैं—गुरदे, मूत्रवाहिनी, मूत्राशय और मूत्रमार्ग। मूत्राशय (ब्लैडर) में संक्रमण इस क्षेत्र की सबसे आम समस्या है। इस रोग को सिस्टाइटिस के नाम से जाना जाता है। आमतौर पर, यह रोग आँतों या मलद्वार से आए हुए जीवाणु द्वारा पैदा किए गए मूत्राशय के म्यूकस मेंब्रेस के संक्रमण के कारण होता है। इसके लक्षणों में बार-बार पेशाब करने की इच्छा होना, पेशाब करते समय अत्यधिक पीड़ा के साथ-साथ हर बार पेशाब की मात्रा बहुत कम हो सकती है।

पुरुषों की तुलना में स्त्रियाँ यूटीआई की अधिक शिकार होती हैं, इसका एक कारण यह है कि

पुरुषों की तुलना में स्त्रियों के मूत्रमार्ग की लंबाई कम होती है, इसलिए जीवाणु मलद्वार से मूत्राशय तक की यात्रा तेजी से तय कर लेते हैं। मूत्राशय में संक्रमण विशेष रूप से उन लोगों में अधिक होता है जो पर्याप्त मात्रा में पानी नहीं पीते। इसलिए, उनके मूत्राशय की धुलाई-सफाई ठीक से नहीं हो पाती।

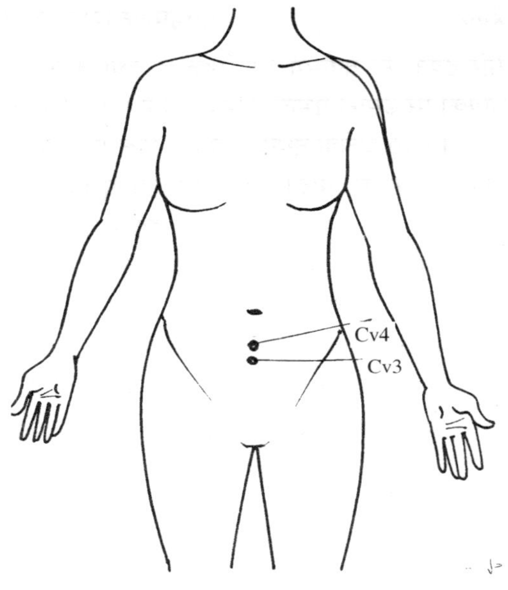

चूँकि यूरीनरी ब्लैडर मेरिडयन पैरों के बाहर की ओर से और किडनी मेरिडियन पैरों के भीतरी भाग से गुजरते हैं, इन मेरिडियंस पर स्थित प्रेशर प्वॉइंट्स यूरीनरी ट्रैक्ट पर सरलता से प्रभाव डालते हैं। इस तरह से एक्यूप्रेशर पारंपरिक चिकित्सा का प्रभावी पूरक उपाय हो सकता है। प्रेशर प्वॉइंट्स की निम्नलिखित सूची लाभदायक सिद्ध होगी।

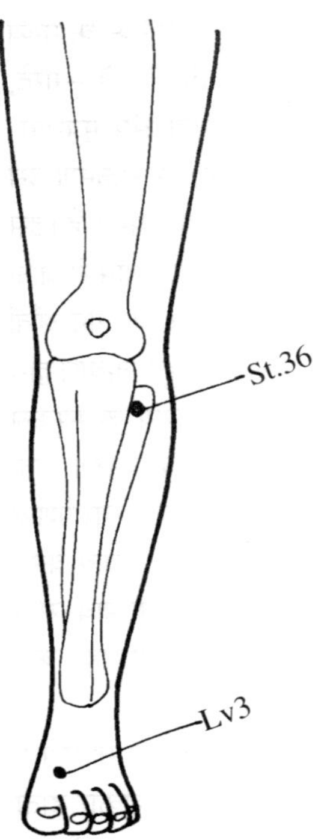

Sp-6 : 'थ्री यिन मीटिंग प्वॉइंट' भी कहलाता है, वह टखने की हड्डी से ऊपर, टाँग के भीतरी और पृष्ठ भाग पर स्थित है। इसकी ठीक-ठीक स्थिति टखने की हड्डी से करीब चार उँगलियों की चौड़ाई जितनी ऊपर है। जैसा कि इसके नाम से स्पष्ट है, यह सबसे महत्त्वपूर्ण प्रेशर प्वॉइंट्स में से एक है, क्योंकि

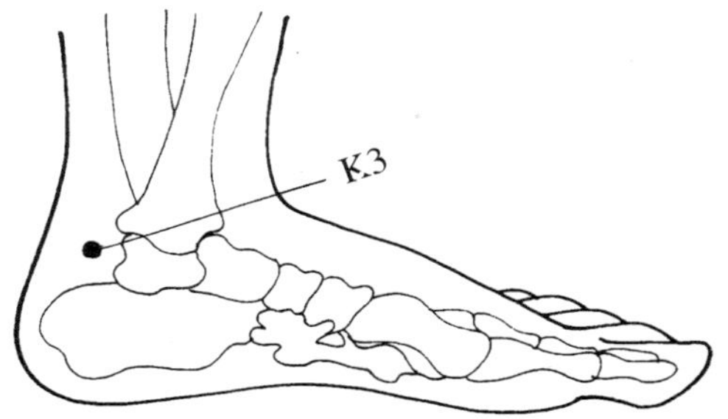

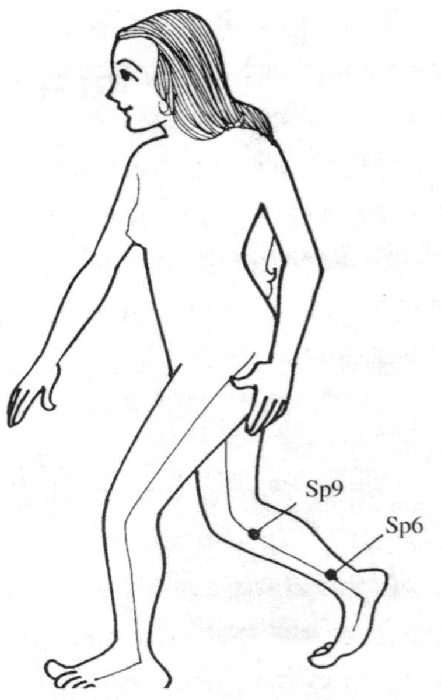

यह एक साथ तिल्ली, लिवर और गुरदे, तीनों मेरिडियंस के 'यिन' को पुष्ट बनाता है। यह पूरे शरीर में 'ची और रक्त' को प्रवाहित करने में सहायक है। यह स्त्री रोगों से जुड़ी किसी भी समस्या को नियमित करने के लिए सर्वोत्तम प्वॉइंट्स में से एक माना जाता है। गर्भवती महिलाओं को इस प्वॉइंट पर दबाव नहीं देना चाहिए।

St-36 शिन बोन से बाहर की ओर एक उँगली की चौड़ाई जितनी दूर, नी–कैप से चार उँगलियों की चौड़ाई जितना नीचे स्थित है। यह प्वॉइंट पूरे शरीर को शक्ति देता है, मांसपेशियों को पुष्ट बनाता है, विशेष रूप से Sp-6 के संयोजन से तथा पूरे शरीर में शक्ति का पुन: संचार करता है।

LV–3 पैर के ऊपरी भाग में, अँगूठे और उसके पासवाली उँगली के बीच स्थित है। यह लिवर को पुष्ट और लिवर मेरिडियन में 'ची' के प्रवाह को नियमित करता है, जो शरीर से विषैले पदार्थ बाहर निकालनेवाला सबसे सशक्त अंग माना जाता है।

❑ ❑ ❑

पैरों से संबंधित केंद्र

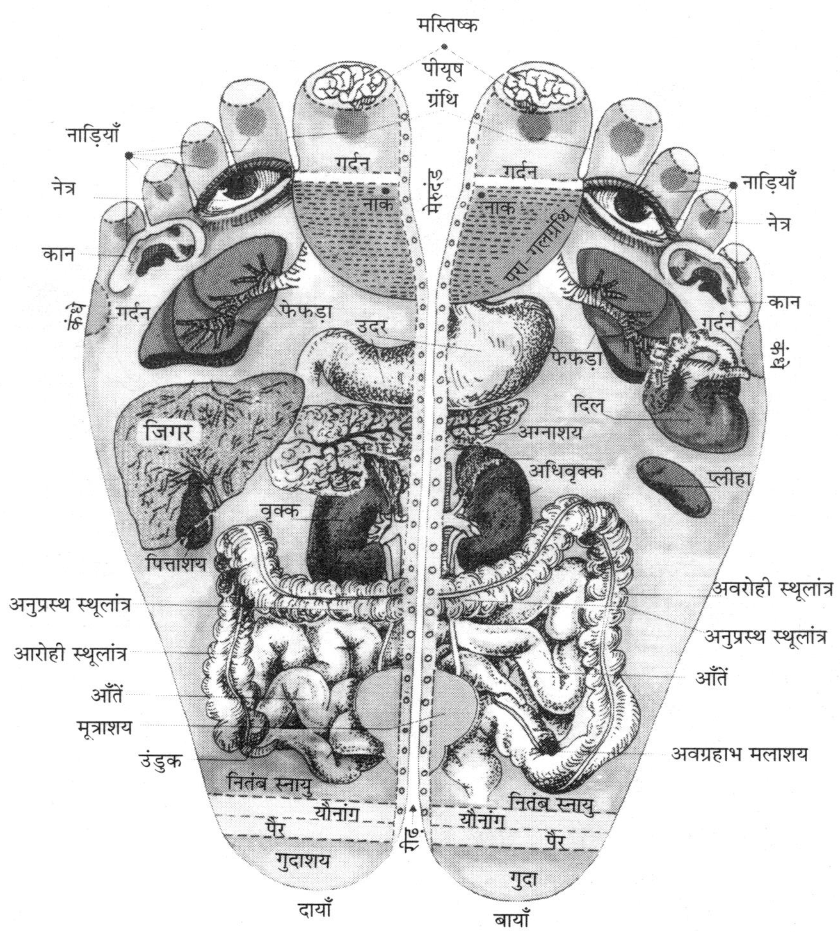

मेरे गुरुजी डॉ. अत्तर सिंह की पुस्तक 'एक्यूप्रेशर डू-इट-योरसेल्फ थेरेपी' से साभार

हाथों से संबंधित केंद्र

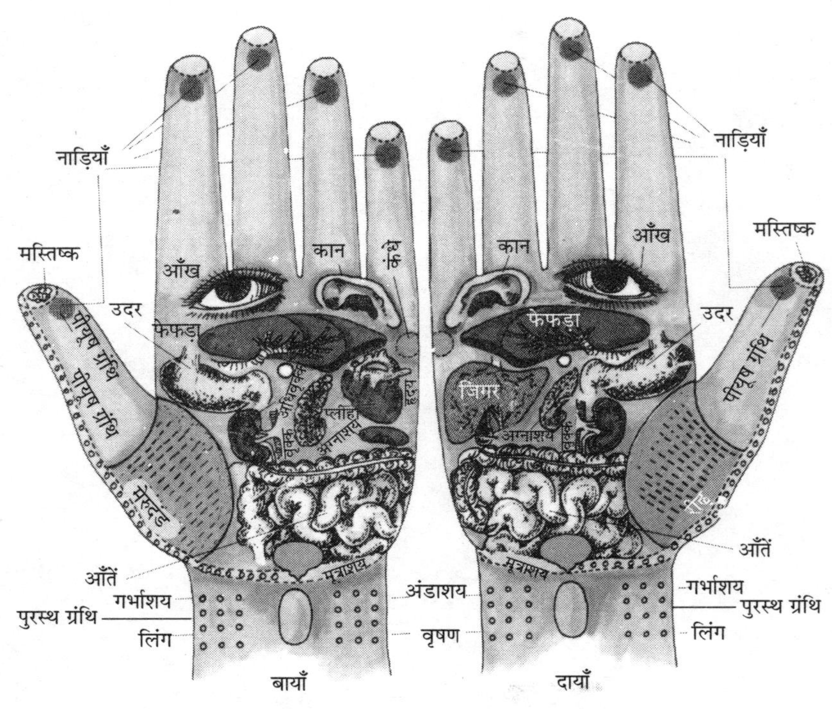

मेरे गुरुजी डॉ. अत्तर सिंह की पुस्तक 'एक्यूप्रेशर डू-इट-योरसेल्फ थेरेपी' से साभार